# 常见病护理常规与专科护理

主编 李晶晶 李娜娜 孔凡梅 于文娟 于伟 范聪聪

黑龙江科学技术出版社

HEILONGJIANG SCIENCE AND TECHNOLOGY PRESS

图书在版编目(CIP)数据

常见病护理常规与专科护理 / 李晶晶等主编. -- 哈尔滨：黑龙江科学技术出版社，2023.7
ISBN 978-7-5719-2012-8

Ⅰ. ①常… Ⅱ. ①李… Ⅲ. ①护理学 Ⅳ. ①R47

中国国家版本馆CIP数据核字（2023）第107035号

# 常见病护理常规与专科护理
## CHANGJIANBING HULI CHANGGUI YU ZHUANKE HULI

| | |
|---|---|
| 主　　编 | 李晶晶　李娜娜　孔凡梅　于文娟　于　伟　范聪聪 |
| 责任编辑 | 包金丹 |
| 封面设计 | 宗　宁 |
| 出　　版 | 黑龙江科学技术出版社 |
| | 地址：哈尔滨市南岗区公安街70-2号　邮编：150007 |
| | 电话：（0451）53642106　传真：（0451）53642143 |
| | 网址：www.lkcbs.cn |
| 发　　行 | 全国新华书店 |
| 印　　刷 | 黑龙江龙江传媒有限责任公司 |
| 开　　本 | 787mm×1092mm　1/16 |
| 印　　张 | 30.5 |
| 字　　数 | 774千字 |
| 版　　次 | 2023年7月第1版 |
| 印　　次 | 2023年7月第1次印刷 |
| 书　　号 | ISBN 978-7-5719-2012-8 |
| 定　　价 | 238.00元 |

编委会

# 前言 Foreword

护理学是一门以自然科学和社会科学理论为基础的综合性应用科学。随着科技的进步，医学和护理学也在不断发展，大量先进仪器的使用，为疾病的诊断、治疗和护理提供了保障；计算机及网络的应用，帮助护士查阅资料、统计分析、沟通信息。临床护理的对象逐步从"患者"延伸到"人的健康"，临床护士的角色被赋予了更多的责任。顺应这种发展趋势，编者在参阅借鉴相关著作的基础上，结合他们自身的临床医疗护理实践编写了《常见病护理常规与专科护理》一书，目的是将护理学的新发展和新技术做尽可能详细的归纳总结，提供给护理工作者和学习者更专业的理论依据。

本书共15章，首先介绍了绪论、基础护理操作技术、护理管理、医院感染护理；然后阐述了神经内科、心内科、消化内科等科室常见疾病的护理，对各疾病的病因、临床表现、诊断等理论知识进行简单概述，对每种疾病的护理诊断、护理评估、护理措施及健康教育等与临床护理密切相关的知识进行了详细讲解；最后叙述了透析室护理、手术室护理相关内容。本书内容涵盖全面，操作性和实用性强，既重视护理人员必须掌握护理技能的讲解，也注重基本理论和知识的阐述，同时参考国内外大量护理医学资料，取其精华，力求完善，希望对广大临床护理工作者、护理教育者有所帮助。

在本书编写过程中，虽几经修改和反复斟酌，但由于编者的时间紧张和水平有限，书中难免有不足之处，希望广大读者能提出宝贵意见，以期进一步完善。

《常见病护理常规与专科护理》编委会

2023 年 3 月

目录 ◆ Contents

# 第一章

# 绪　论

## 第一节　护理学的形成与发展

### 一、护理活动的起源与发展历程

#### (一)远古时期

求生存是人类的本能,自从地球上有了人类就开始了原始的医疗和护理活动。远古人类为了保护自己,谋求生存,繁衍后代而寻求各种方法来应对自然界生老病死的客观现象。低等动物有自我医疗及照顾受伤同伴的本能。人类将观察到的鸟类及其他动物的母爱与互相照料现象加以效仿,比如:用舌头舔伤口,用清水冲洗血污,按压出血处等以达到预防伤口感染、防止伤口恶化及止血的目的。所以有人提出第一个医疗护理活动起源于观察动物的结果。也有学者认为"同情"或"需要"是古代医疗与护理的起源及发展的最初动机。

在原始社会里,人类以家族化的部落形式生活和劳动,由于慈爱的本性,母亲承担起哺育幼儿、照顾伤残病者及老人等具有护理性质的任务,并在生活实践中,逐步学会了伤口的包扎、止血、热敷和按摩等手段,形成了早期的医疗护理活动。对于一些轻微的受伤,人类能够理解并找出原因,但对于突发疾病及天灾人祸或一些自然现象却无法解释,就将之归因于"超自然"的力量,认为是神灵主宰或恶魔、鬼魂作祟所致,于是产生了迷信与宗教,巫师也应运而生。人们用祷告、念咒、祭祀、画符等方法祈求神灵的帮助,或用鸣锣击鼓、追打患者、冷热水浇浸、开颅等驱魔方法治疗患者,同时也有人应用草药或针灸等治疗方法治病。所以,此时的迷信、宗教与医药混在一起,医巫不分。

#### (二)公元前

古希腊:阿波罗之子埃斯克雷庇斯以其优良的医术而被称为医神,他6个女儿中有2个女儿被认为是最早参加护理患者的妇女,一个名叫海吉娅(Hygeia)被称为"健康之神";另一个名叫波乃西亚(Panacea)被称为"恢复健康之神"。医学之父希波克拉底(Hippocrates,公元前460年—公元前377年)以朴素的唯物主义观点破除了鬼神恶魔致病学说,创立了"四体液病理学说",从此将医学引入科学的领域。他提出了患者中心论,主张用评估的技巧去收集患者资料,对症下药,并从人体解剖中寻找病因。他还强调了护理的重要性,要求给患者清洁的衣服,教导

1

患者洗漱口腔,调节饮食,实行按摩,并用音乐治疗精神患者。《希波克拉底誓言》至今仍在西方国家被尊为医学道德的规范,是医师们踏进医学领域的誓言。

古印度:公元前 1600 年左右,古印度婆罗门教的宗教经典《吠陀经》是当时人们生活戒律、道德规范和医学行为的准则。其中,在护理方面很重视个人卫生,要求人们有良好的卫生习惯,如每天刷牙、按时排便、保持室内空气清新等;要求助产士必须剪短头发,修剪指甲,每天沐浴。统一印度的国王阿索卡(Asoka,公元前 337—公元前 269)在北印度建立了最早的医院兼医学院,并培养从事医护工作的人员。由于当时妇女不能外出,医院的护士由男士担任,被视为"最早的护士",他们必须具备如下条件:身体健康,情绪乐观,动作敏捷,谦虚谨慎,专心工作。技术方面需具备药物和营养的常识,能够配药、配餐,并会按摩肢体、搬运患者及管理患者的清洁卫生。

古罗马:罗马帝国医学不发达,当时的医学理论及医师大多来自希腊。但是罗马人认为清洁可以延长人的寿命,非常重视个人卫生及环境卫生。他们建立公共浴室,修建上下水道,供应清洁饮水。恺撒(augusta Caesar)在位时曾在军中创立军医院,当时的护理工作则在教会指导下由修道院的修女担任。

### (三)公元后

公元初期,欧洲大陆设立的医院只是基督教和天主教工作的组成部分。一些献身于宗教事业的妇女被尊为女执事,多系出名门、品德高尚且有学识。她们除参与教会工作外,还本着服务人群就是服务上帝的信念在教会医院进行老弱病残的护理工作,并且访问家庭中的贫苦患者。女执事们未受过护理训练,但是她们仁慈博爱,服务热忱,工作认真,爱护患者,在当时深受欢迎。她们从事的工作已经具备护理的雏形。

中世纪初期,欧洲各国建立了数以百计的大小医院,这些医院多由宗教控制,条件极差,各种患者混杂在一起,交叉感染的情况可想而知。在医院里担任护理工作的修女得不到任何训练。公元 1091—1291 年,西欧基督教与穆斯林教为争夺圣地耶路撒冷而发动了长达 200 年的红军东征,战争导致大批损伤者无人照顾,军中瘟疫、热病、麻风病等大肆横行,为此,基督教徒们组织了十字军救护团,男性也开始加入护理工作,被称为军队护理的开始。这对护理工作的发展起到了一定的促进作用。

文艺复兴时期,大约从公元 1400 年开始,意大利兴起了文艺复兴运动,并且风行欧洲。文艺复兴时期建立了许多大学院校、图书馆、医学院等,也出现了一批医学开拓者:瑞士的医师和化学家帕拉塞尔萨斯(Paracelsus,1400—1541 年)在药理学方面作出了贡献;比利时医师维萨里(Vesalius,1514—1561 年)写出了第一部《人体解剖学》;英国医师维廉哈维(Willian Harvey,1578—1675 年)发现了血液循环;法国人阿巴斯帕里(Ambroise Pare,1570—1590 年)由一名理发师成为一名外科医师。此期间医学有了长足的发展,而护理学却相对滞后,主要原因是当时重男轻女的封建思想没有改变,大学教育只收男生,贵族妇女多在家中聘请家庭教师授课,一般妇女很少有受教育的机会。到了 1517 年,宗教革命后,教会医院大量减少,私立医院迅速增加。由于新教会主张女性应该服从男性,在家相夫教子,在医院里担任护理工作的具有仁慈博爱精神的教会妇女停止了工作,取而代之的护理人员缺乏同情心,不学无术,言行粗鲁。她们多为谋生而来,或者是在代替服刑。护理质量大大降低,护理事业不但无法发展而且受到人们的鄙视,护理从此进入了长达近 200 年的黑暗时期。

文艺复兴后,由于慈善事业的发展,护理逐渐脱离了教会的控制,成为一种独立的事业,罗马天主教徒圣文森·保罗于 1663 年在巴黎创办了慈善姊妹会。他主张选择接受过教育的信徒为犯人、受迫害的奴隶和贫苦的患者服务,以减轻他们的痛苦。加入慈善会的妇女必须是教徒,但不是修女,不受修道院的约束。她们专职护理患者,为贫苦、病弱者服务。此后,不少类似的组织相继成立,从此护理开始走上独立职业的道路,但仍具有浓厚的宗教色彩。

### (四)中国古代医药与护理

我国传统医学中,医、药、护三者不分,都由行医人一人承担,早在250万年前的原始社会里,我们的祖先在与大自然的搏斗和疾病的斗争中,不仅创造了灿烂的古文化,同时也创造了一些原始的治疗疾病方法,逐渐形成了我国古代的护理思想和实践。

扁鹊是春秋战国时期的杰出名医,《史记·扁鹊仓公列传》中记载了他如何指导学生对患者进行针刺、热敷等护理实践活动的资料。

成书于公元前1~2世纪的《黄帝内经》是我国古典医学名著,其中详细论述了疾病护理、饮食护理、服药护理、情志护理等方面的基本知识和辨证施护原则及推拿、针灸、导引、热熨、洗药等技术操作。如:在情志护理方面,《内经》分析了喜怒哀乐等精神因素在病因病理中的作用,并提出了以情胜情的护理方法,即"悲胜怒,怒胜思,思胜恐,恐胜喜,喜胜忧",为中医精神护理奠定了基础。

东汉末年,著名医学家张仲景所著《伤寒杂病论》是一部集汉以前医学精华大成的临床医学百科全书。该书概括了中医理、法、方、药的精髓。他创立的辨证论治法则是中医学宝库中的璀璨明珠,也为临床辨证施护开了先河。该书对服药的护理论述得非常详细,对煎药的方法、注意事项、服药反应的观察等都做了明确的注解。如服用桂枝汤方注明要"啜稀粥一升余,以助药力",同时加盖被子,使患者微有汗出,"不可令如水流漓,病必不除"。《伤寒杂病论》还记述了各种与护理有关的操作技术,如熏洗法、含咽法、灌耳法等。张仲景还首创了药物灌肠法、舌下给药法及胸外心脏按压术和人工呼吸法。

后汉名医华佗以发明"麻沸散"而闻名于世。他在手术中和手术后指导弟子和家属做了大量的护理工作,开始了我国最早的外科护理。同时,他倡导"五禽戏"保健法,即模仿虎、鹿、猿、熊、鸟5种动物的姿势进行体育锻炼,以助消化,疏通气血,增强体质,可以说是中国最早的保健护理方法。

到了隋唐五代时期,古代医学家人才辈出,举不胜举,中医学的发展取得了辉煌的成果,中医护理学也得到了进一步的充实与提高。隋朝巢元方的《诸病源候论》阐述了病源学的同时也充分论述了各种疾病的专科护理。唐代著名医学家孙思邈首创了用细葱管导尿术、蜡疗和热熨法;王焘在《外台秘要》中较为详细地论述了伤寒、肺痨、天花、霍乱等传染病的观察要点和护理措施及消渴患者的饮食疗法与禁忌、儿科食入异物的治疗与护理方法等。

宋代之后,随着造纸业和印刷术的发展,大量医学书籍得以整理和研究、推广,医学界百家争鸣,百花齐放,各抒医理,出现了著名的金元四大家及许多著名的医学著作。这一时期,妊娠前后护理、口腔护理、小儿喂养及护理等专科护理知识日益丰富,为中医护理学充实了许多新的内容。

明清医学进一步总结和发展了前人关于护理方面的知识。吴有性的《瘟疫论》在"论饮""论食""调理法"三篇文章里,详细地论述了护理疫病的原则和方法。叶天士在《临证指南医案》著作中对老年人的护理进行了深入的研究,在老年人预防保健方面作出了具体的指导。《侍疾要语》是一部护理学的专著,记载了民间广为流传的"十叟长寿歌",介绍十位百岁老人延年益寿、防病抗老的经验。

## 二、南丁格尔与现代护理学

现代护理学的创始人弗洛伦斯·南丁格尔（Florence Nightingale，1820－1910 年）是英国人，1820 年 5 月 12 日生于意大利弗洛伦斯城，她父母以此城名为她取名。她自幼受到良好的教育，精通英语、德语、意大利语、希腊文和拉丁文等多种语言，在数学、哲学、统计学、社会经济学等方面也有很深的造诣。她在家庭主妇、文学家、护士三者之中选择了护士。

南丁格尔从小就立志从事救死扶伤的护理工作，经常照看附近村庄的病残者，并护理他们的亲属，以解除病者的痛苦。随家人周游世界时，她特别留意考察各地的孤儿院、医院和慈善机构，乐于帮助他人、接济贫困者、关心伤病员。父母反对她从事护士工作，认为有损家庭荣誉，但她最终冲破了封建意识和家庭的阻挠，于 1851 年参加了一个为期 4 个月的护理短训班，从此开始了她的护理生涯。1853 年，她担任了伦敦妇女医院院长，并在伦敦成立了第一个看护所（或称护士院），表现出非常优秀的管理才能。同年 10 月，克里米亚战争爆发，英军伤亡惨重，她闻讯申请到战地去进行救护工作，于 1854 年 10 月 21 天带领 38 名优秀护士，离开伦敦，启程前往克里米亚战场。

在克里米亚，南丁格尔努力改善医院的治疗环境、卫生条件和士兵的营养状况，提高医院的管理水平。同时，南丁格尔非常重视损伤者的心理支持，她亲切地安慰重伤者，督促士兵给家里写信并把剩余的钱寄给家里，以补助家庭生活。她还自己写了几百封信寄给死亡士兵的家属。夜深时，她经常手持油灯巡视病房，士兵们亲切地称她为"持灯女神"。她的精心护理挽救了许多士兵的生命，深受医务人员和士兵的爱戴。在短短半年的时间里，英军损伤者的死亡率由原来的 50％下降到 2.2％。南丁格尔成为全国的传奇式人物。战争结束后，南丁格尔完成的《影响英军健康、效率与医院管理诸因素摘要》被认为是当时医院管理最有价值的文章。1858 年和 1859 年，她又完成了《医院札记》和被认为是护士必读的《护理札记》，书中精辟地分析了护理工作的生物性、社会性和精神对身体的影响。她的护理观点被后人称为"环境理论"。1860 年，南丁格尔在伦敦圣多马医院创办了第一所护士学校，将护理学提升到科学的高度，采用新的教育体制和方法培养护士，从此护理完全脱离了宗教的色彩，成为一门独立的科学。

南丁格尔女士以最崇高的奉献精神把一生献给了护理事业，她是当之无愧的护理学家和预防医学家。英国人把她看作是国家的骄傲，把她的大半身像印在英国 10 英镑纸币的背面（正面是英国女王伊丽莎白二世的半身像），并在伦敦树立了她的铜像。美国大诗人 Longfellow（1807－1882 年）为她作诗，赞美她是女界高贵的英雄。南丁格尔被列为世界伟人之一，为纪念她，国际护士会将她的生日 5 月 12 日定为国际护士节，并成立了南丁格尔国际基金会，用来奖励全世界各国的优秀护理人员。

## 三、西方现代护理学的发展与现状

自南丁格尔在英国圣多马医院创办第一所护士学校以来，世界各地培养护士的学校纷纷成立，护理教育不断提高，护理事业得到迅速发展，护理学逐渐形成为一门独立的学科。

### （一）临床护理的发展

第二次世界大战结束后，科学技术的迅猛发展使护理实践发生了巨大变革，为了提高护理质量，护理人员开始对不同专科深入学习，积累经验，如肿瘤、烧伤、心脏直视手术、器官移植等各方面的护理。同时，护士开始参与医院的现代化管理，并应用先进仪器设备进行急、危、重症患者的监护工作。另外,护士还走出医院,进入社区,为妇女、儿童、老年人等特殊人群提供护理及预防保健服务。一些具有硕士及以上学位和较高专科护理水平、能够解决专科护理疑难问题的护理人员成为相应领域的护理专家。有些国家逐渐出现了独立进行护理工作的开业者。目前,护理专业分科越来越细,护理服务场所和范围不断拓宽,护士的专业角色不断扩展,护士不再只是床边护理服务的提供者,而且成为教育者、咨询者、管理者、研究者及合作者等。

### (二)护理学术团体的发展

1896年,美国与加拿大联合校友会成立,1911年改名为美国护士会(American Nurses Association,ANA)。1899年,国际护士会(International Council Of Nurses,简称ICN)在英国伦敦成立。1966年该会迁至日内瓦。国际护士会对于世界各国护士进行国际间的学术交流和分享护理学术成果有着积极的促进作用。其他国家也纷纷建立了自己的护理专业学术团体及专科学术组织。至1992年,美国已有50多个护理学术团体。

### (三)护士注册制度的建立

1903年,美国四个州开始了护士注册考试,后推广至全国。1944年大多数州联合起来制定考试标准并相互承认考试成绩。以后世界各国相继建立护士执业注册制度。这标志着护理专业走向自我管理的道路,同时也保证了护理实践的质量。

### (四)护理理论的发展

南丁格尔被认为是最早的护理理论家,她虽然没有使用"理论""概念""模式"等词,但是她在论著中,对人、环境、健康与护理等护理学的基本概念及其相互间的关系进行了阐述。20世纪60年代后,美国的一些护理理论家开始检验与确立护理学的相关概念,并对护理专业的实质进行深入的探讨,逐步形成了独立的护理理论与模式。如罗伊(Roy)的适应模型;奥瑞姆(Orem)的自理缺陷护理理论;纽曼(Neuman)的系统模型;罗杰斯(Rogers)的整体人科学;培伯乐(Peplau)的人际间关系理论等。从此,护理由单纯的操作型、经验型转变为以科学理论为指导的综合型学科。护理知识体系得到进一步的发展与完善,护理学成为现代科学体系中的一门独立为人类健康服务的科学。

### (五)护理研究的发展

至20世纪50年代,由于护理教育的发展,具有科研能力的护理工作者越来越多,人们逐步认识到科研的重要性。1955年美国护士基金会成立,主要目的是支持护理科研项目的开发。20世纪60年代,随着护理理论的形成,一些护理人员开始围绕临床问题,独立进行科学研究。20世纪80年代,大学护理学院的教师和医院护理人员联合开展科研工作,使护理科研的范围更加广泛,科研方法由单纯的质性研究转变为量性与质性相结合的方法。科研质量大大提高。1985年美国全国护理研究中心成立,以指导、支持和传播护理科研项目。1990年后,护理科研展示出越来越高的学术水平,有些项目开始得到各种科研资金的支持,多数护理学院增设了科研中心。

## 四、中国现代护理学的发展与现状

### (一)西方护理的引入

1803年英国借天花流行派医师来华。1840年鸦片战争前后,中国沦为充满屈辱和辛酸的半殖民地半封建社会国家,外国的传教士为使基督教能在中国传开,在全国各地兴建医院与学校,将西方的医疗和护理工作传入我国。1888年,美国约翰逊女士在福州医院创办了我国第一所护士学校,使护理在中国成为一种职业。此后,北京、南京、广州、苏州等地也陆续开办了护校。并于 1900 年在江西牯岭成立了中国护士会。1912 年确立了护士学校的注册和护士的会考制度,1915 年,由中华护士会举办全国第一届护士会考,标志着护士的培养和从业走上正规职业管理道路。

### (二)抗日战争及解放战争时期

1937 年 7 月 7 日,随着卢沟桥事变的发生,全民族的抗日战争爆发。在长达十四年抗战的岁月里,我国的护理前辈们和全国人民一道积极参加抗战,并克服种种困难,继续进行全国护士学校注册和护士会考工作,使我国的护理事业得以持续不断的发展。战争期间,护理工作受到了党中央和毛主席的高度重视,在 1941 年和 1942 年的"5·12 护士节"上,毛主席曾连续两次为护士做出"护士工作有很大的政治重要性"和"尊重护士,爱护护士"的题词。党中央的重视与关怀,推动了护理事业的发展,护士队伍逐渐扩大,护理质量不断提高。我国护理工作者在保卫根据地人民健康和救治前方战士中立下了卓越的功勋,为我国近代护理的发展写下了光辉的篇章。

### (三)中华人民共和国成立后

中华人民共和国成立后,我国现代护理学的发展大致可以分为三个阶段。

1.1949—1966 年

中华人民共和国成立后,护理工作进行了系统的规划、整顿和发展。护理事业一片欣欣向荣。1950 年 8 月,卫生健康委员会在北京召开第一届全国卫生工作会议,确定了"面向工农兵""预防为主""团结中西医"三大卫生工作方针,明确了护理事业的发展方向。此次会议对护理工作的发展做了统一的规划,将护理教育纳入正轨的教育体系。1954 年 5 月创办了《护理杂志》,1958 年护士协会成为中国科学技术协会成员,从此学会的工作进入了新阶段。20 世纪 50 年代,"三级护理"和"查对制度"的建立,标志着护理工作逐步走向规范化。同时,各专科护理也得到了深入的发展,我国第一例大面积烧伤患者邱财康的救治成活和王存柏断肢再植成功代表了这一时期护理专业发展的水平。

2.1966—1976 年

在此期间,医院规章制度被废除,护士学校停办,学会被迫停止工作,护理事业遭受了极大的灾难,造成了护理人员的缺编和护理质量的严重下降。

3.1976 年

党的第十一届三中全会以后,迎来了护理事业的春天。护理工作进入了全面恢复、整顿、再发展的新阶段。1979 年卫生健康委员会颁发了"关于加强护理操作的意见"和"关于加强护理教育工作的意见"两个通知,从宏观上加强了对护理专业的管理,促使护理工作在新形势下迅速发展,使护理教育、管理和科研等各个方面取得了显著的成绩。

(1)确立了护理学是一门独立的学科。1981 年 5 月 6 日,卫生健康委员会、中国科学技术协会、中华护理学会在北京联合召开首都护理界座谈会,许多国家领导人出席并发表了重要讲话。本次会议确立了护理学在自然科学中的地位。

(2)多层次的护理教育迅速发展,教育体制逐步完善。

(3)护理研究初步得到发展。随着高等护理教育的开展,一批高级护理人才走上了护理教育、管理和临床岗位,在各个领域里进行研究和创新,提高了护理的整体水平。目前,护理研究正处于快速发展阶段,研究范围越来越广泛,涉及临床护理、心理护理、护理教育和管理等诸多方面。科研成果极大地推动了护理学的发展。从各种杂志和学术交流会上发表的论文来看,护理研究水平在逐年提高,许多论文被美国的 IM 医学索引及 CD-ROM 光盘数据库收录。

(4)建立了技术职称序列和晋升考核制度。1979 年国务院批准卫生健康委员会颁发了《卫生技术人员职称及晋升条例(试行)》,其中明确规定护士的技术职称为"主任护师、副主任护师、主管护师、护师和护士(正规护校毕业生)",全国各地根据这一条例制定了护师晋升考核制度的具体方法和内容。

(5)建立执业考试和注册制度。1995 年 6 月 25 日,首次举行了全国性的护士执业考试,这标志着我国护士执业管理走上了法制化的轨道。凡是在我国从事护理工作的人员必须经过严格考核,才能申请护士执业注册,取得护士资格。

(6)护理专著、期刊、科普读物大量出版。各位护理学者、专家纷纷著书立说,各级护理教材比比皆是,临床护理指导用书内容充实、各具特色。各种护理专业期刊、杂志不断创刊,如《护师进修杂志》《当代护士》《山西护理杂志》《实用护理杂志》《护理学杂志》《国外医学护理学分册》《中华医学文摘护理学分册》等,打破了《中华护理杂志》自 1954 年创刊至 20 世纪 80 年代一统天下的局面。《中华护理杂志》分别于 2001 年和 2002 年连续两年荣获"中国百种杰出学术期刊",在 2002 年度收录于中国科技论文与引文数据库的1534 种中国科技论文统计源期刊中,《中华护理杂志》影响因子总排序位于第 25 位,被引频次总排序位于第 21 位。

(7)建立了良好的对外交流。国际间的护理学术交流日益扩大,护理人员不断出国参观、考察、进修。目前,美国、韩国、日本、加拿大、澳大利亚、泰国、新加坡等许多国家都与我国各省市的护理分会及单位建立了友好合作关系,互派进修,互赠期刊与书籍等,加速了我国护理与国际的接轨。

**(四)现代中医护理学的发展**

中华人民共和国成立后,在党的中医政策和"中国医药是一个伟大的宝库,应当努力发掘,加以提高"的精神指引下,全国大力开展对中医药的继承发扬和研究工作,各地相继建立了中医教学与科研的专门机构、中医医院及中医病房。医护有了明确的分工,中医专业护士有了专门的编制,她们独立履行中医护理职责;按中医学的特点进行整体护理和辨证施护,使中医护理学逐步形成自己独特的学科体系。

在长期实践的基础上,中医临床护理已经初步总结出一套从理论到实践的辨证施护原则和具有中医特色的操作技术。中医护士注重运用四诊八纲观察法,对不同的证型采用不同的护理方法。并注重运用针灸、推拿、外敷、按摩、熏洗、刮痧等中医传统方法,提高了护理质量,显示出中医护理学的特点和优势。

近年来各地中医院不再照搬西医病房护理管理要求,广泛开展中医整体护理,书写中医护理病历,开展中医护理查房和中医健康教育。中医护理病房管理已逐渐走向规范化、科学化和现代化。

为了培养发展中医事业专门护理人才,20 世纪 50 年代以来,全国各地相继开办中医护士学校及中医护理班,培养了大批的中医护理专业人才。目前,中医护理教育正迅速发展,多形式、多渠道的专业教育和在职教育已经形成规模。

1959 年,南京中医学院出版了《中医护病学》,填补了现代中医护理学专著的空白,标志着中医护理走向了新的时代。从此,中医护理学的各种专著相继问世,如《中医辨证护理学》《中医护理学》《中医基础护理学》《中医护理手册》等,展示了中医护理理论与实践的水平正在逐步提高。

1986 年,在中华护理学会指导下,成立了"中医、中西医结合护理学术委员会",目的在于组织指导中医护理的学术研究。1989 年,四川省的中医护理科研项目在国家中医药管理局科研招标中首次中标。目前,中医护理科学研究正在全国蓬勃发展,学术气氛日益浓厚,科研水平不断提高。

(李娜娜)

## 第二节　护理学的定义、特性、任务与范畴

### 一、定义

我国著名护理学家、南丁格尔奖章获得者王琇瑛指出:"护理学属于生命科学范畴,是医药卫生科学的重要组成部分,是在自然科学和社会科学的理论和实践指导下发展起来的一门综合性应用科学。"

《现代护理学辞典》将护理学定义为:"护理学是一门在自然科学与社会科学理论指导下的综合性应用学科,是研究有关预防保健与疾病治疗康复过程中护理理论与技术的科学,属于医学科学的重要组成部分。"

目前我国的护理学相关书籍比较一致地表述护理学的定义是:护理学是医学科学领域中一门自然科学和社会科学相结合的独立的综合性应用科学,是研究护理现象及其发生发展规律的科学。护理的任务是促进健康,预防疾病,恢复健康,减轻痛苦。具体地说,就是帮助健康者保持和增进健康;患者减轻痛苦,增加舒适和恢复健康;伤残者达到最大限度的功能恢复;临终者得以安宁去世。分析该定义,含有四层意思:其一,指出护理学是医学科学领域中一门独立的学科。比较我国《科学技术辞典》给医学下的定义:"医学是指在保护和加强人类健康、预防疾病和治疗疾病的科学体系和实践活动。"不难看出护理学的任务是从医学的总体任务出发,但亦有自己特定的内容和范畴。因此,护理学是医学科学领域中一门独立的学科,护理学与临床医学、药学、公共卫生学等学科共同组成医学领域。其二,明确护理学具有自然科学和社会科学的双重属性。护理学的服务对象是人,人与自然科学和社会科学有着密切联系。护理学的学科体系既包含了物理学、生物化学、人体解剖学、生理学、药理学、微生物学等自然科学和医学知识,又包含了心理学、伦理学、管理学、美学、社会学等社会科学知识。其三,强调护理学是一门具有很强实践性的应用科学,护理学的主要实践内容是临床护理和社区护理,理论研究的目的是为了更好地指导实践。最后,界定了护理学的任务,以此区别医学科学领域中的其他学科。

护理学与人类健康密切相关,生老病死是生命过程中的自然现象,而人的生老病死离不开医疗和护理,自古以来"三分治七分护"的谚语,反映了人们对护理的需求和重视。现代社会中护理学作为医学的重要组成部分,其角色和地位更是举足轻重。不论是在医院抢救患者的生命、有效地执行治疗计划、进行专业的生活照顾、人文关怀和心理支持;还是在社区、家庭中对有健康需求的人群进行保健指导,预防疾病,护理学都发挥着越来越重要的作用。尤其是在 2003 年春季严重急性呼吸综合征(SARS)疫情的重大灾难面前,护理工作者临危不惧,以舍生忘死的高尚情操和救死扶伤的职业行为,担当起阻击病魔的社会重担,给社会与患者以精神和意志的支持。"把爱心和关怀奉献给患者,把温暖和阳光展示给人民",国务院副总理兼卫生健康委员会部长吴仪

在致全国护理工作者的慰问信中的这两句话体现了党和国家对护理工作的高度肯定,充分显示了护理学在以"保障社会的安全与进步和促进人民的身心健康"为中心任务的卫生保健事业中具有不可取代的地位。随着社会经济的发展、医学技术的进步、人民群众对健康和卫生保健需求的日益增长,人们对护理学科的地位有了更新的认识。机遇和挑战给了护理学科发展的最好契机,21世纪将是护理学大有可为的世纪。

## 二、特性

### (一)科学性

护理活动在相当长的历史时期中只是照顾患者的一种简单劳务,从事护理活动的人也无须经过培训。因此社会带有一种偏见,认为护理缺乏理论和技术,是伺候人的工作,否认护理是科学。现代护理学经过一百多年的发展,借助医学科学进步的巨大成果为理论基础,吸收了心理学、行为科学、社会学的理论和研究成果,形成了系统的护理理论和技术规范,并不断通过护理研究充实和完善护理学科。现在的护理学已成为医学科学领域中具有独特功能的重要组成部分,在为人类健康服务中发挥着越来越重要的作用。护士执业资格规定所有护理从业人员必须接受正规医学院校的专业基础教育,近几年的发展趋势更是逐步达到大学教育水平。护士角色由单纯的技术操作者及医师的助手向医师的合作者、健康咨询者、教育者、管理者、科研工作者和临床专家等多种角色方向转化,护理的科学性已不可否认。但必须看到,与医学等成熟学科相比,护理学还需要继续完善和发展,护理工作者任重而道远。这就要求护理专业的学生更重视理论学习,打下扎实的理论基础,在学习中培养独立思考,不断探索,敢于创新的精神,在将来的护理实践中为专业的发展作出我们的贡献。

### (二)实践性

护理学是人类在长期与疾病斗争的实践中发展起来的科学理论和技术体系,因而必须在护理实践中加以应用和验证;而护理的功能是从护理的角度满足人们的健康需要,解决人们生理、心理和社会方面的各种健康问题,这些也必须通过护理实践才能实现。因此,可以说,没有护理实践,护理也就不复存在。目前我国护理实践的主要场所是医院,绝大多数护士从事的是临床护理工作。随着护理范围的扩展,护理正在逐步深入到社区和家庭。护理学的实践性和应用性特点对护理人员的业务素质提出很高的要求,不仅要具备合理的知识结构,还要求掌握熟练的护理技术操作,具有解决问题和作出决策的能力;及运用沟通技巧与患者和同事进行交往的能力。因此,护理专业的学生应特别重视实验室教学,重视临床实践教学和其他社会实践机会,加强技能训练,加强人际交往能力和解决实际问题能力的培养,为将来的护理实践做好准备。

### (三)艺术性

护理的对象是人,人兼有自然和社会的双重属性,因此,护理学既要研究人的生物属性和结构,又要关注人的心理和社会属性。对于人的生理、心理和社会活动的整体本质的理解,需要从科学和艺术结合的角度去研究。正如南丁格尔指出的:"人是各种各样的,由于社会地位、职业、民族、信仰、生活习惯、文化程度的不同,所得的疾病与病情也不同,要使千差万别的人都能达到治疗或康复所需要的最佳身心状态,本身就是一项最精细的艺术。"

### (四)服务性

护理活动的社会价值具有照顾、帮助和人道的内涵,护理作为医疗卫生保健服务的一部分,当然更是一种社会服务。护理人员与患者或护理对象之间存在一种服务和被服务的关系,患者有权利得到最好的护理服务,护理人员有责任提供使顾客满意的专业服务。长期以来,由于受生物医学模式影响,护理采用功能制工作方式,一切护理措施围绕消除疾病的病因和症状进行,忽视了疾病载体"人"的需要,对人的尊重和关心不够。护理迫切需要改变护理理念,提高护理服务质量。对护理人员的素质要求,除了需要具备扎实的理论基础,合理的知识结构,精湛的护理技术以外,更需要具备"以人为本"的服务意识和服务态度,需要加强自身职业道德修养。

### 三、任务和范畴

护理实践的范畴按工作性质可以分为临床护理、社区保健护理、护理管理、护理教育与护理研究五大类。

#### (一)临床护理

临床护理是护理实践的主要部分,护理的工作场所在医院,护理的对象是患者。临床护理包括基础护理与专科护理。

基础护理是临床各专科护理的基础,是护理人员用于满足患者的基本生理、心理、社会需要和进行基本治疗康复的护理学基本理论、基本知识和基本技能,主要内容有清洁卫生护理、体位护理、饮食护理、排泄护理、病情观察、各种给药技术、消毒隔离技术、心理护理、临终关怀等。

专科护理以护理学及医学等相关学科理论为基础,结合各专科患者的特点及诊疗要求进行护理。专科护理又分为内科护理、外科护理、妇产科护理、儿科护理、五官科护理、急诊科护理、重症监护等内容。

#### (二)社区保健护理

社区保健护理的对象是社区居民、家庭及老人院、学校、厂矿等社会团体,将公共卫生学和护理学的知识、技能相结合,开展疾病预防、妇幼保健、家庭康复护理、健康教育、健康咨询、预防接种、防疫隔离等工作。社区保健护理的目的是提高社区整个人群的健康水平。

#### (三)护理管理

运用管理学的理论和方法,对临床护理和社区保健护理等护理实践中的诸要素——人、物、财、时间和信息进行科学的计划、组织和控制,以提高护理的效率和质量。

#### (四)护理教育

护理教育以护理学和教育学理论为基础,有目的地培养护理人才,以适应医疗卫生服务和医学科学技术发展的需要。护理教育分为基础护理教育、毕业后护理教育和继续护理教育三大类。基础护理教育也称护理职业前教育,面向准备成为护理专业人员的高中或初中毕业生,包括中专教育、专科或高职教育、本科教育三个层次;毕业后护理教育包括研究生教育、岗前培训和新护士规范化培训,面向已经完成基础护理教育的毕业生;继续护理教育是为从事护理工作的在职人员提供以学习新理论、新知识、新技术、新方法为目的的终身教育。护理教育的目的是培养合格的护理人才。

#### (五)护理研究

护理研究是用科学的方法探索未知,回答和解决护理领域里的问题,直接或间接指导护理实践。护理研究是促进护理学科发展的重要途径。通过开展护理理论的研究、护理技术的提高和改进、护理设备的革新等,推动护理理念、理论、知识和技术的进步。

(李娜娜)

# 第三节 护士的基本素质

护理工作面对的是千差万别的人,特别是护士主要是为患者提供帮助,故对护士的职业素质要求极高。护士不但要掌握为患者治疗及护理的基本知识和技能,还要与他们进行满意的沟通,通过自身的良好表现,即美好的心灵、强烈的责任感、诚实的工作态度、端庄的仪表、优雅的举止及礼貌、得体的语言,赢得患者的支持和信赖,树立起白衣天使的美好形象,为人们的健康提供满意周到的服务。

素质是一个外延很广的概念。狭义的素质,是指人的解剖、生理特点及器官和神经系统方面的特点。广义的素质,是指人在正常的生理、心理基础上,加以后天的教育学习、实践锻炼所形成的品德、学识、思维方式、劳动态度、性格特征等方面的修养水平。

护士肩负着救死扶伤的光荣使命。护士素质不仅与医疗护理质量有密切关系,而且是护理学科发展的决定性要素。因此,不断提高自身素质是合格护士必须要做的事情。护士应当具备的基本素质主要包括以下几方面。

## 一、政治思想素质

政治思想素质包括政治态度、思想品德、人格情操三方面。

### (一)政治态度

我国正处于社会主义初级阶段,凡是爱祖国、有民族感的热血青年,都应以热忱的态度,积极的方式拥护党以经济建设为中心的基本原则,坚持改革开放的基本路线。在职业劳动中努力提高自身的素质,为推动生产力发展做贡献,做有共产主义理想、有道德、有文化、守纪律的建设者和接班人。

### (二)思想品德

思想品德是指人品、德行、正确的人生观、价值观,以追求人类的健康为重任,全心全意为人民服务,是高尚思想品德的集中体现。然而护士要实现自己的理想,无愧于白衣天使的美誉,必须以积极的人生态度抵制拜金主义,崇尚真、善、美,摒弃假、丑、恶,热爱护理专业,做不唯利是图、脱离低级趣味、有益于人民的人。

### (三)人格情操

护理工作维系着人们的健康生存与千家万户的幸福。因此,护理人员的理想人格情操应是:①有自尊、自重、自强不息的精神。②勇于为学科的进步而勤奋学习,刻苦钻研业务。③对保障人类健康有高度的社会责任感。④自知、自爱、正视自己在能力、品质、行为方面的弱点,以便自我完善。

## 二、文化业务素质

业务素质受文化水平的制约。因此,良好的业务素质,必须有一个合理的知识结构来支持。

### (一)基础文化知识

具备高中文化程度,掌握相应的数理化知识,同时,要掌握护理学基础知识、基本理论和基本操作技能。

**（二）人文、社会科学知识**

护理工作的对象是人。护士必须学会尊重人，从而才会真诚地关心人、体贴人。因而，护士要懂得爱，懂得美。所以要学习心理学、伦理学、美学、哲学等人文社会科学，培养观察力、欣赏力、鉴别能力、思维和语言表达能力尤为重要。

**（三）医学、护理学理论**

护理专业所设置的解剖、生理等医学基础知识，基础护理、专科护理等护理专业理论课程，是从事护理专业的基础。切实理解、掌握这些知识，是护士运用医学知识解决临床护理问题的依据。

## 三、心理素质

健康心理是健康行为的内在驱动力。护士良好的心境表现在应以积极有效的心理活动，平稳的、正常的心理状态去适应满足事情的需求。

（1）有谋求事业成功的最大乐趣，乐于为解除患者疾苦作出奉献，有尊重生命、尊重患者的美德，以及强烈的求知欲、钻研业务技术，不断提高自己的工作能力和业务技术水平。

（2）有正确的从业动机，护理工作是高尚而平凡的职业劳动，要不受世俗偏见所干扰，不断调适自己的心理状态，端正从业动机，使热爱护理工作的事业心更具有稳定性、专一性和持续性。

（3）有坚强的意志，护理服务对象的特殊性和职业生活的特殊性，都需要有百折不挠的意志，高度的自觉性，坚韧的耐受力，坚持正确的行为准则，正直无邪，以高尚的人格忠实地维护患者的利益。

（4）有美好的情感、知识、技术，情感的综合应用是护理专业的特色，其核心是"爱"。对生命的爱心和对事业的热爱而铸就的美好、细腻的情感是进行心理治疗的"良药"，同时，也是实施护理使命的心理基础。

（5）要优化自己的性格，性格反映了一个人的心理风格和行为习惯。待人要宽容豁达，工作一丝不苟，认真负责，有灵敏的思维，稳定的情绪。稳重冷静的处事态度，是护士的性格特色。优化自己的性格，不仅能给患者信任，且能产生良好的护理效应。

## 四、技能素质

娴熟的技术，是做好护理工作，满足患者需要的重要条件。各项护理操作技术都是护士应该掌握的基本功。

（1）要有应急能力，在患者病情剧变的情况下，护士应有细致入微的观察判断能力，熟练的技能技巧，沉着果断的救护技能。练就过硬的急救技术，是护理人员应具备的基本技能，是使患者化险为夷的重要保证。

（2）要有获取、交流信息的能力，护士时时在与工作信息、知识信息打交道，学会观察、阅读、检索、记录搜集、提取存贮信息的方法，并能以口述的方式交流信息，以便不断提高知识水平和工作能力。

（3）要有协调、管理能力，护理工作涉及面广、繁杂多样，学会周密计划，疏通协调的工作方法，是保证工作质量，提高工作效率的保障。

（李娜娜）

# 第二章

# 基础护理操作技术

## 第一节 鼻 饲

### 一、目的

对病情危重、昏迷、不能经口或不愿正常摄食的患者,通过胃管供给患者所需的营养、水分和药物,维持机体代谢平衡,保证蛋白质和热量的供给需求,维持和改善患者的营养状况。

### 二、准备

#### (一)物品准备

治疗盘内:一次性无菌鼻饲包1套(硅胶胃管1根、弯盘1个、压舌板1个、50 mL注射器1具、润滑剂、镊子2把、治疗巾1条、纱布5块),治疗碗2个,弯血管钳1把,棉签适量,听诊器1副,鼻饲流质液(38~40 ℃)200 mL,温开水适量,手电筒1个,调节夹1个(夹管用),松节油、漱口液,毛巾。慢性支气管炎患者视情况备镇静药、氧气。

治疗盘外:安全别针1个,夹子或橡皮圈1个,卫生纸适量。

#### (二)患者、护理人员及环境准备

患者了解鼻饲目的、方法、注意事项及配合要点。调整情绪,指导或协助患者摆好体位。护理人员应衣帽整齐,修剪指甲,洗手,戴口罩。环境安静、整洁、光线、温湿度适宜。

### 三、评估

(1)评估患者病情、治疗情况、意识、心理状态及合作度。

(2)评估患者鼻腔状况,有无鼻中隔偏曲、息肉,鼻黏膜有无水肿、炎症等。

(3)向患者解释鼻饲的目的、方法、注意事项及配合要点。

### 四、操作步骤

(1)确认患者并了解病情,向患者解释鼻饲目的、过程及方法。

(2)备齐用物,携至床旁核对床头卡、医嘱、饮食卡,核对流质饮食:种类、量、性质、温度、

质量。

(3)患者如有义齿、眼镜应协助取下,妥善存放。防止义齿脱落误吞吐食管或落入气管引起窒息。插管时由于刺激可致流泪,取下眼镜便于擦除。

(4)取半坐位或坐位,可减轻胃管通过咽喉部时引起的咽反射,利于胃管插入。无法坐起者取右侧卧位,昏迷患者取去枕平卧位,头向后仰可避免胃管误入气管。

(5)将治疗巾围于患者颌下,保护患者衣服和床单,弯盘、毛巾放置于方便易取处。

(6)观察鼻孔是否通畅,黏膜有无破损,清洁鼻腔,选择通畅一侧便于插管。

(7)准备胃管测量胃管插入的长度,成人插入长度为 45～55 cm,一般取发际至胸骨剑突处或鼻尖经耳垂至胸骨剑突处,并做标记,倒润滑剂于纱布上少许,润滑胃管前段 10～20 cm,减少插管时的摩擦阻力。

(8)左手持纱布托住胃管,右手持镊子夹住胃管前端,沿选定侧鼻孔缓缓插入,插管时动作轻柔,镊子前端勿触及鼻黏膜,以防损伤,当胃管插入 10～15 cm 通过咽喉部时,如为清醒患者指导其做吞咽动作及深呼吸,随患者做吞咽动作及深呼吸时顺势将胃管向前推进胃管,直至标记处。如为昏迷患者,将患者头部托起,使下颌靠近胸骨柄,可增大咽喉部通道的弧度,便于胃管顺利通过,再缓缓插入胃管至标记处。若插管时患者恶心、呕吐感持续,用手电筒、压舌板检查口腔咽喉部有无胃管盘曲卡住。如患者有呛咳、发绀、喘息、呼吸困难等误入气管现象,应立即拔管。休息后再次插管。

(9)确认胃管在胃内,用胶布交叉胃管固定于鼻翼和面颊部。验证胃管在胃内的三种方法:①打开胃管末端胶塞连接注射器于胃管末端抽吸,抽出胃液即可证实胃管在胃内。②置听诊器于患者胃区,快速经胃管向胃内注入 10 mL 空气,同时在胃部听到气过水声,即表示已插入胃内。③将胃管末端置于盛水的治疗碗内,无气泡溢出。

(10)灌食:连接注射器于胃管末端,先回抽见有胃液,再注入少量温开水,可润滑管壁,防止喂食溶液黏附于管壁,然后缓慢灌注鼻饲液或药液等。鼻饲液温度为 38～40 ℃,每次鼻饲量不应超过 200 mL,间隔时间不少于 2 小时,新鲜果汁应与奶液分别灌入,防止凝块产生。鼻饲结束后,再次注入温开水 20～30 mL 冲洗胃管,避免鼻饲液积存于管腔中而变质,造成胃肠炎或堵塞管腔。鼻饲过程中,避免注入空气,以防造成腹胀。

(11)胃管末端胶塞:塞上如无胶塞可反折胃管末端,用纱布包好,橡皮圈系紧,用别针将胃管固定于大单,枕旁或患者衣领处防止灌入的食物反流和胃管脱落。

(12)协助患者清洁口腔,鼻孔,整理床单位,嘱患者维持原卧位 20～30 分钟,防止发生呕吐,促进食物消化、吸收。长期鼻饲者应每天进行口腔护理。

(13)整理用物,并清洁,消毒,备用。鼻饲用物应每天更换消毒,协助患者擦净面部,取舒适卧位。

(14)洗手,记录。记录插管时间、鼻饲液种类、量及患者反应等。

## 五、拔管

停止鼻饲或长期鼻饲需要更换胃管时进行拔管。

(1)携用物至床前,说明拔管的原因,并选择末次鼻饲结束时拔管。

(2)置弯盘于患者颌下,夹紧胃管末端放于弯盘内,防止拔管时液体反流,胃管内残留液体滴入气管。揭去固定胶布用松节油擦去胶布痕迹,再用清水擦洗。

（3）嘱患者深呼吸，在患者缓缓呼气时稍快拔管，到咽喉处快速拔出。

（4）将胃管放入弯盘中，移出患者视线，避免患者产生不舒服的感觉。

（5）清洁患者面部、口腔及鼻腔，帮助患者漱口，取舒适卧位。

（6）整理床单位，清理用物。

（7）洗手，记录拔管时间和患者反应。

## 六、注意事项

（1）注入药片时应充分研碎，全部溶解方可灌注。多种药物灌注时，应将药物分开灌注，每种药物之间用少量温开水冲洗一次，注意药物配伍禁忌。

（2）插胃管时护士与患者进行有效沟通，缓解紧张度。

（3）插管动作要轻稳，尤其是通过食管三个狭窄部位时（环状软骨水平处，平气管分叉处，食管通过膈肌处）以免损伤食管黏膜。

（4）每次鼻饲前应检查胃管是否在胃内及是否通畅，并用少量温开水冲管后方可进行喂食，鼻饲完毕后再次注入少量温开水，防止鼻饲液凝结。注入鼻饲液的速度要缓慢，以免引起患者不适。

（5）鼻饲液应现配现用，已配制好的暂不用时，应放在 4 ℃以下的冰箱内保存，保证 24 小时内用完，防止长时间放置变质。

（6）长期鼻饲者应每天进行两次口腔护理，并定期更换胃管，普通胃管每周更换一次，硅胶胃管每个月更换一次，聚氨酯胃管 2 个月更换一次。更换胃管时应于当晚最后一次喂食后拔出，翌日晨从另一侧鼻孔插入胃管。

（7）每次灌注前或间隔 4～8 小时应抽胃内容物，检查胃内残留物的量。如残留物的量大于灌注量的 50％，说明胃排空延长，应告知医师采取措施。

（宋明月）

# 第二节 氧 疗

供氧装置：氧气筒和管道氧气装置。

给氧方法：鼻导管给氧、氧气面罩给氧及高压给氧。

氧气面罩给氧适于长期使用氧气，患者严重缺氧、神志不清，病情较重者，氧气面罩吸入氧分数最高可达 90％，但由于气流及无法及时喝水，常会造成口腔干燥、沟通及谈话受限。而双侧鼻导管给氧则没有这些问题。鼻导管给氧方法又分单侧鼻导管给氧法和双侧鼻导管给氧法。

吸氧方式的选择：严重缺氧但无二氧化碳潴留者，宜采用面罩吸氧（吸入氧分数最高可达 90％）；缺氧伴有二氧化碳潴留者可用双侧鼻导管吸氧。

## 一、目的

提高动脉血氧分压和动脉血氧饱和度，增加动脉血氧含量，纠正各种因素导致的缺氧状态，促进组织新陈代谢，维持机体正常生命活动。

根据呼吸衰竭的类型及缺氧的严重程度,选择给氧方法和吸入氧分数。Ⅰ型呼吸衰竭:$PaO_2$ 在 $6.7 \sim 8.0$ kPa($50 \sim 60$ mmHg),$PaCO_2 < 6.7$ kPa($50$ mmHg),应给予中流量($2 \sim 4$ L/min)吸氧,吸入氧浓度($> 35\%$)。Ⅱ型呼吸衰竭:$PaO_2$ 在 $5.3 \sim 6.7$ kPa($40 \sim 50$ mmHg),$PaCO_2$ 正常,间断给予高流量($4 \sim 6$ L/min)高浓度($> 50\%$)吸氧,若 $PaO_2 > 9.3$ kPa($70$ mmHg),应逐渐降低吸氧浓度,防止长期吸入高浓度氧引起中毒。

## 二、准备

### (一)用物准备

1.治疗盘外

氧气装置一套包括氧气筒(管道氧气装置无)、氧气流量表装置、扳手、用氧记录单、笔、安全别针。

2.治疗盘内

橡胶管、湿化瓶、无菌容器内盛一次性双侧鼻导管或一次性吸氧面罩、消毒玻璃接管、无菌持物镊、无菌纱布缸、治疗碗内盛蒸馏水、弯盘、棉签、胶布、松节油。

3.氧气筒

氧气筒顶部有一总开关,控制氧气的进出。氧气筒颈部的侧面,有一气门与氧气表相连,是氧气自氧气瓶中输出的途径。

4.氧气流量表装置

由压力表、减压阀、安全阀、流量表和湿化瓶组成。压力表测量氧气筒内的压力。减压阀是一种自动弹簧装置,将氧气筒流出的氧压力减至 $2 \sim 3$ kg/cm²($0.2 \sim 0.3$ mPa),使流量平稳安全。当氧流量过大、压力过高时,安全阀内部活塞自行上推,过多的氧气由四周小孔流出,确保安全。流量表是测量每分钟氧气的流量,流量表内有浮标上端平面所指的刻度,可知氧气每分钟的流出量。湿化瓶内盛 $1/3 \sim 1/2$ 蒸馏水、凉开水、$20\% \sim 30\%$ 乙醇(急性肺水肿患者吸氧时用,可降低肺泡内泡沫的表面张力,使泡沫破裂,扩大气体和肺泡壁接触面积使气体易于弥散,改善气体交换功能),通气管浸入水中,湿化瓶出口与鼻导管或面罩相连,湿化氧气。

5.装表

把氧气放在氧气架上,打开总开关放出少量氧气,快速关上总开关,此为吹尘(为防止氧气瓶上灰尘吹入氧气表内)。然后将氧气表向后稍微倾斜置于气阀上,用手初步旋紧固定然后再用扳手旋紧螺帽,使氧气表立于氧气筒旁,按湿化瓶,打开氧气检查氧气装置是否漏气,氧气输出是否通畅后,关闭流量表开关,推至病床旁备用。

### (二)患者、护理人员及环境准备

患者了解吸氧目的、方法、注意事项及配合要点。取舒适体位,调整情绪。护理人员应衣帽整齐,修剪指甲,洗手,戴口罩。环境安静、整洁,光线、温湿度适宜,远离火源。

## 三、操作步骤

(1)携用物至病床旁,再次核对患者。

(2)用湿棉签清洁患者双侧鼻腔,清除鼻腔分泌物。

(3)连接鼻导管及湿化瓶的出口。调节氧流量,轻度缺氧 $1 \sim 2$ L/min,中度缺氧 $2 \sim 4$ L/min,重度缺氧 $4 \sim 6$ L/min,氧气筒内的氧气流量=氧气筒容积(L)×压力表指示的压

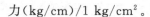

力（kg/cm）/1 kg/cm²。

（4）鼻导管插入患者双侧鼻腔约 1 cm，鼻导管环绕患者耳部向下放置，动作轻柔，避免损伤黏膜、根据情况调整长度。

（5）停止用氧时，首先取下鼻导管（避免误操作引起肺组织损伤），安置患者于舒适体位。

（6）关流量表开关，关氧气筒总阀，再开流量表开关，放出余气，再关流量表开关，最后砌表（中心供氧装置，取下鼻导管后，直接关闭流量表开关）。

（7）处理用物，预防交叉感染。

（8）记录停止用氧时间及效果。

### 四、注意事项

（1）用氧时认真做好四防：防火、防震、防热、防油。

（2）禁用带油的手进行操作，氧气和螺旋口禁止上油。

（3）氧气筒内氧气不能用完，压力表指针应＞0.5 mPa。

（4）防止灰尘进入氧气瓶，避免充氧时引起爆炸。

（5）长期、高浓度吸氧者观察患者有无胸骨后烧热感、干咳、恶心呕吐、烦躁及进行性呼吸困难加重等氧中毒现象。

（6）长期吸氧，吸氧浓度应＜40％。氧气浓度与氧流量的关系：吸氧浓度（％）＝21＋4×氧气流量（L/min）。

（楚梦苛）

# 第三节 冷 热 疗 法

### 一、温水擦浴

#### （一）目的

适合体温在 39.5 ℃以上，伴有寒战、四肢末梢厥冷的患者，可以减少血管收缩，迅速蒸发带走机体大量的热能，散热效果快而强。

#### （二）准备

1.用物准备

治疗盘内：浴巾 1 条、小毛巾 2 块、手套 1 副、热水袋（内装 60～70 ℃热水）及套、冰袋（内装 1/2 满冰袋）及套或冰槽。

治疗盘外：温水擦浴盆内盛 32～34 ℃温水，2/3 满，必要时备衣裤。冰块、帆布袋、木槌、盆、冷水、毛巾、勺、水桶、肛表、海绵。冰槽降温时备不脱脂棉球及凡士林纱布。

2.患者、护理人员及环境准备

向患者及家属解释温水擦浴的目的、操作过程等相关知识，取得患者的配合。根据病情取适宜卧位，必要时排尿。护理人员衣着整洁，修剪指甲，洗手，戴口罩。环境安静、安全、整洁、舒适。光线、温湿度适宜，关闭门窗，必要时备屏风。

**（三）评估**

（1）评估患者年龄、病情、体温、意识状况、语言表达能力、治疗情况、活动能力和合作程度。

（2）观察局部皮肤状况如皮肤颜色、温度、完整性、有无感觉障碍、对冷热的敏感度等。

**（四）操作步骤**

（1）确认患者了解病情，解除患者紧张情绪，使患者有安全感。

（2）关闭门窗，预防患者受凉。

（3）松开床尾盖被，协助患者脱去上衣。必要时屏风遮挡患者隐私。

（4）冰袋或冰帽置患者头部，热水袋置患者足底。热水袋置足底，能促进足底血管扩张，冰袋或冰帽置头部，有利于降温并防止头部充血，预防脑水肿发生，并减轻患者不适感。

（5）将浴巾垫于要擦拭部位下方，小毛巾放入温水中浸湿后，拧至半干，包裹于手上呈手套状，以离心方式擦拭，擦拭完毕，用大毛巾擦干皮肤。浴巾垫放于要擦拭部位下方，防止浸湿，保护床单位。如为隔离患者，按隔离原则进行操作。

（6）患者取仰卧位脱去上衣，擦拭双上肢，其顺序为：颈外侧、上臂外侧、手背、腋窝、上臂内侧、手心。

（7）患者取仰卧位，擦拭腰背部，顺序为：颈下肩部、背部、臀部，擦拭完毕，穿好衣服。体表大血管流经丰富部位适当延长擦拭时间（颈部、腋窝、肘窝、手心、腹股沟、腘窝），以促进散热，增加疗效。禁忌在胸前区、腹部、后颈、足底部擦浴。

（8）患者取仰卧位，脱去裤子，擦拭双下肢，顺序为：髂骨、大腿外侧、内踝、臀部、大腿后侧、腘窝、足跟擦拭完毕，穿好裤子。擦拭时间一般控制在20分钟内。

（9）取出热水袋，密切观察患者生命体征。

（10）擦浴30分钟后测试体温，体温降至39 ℃以下时，取出头部冰袋。

（11）协助患者取舒适体位，整理床单位。

（12）处理用物，用物清洁消毒后备用。

（13）洗手，记录。体温单上显示物理降温。

**（五）注意事项**

（1）实施的过程中，护士应密切观察患者有无寒战、面色、脉搏、呼吸等异常反应，出现异常应立即停止操作。

（2）胸前区、腹部、后颈、足底为禁忌擦浴部位。

（3）擦浴30分钟后测量体温并记录，体温下降为降温有效。

（4）操作方法轻稳、节力，保护患者安全及隐私。

（5）注意保护患者床单干燥，无水渍。

## 二、干热疗法

**（一）目的**

帮助患者提升体温，提高舒适度，缓解痉挛、减轻疼痛。

**（二）准备**

1.用物准备

治疗盘内：毛巾、手套1副、热水袋及一次性布套。

治疗盘外：盛水容器、热水。

2.患者、护理人员及环境准备

向患者及家属解释温水擦浴的目的、操作过程等相关知识,取得患者的配合。根据病情取适宜卧位,必要时排尿。护理人员衣着整洁,修剪指甲,洗手,戴口罩。环境安静、安全、整洁、舒适。光线、温湿度适宜,关闭门窗,必要时备屏风。

**(三)评估**

(1)评估患者年龄、病情、体温、意识状况、语言表达能力、治疗情况、活动能力和合作程度。

(2)观察局部皮肤状况如皮肤颜色、温度、完整性、有无感觉障碍、对冷热的敏感度等。

**(四)操作步骤**

(1)确认患者,了解病情,解除患者紧张情绪,给患者安全感。关闭门窗,预防患者受凉。

(2)调配水温,成人一般 60~70 ℃,昏迷、感觉迟钝、老人、婴幼儿及循环衰竭患者,水温应控制在 50 ℃以下,灌调配好的水 1/2~2/3 满,灌水过多,可使热水袋膨胀变硬,柔软舒适感下降,且与皮肤接触面积减少,热效应减小,疗效降低。

(3)排出袋内空气并拧紧塞子,防止影响热传导。用毛巾擦干热水袋,倒置,检查热水袋有无破损、漏水。

(4)将热水袋装入套内,必要时布套外再用毛巾包裹,避免热水袋与患者皮肤直接接触发生烫伤。

(5)协助患者取舒适体位,暴露用热部位,必要时用屏风遮挡,将热水袋放置其部位。

(6)观察患者用热部位效果及反应(如有异常立即停止热疗),30 分钟后,撤去热水袋(如为保温,可持续,但应及时更换热水不超过 50 ℃)。倒空热水,倒挂水袋晾干,吹入少量空气防止粘连,夹紧塞子,热水袋送洗消毒备用。

(7)协助患者躺卧舒适,整理床单位,洗手,记录用热部位、时间、效果、患者的反应情况等。

**(五)注意事项**

(1)有出血倾向、面部危险三角区感染、软组织损伤或扭伤 48 小时以内、急性炎症期、恶性病变部位严禁热敷。

(2)随时观察局部皮肤情况,特别是意识不清,语言障碍者。

(3)使用热水袋保暖者,每 30 分钟检查水温情况,及时更换热水。

(4)控制水温,成人 60~70 ℃,昏迷、老人、婴幼儿感觉迟钝者水温应调至 50 ℃。

(5)热水袋应浸泡或熏蒸消毒,严禁高压消毒。

## 三、湿热疗法

**(一)目的**

热湿敷可促进血液循环,消炎,消肿,止痛。

**(二)准备**

1.用物准备

治疗盘内:一次性橡胶单、治疗巾、棉签、防水巾、大于患处面积敷布数块、长镊子 2 把、纱布数块、凡士林及开放性伤口备所用换药物品。

治疗盘外:水温计、盛有热水的容器及加热器。

2.患者、护理人员及环境准备

向患者及家属解释温水擦浴的目的、操作过程等相关知识,取得患者的配合。根据病情取适宜卧位,必要时排尿。护理人员衣着整洁,修剪指甲,洗手,戴口罩。环境安静、安全、整洁、舒适。光线、温湿度适宜,关闭门窗,必要时备屏风。

**(三)评估**

(1)评估患者年龄、病情、体温、意识状况、语言表达能力、治疗情况、活动能力和合作程度。

(2)观察局部皮肤状况,如皮肤颜色、温度、完整性、有无感觉障碍、对冷热的敏感度等。

**(四)操作步骤**

(1)协助患者取舒适体位,暴露患处必要时屏风遮挡,以保护患者隐私,凡士林涂于受敷部位,上盖一层纱布,受敷部位下方,垫橡胶单和治疗巾。

(2)敷布浸入水温为50~60℃热水中浸透,用长钳夹出拧至半干,以不滴水为度抖开。打开敷布,折叠后放于患处,上盖防水巾及棉垫。

(3)根据环境温度每3~5分钟更换1次敷布,一次持续15~20分钟,维持敷布温度。可用热源加热盆内水或及时调换盆内热水,维持水温,若患者感觉过热时可掀起一角散热。

(4)观察患者局部皮肤情况,全身反应,如有异常立即停止热湿敷。

(5)热湿敷结束后,撤去敷布和纱布,擦去凡士林,干毛巾擦干皮肤,撤去一次性橡胶单和治疗巾。

(6)协助患者躺卧舒适,整理好床单位,洗手,记录用热部位,时间,效果,患者反应。

**(五)注意事项**

(1)若患者热敷部位不禁忌压力,可用热水袋放置在敷布上再盖以大毛巾,以维持温度。

(2)面部热敷者,应间隔30分钟后,方可外出,以防感冒。

(3)热湿敷过程中注意局部皮肤变化(如患者皮肤感觉是否温暖,舒适,血液循环是否良好等),防止烫伤。

(4)若热敷部位有伤口,应按无菌技术操作原则进行湿敷,湿敷后外科常规换药。

(5)操作方法轻稳、节力,保护患者安全,注意保护患者床单干燥,无水渍。

(楚梦苛)

# 第四节 采 血

## 一、一次性定量自动静脉采血器

一次性定量自动静脉采血器用于护理和医疗检测工作,与注射器采血相比较,可预防交叉感染,特别是现有各种已配好试剂的采血管,不仅减少了化验和护理人员配剂加药工作量,而且可避免差错发生。

**(一)特点**

1.专用性

专供采集静脉血样标本用。血液可直接通过胶管吸入负压储血管内。血液完全与外界隔离,避免了溶血和交叉感染,提高了检测的准确度。

2.多功能

已配备各种抗凝剂、促凝剂,分别适用于各种检验工作。改变了长期以来存在的由于检验、护理人员相关知识不协调,导致试剂成分与剂量不规范,影响检测效果的现状。

3.高效率

一次性定量自动静脉采血器不需人力拉引,不需另配试管、试剂和注射器,可一针多管采取血样标本,还可一针多用,采完血不必拔出针头又可输液,是注射器采血时间的 2/3。从而大大减轻了护理、检验人员的劳动强度和患者的痛苦,也不会因反复抽注造成溶血。

**(二)系列采血管**

1.普通采血管

(1)适应检测项目:①血清电解质钾、钠、氯、钙、磷、镁、铁、铜离子测定。②肝功能、肾功能、总蛋白、A/G 比值、蛋白电泳、血尿素氮、肌酐、尿酸、血脂、葡萄糖、心肌酶、风湿系列等生化测定。③各种血清学、免疫学等项目测定。如补体 $C_3$、肥达试验、外斐反应及狼疮细胞检查等。

(2)采集方法:在接通双针头后至采血完毕,将储血管平置、送检。

2.3.8%枸橼酸钠抗凝采血管

使用方法:①适用检测项目,魏氏法血细胞沉降率测定专用。②在接通双针头后至采血完毕,将储血管轻轻倒摇动 4～5 次,使抗凝剂充分与血液混匀,达到抗凝目的后送检。

3.肝素抗凝采血管

使用方法:①适用检测项目,血流变学测定(采血量≥5 mL),血细胞比容,微量元素检测。②采集方法:接通双针头后至采血完毕,将采血管轻轻抖动 4～5 次,使抗凝剂充分与血液混匀,达到抗凝目的后送检。

注意:本采血管不适合做酶类测定。

4.EDTA(乙二胺四乙酸)抗凝采血管

使用方法:①适用检测项目,温氏法血沉及血细胞比容检查,全血或血浆生化分析,纤维蛋白原测定,各种血细胞计数、分类及形态观察,贫血及溶血,红细胞病理、血红蛋白检查分析。②采集方法同肝素抗凝采血管。

5.草酸钠抗凝采血管

使用方法:①适应检测项目,主要用于凝血现象的检查测定。②采集方法:同肝素抗凝采血管。

**(三)使用方法**

(1)检查真空试管是否密封,观察试管密封胶塞的顶部是否凹平,如果凸出则说明密封不合格,需更换试管。

(2)按常规扎上止血带,局部皮肤消毒。

(3)取出小包装内双针头,持有柄针头,取下针头保护套,刺入静脉。

(4)见到小胶管内有回血时,立即将另端针头(无须取下针头套)刺入储血管上橡胶塞中心进针处,即自动采血。

(5)待达到采血量时,先拔出静脉上针头,再拔掉橡皮塞上的针头,即采血完毕(如果需多管采血时,不需拔掉静脉上针头,只需将橡胶塞上针头拔出并刺入另一储血管即可)。

(6)如需抗凝血,需将每支储血管轻轻倒摇动 4～5 次,使血液与抗凝剂完全混匀后,平置送检。如不需抗凝血,则不必倒摇动,平置送检即可。

**（四）注意事项**

（1）包装破损严禁使用。

（2）一次性使用后销毁。

（3）环氧乙烷灭菌,有效期两年。

## 二、小静脉逆行穿刺

常规静脉取血,进针的方向与血流方向一致,在静脉管腔较大的情况下,取血针的刺入对血流影响不明显。如果穿刺的是小静脉,血流就会被取血穿刺针阻滞,针头部位就没有血流或血流不畅,不容易取出血来。小静脉逆行穿刺采血的关键是逆行穿刺,也就是针头指向远心端,针头迎着血流穿刺,针体阻止血液回流,恰好使针头部位血流充盈,更有利于取血。

**（一）操作方法**

（1）选择手腕、手背、足腕、足背或身体其他部位充盈好的小静脉。

（2）常规消毒,可以不扎止血带。

（3）根据取血量选用适宜的一次性注射器和针头。

（4）针头指向远心端,逆行穿刺,针头刺入小静脉管腔 3～5 mm,固定针管,轻拉针栓即有血液进入针管。

（5）采足需要血量后,拔出针头,消毒棉球按压穿刺部位。

**（二）注意事项**

（1）尽可能选择充盈好的小静脉。

（2）可通过按压小静脉两端仔细鉴别血液流向。

（3）注射器不能漏气。

（4）固定针管要牢,拉动针栓要轻,动作不可过大。

（5）本方法特别适用于肥胖者及婴幼儿静脉取血。

## 三、细小静脉直接滴入

在临床护理中,对一些慢性病患者特别是消耗性疾病的患者进行常规静脉抽血采集血标本时,常因针管漏气、小静脉管腔等原因导致标本溶血,抽血不成功。给护理工作带来很大麻烦。而细小静脉直接滴入采血,不仅能减轻患者的痛苦,而且还能为临床提供准确的检验数据。

**（一）操作方法**

（1）选择手指背静脉、足趾背浅静脉、掌侧指间小静脉。

（2）常规消毒。在所选用的细小静脉旁或上方缓慢进针,见回血后立即用胶布将针栓固定,暂不松开止血带。

（3）去掉与针栓相接的注射器,将试管接于针栓下方约 1 cm 处,利用止血带的阻力和静脉本身的压力使血液自行缓缓沿试管壁滴入至所需量为止。

（4）为防凝血,可边接边轻轻旋转试管,使抗凝剂和血液充分混匀。

（5）操作完毕,松止血带,迅速拔出针头,用棉签压住穿刺点。

**（二）注意事项**

（1）选血管时,不要过分拍挤静脉或扎止血带过久,以免造成局部淤血和缺氧,致使血液成分遭破坏而致溶血。

(2)进针深浅度适宜,见回血后不要再进针。

(3)固定头皮针时,动作要轻柔,嘱患者不要活动,以达到滴血通畅。

(4)此方法适用于急慢性白血病、肾病综合征和消化道肿瘤等患者。

## 四、新生儿后囟采血

在临床护理中,给新生儿特别是早产儿抽血采集血标本时,常因血管细小,管腔内血液含量相对较少而造成操作失败,以致延误诊断和抢救时机,后囟采血法是将新生儿或2～3个月以内未闭合的后囟作为采集血标本的部位,这种方法操作简便,成功率高,安全可靠。

### (一)操作方法

(1)穿刺部位在后囟中央点,此处为窦汇,是头颈部较大的静脉腔隙。

(2)患儿右侧卧位,面向操作者,右耳下方稍垫高,助手固定患儿头及肩部。

(3)将后囟毛发剃净,面积为5～8 cm²,2.5%碘伏消毒皮肤,75%乙醇脱碘。用同样的方法消毒操作者左手示指,并在后囟中央点固定皮肤。

(4)右手持注射器,中指固定针栓,针头斜面向上,手及腕部紧靠患儿头(作为固定支点),针头向患儿口鼻方向由后囟中央点垂直刺入进针约0.5 cm,略有落空感后松开左手,试抽注射器活塞见回血,抽取所需血量后拔针,用消毒干棉签按压3～5分钟,不出血即可。

### (二)注意事项

(1)严格无菌操作,消毒皮肤范围应广泛,避免细菌进入血液循环及颅内引起感染。

(2)对严重呼吸衰竭,有出血倾向,特别是颅内出血的患儿禁用此方法。

(3)进针时右手及胸部应紧靠患儿头部以固定针头,避免用力过度进针太深而刺伤脑组织。

(4)进针后抽不到回血时,可将针头稍进或稍退,也可将针头退至皮下稍移位后再刺入,切忌针头反复穿刺,以防感染或损伤脑组织。

(5)操作过程中,严密观察患儿面色、呼吸,如有变化立即停止操作。

## 五、脐带血采集

人类脐带血含有丰富的造血细胞,具有不同于骨髓及外周血的许多特点,这种通常被废弃的血源,可提供相当数量的造血细胞,用于造血细胞移植。脐带血还可提供免疫球蛋白,提高机体免疫力,因而近年来,人脐带血已开始应用于临床并显示出广泛的应用前景。

### (一)操作方法

(1)在胎儿着冠前,按无菌操作规程的要求准备好血袋和回输器,同时做好采血的消毒准备。

(2)选择最佳采集时间,在避免胎儿窘迫的前提下,缩短第二产程时间,胎盘剥离之前是理想的采集时机。

(3)胎儿娩出后立即用碘伏、乙醇消毒脐轮端以上脐带约10 cm,然后用两把止血钳夹住脐带,其中一把止血钳用钳带圈套好,距脐轮1 cm处夹住脐带,另一把钳与此相距2 cm,并立即用脐带剪断脐。

(4)迅速选择母体端脐带血管暴起处作为穿刺部位,采血,收集脐带血适量后,再用常规消毒方法严格消毒回输器与血袋连接处,立即封口形成无菌血袋。

(5)采集后留好血交叉标本,立即送检、储存,冷藏温度为-4℃,保存期10天。

## (二)注意事项

(1)采集的对象应是各项检验和检查指标均在正常范围的产妇。

(2)甲肝、乙肝、丙肝患者不宜采集。羊水Ⅲ度污染及羊水中有胎粪者,脐带被胎粪污染者不采集。早产、胎盘早剥、前置胎盘、孕妇贫血或娩出呼吸窘迫新生儿的产妇不采集。

(3)脐带血的采集,应选择素质好、责任心强、操作技术熟练的护士专人负责,未经培训者不得上岗。

(4)严格把好使用检查关,脐带血收集后,须由检验科鉴定脐带血型。使用时须与受血者做交叉配血试验,血型相同者方可使用。

(杨鹏利)

# 第五节 机械吸痰法

## 一、目的

清除呼吸道分泌物,保持呼吸道通畅,预防并发症发生。适用于排痰无力、痰液黏稠、意识不清、危重、年老体弱及身体各脏器衰竭者。可通过患者口腔、鼻腔、气管插管或气管切开处进行负压吸引。

## 二、准备

### (一)用物准备

治疗盘外:电动吸引器或中心吸引器(马达、偏心轮、气体过滤器、压力表、安全瓶、贮液瓶)、开口器、舌钳、压舌板、电源插座等。

治疗盘内:带盖缸2只(1只盛消毒一次性吸痰管若干根、1只盛有消毒液的盐水瓶),消毒玻璃接管,治疗碗2个(1只内盛无菌生理盐水、1只内盛消毒液用于消毒玻璃接管),弯盘,消毒纱布,无菌弯血管钳一把,消毒镊子一把,棉签一包,液状石蜡,冰硼散等,急救箱1个备用。

### (二)患者、护理人员及环境准备

患者取舒适体位,稳定情绪,了解吸痰目的、方法、注意事项及配合要点。护理人员应衣帽整齐,修剪指甲,洗手,戴口罩。环境安静、整洁,光线、温湿度适宜。

## 三、操作步骤

(1)携用物至病床旁,接通电源,打开开关,调节负压,检查吸引器性能。

(2)检查患者口腔(昏迷患者可借助压舌板及开口器)、鼻腔,有无义齿,如有应先取下活动义齿,患者头部转向一侧,面向操作者。

(3)连接吸痰管,先吸少量生理盐水。用于检查吸痰管是否通畅,并润滑吸痰管前端。

(4)一手反折吸痰管末端,另一手持无菌弯血管钳或无菌镊子夹取吸痰管前端,插入口咽部10～15 cm(过深可触及支气管处,易堵塞呼吸道)后,放松吸痰管末端,先吸口咽部分泌物,再吸气管内分泌物。吸痰时采取上下左右旋转向上提吸痰管的方法,有利于呼吸道分泌物吸出,避免

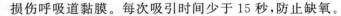

损伤呼吸道黏膜。每次吸引时间少于 15 秒,防止缺氧。

(5)吸痰管拔出后,用生理盐水抽吸。防止分泌物堵塞吸痰管。

(6)观察患者呼吸道是否畅通及面部、呼吸、心率、血压等情况及吸出液的色、质、量。

(7)协助患者擦净面部分泌物,整理床单位,取舒适体位。

(8)处理用物,吸痰管玻璃接头清洁后,放入盛有消毒液的治疗碗中浸泡,或清洁后,置低温消毒箱内消毒备用。

(9)洗手,观察并记录治疗效果与反应。

### 四、注意事项

(1)严格无菌操作,吸痰管应即吸即弃。

(2)吸痰动作应轻柔,以防呼吸道黏膜损伤。

(3)痰液黏稠者可配合叩击、雾化吸入,提高治疗效果。

(4)储液瓶内的液体不得超过 2/3。

(5)每次吸痰时间不超过 15 秒,以免缺氧。

(6)两次吸痰间隔不少于 30 分钟。

(7)气管隆嵴处不宜反复刺激,避免引起咳嗽反射。

(张　蓓)

# 第六节　雾　化　吸　入

### 一、操作目的

(1)用于止咳平喘,帮助患者解除支气管痉挛。

(2)改善肺通气功能。

(3)湿化气道。

(4)预防和控制呼吸道感染。

### 二、操作流程

**(一)评估**

(1)患者的心理状态,合作程度。

(2)对氧气雾化吸入法的认识。

(3)环境整齐、安静,用氧安全的认识。

**(二)准备**

(1)按需备齐用物,根据医嘱备药。

(2)环境:四防(火、油、热、震)。

(3)查对、解释。

**（三）步骤**

（1）取坐位、半坐卧位。

（2）将氧气雾化吸入器与氧气连接,调节氧气流量（8～10 L/min）,检查出雾情况。

（3）协助患者将喷气管含入口中并嘱其紧闭双唇做深慢呼吸。

**（四）处理**

（1）吸毕,取下雾化器,关闭氧气开关,擦净面部,询问感觉,采取舒适卧位。

（2）观察记录:雾化吸入的情况。

（3）用物:妥善清理,归原位。

### 三、操作关键环节提示

（1）每次雾化吸入时间不应超过20分钟,如用液体过多应计入液体总入量内。若盲目用量过大有引起肺水肿或水中毒的可能。

（2）有增加呼吸道阻力的可能。当雾化吸入完几小时后,呼吸困难反而加重,除警惕肺水肿外,还可能是由于气道分泌物液化膨胀阻塞加重的原因。

（3）预防呼吸道再感染。由于雾滴可带细菌入肺泡,故有可能继发革兰阴性杆菌感染,不但要加强口、鼻、咽的卫生护理,还要注意雾化器、室内空气和各种医疗器械的消毒。

（4）长期雾化吸入治疗的患者,所用雾化量必须适中。如果湿化过度,可致痰液增多,对危重患者神志不清或咳嗽反射减弱时,常可因痰不能及时咳出而使病情恶化甚至死亡。如果湿化不够,则很难达到治疗目的。

（5）注意防止药物吸收后引起的不良反应或毒性作用。

（6）过多长期使用生理盐水雾化吸入,会因过多的钠吸收而诱发或加重心力衰竭。

（7）雾化器应垂直拿,用面罩罩住口鼻或用口含嘴,在吸入的同时应做深吸气,使药液充分到达支气管和肺内。

（8）氧流量调至4～5 L/min,请不要擅自调节氧流量,禁止在有氧环境附近吸烟或燃明火。

（9）雾化前半小时尽量不进食,避免雾化吸入过程中气雾刺激,引起呕吐。

（10）每次雾化完后要及时洗脸或用湿毛巾抹干净口鼻部留下的雾珠,防止残留雾滴刺激口鼻皮肤,以免引起皮肤过敏或受损。

（11）每次雾化结束协助患者饮水或漱口,防止口腔黏膜二重感染。

（张　蓓）

# 第七节　床　上　擦　浴

皮肤覆盖于人体表面,是身体最大的器官。完整的皮肤还具有保护机体、调节体温、吸收、分泌、排泄及感觉等功能,是抵御外界有害物质入侵的第一道屏障。皮肤的新陈代谢迅速,其代谢产物如皮脂、汗液及表皮碎屑等能与外界细菌及尘埃结合成污垢,黏附于皮肤表面,如不及时清除,可刺激皮肤,降低皮肤的抵抗力,以致破坏其屏障作用,成为细菌入侵的门户,造成各种感染。因此,皮肤的清洁与护理有助于维持机体的完整性,给机体带来舒适感,可预防感染发生,防止压疮及其他并发症。

## 一、目的

去除皮肤污垢,消除令人不快的身体异味,保持皮肤清洁,促进患者机体放松,增进患者舒适及活动度,防止肌肉挛缩和关节僵硬等并发症,刺激皮肤血液循环,增加皮肤排泄功能,防御皮肤感染和压疮的发生。适用于病情较重、长期卧床或使用石膏、牵引、卧床、生活不能自理及无法自行沐浴的患者。

## 二、准备

### (一)物品准备

治疗盘内:浴巾、毛巾各2条、沐浴液或浴皂、小剪刀、梳子、50%乙醇、护肤用品(爽身粉、润肤剂)、一次性油布一条、手套。

治疗盘外:面盆2个,水桶2个(一桶内盛50～52 ℃的温水,并按年龄、季节和生活习惯调节水温;另一桶接盛污水用)、清洁衣裤和被服、另备便盆、便盆巾和屏风。

### (二)患者、操作人员及环境准备

患者了解床上擦浴目的、方法、注意事项及配合要点,根据需要协助患者使用便器排便,避免温水擦洗中引起患者的排尿和排便反射,调整情绪,指导或协助患者取舒适体位。操作人员应衣帽整齐,修剪指甲,洗手,戴口罩。环境安静、整洁,关闭门窗,室温控制在22～26 ℃,必要时备屏风。

## 三、评估

(1)评估病情、治疗情况、意识、心理状态、卫生习惯及合作度。

(2)患者皮肤情况,有无感染、破损及并发症、肢体活动度、自理能力。

(3)向患者解释床上擦浴的目的、方法、注意事项及配合要点。

## 四、操作步骤

(1)根据医嘱,确认患者,了解病情。

(2)向患者解释说明目的、过程及方法。解除患者紧张情绪,使患者有安全感,取得合作。

(3)拉布幔或屏风遮挡患者,预防受凉并保护患者隐私,使患者身心放松。

(4)面盆内倒入50～52 ℃温水约2/3处或根据患者的习性调节水温。

(5)根据病情摇平床头及床尾支架,松开床尾盖被,放平靠近操作者的床挡,将患者身体移向床沿,尽量靠近操作者,确保患者舒适,利用人体力学的原理,减少操作过程中机体的伸展和肌肉紧张及疲劳度。

(6)戴手套,托起头颈部,将浴巾铺在枕头上,另一浴巾放在患者胸前(每擦一处均应在其下面铺浴巾,保护床单位,并用浴毯遮盖好擦洗周围的暴露部位),防止枕头和被褥弄湿。

(7)毛巾放入温水中浸透,拧至半干叠成手套状,包在操作者手上,用毛巾不同面,先擦患者眼部按由内眦到外眦依次擦干眼部,再用较干的毛巾擦洗一遍。毛巾折叠能提高擦洗效果,同时保持毛巾的温度。

(8)操作者一手轻轻固定患者头部,用洗面乳或香皂(根据患者习惯选择)依次擦洗患者额部、鼻翼、颊部、耳郭、耳后直至额下、颈部,再用清水擦洗,然后再用较干毛巾擦洗一遍。褶皱部应重复擦洗如额下、颈部位、耳郭、耳后。

(9)协助患者脱下上衣,置治疗车下层。按先近侧后对侧,先擦洗双上肢(上肢由远心端向近侧擦洗,避免静脉回流),再擦洗胸腹部顺序(腹部以脐为中心,从右向左顺结肠走向擦洗,乳房处环形擦洗)。先用涂浴皂的湿毛巾擦洗,再用湿毛巾擦净皂液,清洗拧干毛巾后再擦洗,最后用大浴巾边按摩边擦干。根据需要随时调节更换水温。擦洗过程中注意观察患者病情及皮肤情况,患者出现寒战、面色苍白时,应立即停止擦洗,给予适当处理。

(10)协助患者侧卧,背向操作者,浴巾一底一盖置患者擦洗部位及暴露部位,依次进行擦洗后颈、背、臀部。背部及受压部位可用50%乙醇做皮肤按摩,促进血液循环,防止并发症发生。根据季节扑爽身粉。

(11)协助患者更换清洁上衣,一般先穿远侧上肢,再穿近侧、患侧,再穿健侧,可减少关节活动,避免引起患者疼痛不适。及时用棉被盖好胸、腹部,避免受凉。

(12)更换水、盆、毛巾,擦洗患者下肢、足部背侧,患者平卧,脱下裤子后侧卧,脱下衣物放置于治疗车下层,将浴巾纵向垫在下肢,浴巾盖于会阴部及下肢前侧,依次从踝部向膝关节、大腿背侧顺序擦洗。

(13)协助患者平卧,擦洗两下肢、膝关节处、大腿前侧部位。

(14)更换温水、盆、毛巾,擦洗会阴部、肛门处(注意肛门部皮肤的褶皱处擦洗干净,避免分泌物滞留,细菌滋生),撤去浴巾,为患者换上干净裤子。

(15)更换温水、盆、毛巾,协助患者移向近侧床边,盆移置足下,盆下铺一次性油布或将盆放于床旁椅上,托起患者小腿部屈膝,将患者双脚同时或先后浸泡于盆内,浸泡片刻软化角质层,洗净双足,擦干足部。

(16)根据需要修剪指甲,足部干裂者涂护肤品,防止足部干燥和粗糙。

(17)为患者梳头,维护患者个人形象,整理床单位,必要时更换床单。

(18)协助患者取舒适体位后,开窗换气。

(19)整理用物,进行清洁消毒处理,避免致病菌的传播。

(20)洗手、记录。

## 五、注意事项

(1)按擦浴顺序、步骤和方法进行。

(2)擦洗眼部时,尽量避免浴皂,防止对眼部刺激。

(3)操作过程中注意观察患者的病情变化,保持与患者沟通,询问患者感受。

(4)擦洗动作要轻柔、利索,尽量注意少搬动、少暴露患者,注意保暖。

(5)擦洗时注意褶皱处如额下、颈部、耳郭、耳后、腋窝、指间、乳房下褶皱处、脐部、腹股沟、肛周等要擦洗干净。

(6)肢体有损伤者,应先脱健侧衣裤后脱患侧,穿时应先穿患侧后穿健侧,避免患者关节的过度活动,引起疼痛和损伤。

## 六、压疮的预防及护理

压疮是身体局部组织长期受压,血液循环障碍,局部组织持续缺血、缺氧、营养缺乏引起的组织破损和坏死。压疮可造成从表皮到皮下组织、肌肉,以致引起骨骼和骨关节的破坏,严重者可继发感染,引起败血症导致死亡。因此,护理人员要注意对患者进行压疮危险因素的评估,特别是对高危险人群要早预防、早发现、早治疗。适当的活动是预防压疮的最佳途径。

**(一)压疮的预防**

**1.避免局部组织长期受压**

经常翻身是卧床患者最简单而有效地解除压力的方法。对能自行翻身的患者,应鼓励和定时督促或协助翻身。当患者不能自主活动时如昏迷、瘫痪患者,自主活动受到很大限制的患者,如高龄、体衰、多发伤患者及有感觉障碍时,自主进行活动受限,导致个人自理能力下降,使受压部位破溃的可能性明显增加。通常昏迷、脊髓受伤或糖尿病患者是压疮发生的潜在因素,应做到定时翻身,翻身时必须使患者保持处于稳定平衡的姿势,防止患者倾倒造成摔伤、扭伤及呼吸不畅等。意识的改变及感觉障碍患者:体位变换时的不当体位,造成关节处、骨突隆起处如股骨的大转子结节,更突出于体表,可使骨突起部位承受更多的压力,产生骨突起部位严重的血液循环障碍。所以患者取侧卧位时,应屈髋屈膝,两腿前后分开,身体下面的臂向前略伸,身体上面的臂前伸与腋呈30°,增大受压面积的同时,使患者身体下半身处于髂前上棘与股骨大转子及下腿膝外侧所形成的三角平面内,防止体重集中压迫到髂前上棘一个点,保持身体稳定平衡,防止压疮发生。翻身间隔时间,可根据病情及受压部位皮肤状况而定,至少每2个小时翻身一次,必要时每30分钟到1小时一次。并建立床头翻身卡,记录翻身时间、患者的体位及皮肤情况。翻身后应采取软枕予以支撑,极度衰弱和肢体瘫痪的患者,可使用肢体架或其他设备架空骨突出部,支持身体空隙处,防止对肢体压迫造成伤害。

**2.避免摩擦力和剪切力**

在协助患者翻身、更换床单、衣服及搬动患者时,要注意患者身体各个部分的位置,要抬起患者的身体,尤其是臀部要抬高,禁止拖、拉、拽等损伤皮肤。可以用吊架或提床单式的方式使患者变换体位,皮肤与床单之间不发生皮肤摩擦。需在床上解决大小便患者,使用便盆时应把患者臀部抬高,不可硬塞、硬拉,在便盆上垫软纸或布垫。患者取头高或取半卧位时,床头抬高<30°防止患者身体下滑,产生剪切力和骶部受压,同时在骶尾部垫棉垫圈,使骶尾部处于悬空,借助臀部丰富的皮下脂肪代替骶骨承担身体体重。

**3.病情危重者**

病情危重者及其他原因不宜翻身时,局部可用环形棉垫、海绵垫、枕头、高分子人工脂肪垫等,缓解骨隆突处压力。如压点移动性气垫,就是利用黑白充气囊交替膨胀与收缩,以此来移动压迫点分散体压。此外还有灌水垫、电动式气垫等,气垫床褥通过床垫气囊中的不同气流压力来分散患者身体受压部位,同时在身体空隙处垫海绵垫及软枕,增加受压面积,均能起到分散压力的效应。但都不能完全依赖用具,仍要强调定时翻身,预防受压。同时对局部受压部位做按摩,对已压红部位禁止按摩,按摩反而会加重皮肤的损伤。其方法:用50%乙醇或50%红花乙醇,涂抹患处,用手掌大小鱼肌处贴紧患处,均匀按向心方向,由轻到重,再由重到轻,按摩5分钟左右,加快血液循环,有效预防压疮。

**4.保护组织避免不良刺激**

皮肤经常受到潮湿或排泄物刺激,皮肤表皮保护能力下降,局部剪切力和摩擦力增大,因此增加受压组织发生压疮的概率。老年人皮肤褶皱多,加之汗液、大小便失禁导致皮肤软化,应特别注意防止擦伤、撕裂。保持患者皮肤和床单位清洁、干燥、平整、无皱,直接接触的内衣要柔软,帮患者翻身要用力抬起,不能拖、推,以免擦伤。另外每天用温水擦浴、擦背或用温热毛巾敷于受压部位,勤洗浴、勤换衣裤,保持皮肤干燥、光滑。皮肤褶皱处扑上一层薄的爽身粉,以减少摩擦力并吸收潮湿。动作要轻柔,防止损伤皮肤。注意不可让患者直接卧于橡胶单或塑料布上,局部皮肤可涂凡士林软膏以保护、润滑皮肤(禁止在溃疡的皮肤上涂抹),经常检查受压部位。

5.补充营养增加机体修复机制

蛋白质是机体组织修复所必需的物质,维生素 C 及锌在伤口愈合中起着很重要的作用。高蛋白、高热量、高维生素、富含钙锌的膳食,能保证机体供给,确保正氮平衡,加速疮面愈合。营养供给方式多样,可根据患者病情选择。

(二)压疮的护理

1.控制感染,预防败血症

减少或去除伤口不能愈合的局部性因素,高蛋白、高热量、高维生素、富含钙锌的膳食,纠正低蛋白血症,保障疮面愈合。

2.淤血红润期

为压疮的初期,受压部位出现短暂性血液循环障碍,组织缺氧,局部充血,皮肤出现红、肿、热、麻木或有触痛。压力持续 30 分钟后,皮肤颜色不能恢复正常,若能及时处理,短时间内能自愈,加热可使细胞新陈代谢增加,反而使组织缺氧,促使损伤加重,因而此期不主张局部热疗。增加患者翻身次数,避免局部过度受压,改善局部血液循环(紫外线、红外线照射等);避免摩擦、潮湿及排泄物不良刺激的危险因素,阻止压疮继续发展,主要的护理措施:保持床单位干净、平整、无皱、无屑;保持良好体位,避免摩擦力和剪切力;加强营养摄入提高机体的抵抗能力。

3.炎性浸润期

损伤延伸到真皮层及皮下组织,由于红肿部位继续受压,血液循环得不到改善,静脉血回流受阻,受压局部表面静脉淤血,呈紫红色,皮下产生硬结,皮肤水肿而变薄,表皮有水疱形成。此时皮肤易破溃,患者有疼痛感,硬结明显。若不采取积极措施,压疮则继续发展。若能及时解除受压,改善血液循环,清洁疮面,仍可以防止压疮进一步发展。保护疮面皮肤,预防疮面感染。除继续加强以上措施,对于有水疱的部位,加强水疱的护理,未破的小水疱要避免摩擦,防止破裂感染,使其自行吸收。水疱较大或吸收较慢时,可在无菌情况下,用无菌注射器抽出水疱内的液体(保护水疱表皮完整性),消毒穿刺部位及周围,然后用无菌敷料覆盖并稍加压进行包扎,防止水疱渗液及感染。此期可继续用紫外线、红外线照射法(紫外线照射,有消炎和干燥作用,对各类细菌感染疮面均有较好的杀菌效果;红外线照射,有消炎、促进血液循环、增强细胞功能等作用,同时可使疮面干燥,减少渗出,有利于组织的再生和修复),遵医嘱每天或隔天照射一次,每次 15～20 分钟。

4.浅度溃疡期

此期全层皮肤破坏,可深及皮下组织和深层组织。表皮水疱逐渐扩散扩大,水疱破溃后,可显露潮湿红润的疮面,有黄色渗出液流出,感染后表面有脓液覆盖,致使浅层组织坏死,溃疡形成,患者疼痛加剧。此期主要清洁疮面,去除坏死组织和促进肉芽组织生长,促使疮面愈合。护理原则是清创要彻底,直至出现渗血的新鲜疮面。可使用透明膜、水胶体、水凝胶等敷料覆盖疮面,此类保湿敷料及伤口覆盖膜可使伤口保持湿润,有利于坏死组织和纤维蛋白的溶解,并能保持、促进多种生物因子的活性;有利于细胞增殖分化和移行,加速肉芽组织的形成;还可避免敷料与新生肉芽组织粘连,更换敷料时造成再次机械性损伤,为疮面愈合提供适宜的环境。此期需要特别重视疮面的保护，避免疮面继续受压，应尽量保持局部清洁、干燥。可用鹅颈灯距疮面25 cm处照射疮面，每天1～2次，每次10～15分钟，照射后以外科换药法处理疮面。还可采用新鲜的鸡蛋内膜、纤维蛋白膜、骨胶原膜等贴于疮面。因为此类内膜还有一种溶菌酶，能分解异种生物的细胞壁，杀死细菌，可视为消炎、杀菌剂。同时内膜含有蛋白质，能在疮面表层形成无色薄膜覆盖疮面，防止污染和刺激，减轻疼痛，促进炎症局限化，具有明显的收敛作用。

5.坏死溃疡期

此期是压疮的严重期。坏死组织侵入全层皮肤、肌肉、骨骼及韧带，感染可向周边及深部扩展，可深达骨面，时有窦管形成。坏死组织发黑，脓性分泌物增多，有臭味。严重者若细菌及毒素侵入血液循环可引起败血症及脓毒血症，造成全身感染，甚至危及生命。此护理原则是去除坏死组织，清洁疮面、促进肉芽组织生长，保持引流通畅，促进愈合。可采用清热解毒、活血化瘀、去腐生肌收敛的中成药，如中药生肌膏散、烧烫宁喷雾剂等有促进局部疮面血液循环，促进健康组织生长的作用。如疮面有感染时，先用生理盐水或0.02％呋喃西林溶液清洗疮面，亦可采用甲硝唑湿敷或用生理盐水清理疮面，再涂以磺胺嘧啶银粉或选择使用湿润烧伤膏、生肌散等，也可用密闭性、亲水性、自黏性的新型系列敷料。对渗出性伤口可用高度吸收敷料，并保持敷料的密闭性，可促进自溶性清创。焦痂的伤口可用含水胶体、水凝胶和藻酸盐类敷料，有助于腐肉的去除。对于溃疡较深、引流不畅者，应用3％过氧化氢溶液冲洗，以抑制厌氧菌生长，再用非粘连性敷料填塞或水凝胶类敷料对伤口的腔道进行填充，可防止在伤口愈合前窦道的开口闭合。亦可采用空气隔绝后局部持续吸氧法治疗压疮，方法是用塑料袋罩住疮面并固定四周通过小孔向袋内吹氧，氧流量为5～6 L/min，每天2次，每次15分钟。治疗完毕，疮面用无菌敷料覆盖或暴露均可。其原理是利用纯氧抑制疮面厌氧菌生长，提高疮面组织供氧，改善局部组织有氧代谢，并利用氧气流干燥疮面，促进结痂，有利于愈合。对长期保守治疗不愈合、创面肉芽老化、创缘有瘢痕组织形成，且合并有骨、关节感染或深部窦道形成者，应考虑进行减张肌皮瓣术、植皮等手术治疗。

（张 蓓）

# 第三章

# 护 理 管 理

## 第一节 护理服务管理

### 一、优质护理服务管理

优质护理服务即深化"以患者为中心"的服务理念,紧紧围绕"改革护理模式、实施岗位管理、履行护理职责、提供优质护理服务、提高护理水平"的工作宗旨,充分调动临床广大护理工作者的积极性,以贴近患者、贴近临床、贴近社会为重点,进一步加强护理专业内涵建设,为人民群众提供全程、全面、优质的护理服务,保证医疗安全,改善患者就医体验,促进医患和谐,达到患者满意、社会满意、护士满意、政府满意。

**(一)加强护理工作领导,加大支持保障力度**

(1)医院要充分认识改善护理服务对于提高医疗服务质量和医院运行效率、促进医院健康可持续发展的重要意义。

(2)要切实加强对护理工作的领导,实行在护理副院长领导下的护理部主任—科护士长—护士长三级垂直管理体系,建立并落实岗位责任制。

(3)要建立人事、财务、医务、护理、后勤、药学等多部门联动机制,采取有效措施提高护士福利待遇,改善护士工作条件。建立医护合作机制,规范临床用药行为。

**(二)加强护理人力配备,满足临床护理服务需求**

(1)医院要高度重视护士人力资源的配备,优先保证临床护理岗位护士数量,并根据科室疾病特点和护理工作量,合理配置护士。

(2)医院可以聘用并合理配备一定数量、经过规范培训并取得相应资质的护理员,在责任护士的指导和监督下,对患者提供简单生活护理等。要求医院对护理员实施规范管理,严禁护理员代替护士从事治疗性护理专业技术工作,保证护理质量和医疗安全。

**(三)加强护士规范培训,提升护理服务能力**

医院要加强护士岗位规范化培训,完善以岗位需求为导向、以岗位胜任力为核心的护士规范培训机制,结合责任制整体护理要求,制订有针对性的培训内容,提高护士对患者的评估、病情观察、康复指导和护患沟通等能力。

**(四)加强护理科学管理,充分调动护士工作积极性**

(1)医院要按照开展护士岗位管理的有关要求,结合实际情况,科学设置护理岗位,明确护理岗位任职条件和工作职责。

(2)责任护士分管患者的原则:①在实施责任制整体护理的基础上,根据患者病情、护理难度和技术要求等要素,对责任护士进行合理分工,分层管理,体现能级对应、分层不分等。危重患者护理由年资高、专业能力强的高级责任护士担任,病情稳定的患者可由低年资护士负责。②责任护士分管患者应相对固定,每名责任护士分管患者数量平均为 6~8 人,在此基础上可根据患者病情及护士能力做适当调整。③责任护士在全面评估分管患者病情及自理能力基础上,侧重危重及自理能力缺陷患者的护理,兼顾其他患者,保证按需服务及患者安全。④兼顾临床需要和护士的意愿实施合理排班,减少交接班次数,以利于责任护士对患者提供全程、连续的护理服务。

(3)护理部应根据护理人员的工作数量、质量、患者满意度,结合护理岗位的护理难度、技术要求等要素,建立绩效考核制度及考核方案,并将考核结果与护理人员评优、晋升、奖金分配等结合,实现优劳优酬、多劳多得,调动护理人员的积极性。

**(五)深化优质护理、改善护理服务**

1.明确门(急)诊护理服务职责,创新服务形式

(1)医院要建立门(急)诊护理岗位责任制,明确并落实护理服务职责。

(2)优先安排临床护理经验丰富、专业能力强的护士承担分诊工作,做好分诊、咨询、解释和答疑。

(3)对急、危重症患者要实行优先诊治及护送入院。

(4)对候诊、就诊患者要加强巡视,密切观察患者病情变化,给予及时、有效处置。

(5)要采取各种措施加强候诊、输液、换药、留观等期间的患者健康教育。

2.规范病房患者入、出院护理流程,改善服务面貌

(1)医院要健全并严格落实患者入、出院护理服务工作制度和服务流程

(2)责任护士应当按照要求为患者提供入、出院护理服务,不得交由进修护士和实习护生代替完成。

(3)有条件的医院,应当明确专(兼)职人员为出院患者提供有针对性的延续性护理服务,保证护理服务连续性,满足患者需求。

3.落实病房责任制整体护理,规范护理行为

(1)强化病房落实责任制整体护理,根据患者的疾病特点,生理、心理和社会需求,规范提供身心整体护理。责任护士全面履行护理职责,为患者提供医学照顾。协助医师实施诊疗计划,密切观察患者病情,及时与医师沟通。对患者开展健康教育、康复指导,提供心理支持。采用评判性的思维方法提高护理质量及水平。责任护士根据重症患者需求制定护理计划或护理重点,护理措施落实到位。

(2)要严格落实护理分级制度,按照病情对患者实施全面评估,并予以必要的专业照护。

(3)根据患者病情及护理级别要求定时巡视患者,及时观察病情变化、用药及治疗后反应,发现问题及时与医师沟通,并采取有效措施。

(4)临床护理服务充分体现专科特色,丰富服务内涵,将基础护理与专科护理有机结合,保障

患者安全,体现人文关怀。

(5)要求责任护士在具有专业能力的基础上,对患者实施科学、有效的个性化健康教育,注重用药、检查、手术前后注意事项及疾病相关知识等指导。

(6)中医类医院要广泛应用中医特色护理技术,优化中医护理方案,创新中医护理服务模式,增强中医护理服务能力,充分体现中医护理特色优势。

4.强化人文关怀意识,加强护患沟通

(1)护士要增强主动服务和人文关怀意识,深化"以患者为中心"的理念,尊重和保护患者隐私,给予患者悉心照护、关爱、心理支持和人文关怀。

(2)要加强与患者的沟通交流,关注患者的不适和诉求,并及时帮助解决。

(3)树立良好的护理服务形象,持续改善护理服务态度,杜绝态度不热情、解释没耐心、服务不到位等现象,防止护理纠纷的发生。

5.不断丰富护理服务内涵

在各部门广泛开展优质护理服务,手术室、门急诊等各部门结合实际开展优质护理服务,充分体现岗位特色,注重人性化关怀。优化服务流程,加强与患者的沟通,为患者提供整体护理服务,保障患者的安全。

6.提高患者的满意度

提高患者的满意度,患者知晓自己的责任护士,对护理服务满意。定期开展第三方患者满意度评价,了解患者对护理工作的反映,根据反馈意见采取可持续性的护理措施,不断提高患者满意度。

## 二、基础护理及危重护理质量管理

### (一)基础护理质量管理要求

基础护理是指满足患者生理、心理和治疗需要的基本护理技能,是护理工作中最常用的,也是提高护理质量的重要保证。基础护理包括对床单位、皮肤、口腔、头发、各种导管、出入院等护理内容,其标准是患者达到清洁、整齐、舒适、安全。

(1)患者在住院期间,医护人员根据患者病情和生活自理能力进行综合评定,确定并实施不同级别的护理。分级护理与医嘱、病情、患者生活自理能力相符,标识明确。护理人员根据患者病情,正确实施基础护理和专科护理,如口腔护理、压疮护理、气道护理及管路护理等,操作过程注意保护患者隐私。

(2)病室环境:保持病室环境清洁、整齐、安静、舒适、安全。室内温度保持在 18~22 ℃,相对湿度保持在 50%~60% 为宜。病室定时通风,保证室内空气新鲜。保持床单位清洁、干燥、平整、美观、舒适,患者均穿患者服装。病室物品摆放整齐,床旁桌清洁,床上床下无杂物,患者通行安全。

(3)患者清洁与皮肤护理:做好患者生活护理,晨晚间护理质量合格,保证患者"三短",即患者指(趾)甲、头发、胡须短,甲端光洁;"四无",即床上无臭味、褥垫无潮湿、床单位无皱褶,皮肤无压疮;"六洁",即患者面部、口腔、皮肤、手、足、会阴清洁。长期卧床患者,根据病情适时温水擦浴,头发每周清洗,如有异味或不适随时清洗,并梳理整齐。对于压疮高危患者采用定时翻身、垫软枕、体位垫、减压床垫、减压贴等方法做好压疮预防。

(4)卧位护理:根据病情取舒适体位,协助患者翻身、坐起或床上移动,进行有效咳嗽,有伤口时注意伤口保护,特殊患者根据病情需要保持功能位。

(5)管路护理:管路标识清晰,妥善固定,防止滑脱、扭曲、打折和受压,保持引流通畅,严密观察引流液颜色、性质及量,预防管路滑脱的发生。

(6)饮食护理:指导患者合理饮食,切实落实治疗饮食。保持进餐环境清洁,根据患者的需要协助患者进食、进水。

(7)排泄护理:协助卧床患者床上使用便器,注意会阴部皮肤清洁,有失禁的患者采取相应措施,如留置尿管或男患者采用尿套。尿管及尿袋妥善固定,定期更换,及时观察尿液颜色、性状及量,及时倾倒尿液。

(8)睡眠护理:夜间拉好窗帘,定时熄灯,为患者创造良好的睡眠环境。

(9)巡视病房:护士根据护理级别巡视病房,严密观察患者病情、输液情况、有无输液反应等,了解患者需求,如有特殊情况及时给予相应处理。

**(二)危重患者护理质量管理**

危重患者是指病情严重,随时可能发生生命危险的患者。危重患者的护理是指用现代监测、护理手段解决危及患者生命和健康的各种问题。面对病情复杂的危重患者,高质量的护理是保证患者生命和健康的前提,也是反映医院护理水平的重要指标。危重患者护理质量在达到基础护理质量标准的同时,还应达到以下要求。

1.保证患者安全

(1)危重患者应进行各项高危评估,包括压疮、跌倒坠床、管道滑脱等评估并实施相应预防措施。

(2)危重或昏迷患者加床栏,防止坠床。

(3)抽搐患者使用牙垫。

(4)双眼不能闭合的患者,应采用生理盐水潮湿纱布遮盖。

(5)危重患者避免佩戴首饰,贵重物品应交与家属保存。

2.病情观察

(1)护士掌握患者姓名、诊断、病情、治疗、护理、饮食、职业、心理状态、家庭情况、社会关系等,汇报病例应层次清楚、简洁、重点突出。

(2)能运用护理程序密切观察患者病情变化,护理措施具体。准确记录生命体征,详细记录病情变化,即症状、与疾病相关的阴性及阳性体征、特殊检查、治疗性医嘱、出入量等。

(3)静脉输液通畅,根据患者病情、年龄及药物性质合理调整滴速,密切观察用药后反应,及时准确做好记录。

(4)管路标识清晰,妥善固定,防止滑脱、扭曲、打折和受压,保持引流通畅,严密观察引流液颜色、性质及量,预防管路滑脱的发生。

(5)保证患者呼吸道通畅,协助患者排痰,吸痰方法正确,符合操作规程。

(6)严格执行交接班制度和查对制度,对病情变化、抢救经过、用药情况等要做好详细交班并及时、准确记录危重症患者护理记录。

(陈　丽)

# 第二节 护理质量管理

## 一、护理质量管理原则

护理质量管理是指按照护理质量形成的过程和规律,对构成护理质量的各要素进行计划、组织、协调和控制,以保证护理服务达到规定的标准,满足和超越服务对象需要的活动过程。护理质量管理就是要管理好护理质量的每一个环节,并遵循 PDCA 持续改进原则,最终形成一套质量管理体系和技术方法,推动临床护理向着更加科学、规范、专业的方向发展。

### (一)护理质量管理的理论基础

追溯美国医疗机构质量管理,历经"质量控制""质量保证""质量促进"三个阶段。美国学者 Donabedian 1969 年提出以"结构-过程-结果"模式为理论框架的三维质量结构模式,该模式也在 20 世纪 80 年代和 90 年代初期成为各国建立护理质量标准与评价的主要理论基础。

1.护理结构

护理结构包括护理部门的组织结构、管理层级、管理制度、护理人力配置、护理人员素质、护理培训、护理作业标准、护理技术手册及仪器设备等是否符合标准。

2.护理过程

护理过程指护理人员执行护理工作时是否依标准执行、护理过程中有无监测机制,以确保护理措施的执行是否达到可接受的水平、对于未达理想的护理过程是否进行分析,找出与标准不一致的问题,依持续改进的步骤进行改善。

3.护理结果

护理的最终目标是促进患者恢复健康状态或减轻痛苦、降低焦虑,包括患者现存或潜在的健康问题。护理结果的评价也包括患者疼痛减轻、健康护理知识提升、自我护理技能提升、减轻焦虑状态、患者对护理的满意度及对与健康有关的行为改变。

### (二)护理质量管理的原则

1.以患者为中心原则

患者是医院赖以生存和发展的基础,是医院存在的前提和决策的基础。因此,临床护理工作必须以患者为中心,为其提供基础和专业的护理服务,正确实施各项治疗和护理措施,为患者提供健康指导,并保证患者安全,把满足患者需求甚至超越患者期望作为质量管理的出发点。

2.预防为主的原则

预防为主就是质量管理要从根本抓起。首先,必须从护理质量的基础条件也就是结构层面进行控制,把好质量输入关,不合质量要求的人员不聘用,不合质量要求的仪器设备、药品材料不使用,未经质量教育培训的人员不上岗。其次是在过程层面把好每一个环节质量关,预见可能会出现的问题,防患于未然。

3.系统管理原则

医院是一个系统,由不同的部门和诸多过程组成,它们是相互关联、相互影响的。理解医院体系内各过程和诸要素之间的相互关系,以及在实现组织目标过程中各自的作用和责任,并尽力关注关键过程,可以提高组织的协调性和有效性。只有将护理质量管理体系作为一个大系统,对组成管理体系中的各个要素加以识别、理解和管理,才能实现护理质量管理的目标要求。

4.标准化原则

质量标准化是护理质量管理的基础工作,只有建立健全质量管理制度才能使各级护理人员有章可循。护理质量标准化包括建立各项规章制度、各级人员岗位职责、各种操作规程及各类工作质量标准等。在质量活动中,只有遵循各项标准,才能使管理科学化、规范化,这也是结构面管理的范畴。

5.数据化管理原则

一切让数据说话是现代质量管理的要求。通过完善的数据统计的数据分析体系,进行明确计量、科学分析并记录。管理者做决策时要求"以数据说话",因为这样可以避免主观臆断。护理结构、过程、结果质量均可量化为护理质量指标,再用具体数据来表达,用于反映真正的护理质量。从指标的特征来看,构建和应用指标开展管理工作,给管理者提供了一个落实数据化管理的切入点。

6.全员参与原则

组织内的各级人员都是组织之本,只有所有成员都充分参与到目标的实现过程中,才能充分发挥他们的价值,为组织带来效益。各级护理人员都是组织的一分子,只有他们积极参与并充分发挥其潜能,才能为组织带来收益。为了有效激发全体护理人员参与质量管理的积极性,护理管理者必须重视人的作用,应重视培训,增强质量意识,引导他们自觉参与护理质量管理,充分发挥其主观能动性和创造性,不断提高护理质量。

7.持续改进原则

持续改进是指在现有水平不断提高服务质量、过程及管理体系有效性和效率的循环活动,是全面质量管理的精髓和核心。持续改进没有终点,只有不断进取、不断创新,在原有质量基础上不断定位更高标准,才能使护理质量始终处在一个良好的循环轨道。

8.实事求是原则

质量管理应从客观实际出发,确保数据和信息的精确性和可靠性,并使用正确的方法分析数据,使作出的决策是在基于充分的数据和事实分析的基础上,减少决策不当和避免决策失误。因此,护理质量管理要求管理者对护理服务过程进行监控和测量,从得到的数据和信息中分析患者要求的符合性及护理服务过程的进展情况和变化趋势,增强对各种意见、决定的评审和改变的能力。

9.双赢原则

以企业管理为例,一个组织难以做到从原材料开始加工直至形成最终产品,而往往是由好几个组织一起协作完成。同理,护理只有与医疗、医技、后勤等部门在"双赢"的基础上共同合作,才能为患者提供更好的服务。另外还要考虑成本效益,在满足患者需求的前提下,不应盲目追求高质量,而应根据患者的需求为其提供适度质量的医疗服务。在对医疗质量进行评价时,不仅要求其技术上具备科学性和先进性,而且要求其经济上也是合理的。

## 二、护理质量管理内容

科学质量管理须以目标为导向,以数据为依据。护理部应强化质量改进意识,建立护理质量管理组织,制定护理质量目标、完善护理质量标准、进行相关人员培训、落实过程质量监管并及时评价效果进行持续改进。在质量管理过程中还应充分调动临床护士积极性,主动参与质量管理过程,使全员参与、持续改进。

**(一)建立护理质量管理组织**

护理部应下设护理持续质量改进委员会(质量管理组),人员构成合理,由护理院长、护理部主任、科护士长、病房护士长及护理骨干等组成,形成持续质量改进网络结构,对全院护理质量进行全员、全过程监控。委员会组长必须由护理部主任担任并参加护理质量检查,以便掌握全院护理质量动态、改进工作。护理质量持续改进委员会可根据实际情况下设护理质量监控委员会、护理质量标准修订委员会、护理质量保证委员会,并从病房管理、护理文件书写、护理安全、护理技术操作等方面设立相应的小组。

**(二)制订护理质量目标**

护理质量目标是护理质量管理工作的核心,应以书面形式体现。护理质量目标应与医院质量方针、目标一致。质量目标必须满足以下要求:①切实可行;②在规定时间内可以达到;③可测量或可定性;④目标之间按优先次序排列,不可以相互矛盾;⑤护理管理者应该随时根据政策、法规和竞争环境等方面的变化修订其质量目标。各管理部门可对总体目标进行分解,并且量化成具体的指标进行衡量,让各个组织成员的工作能够有的放矢。

**(三)完善护理质量标准**

护理质量标准包括与护理工作相关的执行标准、流程、制度、规范等。护理质量标准是进行质量管理和规范护理人员行为的依据,是保证护理工作正常运行和提高护理质量水平的重要手段。护理活动过程的各个环节若没有科学的质量标准,没有标准化的质量管理,护理工作将不能连续而有秩序地进行。

1.制订护理质量标准的原则

(1)可衡量性原则:没有数据就没有质量的概念,因此在制定护理质量标准时,要尽量用数据来表达,对一些定性标准也尽量将其转化为可计量的指标。

(2)科学性原则:制订护理质量标准不仅要符合法律法规和规章制度要求,而且要能够满足患者的需要,有利于规范护士行为、提高护理质量和医院管理水平,有利于护理人才队伍的培养,促进护理学科的发展。

(3)先进性原则:因为护理工作对象是患者,任何疏忽、失误或处理不当,都会给患者造成不良影响或严重后果。因此,要总结国内外护理工作正反两方面经验和教训,在充分循证的基础上,按照质量标准形成的规律制定标准。

(4)实用性原则:从客观实际出发,掌握医院目前护理质量水平与国内外护理质量水平的差距,根据现有人员、技术、设备、物资、时间、任务等条件,定出质量标准和具体指标,制定标准时应基于事实,略高于事实,即标准应是经过努力才能达到的。

(5)严肃性和相对稳定性原则:在制定各项质量标准时要有科学的依据和群众基础,一经审定,必须严肃认真地执行,凡强制性、指令性标准应真正成为质量管理法规,其他规范性标准,也应发挥其规范指导作用。因此,需要保持各项标准的相对稳定性,不可随意更改。

2.制订护理质量标准的方法和过程

制定护理标准的方法和过程可以分为三个步骤。

(1)调查研究,收集资料:调查内容包括国内外有关标准资料、标准化对象的历史和现状、相关方面的研究成果,实践经验和技术数据的统计资料和有关方面的意见和要求等。调查方法要实行收集资料与现场考查相结合,典型调查与普查相结合,本单位与外单位相结合。调查工作完成后,要认真地分析、归纳和总结。

（2）拟定标准并进行验证：在调查研究的基础上,对各种资料、数据进行统计分析和全面综合研究,编写关于标准的初稿。初稿完成后发给有关单位、个人征求意见,组织讨论、修改形成文件,再通过试验验证,以保证标准的质量。

（3）审定、公布、实行：对拟定的标准进行审批,须根据不同标准的类别经有关机构审查通过后公布,在一定范围内实行。

在明确的目标指引下,有了完善的质量标准做基础,质量管理组应围绕目标,以标准为依据建立质量管理相关指标,也就是将目标"具体化"的过程,不仅可以帮助管理者确定哪些是核心的行动步骤,还可以在管理者评估行动有效性时,让指标成为管理者判断的标尺。管理者通过指标值的优劣可以直观判断行动有没有偏离目标。

**（四）进行护理质量培训**

质量培训是质量管理一项重要工作,是为提高护理人员的质量意识,传授质量管理的思想、理论、方法和手段等科学知识,获得保证服务质量的技能,而对不同年资、不同专业背景的护士进行专业能力的培训,对护理质量管理组成员进行质量管理方法和技术的培训等。通过培训可以提高全体护理人员的质量参与意识,使护理人员认识到自身在提高护理质量中的责任和价值,唤起他们自觉参与质量管理的积极性、主动性和创造性,从而提高整体护理质量,满足患者对护理服务的要求。质量培训的方法可依据培训对象、培训内容而定,可采用集中理论培训、远程视频会议、观摩交流、现场指导等多种形式增强培训效果。

**（五）实施全面质量管理**

全面质量管理即把单位质量管理看成一个完整系统,对影响护理质量的各要素、各过程进行全面的监控,保证护理工作按标准的流程和规范进行,及时发现可能存在的隐患,并采取纠正措施。涉及范围包括护理人员素质、护理技术管理、专科护理质量、护理服务质量、环境质量、各项护理指标的管理、设备管理、护理信息管理等。

**（六）进行护理质量评价**

护理质量评价是验证护理质量管理效果的必要手段。护理质量管理组应设专人负责质量评价。根据评价时间和内容分为定期评价和不定期评价,定期评价又分为综合性全面评价和专题对口评价两种,前者按月、季度或半年、一年进行,由护理部统计组织全面检查评价,但要注意掌握重点单位、重点问题。后者则根据每个时期的薄弱环节,组织对某个专题项目进行检查评价,时间根据任务内容而定,由质量管理人员按质量标准定期检查。不定期评价主要是各级护理管理人员、质量管理人员深入实际随时按护理质量标准要求进行检查。根据评价主体不同分为医院外部评价、上级评价、同级评价、自我评价和服务对象评价,多维度的评价更能客观、全面衡量质量管理的效果。

随着护理专业和循证医学快速发展,在落实质量管理的过程中,应充分使用现代质量管理工具,依托循证证据支持,推动证据向实践转化,用更多证据、更多改善、更多实践推动护理质量向更高水平发展。

（陈　丽）

# 第四章

# 医院感染护理

## 第一节　医院感染的传播过程

　　医院感染是由病原微生物经由一定的传播途径进入易感宿主体内而引起的感染。根据病原体来源可以分为两类,一是外源性感染,亦称交叉感染,另一是内源性感染,亦称自身感染,外源性感染和内源性感染因为发病机制的不同而有不同的传播过程,但都必须具备 3 个基本环节,即感染源、传播途径和易感人群,三者共同构成一个感染环或感染链,缺少或中断任一环节,将不会发生医院感染。研究医院感染的感染环,对及时采取针对措施,进行有效干预具有重要意义。

### 一、医院感染的病原微生物

　　医院感染的病原体可以是细菌、真菌、病毒或寄生虫。据国内外医院感染监测的资料,以细菌为主,占 90% 以上,其中以需氧菌为主,厌氧菌占少数,占 2% 左右;其次为真菌类,占 5% 左右,其他为病毒类或寄生虫等。但医院感染的病原微生物种类也因年代、地域、医院规模及应用抗菌药物的情况不同而有很大差异。

#### (一)常见医院感染病原微生物

1.细菌

　　(1)共生菌:是健康人的正常菌群,它们具有预防病原微生物定植的重要保护作用。当宿主免疫力低下时,有些共生菌能引起感染,例如皮肤上的凝固酶阴性葡萄球菌可以引起血管内感染,肠道内的大肠埃希菌也是泌尿道感染最常见的病原菌。

　　(2)致病菌:一般所说的致病菌指的是病原微生物中的细菌。细菌的致病性与其毒力、侵入数量及侵入门户有关,一般具有较强的毒性,能引起感染的散发甚至流行。例如:革兰阳性厌氧杆菌如梭状芽孢产气杆菌能引起坏疽。革兰阳性细菌如金黄色葡萄球菌(定植于医院工作人员、患者的皮肤和鼻部的细菌)能引起肺、骨、心脏和血源的各种感染,它们常常对抗菌药物耐药。革兰阴性细菌在当宿主免疫损伤时(如各种气管插管、导尿管及血管置管等的使用),使得肠杆菌科细菌(如大肠埃希菌,变形杆菌,克雷伯菌,肠杆菌,黏质沙雷菌)也可定植甚至引起相应部位的感染,如手术部位感染、肺炎、菌血症、泌尿系统感染等;有些革兰阴性菌如假单胞菌属常从水和潮湿的地方分离出,它们也可以定植在住院患者的消化道中,同样也具有较高的耐药性。医院的其

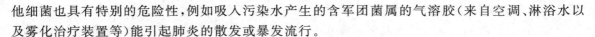

他细菌也具有特别的危险性,例如吸入污染水产生的含军团菌属的气溶胶(来自空调、淋浴水以及雾化治疗装置等)能引起肺炎的散发或暴发流行。

2.寄生虫和真菌

有些寄生虫(如蓝氏贾第鞭毛虫)很容易在成人和儿童中传播。许多真菌和其他寄生虫是机会病原体,过量抗菌药物治疗和严重免疫力低下时能引起感染(如白色念珠菌、曲霉菌属、新型隐球菌、隐孢子菌),这是免疫力低下患者全身感染的主要原因。最常见的真菌病原体包括曲霉菌属,尤其是烟曲霉菌和黄曲霉菌及毛霉菌,这些真菌原来存在于灰尘和土壤中,可经空气传播造成环境污染乃至真菌感染暴发,这种情况特别容易发生在医院建设或翻新的过程中,没有恰当处理污染的粉尘,外部建筑不能对医院空气进行适当过滤,或是通风系统受到了污染。

3.病毒和衣原体

除各种细菌和真菌外,还有病毒(肝炎病毒、流感病毒、疱疹病毒、风疹病毒、水痘病毒、轮状病毒、巨细胞病毒、麻疹病毒、柯萨奇病毒等)和衣原体等。这类病原微生物,其致病力强,传染性大,没有获得特异免疫力的人受到侵袭时均能感染发病,通常是从医院外侵入,并非医院所特有,但易在医院内传播。如肝炎病毒可以通过输血、血液透析、静脉注射及内镜等途径引起院内感染传播。对于这类病原微生物,只要严格执行医院感染消毒与隔离技术规范,便可有效控制其在医院内的传播。

**(二)医院感染病原体的特性**

(1)医院感染的病原体大多数为人体正常菌群或条件致病菌,这些细菌包括皮肤、消化道、呼吸道及泌尿生殖道的正常菌群。这一类微生物的致病力弱,传染性低,在健康人群中不会引起疾病或仅出现轻微症状,仅对抗感染能力低下或免疫功能缺损患者,或经由破损皮肤黏膜直接进入人体组织或器官时才能引起感染。如凝固酶阴性葡萄球菌逐渐成为医院感染的重要致病菌。这类细菌属是寄生于人体皮肤、黏膜的正常菌群,以往普遍认为是非致病菌,但由于介入诊疗手段、免疫抑制剂的应用,以及肿瘤、糖尿病等基础疾病致患者机体抵抗力低下,使得这类细菌成为医院感染的重要致病菌,临床检出率不断攀升。

(2)医院感染的病原菌大多数具有耐药性,且耐药菌株不断增多。据文献报道,由于抗菌药物特别是广谱、高效抗菌药物在临床上的大量应用,导致许多细菌在短时间内就产生了耐药性。一部分病原微生物已由毒力弱的药物敏感株,逐渐向毒力强的多重耐药菌株发展。这些细菌在免疫力低下的患者中常替代正常菌群,往往成为以后发生院内感染的病原体。目前常见的一些多重耐药菌株如耐甲氧西林金黄色葡萄球菌(MRSA)、耐万古霉素肠球菌(VRE)、耐超广谱内酰胺类抗菌药物的阴性肠杆菌(大肠埃希菌、肺炎克雷伯菌等)及耐碳青霉烯类抗菌药物的铜绿假单胞菌和鲍曼不动杆菌等,在医院感染中不断检出,这都意味着在临床面对一些严重的感染,可能面临无抗菌药物可用的尴尬局面。

(3)医院感染中革兰阴性杆菌跃居首位,真菌和病毒、衣原体、支原体引发的医院感染比例升幅较快。目前在国内外相关研究领域中,细菌与真菌报道较多,其他病原微生物报道较少。医院感染病原微生物种类存在一定程度的长期变化趋势:20世纪40年代前主要是革兰阳性球菌;20世纪60年代后主要为革兰阴性杆菌。近年来,随着抗菌药物的大量应用及侵入性操作的增多,真菌在各类病原体中所占的比例越来越大,病毒、衣原体也成为医院感染的重要病原体。

(4)医院感染与储菌所的关系:人体最大的储菌所为肠道,其次为鼻咽部。医院环境中适合细菌生长的非生物性储菌所(环境储源)也很多,如水槽、氧气湿化瓶、拖布、潮湿的器材和容器等。许多种医院感染细菌能在体外生长,其中有一些细菌还具有耐受消毒剂能力。有人曾做过一个试验,将铜绿假单胞菌种入新鲜蒸馏水中,经 48 小时培养发现有繁殖,经蒸馏水传代后的细菌对戊二醛、醋酸、二氧化氯具有抵抗力。储菌所不仅是细菌生长繁殖场所,而且是成为细菌基因交换基地,包括耐药性基因及一些与产毒素和侵袭力有关的基因。因此在储菌所居留较久的细菌,不仅会发展成多重耐药菌株,而且也增强了毒力和侵袭性,常常成为医院感染共同来源或持续长期存在的流行菌株。

## 二、外源性医院感染

外源性医院感染的病原体是来自患者以外的地方,如其他患者、外环境等;这类感染可随着消毒方法逐渐丰富,消毒水平迅速提高,消毒工作走上规范化、法制化的轨道,而得以完全控制,乃至基本消灭。

### (一)感染源

感染源是指病原微生物自然生存、繁殖并排出的场所或宿主(人或动物)。有些病原微生物兼有腐生菌的特性,能在环境中生存繁殖,这类环境场所被称为病原微生物的环境储源,或非生物性储源。也就是说医院内感染的传染来源包括生物性的传染源及非生物性的传染源两类。已感染的患者、病原携带者、动物感染源等为生物性传染源。非生物性传染源包括患者衣物、食品、医疗器械、医疗预防制品及有利微生物生存的环境等。

1.已感染的患者

已感染的各种类型的患者(入院时或入院后)是医院感染最重要也是最危险的传染来源。感染患者体内的病原体可以在感染部位(伤口、呼吸道、肠道、泌尿道等)大量繁殖并不断排出,其数量多且致病力较强,而且许多是耐药菌或多重耐药菌,很容易在另一易感宿主体内定植或引起感染,甚至造成医院感染暴发。如尿路感染的大肠埃希菌,有报道认为其具有对黏膜的特殊亲和力,容易在黏膜上存活。因此在日常工作中,应根据病原体的不同,对感染患者采取相应的消毒隔离措施,切断可能的传播途径,防止院内感染的发生。

2.病原携带者

病原携带者是指感染有病原体的宿主,由于获得免疫力或部分免疫力,不具有任何临床感染症状,但其体内的病原体并未清除仍可向外排出,有些呈现定植状态。常因为其无症状与体征而未被发现、未被隔离,故其是更重要的传染源。在常见传染病方面病原携带者可分为 3 种。

(1)潜伏期病原携带者:在潜伏期内携带病原体者,称为潜伏期携带者。此型携带者多在潜伏期末期排出病原体,故有人认为它实质上属于传染病的前驱期,如霍乱、痢疾、伤寒、水痘、麻疹和甲型肝炎等。

(2)恢复期病原携带者:从急性期进入恢复期的患者仍持续排出病原体者,称为恢复期病原携带者,如伤寒、痢疾、白喉、流行性脑脊髓膜炎、乙型肝炎等。一般情况下,恢复期携带状态持续时间较短,但少数患者则持续较久,个别甚至可持续多年,乃至延续终身。凡病原携带者在 3 个月以内,称为暂时性病原携带者,超过 3 个月以上的称为慢性病原携带者。慢性携带者往往呈间歇性排出病原体现象,故应多次反复检查,至少连续 3 次阴性,才可认为病原体携带状态已经消除。对这类病原携带者管理不善,往往可引起疾病暴发或流行。

(3)健康病原携带者:整个传染过程均无明显症状而排出病原体者,称为健康病原携带者。这种携带者只能由实验室检验方法证实。例如,白喉、猩红热、流行性脑脊髓膜炎、脊髓灰质炎、霍乱、乙型肝炎等。健康携带者可能是隐性感染的结果。此型携带者排出病原体的数量较少,时间较短,因而流行病学意义相对较小。但是有些疾病如流行性脑脊髓膜炎、脊髓灰质炎等健康病原携带者为数众多,可成为重要传染源。

病原携带者作为传染源的意义大小,不仅取决于携带者的类型、排出病原体的数量,持续时间,更重要的取决于携带者的职业、生活行为、活动范围,以及环境卫生状况、生活条件及卫生防疫措施等。因此对于病原携带者,尤其是医护人员,必须强调手卫生,提高手卫生依从性,严格执行消毒隔离技术是预防医院感染的重要措施。

3.动物感染源

动物感染源在医院感染中主要是鼠类。鼠类在医院的密度很高,如医疗垃圾暂存处往往是蚊、蝇、蟑螂和老鼠的繁殖地。这些医疗垃圾中的病菌可以通过在垃圾中生活的生物,转移给人类。鼠类是沙门菌尤其是鼠伤寒沙门菌的重要宿主,由鼠类污染食品,导致医院内鼠伤寒沙门菌感染暴发,已有多次报道。此外,变形杆菌、梭状芽孢杆菌、流行性出血热病毒等均可由鼠传播。因此医院内注意灭鼠十分必要。

4.环境储源

医院本身就是一个社会性的储菌库,是各种病原微生物高度聚集的地方,加之自然界中许多腐生菌在医院环境中极易生长,它们可广泛存在于空气、物品、食品、血液和血制品、生物制品及污水污物中,以及被污染的医疗器械表面,这些都是导致医源性传播的重要感染源。医源性感染的发生取决于宿主、病原体和环境之间复杂的相互作用,在评价医源性感染中环境的作用时,必须区分传染性病原体的宿主和传染来源两个概念。宿主是指维持微生物存在、代谢和繁殖的地方,可以是人、动物或是无生命的宿主。传染来源是指通过直接或间接接触而将传染性病原体传染给宿主的地方。医源性感染的传染来源包括无生命的医院环境和生物性环境,前者包括设备、药品、水、物体表面等,后者包括其他患者和医院工作人员。

如果污染的医疗设备如血压计、听诊器等再次使用之前没有对其表面进行消毒,可造成患者感染。日常用品表面如患者床头柜、计算机键盘等在被不同的患者使用的间隔如果没有进行清洁,可导致潜在的病原体传播,并且可污染医护人员的手,进而医护人员作为带菌者使潜在致病菌在患者中传播。

物体表面污染被认为同以下医源性感染传播的关系最为密切:金黄色葡萄球菌、耐万古霉素肠球菌(VRE)和梭状芽孢杆菌。这些微生物能在环境中存活很长时间,从这些环境表面分离出病原体,流行病学研究将危险增加归因为广泛的环境感染,并且实验也证实清洁和消毒可使病原体的传播能力下降。国外在 20 世纪 70 年代以前,医院感染控制人员对医院物体表面进行常规采样监测,结果显示医院物体表面细菌污染很普遍,病房内地面和其他物体表面普遍受到潜在致病菌如金黄色葡萄球菌、肠球菌和革兰阴性菌污染,但并不说明物体表面是医院感染的来源。研究发现,在靠近耐甲氧西林金黄色葡萄球菌感染(MRSA)患者区域的医院物体表面污染 MRSA 的比例高于靠近 MRSA 定植患者的区域。对感染患者的病房、护理患者护士戴的手套、穿的防护服和工作服均能采样并分离到致病菌,而且 42% 不直接接触患者但接触受患者污染的物体表面的工作人员戴的手套也检出致病菌。因此可以认为无生命环境物体表面可能起着 MRSA 的储存库及播种器作用。医护人员在没有直接接触患者的情况下,这些物体表面的致病菌仍会再次污染医护人员的手及工作服,这就为医院物体表面在医院致病菌的水平传播上起作用提供了支撑。所观察到的证据提示,在医院感染暴发期间,环境物体表面对于医院感染致病菌的传播起着很明显的作用。

环境物体表面污染被美国和国际组织认为是感染的一个来源。2009 年美国疾病控制中心在《卫生保健机构环境感染控制指南》指出,尽管微生物污染的环境物体表面可以成为潜在的病原体的储菌库,但这些表面通常不会直接与感染传播有关,环境表面的微生物绝大部分通过手接触污染的表面传播给患者。尽管手卫生在降低这种传播中非常重要,但是环境表面的清洁与消毒是减少环境微生物导致的医院内感染发生的基本措施。

### (二)传播途径

传播途径是指病原微生物从感染源排出后,再进入另一个易感者所经历的途径和方式。医院感染传播途径呈多种形式,有空气传播、接触传播、共同媒介物及生物媒介传播等 4 种类型。各种疾病或微生物的播散有各自途径,大多数感染菌的传播途径常有 2 种或 2 种以上。例如金黄色葡萄球菌可经接触或空气传播;鼠伤寒沙门菌可经接触、共同媒介或生物媒介传播。在多种途径中,常有主要与次要的区别,控制和预防方法也有所不同。

#### 1.空气传播

主要是以空气为媒介,在空气中带有病原微生物的微粒子,随气流流动,也称微生物气溶胶传播,是引起上呼吸道和下呼吸道感染的主要途径之一。微生物气溶胶种类繁多而构成复杂,但传播医院感染主要由感染源排出的带菌飞沫水分蒸发,形成一脱水蛋白质外壳,内含病原体,称为飞沫核或形成灰尘粒子(菌尘),粒径多数$<5~\mu m$,此微粒能在空气中悬浮较长时间,并可随气流漂浮到较远处,所以可造成多人感染,甚至导致医院感染暴发流行。医院可以产生病原气溶胶的场所和环节非常多,如呼吸治疗装置的湿化器、雾化器、空调系统、实验室震荡离心、注射器的抽吸、气管插管、人工呼吸、吸痰、支气管镜检和手术等,这些微生物气溶胶可引起患者感染,称为医源性气溶胶传播,可认为是一种特殊类型的空气传播。空气传播是引起医院内呼吸系统感染的主要传播方式,包括经飞沫、飞沫核与尘埃传播 3 种方式。

(1)飞沫传播:人在咳嗽、打喷嚏或谈笑时,会从口腔、鼻孔喷出很多微小液滴,称为飞沫,医护人员在进行诊疗操作如支气管镜或吸痰操作时也可产生许多含微生物的飞沫。因此飞沫传播主要是通过咳嗽、打喷嚏或大声说笑,尤其是患有呼吸道感染性疾病患者产生的飞沫,因其含有呼吸道黏膜分泌物及大量病原微生物,当易感者与其密切接触,通过吸入或黏膜直接接触、间接接触(手、衣物的污染),再经由手接触鼻腔或眼结膜等方式引起感染。一次咳嗽或打喷嚏可产生飞沫颗粒 $10^5$ 个以上,粒径 $0.1\sim1~000~\mu m$,多数为 $15\sim100~\mu m$,由于颗粒大,在空气中悬浮时间不长,很快降落于地面或物体表面,其播散距离一般$<1~m$。因此经飞沫传播只能累及传染源周围的密切接触者,专用的空气处理和通风设备不是必需的,也不需要采取空气隔离。但若易感者处于近处,接触到含致病菌的飞沫,即可引发感染。其病原微生物主要有 B 型流感病毒、腺病毒、脑膜炎球菌、链球菌、百日咳、小儿猩红热等。

(2)飞沫核传播:飞沫核的粒径多数$<5~\mu m$,这种小粒子在空气中能长时间浮游,随气流流动,能长距离传播。因此与飞沫传播不同,飞沫核传播能同时引起多人感染,受感染者与感染源可无密切接触。据文献报道,一些较耐干燥的或传染性强的病原体,如结核杆菌及流感、麻疹、水痘、带状疱疹、腮腺炎病毒等,可经飞沫核传播引起医院感染的发生或暴发。

(3)经尘埃传播:含有病原体的飞沫、呼吸道分泌物、伤口脓液、排泄物、皮肤鳞屑等传染性物,落在地面或物体表面,干燥后形成带菌尘埃,在清扫、抹擦、整理病床、人员走动、物品传递时,经由机械摩擦、震动或气流流动可将尘埃扬起,形成尘埃传播,易感者吸入后即可感染。凡对外界抵抗力较强的病原体如结核杆菌和炭疽杆菌芽孢均可通过尘埃传播。空气中尘埃颗粒的粒径,多数为 $15\sim25~\mu m$,比飞沫核大,故在空气中悬浮的时间较短。尘埃传播可通过吸入或菌尘降落于伤口引起直接感染,或菌尘降落于室内物体表面,引起间接传播。一般多在污染严重的室内发生,如重症监护室。气管切开患者的痰液可造成监护室气溶胶的污染,这些被污染的气溶胶到处漂浮,又可导致监护室物体表面的污染,因此监护室气管切开患者的痰液是造成监护室感染的重要原因,因为气管切开的患者咳嗽时,痰液从套管口中喷溅到空气中,有时还会喷射到医护人员身上,这些痰液的微粒悬浮在空气中,形成微生物粒子的胶体系统,不断与周围空气混合并向周围空间运行,播散到一切空气可以到达的环境。而这些被微生物污染了的微粒子遇到风、震动或各种机械力都可再扬起,产生再生气溶胶、再悬浮不停的传播。监测证实,患者咳痰 30 分钟后其周围的物品都会被污染,空气监测细菌超标,形成严重污染源,经培养分离的细菌与患者痰液的细菌一致,由此可能造成监护室的医院感染的发生甚至暴发流行。

(4)医源性气溶胶传播:在医院内,某些呼吸治疗装置如湿化器或雾化器、微生物实验室操作及空调系统等也可以产生微生物气溶胶,引起患者感染,称为医源性气溶胶传播,可认为是一种特殊类型的空气传播。①吸入治疗装置:日常使用的气体湿化器及雾化器(气溶胶发生器),能产生粒径 $<5~\mu m$,多数为 $1\sim2~\mu m$ 的雾粒,这种粒子吸入后能穿透至下呼吸道;由于雾化液常受到微生物的污染,主要为某些革兰阴性杆菌,如铜绿假单胞菌及其他假单胞菌、不动杆菌、沙雷菌、克雷伯菌等,这些细菌能在水中长期存活,有的还能繁殖,因此如果吸入治疗装置使用前未经消毒或使用未经灭菌的水而被细菌污染,可造成病室空气污染,甚至导致院内交叉感染暴发。②实验室气溶胶:在医院微生物实验室中,常规的各种操作都可能产生微生物气溶胶,导致工作人员受染。例如,在匀浆、离心、混合和振荡中,可有很多细菌播撒出来,在吸管、针筒的使用中,由于吸入、吹气或推动,也会有气溶胶产生。有人用高速摄影法观察,吸管末端吹出的气泡破裂时可产生粒径 $<10~\mu m$ 的颗粒 1 500 多个,随之蒸发形成感染性飞沫核。实验室感染事件时有发生,最严重的一次实验室气溶胶感染事故,是 1961 年在莫斯科的一家研究所发生的。实验人员从流行性出血热疫区捕捉到一些野鼠带回实验室,由于疏忽,这些野鼠被放在了室内暴露的场所。不久实验室相继有 63 人出现发热症状,开始被误诊为流感,1 周内又增加了 30 人,才开始怀疑到是流行性出血热。本次事故被认为是野鼠身上带有的出血热病毒以气溶胶的形式污染了空气所致。因此实验室的生物安全管理必须引起高度重视,实验室工作人员也需要做好个人防护,以防止气溶胶吸入。③空调系统的空气传播:1977 年 1 月美国首次报道证明,1976 年 7 月于费城某旅馆退伍军人协会年会中发生的军团菌肺炎暴发,是由于污染的空气经空调系统传播。此后一些医院中,也有类似的病例发生。军团菌广泛存在于自然界水和土壤中,在自来水中可生存 1 年以上,吸入被污染的水的气溶胶是最重要的传播途径。人们感染军团菌的渠道多种多样,尤其夏季到来后,空调的制冷装置成为军团菌滋生的温床。军团菌经由空调系统播散至室内,浮游在空气中,人们吸入被污染的空气就会引起感染。感染后先是出现发热、四肢无力、肌肉疼痛,头晕等症状,之后引起肺炎、内脏病变,严重的有生命危险。因此要有效预防军团菌引起的院内感染,就应该对医院的中央空调进行定期清洗和消毒,尽量减少军团菌的生长繁殖,并将军团菌检测作为常规监测项目。

国内外调查表明,病原体经空气传播是医院感染的主要途径之一。如流行性感冒病毒通过空气飞沫可在全病区传播;水痘病毒可使婴儿室或儿科病房发生水痘暴发;铜绿假单胞菌和金黄色葡萄球菌也可通过尘埃或空气污染伤口。金黄色葡萄球菌带菌者的鼻腔或人体皮肤湿润部位如会阴部、肛周、腋下、脐部等均可有此菌。人每天总有皮肤鳞屑脱落,带有金黄色葡萄球菌的皮肤鳞屑粒子可在空气中悬浮一定时间(数小时至数天)。此种皮肤鳞屑被人吸入后在鼻腔定植;如在手术室内其可直接降落于伤口表面,引起感染。现代外科手术因高度重视无菌操作,接触传播得到了严格控制,但术后感染仍不断出现。1993年健康报报道,沈阳市妇婴医院,由于一产妇感染柯萨奇B族病毒,通过飞沫传播,导致新生儿医院感染暴发,在224名新生儿中发生感染者44名,死亡13人。在加拿大多伦多医院由Norwalk样病毒飞沫传播引起急性胃肠炎暴发,4天内竟有500多名工作人员和49名患者感染(Sawyer报道)。经调查认为感染的发生很可能是由于患者剧烈的呕吐、腹泻,使病毒粒子污染空气,当被其他人吸入或咽下时就会引起发病。因此应严格按照医院隔离技术规范,根据不同病原菌的特点及其传播途径采取相应的隔离措施。

2.接触传播

接触传播是医院内病原微生物从一个人传给其他人最常见的方式,分为直接接触传播和间接接触传播。

(1)直接接触传播:是指病原体在没有外界传播媒介的参与下,直接从感染源传播给易感者。在一个病床拥挤的室内,患者的日常生活及医疗护理中,直接接触是经常发生的。病室内如有感染者,例如皮肤或伤口化脓性感染、甲型肝炎、感染性腹泻或鼠伤寒沙门菌感染等,在患者间常常可经直接接触而引起交叉感染。母婴之间可由直接接触而传播疱疹病毒、沙眼衣原体、淋球菌或链球菌等。患者的一些自身感染也可认为是通过自身接触使病原菌从已感染的伤口传递至其他伤口,从而引起其他部位的感染。粪便中的革兰阴性杆菌可通过手的"自身接种"传递至鼻咽部或伤口而引起感染。

(2)间接接触传播:其常见的方式为病原体从感染源污染医护人员手、医护用品或设备、病室内物品(如床单、食具、便器等),再感染其他患者。在这种传播中,医护人员的手起着重要媒介作用。手因工作关系可能经常接触患者的传染性物质及其污染的物品,很容易再将病原体传递给其他物品、患者或医护人员。

医院内医护人员手及病室内物品的污染率很高。某医院一烧伤病房内,医护人员的手携带铜绿假单胞菌者为25.9%,大肠埃希菌者为22.2%,金黄色葡萄球菌者为14.8%。各种常用物品上铜绿假单胞菌的检出率:床上物品为24.4%,医护用品为10.5%,洗手槽水龙头为8.8%,床边水瓶塞为26%,室内地板为25.2%,拖把及抹布为69.2%。这些被病原微生物污染的物品大多是患者、医护人员或者陪护人员经常接触的,如果不注意手卫生,则这些微生物很容易在医护人员、陪护人员及患者之间传播。现在常发生的导尿管相关尿路感染、手术切口感染、新生儿皮肤感染等,手是最重要的传播媒介。接触传播也使医护人员受感染的机会增加。某地调查发现医院医护人员感染病毒性肝炎的机会相当于非医护人员的3.47倍。因此可以说做好手卫生是切断接触传播、控制医院感染发生最有效的措施,而且简便、易行。

3.共同媒介物传播

医院中血液、血液制品、药物及各种制剂、医疗设备、水、食物等均为患者共用或常用,因其受到病原体污染引起医院感染,称为共同媒介物传播。这种传播中最常见的有以下几种。

(1)经水传播:水一直是卫生保健相关感染的宿主和传染来源。医院重要的水宿主包括饮用水、水池、水龙头、淋浴、透析液、冰和冰箱、洗眼装置和牙科用水等,医院供水系统的水源有可能受粪便及污水的污染,未经严格消毒即供饮用,或用来洗涤食具等,常可引起医院感染的暴发。同水宿主相关最常见的病原体包括革兰阴性杆菌(尤其是铜绿假单胞菌)、军团菌、非结核分枝杆菌等。饮用水被认为是许多感染暴发的感染源,最常见的是设备用饮用水冲洗,可造成设备污染及随后的院内感染。医院内经水传播而致伤寒、细菌性痢疾、病毒性腹泻等暴发在国内已有多次报道。

(2)经食物传播:是由食物的原料、加工、储运等任何环节受污染所致。常见有医院内细菌性食物中毒、菌痢、沙门菌病和病毒性肝炎等的暴发。另外,食物中常可检出多种条件致病菌,如铜绿假单胞菌和大肠埃希菌等。这些细菌随食物进入患者体内,在肠道存活,当机体免疫功能低下时可发生自身感染。

(3)输液、输血制品:包括血液、血制品、生物制品,静脉输液,高能营养液及输液器、注射器等,这些产品可在生产过程和使用中受到病原体污染,多数细菌可在溶液中生长繁殖,使用后可致医院感染的暴发或流行。这类感染危险度高,发病快,严重者可致患者败血症而死亡,临床上应引起高度重视。常引起感染的病原微生物有肝炎病毒、巨细胞病毒、人类免疫缺陷病毒、真菌、假单胞菌和部分革兰阴性杆菌,还可引起患者热原反应。既往我国输血后乙型肝炎感染率约10%,近年来由于采取措施,情况有所好转。但输血后发生丙型肝炎事例则屡有发生,应引起注意。国外血液制品的危险性已被人共知,曾多次从进口血液制品中检出艾滋病病毒抗原。因此,凡未经检验的血液制品不得使用。1976年美国发生一次由输液制品污染引起的全国性菌血症暴发。由于输液制剂消毒不合格,国内也曾发生多起菌血症暴发。国内已广泛应用静脉高能营养液。国外曾因白色念珠菌污染而有15%的使用者中发生致命性感染(该菌可在此液中增殖)。

(4)药品和药液:在生产和配制过程中的操作失误而造成污染,或者在使用药品时发生污染,均可导致医院感染的发生。医院中各种口服液及外用药液中常可检出铜绿假单胞菌、克雷伯菌、大肠埃希菌、沙雷菌、不动杆菌等条件致病菌。某些动物性药品,例如从甲状腺粉剂中曾检出沙门菌,并引起感染。也有人报道泌尿科氯己定冲洗液中有假单胞杆菌污染,导致患者发生尿道感染。国外有报道一起由腹膜透析液被污染所导致的细菌性腹膜炎的暴发。

(5)各种诊疗仪器和设备:随着医学科技的迅速发展,各种侵入性诊疗设备不断增多,如呼吸治疗装置、牙科器械、各种内镜、血液透析装置、麻醉机、各种导管插管、各种吸入吸引装置和手术植入器材等,随之带来的消毒、灭菌问题也日渐凸显。有的设备因结构复杂或管道细长、不耐热力、管道内的污染物(血液、黏液)不易清除、内镜与诊疗人次不相适应等问题,常常消毒不彻底而存在污染。有的在使用过程中,常被各种用液污染,如冲洗液、雾化液、透析用液、器械浸泡液等,所造成的医院感染报道并不鲜见。据统计由器械装置引起的医院感染事例中,导尿管引起的占26%,血液透析装置占19%,呼吸治疗设备占11%之多。

内镜是医疗设备中与医源性感染暴发和隐形感染有关的代表之一。可曲性内镜内腔细长狭窄、交叉接合、弯曲角度大、有弹簧和阀门、盲性末端、材料有吸附性、有双层表面等,这些特点给低温杀菌和高效消毒带来了新的挑战。自1990年以来,报道了多起支气管镜和胃肠内镜感染暴发和隐性感染。同支气管镜相关感染暴发有关的常见病原体是结核分枝杆菌,隐性感染常涉及非结核分枝杆菌,或其他水源性环境微生物,如军团菌属和铜绿假单胞菌。与胃肠道内镜相关感染暴发常见病原体以往是沙门菌属,现在常见为乙型肝炎病毒和铜绿假单胞菌。另外,通过病房中空调系统而引起军团感染,国内外均有报道。

(6)一次性使用的医疗用品:随着一次性医疗卫生用品的增多和广泛使用,对其生产、消毒、灭菌、贮存、运输、使用等也提出了新的要求,但因管理不善或使用不当造成医院感染暴发的事例,国内外均有报道。尤其是进入人体无菌组织或接触有创皮肤和黏膜的一次性灭菌用品,包括人工植入物,如果受到污染,极易导致严重的医院感染,甚至造成治疗的失败、患者的死亡。因此医院感染管理应督导一次性医疗用品的使用、毁型、收集、暂存、登记、转运等情况,发现不合格现象与科室经济收入挂钩从而更加规范一次性医疗用品的使用,确保医疗安全。

4.生物媒介传播

在医院感染中虽非主要,但在一些虫媒传染病流行区内,医院若无灭虫、灭鼠等措施时,则一些疾病也可在病房中传播,如流行性乙型脑炎、疟疾、流行性出血热、流行性斑疹伤寒等。蝇及蟑螂等媒介,属于机械性传播,在医院内的密度很高,传染食品后(主要为革兰阴性杆菌),也能引起肠道传染病及感染性腹泻的发生,尤其是抵抗力低下的患者易发生感染。此外,苍蝇也能使暴露伤口、注射器械、药液等受到污染,引起条件致病菌的感染。

**(三)易感人群**

病原体传播到宿主之后,并不总是引起感染。它取决于病原体的致病因素与宿主的一些因素。影响宿主的易感因素,主要是病原体的定植部位和宿主机体防御功能。人群作为一个整体对传染病的易感程度称为人群易感性。人群易感性的高低取决于该人群中易感个体所占的比例。与之相对应的是群体免疫力,即人群对于传染病的侵入和传播的抵抗力。

1.影响人群易感性升高的主要因素

(1)新生儿增加:出生后6个月以上的婴儿,其源自母体的抗体逐渐消失,而获得性免疫尚未形成,缺乏特异性免疫,因此对许多传染病易感。

(2)易感人口迁入:流行区的居民因隐性或显性感染而获得免疫力。但一旦大量缺乏相应免疫力的非流行区居民进入,则会使流行区人群的易感性增高。

(3)免疫人口免疫力自然消退:当人群的病后免疫或人工免疫水平随时间逐渐消退时,人群的易感性升高。

(4)免疫人口死亡:免疫人口的死亡可相应地使人群易感性增高。

2.影响人群易感性降低的主要因素

(1)计划免疫:预防接种可提高人群对传染病的特异性免疫力,是降低人群易感性的重要措施,预防接种必须按程序规范实施。

(2)传染病流行:一次传染病流行后,总有相当部分人因发病或隐性感染而获得免疫,这种免疫力可以是持续较短时间,也可以是终身免疫,因病种而不同。

3.人体对感染的防御功能

人体对感染的防御功能,可分为特异性的和非特异性的两类。特异性防御功能是机体同抗原物质相互作用的结果,具有特异性,有自动免疫和被动免疫两种,对传染病病原体的预防作用具有重要意义。因为大多数条件致病微生物对人的免疫原性较一般病原体低,其刺激机体产生特异性免疫力的程度较差。非特异性防御功能主要为人体的屏障结构,体液中的多种非特异性杀菌或抑菌物质,机体吞噬细胞系统对微生物的吞噬或杀灭,人体皮肤、黏膜上正常菌群对侵入微生物的拮抗作用等。非特异性防御功能对各种条件致病微生物的侵袭或感染的防御具有重要意义。例如完整的皮肤、黏膜是人体防御病菌侵入的重要屏障,大多数条件致病微生物是不会侵入正常皮肤和黏膜的。人体呼吸道也有防御细菌侵袭的屏障结构,如鼻腔弯道及鼻毛可阻挡吸入的大的带菌颗粒;上呼吸道黏膜的纤毛及黏液对吸入带菌颗粒起到捕捉与排菌作用;粒径小的颗粒虽可深透至下呼吸道,但也会受到黏膜分泌物的抑菌及巨噬细胞的吞噬。人体消化道的胃酸,对肠道细菌的侵入起到重要屏障作用。

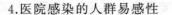

4.医院感染的人群易感性

住院患者有下述情况者,对医院感染更为易感。

(1)所患疾病严重影响或损伤机体免疫功能者:如患恶性肿瘤、糖尿病、慢性肾病、肝病、各种造血系统疾病等,这些疾病严重影响人体的细胞免疫和体液免疫,使患者对病原微生物易感。

(2)老年及婴幼儿患者:因婴幼儿的免疫功能尚未发育成熟,而老年人的生理防御功能逐渐减退,机体抵抗力下降,从而对病原微生物易感。

(3)接受各种免疫抑制疗法者:如抗癌药物、皮质激素及放射治疗和化学治疗等。

(4)长期使用抗菌药物者:尤其是长期使用广谱抗菌药物者,体内细菌可产生广泛耐药性,并且患者容易发生菌群失调或二重感染。

(5)接受各种损伤性(侵入性)诊断、治疗器械或损伤者:这类介入性操作具有直接损伤机体皮肤和黏膜屏障的作用,使得某些定植在人体的条件致病菌直接侵入而引起感染。

(6)营养不良者:容易减弱机体的抗病能力,从而易发生医院感染。

(7)手术时间长者:随着手术时间的延长,手术切口部位组织受损加重,局部和全身抵抗力下降,手术切口污染的细菌数量相对增多,造成患者对病原体的易感。据文献报道手术患者医院感染的发生率与手术时间延长有关。

(8)住院时间较长者:据文献报道,医院感染的发病率,常随患者住院时间的延长而增多。

## 三、内源性医院感染

内源性感染是指引起感染的病因菌来自患者本身,而不是来自医院内周围环境,不是来自其他患者或医护人员的所谓交叉感染,这类感染虽然经医护人员与患者的不懈努力也不可能消灭,但却可有效减少。目前医院感染病原体来源的特点是:由外源性转变到内源性,后者约占医院感染病例的70%。许多研究结果表明,内源性感染在医院感染的研究中占有重要地位,特别是近年来随着肠道细菌移位的研究进展,体内肠源性医院感染正备受关注。

### (一)内源性感染的微生态学原理

传统的生物病因论认为感染是由致病性微生物引起的,而微生态学则认为内源性感染是机体受失血性休克、创伤、免疫功能低下、不合理使用抗菌药物、应激损伤等促使细菌易位的临床因素影响下,正常微生物群定位转移的结果。引起感染的微生物不一定是致病菌或病原体,而是正常微生物群易位或易主的结果。其中的肠道正常菌群易位引起感染已引起了广泛的关注。肠道易位的细菌主要为兼性厌氧菌,其中革兰阴性杆菌占了很大一部分。通常易位的细菌与其在肠道中的数量密切相关,细菌数量越多,发生易位的可能性越大,但在正常人群,肠道内数量上占优势的专性厌氧菌如双歧杆菌并不发生易位。肠道细菌易位的主要原因有肠道内菌群失调,肠黏膜屏障通透性增加和宿主免疫功能下降,比如出血性休克、烧伤、外伤、肠道缺血、急性胰腺炎、严重感染、急性肝衰竭及肝硬化等均可导致细菌易位。各种原因尤其在抗菌药物治疗期间引起的肠道菌群失调,均可导致细菌易位扩散,如甲硝唑可显著增加肠道大肠埃希菌易位到局部淋巴结的发生率,引起肠道外的感染(脓毒血症、肺部感染、腹腔感染等);动物试验发现在肠道缺血再灌注时经常发生细菌易位,发生肠道易位的细菌数量依次为大肠埃希菌、变形杆菌、凝固酶阴性葡萄球菌和肠球菌。

临床研究发现,许多患者虽有菌血症、脓毒血症、全身炎症反应综合征或多器官功能不全综合征(MODS)等,但没有明确的感染灶。我们推测,肠道细菌和各种毒素易位可能参与其感染的形成和发展。传统的感染性疾病认知模式是基于病原学的模式来研究人为什么会感染、感染的表现、发展及预后。但是实验证明病原体的暴露可能造成感染也可能不导致感染,而感染也不一定导致疾病。微生态学认为人体及动物宿主携带有大量的正常微生物群,在正常情况下,分布在消化道、呼吸道、泌尿生殖道及皮肤这些特定部位的正常微生物群形成机体的生物屏障,对外袭性致病性微生物起拮抗作用。

### (二)感染源

一般常见的医院感染(尿路感染、下呼吸道感染、手术切口感染、皮肤软组织感染及感染性腹泻等),其病原菌多为条件致病微生物,在一定条件下,可引起自身感染,即内源性感染,也可成为播菌者,这是医院感染中的一个特点。实际上这种引起感染的微生物,有的是人体正常菌群,如在肠道、上呼吸道等处寄居或定植的细菌,有的是正在身体其他部位引起感染的微生物,而有的是入院后从医院外环境中而来的条件致病菌,可在人体定植,一般并不引起临床症状,一旦机体抵抗力降低或有经由该部位的侵入性操作(如经呼吸道、尿道、或中心静脉插管、气管切开或手术等),则可发生感染。一些研究表明大多数患者感染发生前,在感染部位或其邻近已有相应的感染菌定植。例如,由铜绿假单胞菌引起的肛门蜂窝织炎和菌血症,该菌已先后在肛门周围定植;克雷伯菌肺炎发生时,在患者咽部常先有该菌定植;口腔有白色念珠菌重度定植者,以后发生念珠菌性咽炎或食管炎的概率也较高。因此对一些重症或免疫功能缺损的患者、进行监测性细菌学检查,及时了解其体内定植菌种类及耐药情况,对控制医院感染有一定意义。

### (三)感染途径

内源性医院感染的机制比较复杂,其感染途径尚不十分清晰,但目前存在这样的几种学说。

1.原位菌群失调

也称菌群紊乱,即原位菌群失调是指正常菌群虽仍生活在原来部位,亦无外来菌入侵,但发生了数量或种类结构上的变化,即出现了偏离正常生理组合的生态学现象。根据失调程度不同,原位菌群失调可分为三度。

(1)一度失调:在外环境因素、宿主患病或所采取的医疗措施(如使用抗菌药物或化学药物治疗)的作用下,一部分细菌受到了抑制,而另一部分细菌却得到了过度生长的机会,造成某些部位正常菌群的结构和数量发生暂时性的变动,即为一度失调。失调的因素被消除后,正常菌群可自然恢复,临床上称这为可逆性失调。

(2)二度失调:正常菌群的结构、比例失调呈相持状态;菌群内由生理波动转变为病理波动。去除失调因素后菌群仍处于失调状态,不易恢复,即具有不可逆性,多表现为慢性腹泻(肠炎)、肠功能紊乱及慢性咽喉炎、口腔炎、阴道炎等,临床常称为比例失调。

(3)三度失调:亦称菌群交替症或二重感染,是较严重的菌群失调症。原正常菌群大部被抑制,只有少数菌种占决定性优势。发生三度失调的原因常为广谱抗菌药物的大量应用使大部分正常菌群消失,而代之以过路菌或外袭菌,并大量繁殖而成为该部位的优势菌。三度失调表现为急性重病症状,如难辨梭菌引起的伪膜性肠炎。白色念珠菌、铜绿假单胞菌和葡萄球菌等都可能成为三度失调的优势菌。

2.移位菌群失调

在医院中更严重的是移位菌群失调,也称为定位转移或易位。即正常菌群由原籍生活环境转移到外籍生活环境或本来无菌的部位定植或定居,如大肠中的大肠埃希菌、铜绿假单胞菌转移到呼吸道或泌尿道定居。其原因多为不适当地使用抗菌药物,即该部位的正常菌群被抗菌药物

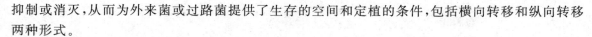

抑制或消灭,从而为外来菌或过路菌提供了生存的空间和定植的条件,包括横向转移和纵向转移两种形式。

(1)横向转移:如下消化道向上消化道转移,上呼吸道向下呼吸道转移。

(2)纵向转移:正常菌群是分层次的转移,由表浅向纵深转移或由深部向表浅的转移。纵向转移又分为4个层次。①体表部位:微生物在皮肤、口腔、鼻咽、呼吸道、小肠、大肠及阴道黏膜上异常繁殖,发生菌群失调,临床可无症状及体征。②上皮细胞:微生物在上述部位的上皮细胞表面异常繁殖,呈现明显菌群失调,临床可出现卡他症状或炎症。③淋巴组织:微生物侵入深部淋巴组织,如胸腺、淋巴结、二次性淋巴发生中心、骨髓、肝及脾等,临床表现为胸腺、淋巴结大,白细胞增多,或肝、脾大。④网状内皮系统:微生物侵犯关节、胸膜、心包膜、腹膜、脑膜、血管内皮等,临床表现为关节炎、胸膜炎、心包炎、脑膜炎等。

3.血行易位

正常菌群在一定诱因条件下,迁移到远隔的组织或脏器,形成病灶而引起的感染。血行易位可分为血管内易位和组织脏器易位。血管内易位是血行易位的一种特殊形式,它可发生在微生物定位转移之前或之后。菌血症是最常见的,多数为一过性,因而常易被忽略。脓毒败血症是正常菌群通过血行易位转移到其他部位引起严重感染,然后再由感染部位重新进入血行,引起另外部位的感染,如此反复,所以病情一般较为凶险。组织器官易位即远隔脏器转移,是正常菌群通过血行转移到其他脏器或组织,如脑、肝、肾、肺、腹腔、盆腔等处发生的脓肿,多与脓毒败血症同时或连续发生。

内源性医院感染的传播最常见的直接诱因是外科手术、插管、内镜、血液透析、各种注射等外部侵入性诊疗操作;间接诱因是使用免疫抑制剂、放射治疗、慢性疾病、衰老、大面积烧伤及早产儿等所致免疫力不全或下降;抗菌药物不合理应用使耐药菌株过度生长,造成原位菌群失调也可以使耐药优势菌群得到传播。

**(四)易感部位**

内源性医院感染的发生与易感部位的性质和状态有非常密切关系。易感部位分为有菌部位和无菌部位。

1.有菌部位

一般为人体的正常储菌库,正常微生态环境能够阻挡外来细菌的定植。当这种平衡或定植抵抗力被破坏,依据破坏的程度就会造成外来菌的不同感染。破坏定植抵抗力最危险的因素就是抗菌药物,其次为各种疾病的状态。

2.无菌部位

主要是指人体内的无菌组织和脏器。一般情况下不易发生感染。但在局部或全身抵抗力低下时,有可能成为易感部位,如局部穿刺、介入治疗、大量使用糖皮质激素、放射治疗和免疫力低下的疾病,是其常见诱因。

目前抗菌药物普遍应用、微生态失调、细菌耐药性的产生日益成为全球性的公共卫生问题,要想有效地防治医院感染,必须要掌握医院感染的各类病原微生物特点及感染传播的过程,从感染发生、发展的多个环节上寻找预防、控制及治疗感染的方法。

(李英惠)

# 第二节　医院感染与护理管理

护理工作在医院感染管理中具有本身的特殊性和重要性。国内外调查结果显示,医院感染中有30％～50％与不恰当的护理操作及护理管理有关。因此,加强研究护理程序、护理技术和医院感染的发生规律,以及它们之间的相互关系,探索预防、控制感染的理论与方法,用有效的护理操作技术,最大限度地降低医院感染的发生率,是本节阐述的目的。

## 一、护理操作与防止感染的关系

护理管理是医院管理系统中的主要组成部分。在总系统的协调下,相关的护理部门运用科学的理论和方法,在医院内实行各种消毒灭菌和隔离措施。完善的护理管理机制通常以质量管理为核心,技术管理为重点,组织管理为保证。护理质量的核心则是医院感染控制的水平。在预防和控制医院感染的全过程中,护理指挥系统起着决定性的作用。护理人员及护理管理者,应该成为预防和控制医院感染的主力。

预防感染措施的执行常常首先涉及护理人员。要做好任何实质性护理,都离不开消毒、灭菌和隔离技术,而且,一般来说,护理人员接受的控制感染的基本教育和训练比医师要多。在不少情况下,患者的一些病情变化首先发现的往往是护士。一旦发现患者有严重感染的危险时,当班护士有权对患者实行隔离。这种责任要求护士对一些疾病及其隔离的必要条件,必须有较全面的知识和理念,并要随着疾病谱的变化、疾病传播和流行的特点,制订出相应的隔离措施。比如,100多年前提出的"类目隔离"发展至今已有7种方法[严密隔离、呼吸道隔离、抗酸杆菌(AFB)隔离、接触隔离、肠道隔离、引流物-分泌物隔离、血液-体液隔离],以后又发展为以疾病为特点的隔离;20世纪80年代末期进一步提出全面血液和体液隔离,亦称屏障护理;90年代初发展为"体内物质隔离"。在此基础上于90年代中期形成了"普遍性预防措施",到了90年代后期又迅速地发展为今天的"标准预防"。

以最简单而常做的试体温为例来说,曾有报道,由于直肠体温表擦拭不净,消毒不彻底,造成新生儿沙门菌感染迅速扩散,6周内就有25例新生儿感染。经过实行隔离患儿、彻底消毒体温计和停止直肠测温(改用腋表)等综合管理和护理措施,感染才得以控制。

点眼药这一简单而常见的护理操作,亦可能造成眼部的严重感染。国外有报道说,因点眼药造成感染的发生率可高达44％。点眼药除可导致铜绿假单胞菌传播外,还会引起黄杆菌污染。曾有报道,给新生儿洗眼后发生脑膜炎;用无色杆菌污染的水洗眼和湿润暖箱造成6名早产婴儿死亡。

大量的事实充分说明,严格认真地执行消毒、灭菌、无菌操作和隔离技术,是预防医院感染的重要保证。护理人员既然是主力,在任何治疗和护理行动中都必须坚持这一观点。欧美各国多数医院管理机构都认为,没有预防感染的护士,就无法推动和贯彻防止医院感染的各种措施。因此,英国在1958年率先任命了医院感染监控护士。

随着人们对感染与护理关系的认识日益深入,各有关护理管理和护理教育部门相继把防止感染问题列入迫切的议事日程,作为护理质量控制的必要指标来抓。这既是摆在护理工作者面前的一个亟待解决的重要课题,也是全体护理人员的光荣任务和神圣职责。

综上所述,护理人员必然是医院感染管理中的主力。香港的有关机构总结了感染监控工作的经验与教训,认为一个合格的感染监控护士,应该扮演着多种重要角色:专职者(掌握病原体特征及其传播途径,并有针对性地加以有效预防和控制)、执行者(理论与实际并重,不仅掌握清洁、消毒、灭菌理论与方法,并能付诸实践,严格地执行无菌操作技术与隔离方法,有效地控制医院感染的发生)、监察者(督促全院医护人员行动一致,互相提醒)、教育者(指导卫生员、护工及探访者等非专业人员,普及有关疾病传播和预防交叉感染等知识)、发现者(高度警惕、密切观察,及时发现感染者及引起感染的潜在危险因素,并尽快予以控制)、研究者(研究医院感染的发生、发展规律,探讨针对感染的预防控制措施)和保护者(既是患者健康的保护神,又必须保护工作人员免受感染)。集 7 个角色于一身,这充分说明监控护士的重要作用,同时也描绘出监控护士所担负的职责与任务的分量。

## 二、加强护理管理与减少医院感染

按卫健委 1988 年建立健全医院感染管理组织的文件精神,护理部主任(或总护士长)必须是医院感染管理委员会的主要成员之一,积极参加该委员会的组织、管理、计划和决策等各项重要活动。护理部必须将感染管理委员会的各项计划、决策列为本部门的日常基础工作,并及时付诸实施和督促执行。护理部有责任教育广大护理人员提高对医院感染危害的认识,贯彻消毒、灭菌、隔离和合理使用抗生素等各项预防措施,并担负起有关防止感染的组织、领导、培训、考核、评价、科研和调查等工作。如有必要,护理系统应该主动和独立地制订出行之有效的预防措施,并建立严格的控制感染管理制度,层层落实把关,从而最大限度地避免因护理管理失误而引发医院感染。

### (一)加强组织领导与健全监督检查

医院的感染管理是一个复杂的系统工程,护理管理则是该系统的重要子系统,它的运行状况会直接影响整个医院感染管理的质量与水平。为了实现预防和控制医院感染这个大目标,必须建立健全组织,并实施科学而有效的管理。护理部要在医院感染管理委员会的指导下,组织本系统中有关人员成立预防医院感染的"消毒隔离管理小组",由护理部主任或副主任(或总护士长)担任组长,成员应包括部分科护士长和病房护士长。组成感染管理的护理指挥系统,负责制订预防医院感染的近期和远期计划,并提出相应的具体要求,明确职责与任务。无论近期或远期计划均应从实际出发,并有一定群众基础,以利实施和执行。切实可行的预防感染计划是严格护理管理的关键一步。它既是护理质量评定的标准和检查、考核、评比的依据,又是防止感染发生的保障。

护理指挥系统应当充分发挥它的组织作用,以及计划、处理和控制医院感染的职能,通过计划安排、定期检测、随时抽查或深入第一线等途径,了解情况,以此衡量和评定各科室的护理管理现状和质量,并根据所获得的各方面的信息及时处理存在的问题,或作出相应的调整,使医院感染的各项预防措施持续处于良好的运行状态。这个系统必须使组织中的成员都能发挥他们的聪明才智,为实现组织目标而共同努力奋斗,用有限的资源达到最大的预防控制感染的效果。

感染管理的护理系统还应对全院护理人员进行消毒、灭菌、无菌操作和隔离技术的教育,进行合理使用抗菌药物、正确配制和选择合适溶酶、观察用药后的反应,以及各种标本的正确留取及运送等有关预防感染的培训,并根据实际需要及时实施考核、检查、纠错等工作。要定期进行无菌操作的达标率和消毒灭菌合格率等的统计,了解护理人员被利器刺伤甚或遭受感染的情况,以及住院患者的感染发生率等,分析原因,及时向有关部门提出警示并做好宣传教育工作等。它还必须建立感染发生的报告制度,除法定传染病按规定报告外,其他医院感染均应由各病区护士长(或监控护士)上报护理部及医院感染管理专职人员,特别是发生多种耐药菌株,如 MRSA(耐甲氧西林的金黄色葡萄球菌)、VRSA(耐万古霉素的金黄色葡萄球菌)、VRE(耐万古霉素肠球菌)等感染;输血和输液反应及输血后肝炎等需要立即报告,同时应实施有效的相应隔离。一旦发生感染暴发流行,护理部的主管者应迅速到达发病现场进行调查,获得第一手资料,并同医院感染管理专职人员一起探讨原因,采取相应的对策,以及改进消毒灭菌方法和隔离措施。

在医院感染暴发流行时,必须及时调整预防感染的计划。这时感染管理的惯性运行应过渡到调度运行或控制运行状态。但是,全院统一的清洁卫生、消毒隔离、监测检查和无菌操作等各种规章制度应保持相对稳定,这一点正是制度与计划的不同之处。切实可行的计划与严格的管理制度不但可提高质量和效率,而且是使整个护理工作处于良好状态的保证。此外,护理系统还应制订统一的消毒隔离、无菌操作等护理质量检查标准和具体要求,如对肌内注射、静脉注射、留置针、呼吸机的应用、留置导尿管等操作规定统一的操作程序及质量标准,并要根据标准进行训练和强化要求,使具体操作规范化和质量标准化。每季度应进行抽查,以切实达到预防医院感染的目的。

**(二)改善建筑布局与增添必要设备**

医院感染管理工作的好坏与医院重点部门的建筑布局和设备的关系比较密切,所以在条件允许的情况下应根据需要适当改造或改建不适于预防感染的旧建筑,增添必要的专用设备。例如,在无菌手术室和大面积烧伤病房及大剂量化学治疗、骨髓移植病房端安装空气净化装置;医院中心供应室三区(清洁区、准清洁区与污染区)划分清楚,区与区之间有实际屏障,人流、物流由污到洁,保证不逆行,清洗污染物品逐步由手工操作过渡到机械化操作,使之达到保证清洗干净又不污染或损伤操作者;淘汰不合格的压力蒸汽灭菌器,应用预真空压力蒸汽灭菌器,保证灭菌质量;根据医院功能及灭菌要求,考虑购置环氧乙烷灭菌器,以保证畏热、怕湿仪器的灭菌质量;增加基础医疗设备,如持物钳、器械罐、剪刀、镊等基础器械的备份,以保证有充足的灭菌及周转时间,确保医疗安全。在供应室的三区内部设有足够的洗手池及清洁干燥的肥皂与毛巾,以保证工作人员及时洗手。在重点病房及注射室、ICU、儿科病房等部门的进出口旁安装洗手池,脚踏式的开关,以保证医护人员在护理患者前后,能充分地洗手而防止交叉感染。在综合医院设立传染病房时,应建立独立的护理单元,并按传染病医院要求合理布局,按传染病管理法严格管理;严格区分清洁区,准清洁区和污染区,以及加强污物、污水的无害化处理。

**(三)加强教育培训与提高人员素质**

提高工作质量的原动力来自教育。不断进行针对性的教育与专业培训是搞好医院感染管理的基础。因此,护理部必须从教育入手,与感染管理专职人员密切配合,根据当时的具体情况,对各级人员进行消毒、隔离技术等的培训。只有人人都了解预防医院感染的意义、具体要求和实施方法,才能使预防感染的各项计划和措施变为群众的愿望和行动,才能切实控制或防止感染的发生。

对于从事医院感染管理人员的知识结构的要求主要有两方面:其一是严密的消毒、隔离、无菌操作及其他预防或控制措施的技术方法,以及合理使用抗生素等,这可按照一定的规章制度,通过严格的专业培训来实现;其二是有关的微生物学、卫生学、流行病学等基础知识,这需要加强经常性的学习,不断拓宽知识面才能达到。其中尤其重要的是提高工作人员的专业素质,使他们掌握并熟知各种感染性疾病的先兆特征及其潜伏期,早期预测和推断交叉感染发生的可能性,并采取相应的措施。早期识别对防止感染的发生最为有效,因为患者最具有传染性威胁的时间往往是患病的最初阶段,如果能及早采取必要的措施,就能迅速控制疾病传播,收到事半功倍的效果。否则,一旦感染扩散开来,就会出现不可收拾的局面。从这个意义上来讲,医院感染预防和管理教育的对象应该不仅仅限于传染科的医护人员,而是医院的全体,只是教育的内容和程度有所选择和区别。

定期进行在职教育或轮训和考评,是促进护理常规落实的好办法。值得一提的是,实践已反复证明,有关护士长和监控护士的思想作风、业务技术和组织管理能力与医院感染的发生率有密切关系,因此医院感染的管理机构和护理指挥系统必须紧紧抓住对护理人员的教育。通常,可以通过有计划的专业培训、参观学习、经验交流及定期举办专题讨论会等形式来提高其的业务素质和管理水平。护士长和监控护士应该善于利用组织查房、消毒和隔离操作、小讲课、定期考评等途径来指导所属护理人员的工作,从而保证医院感染预防和管理的质量。对于各级护理人员(特别是新调入的)除培养护理人员严格执行各项消毒隔离制度的习惯外,还必须加强个人卫生管理。如保持工作服、工作帽、口罩及各种器具等清洁和合理使用等。

2000年卫健委下发的医院感染管理规范中也明确地规定,各级人员均要有计划地参加医院感染专业和职业道德的培训,新调入人员不少于3个学时、一般工作人员每年不少于6个学时、专职人员每年不少于15个学时的培训。

**(四)强化高危人群和重点部门的感染管理**

医院是各种疾病患者聚集的地方,其免疫防御功能都存在不同程度的损伤或缺陷。同时,患者在住院期间又由于接受各种诊疗措施,如气管插管、动静脉插管、留置导尿管、手术、放射治疗、化学治疗、内镜检查和介入治疗等,进一步降低了他们的防御功能。加之医院病原菌种类繁多、人员密集,增加了患者的感染机会。因此,为了控制医院感染的发生,医护人员必须对人体的正常防御能力有一定的了解,还要熟悉降低或损伤宿主免疫功能的各种因素,以便采取相应措施,提高宿主的抵抗力。同时,还应对医院感染所涉及的各类微生物,对于常见致病菌、机会致病菌的种类、形态、耐药力、致病力及对药物的敏感性等应有一个清楚的认识,以便有针对性地对有传染性的患者进行有的放矢的隔离与治疗,对环境及医疗器械进行有效的消毒、灭菌,从而降低医院感染的发生率。

老年患者由于免疫功能低下,抗感染能力减弱,尤其是有疾病并处于卧床不起的老年人,由于呼吸系统的纤毛运动和清除功能下降,咳嗽反射减弱,导致防御功能失调,易发生坠积性肺炎。而且,这类患者的尿道多有细菌附着,导管中铜绿假单胞菌、大肠埃希菌、肠球菌分离率高,也可能成为医院感染的起因。对于抗菌药物的应用,无论用于治疗还是用于预防,均应持慎重态度,并坚持定期做感染菌株耐药性监测,以减少耐药菌株的产生。

对住院的老年患者必须特别加强生活护理,做好患者口腔和会阴的卫生。协助患者进行增加肺活量的训练,促进排痰和胃肠功能恢复。用于呼吸道诊疗的各种器械要做到严格消毒。工作人员在护理老年患者前后均应认真洗手,保持室内环境清洁、空气新鲜,严格探视制度及消毒隔离制度。

幼儿处于生长发育阶段,免疫系统发育尚不成熟,对微生物的易感染性较高,尤其是葡萄球菌、克雷伯菌、鼠伤寒沙门菌、致病性大肠埃希菌和柯萨奇病毒等,较易在新生儿室形成并暴发流行。因此,预防医院感染要针对小儿的特点,制订护理和管理计划。加强基础护理,注意小儿的皮肤清洁及饮食卫生,更主要的是从组织活动和环境改善方面进行考虑,除严格执行各种消毒、隔离的规章制度外,还要求工作人员上班前一定要做好个人卫生。进入新生儿室要换鞋,接触新生儿前一定要洗手,并做好对环境卫生的监测。工作人员出现传染性疾病时,应及时治疗、休息,传染期应调离新生儿室,以免发生交叉感染。

ICU(重症监护病房)是医院感染的高发区,患者的明显特点是病情危重而复杂。①多数患者都是因其他危重疾病继发感染(包括耐药菌株的感染)后转入ICU。②各种类型休克、严重的多发性创伤、多脏器功能衰竭、大出血等患者,其身心和全身营养状况均较差,抗感染能力低。严重创伤、重大手术等常导致全身应激反应,进而出现抗细菌定植能力及免疫功能下降。③数患者较长时期使用各类抗菌药物,细菌的耐药性均较强。④强化监护所使用的各种介入性监察、治疗,如机械通气、动脉测压、血液净化、静脉高营养、留置导尿管、胃肠引流等都可能为细菌侵入机体和正常菌群移位提供有利条件。⑤者自理能力缺乏或丧失,因而十分依赖护理人员,与护理人员频繁接触往往会增多发生交叉感染的机会。

为了做好ICU医院感染的预防工作,除从设计和设备上给予关注外,必须制订一系列防止感染的管理制度。此外,还应强调从业人员素质的提高,有高度责任心者才能做好ICU的工作,从而降低ICU患者医院感染的发生率。预防ICU医院感染的原则应是提倡非介入性监护方法,尽量减少介入性血流动力学监护的使用频率。对患者施行必要的保护性医疗措施,提高患者机体的抵抗力。特别应预防下述各类型感染。

1.预防下呼吸道感染

因为这类感染易于发生,而且对危重患者威胁较大。在具体实践中应认真做好以下各项。

(1)对昏迷及气管插管的患者,必须加强口腔护理。

(2)掌握正确的吸痰技术,以免损伤呼吸道黏膜及带入感染细菌。

(3)严格按6步洗手要求,应用流动水、脚踏式或感应式开关、一次性擦手纸巾,认真地洗手。根据需要定期或不定期进行手部细菌监测,切断通过手的传播途径。

(4)做好吸入性治疗器具的消毒,阻断吸入感染途径,如湿化瓶及导管要按照卫健委规范严格终末消毒,干燥保存,用时加无菌水,连续使用时每天更换无菌水;使用中的呼吸机管道系统应及时清除冷凝水,必要时定期或不定期更换、消毒。

(5)积极寻找有效手段,阻断患者的胃-口腔细菌逆向定植及误吸,不用$H_2$受体拮抗剂,慎用抗酸药,以免胃内pH升高,而细菌浓度增高,以致促成内源性感染的发生。可用硫糖铝保护胃黏膜,防止应激性溃疡;带有胃管的患者,应选择半卧位,并应保持胃肠通畅,若有胃液潴留,应及时吸引,防止胃液倒流而误吸;术后麻醉尚未恢复之前应使患者处于侧卧位,严格监护,若有痰液应及时吸出等措施防止误吸。

(6)做好病室的清洁卫生,及时消除积水和污物,铲除外环境生物储源,保持空气洁净及调节适宜的温湿度,定期清洗空调系统。

(7)加强基础护理,对患者进行有关预防下呼吸道感染的教育,指导患者进行深呼吸训练和有效咳嗽训练,鼓励患者活动,对不能自主活动的患者应协助其活动,定时翻身拍背,推广使用胸部物理治疗技术。

(8)监护室内尽量减少人员走动,隔离不必要人员入室,室内禁止养花,以防真菌感染。

(9)进入ICU的人员(包括探视人员)都要严格按制度更换清洁的外衣和鞋子,洗手,必要时戴口罩,严禁有呼吸道感染者入内。

(10)建立细菌监测、感染情况的登记上报制度,定期分析细菌的检出情况,对感染部位、菌种、菌型及耐药性、感染来源和传播途径,以及医护人员的带菌情况均应做好记录,以便制订针对性的控制措施。

2.防止血管相关性感染

危重患者往往需要进行介入性的监护、治疗或诊查,而作为医护人员必须贯彻世界卫生组织的安全注射的三条标准,即接受注射者安全、注射操作者安全、环境安全,还应特别注意下列各点。

(1)采用各种导管应有明确指征,总的讲要提倡非介入性方法,尽量减少介入性损伤。

(2)对患者实行保护性措施,提高其自身抵抗力,介入性操作容易破坏皮肤和黏膜屏障,能不用时应立即终止。

(3)置入时除了严格的无菌技术外,还应注意选择合适的导管,如口径相宜、质地柔软而光洁,以及熟练的穿刺、插管技术,从而避免发生血小板黏附及导管对腔壁的机械性损伤。

(4)加强插管部位的护理及监测,留置导管的时间不宜过长,导管入口部位保持清洁,可选用透明敷料,以便于随时监察,一旦发现局部感染或全身感染征象应立即拔除导管,并做相应的处理。

(5)搞好消毒、隔离,严格的洗手和无菌操作是预防介入性感染的最基本的重要措施。

(6)配制液体及高营养液时应在洁净环境中进行,配制抗癌药及抗菌药时应在生物洁净操作台上进行,确保患者、工作人员及环境安全。

(7)在介入性操作中使用的一次性医疗用品必须有合格证件,符合卫健委的有关要求,严防使用过期、无证产品,确保患者安全等。

3.ICU 患者感染

ICU 患者多为手术后带有切口,而本身的抵抗力又很弱,伤口愈合较慢,所以要求特别注意预防手术部位及切口感染。

(1)防止切口感染的最有效对策是严格的无菌操作,不用无抗菌能力的水冲洗切口,并对疑有感染的切口做好标本留取,及时送检。

(2)缩短患者在监护室滞留的时间。

(3)选用吸附性很强的伤口敷料,敷料一旦被液体渗透要立即更换,以杜绝细菌穿透并清除有利于细菌的渗液和避免皮肤浸渍。

(4)尽量采用封闭式重力引流。

(5)更换敷料前洗手,处理不同患者之间也要洗手,即使处理同一个患者不同部位的伤口之间也应清洁双手。

(6)保持 ICU 室内空气清洁,尽量减少人员流动,避免室内污染等。

## 三、护理人员感染的防护

医院的工作人员直接或间接与患者和传染性污物接触,可以从患者获得感染,也可以把所得的感染或携带的病原体传给患者,并能在患者及工作人员之间传播,甚至扩散到社会上去。因此,对工作人员进行感染管理,不仅关系到他们自身的健康,而且也有益于全院患者及其家属乃至社会。

在医院众多职工中,护理人员接触患者最多,每天需要处理各种各样的感染性体液和分泌物,可以说是处于各种病原菌包围之中,时刻受到感染的威胁,因此必须加强护理人员的自我防护与感染管理。

**（一）加强对护理人员的感染管理**

对护理人员感染的监测既是职业性健康服务和预防感染的重要环节,也是医院感染监控及管理系统中的重要组成部分。对护理人员应定期进行全面体格检查,建立健康状况档案,了解受感染的情况,以便采取针对性的预防措施。

在医院中许多科室和工作环节对职工具有较高的感染危险性,尤其是护理人员在调入或调离某一部门时,都应进行健康检查,查明有无感染,感染的性质,是否有免疫力等,并做好详细记录。在此基础上,进一步探讨这个部门的感染管理工作,明确改进目标,制订相应的预防感染措施。

**（二）提高护理人员自我防护意识**

护理人员在进行手术、注射、针刺、清洗器械等操作时,极易被锐利的器械刺伤。人体的皮肤黏膜稍有破损,在接触带病毒的血液、体液中就有被感染的危险性。国内有医院调查发现,外科及治疗室的护士在工作中约有70%被医疗器械损伤过,美国的一项调查报道表明,703例的医护人员的感染与接触感染性的血液、体液有关,这其中有95%与利器刺伤相关。因此,处置血液和血液污染的器械时应戴手套或采用不直接接触的操作技术,谨慎地处理利器,严防利器刺伤,一旦被利器刺伤必须立即处理,挤血并冲洗伤口、清创、消毒、包扎、报告和记录、跟踪监测,尽量找到可能感染的病原种类证据,以便根据病原学的特点阻断感染。护理人员手上一旦出现伤口就不要再接触患者血液和体液。对于从事有可能被患者体液或血液溅入眼部及口腔黏膜内的操作者,应强调戴口罩及佩戴护目镜,在供应室的污染区还应佩带耳塞,穿防护衣、防护鞋等。在进行化学消毒时,应注意通风及戴手套,消毒器必须加盖,防止环境污染带来的危害。

**（三）做好预防感染的宣传教育**

护理人员在工作中双手极易被病原菌污染。有些护士往往只注意操作后洗手,而忽视了操作前同样需要洗手;有的护理人员本身就是病原携带者,或由于长期接触大量抗菌药物已经改变了鼻咽部的正常菌群,成为耐药细菌的储菌源。这些病原体可通过手或先污染环境和物品,继而导致患者感染。因此,护理人员必须养成良好的卫生习惯,尤其要强化洗手意识,对一切未经训练的新工作人员,应给予预防感染的基本操作技术培训,并结合各种形式（如板报、壁画、警示等）的宣传教育。

**（四）强化预防感染的具体措施**

患有传染性疾病的护理人员,为防止感染扩散,应在一定时期内调离直接治疗或护理患者的岗位,并在工作中做好避免交叉感染的各项措施。对从事高危操作的工作人员,如外科医师、监护病房护士及血液透析工作人员等均应进行抗乙型肝炎的免疫接种。被抗原阳性血液污染的针头等锐利器械刺破皮肤或溅污眼部、口腔黏膜者,应立即注射高效免疫球蛋白,以防感染发生。同时,还应加强对结核病的防治,以及在传染病流行期或遭受某种传染物质污染后,及时为护理人员进行各种相应的免疫接种,如乙肝疫苗、流感疫苗等。

## 四、严格病房管理和做好健康教育

护理人员往往是各级医院健康教育的主要力量。为了取得患者主动配合治疗和协作,对于医院所实行的每一项制度、每一项护理操作的目的与要求都应该做好必要的宣传教育。例如,管理好病房秩序、控制患者的陪护率、减少病房的人流量等各项措施,实际上都是为了控制病房内的洁净度,这对保护住院患者的医疗安全和减少感染机会都能收到良好的效果。在实践中,只要把问题说清楚,必然会得到患者的理解和配合。

护理人员向患者进行宣传教育的方式应该多种多样,如通过个别指导、集体讲解、电教、录像、展览、广播和画册等,向患者传播预防疾病及控制医院感染等知识。教会患者及其家属、探访者养成接触患者前洗手的习惯。对于需要隔离的患者,特别要讲清隔离的目的和意义,以及不随意串病房的好处。这样做不但能在一定程度上解除患者的心理负担,而且能促进他们主动自觉地配合医护人员遵守隔离、消毒等制度,使之安全而顺利地度过隔离期。

## 五、建立健全规章制度

医院感染管理工作的成功与否,在很大程度上取决于切合实际情况而又行之有效的规章制度。绝大多数规章制度是前人在长期实践中经过反复验证的经验和教训的总结,是客观规律的反映,可作为各项工作的准则或检查评价的依据。

通常,与医院感染的预防和管理相关的规章制度主要有清洁卫生制度、消毒隔离制度、监测制度、无菌操作制度、探视陪住制度,以及供应室的物品消毒灭菌管理制度等。尤其是对发生感染可能因素较多的科室,如手术室、产房、婴儿室、换药室、治疗室、重症监护病房和新生儿病房等要害部门的各方面规章制度,更应认真制订和严格执行,在执行过程中不断修正、充实和完善。另外,还必须重视患者入院、住院和出院 3 个阶段工作,实施相关的各项要求,以及做好疫源的随时消毒、终末消毒和预防性消毒。这样才能通过重点管理促进整体预防措施的贯彻执行,逐步达到预防工作和管理制度规范化,确保患者和医护人员的健康和安全。

## 六、消毒措施的贯彻与落实

消毒是预防感染传播的基本手段之一,能否防止或控制感染的扩散往往取决于消毒工作的质量。在任何一个医疗机构里,各种消毒管理规章制度的执行和各项具体消毒措施的落实,涉及诸多方面,但其中某些环节必须予以特别关注。

### (一)专人负责

每一护理单元应设医院感染监控护士,在护士长和医院感染管理专职人员的领导下,负责督促检查本病区的消毒隔离制度及无菌操作的执行情况。监控护士还必须完成规定的各项消毒灭菌效果的检测工作,并按要求做好记录。在本病区发生医院感染甚或暴发流行时,监控护士要及时上报护理部及医院感染管理机构,并协助感染管理部门做好感染情况调查和分析,有针对性地提出有效的控制方案及措施。

### (二)定期消毒

不论有无感染发生,各类用具都应根据具体情况和实际需要设有固定的消毒灭菌时间,不能任意更改,一旦发现感染,还应增加消毒次数。除定期消毒的用具外,对某些物品还必须做好随时消毒、预防性消毒和终末消毒。例如,餐具应每餐消毒;便器一用一消毒;患者的床单每天清洁、消毒;被、褥、枕和床垫按规定进行终末消毒等。

### (三)按时检查

根据不同对象,建立定期检查制度,按需要明确规定年、季、月、周、日的检查重点(全面检查或抽查)。划定感染管理机构、护理部、科护士长和病房护士长分级检查的范围、内容和要求,做到每项制度有布置必有检查。对于大多数项目的检查,如洗手的要求、口罩的带菌情况、空气的含菌量和物体表面的污染程度等,必须按卫健委颁布的《消毒管理办法》《医院消毒技术规范》中的各项规定贯彻执行。通过定期和不定期的检查和监测,得出科学的数据,说明现状或存在的感染潜在因素,找出消毒隔离等实施过程中的薄弱环节,采取针对性的改进措施,进一步完善各项规章制度。

### (四)定期监测

为了确保消毒灭菌的有效性,对某些项目应定期做好监测。例如,对消毒液的有效成分与污染程度,含氯消毒剂中有效氯的性能及各种消毒液的细菌培养等,必须按时作出分析与鉴别。由于革兰阴性菌可能在化学消毒液中存活并繁殖,因此不能用消毒液来储存无菌器械。按常规监测消毒的效果,并根据所得结果提出需要调整消毒剂的种类、浓度及使用方法等建议。对于压力蒸汽灭菌器还必须定期进行生物化学检测。病区的治疗室、换药室、手术室、婴儿室、产房和重症监护病房等重点单位,除定期监测外,根据医院感染的流行情况,必要时应随时进行空气、物表、工作人员手等环节微生物监测,并按卫健委《医院感染管理规范(试行)》《医院消毒技术规范》中的要求对测得的结果进行分析、控制。

(李英惠)

# 第五章

# 神经内科护理

## 第一节　脑血管疾病

### 一、短暂性脑缺血发作

#### (一)疾病概述

**1.概念和特点**

短暂性脑缺血发作是指因脑血管病变引起的短暂性、局限性脑功能缺失或视网膜功能障碍,临床症状一般持续10~20分钟,多在1小时内缓解,最长不超过24小时,不遗留神经功能缺损症状。凡临床症状持续超过1小时且神经影像学检查有明确病灶者不宜称为短暂性脑缺血发作。

我国短暂性脑缺血发作的人群患病率为每年180/10万,男:女约为3:1。短暂性脑缺血发作的发病率随年龄的增加而增加。

**2.相关病理生理**

发生缺血部位的脑组织常无病理改变。主动脉弓发出的大动脉、颈动脉可见动脉粥样硬化改变、狭窄或闭塞。颅内动脉亦可有动脉硬化改变,或可见动脉炎性浸润。还可有颈动脉或椎动脉过长或扭曲。

**3.病因与诱因**

(1)血流动力学改变:各种原因如动脉炎和动脉硬化等所致的颈内动脉系统或椎-基底动脉系统的动脉严重狭窄,在此基础上血压的急剧波动导致原来靠侧支循环维持的脑区发生一过性缺血。

(2)微栓子形成:微栓子主要来源于动脉粥样硬化的不稳定斑块或附壁血栓的破碎脱落、瓣膜性或非瓣膜性心源性栓子及胆固醇结晶等。

(3)其他因素:如锁骨下动脉盗血综合征,某些血液系统疾病,如真性红细胞增多症、血小板增多、各种原因所致的严重贫血和高凝状态等,也可参与短暂性脑缺血发作的发病。

**4.临床表现**

(1)一般特点:短暂性脑缺血发作好发于50~70岁中老年人,男性多于女性,患者多伴有高血压、动脉粥样硬化、糖尿病、高血脂和心脏病等脑血管疾病危险因素。突发局灶性脑或视网膜功能障碍,持续时间短暂,多在1小时内恢复,最长不超过24小时,恢复完全,不留后遗症状,可反复发作,且每次发作症状基本相似。

(2)颈内动脉系统短暂性脑缺血发作:大脑中动脉供血区的短暂性脑缺血发作,病灶对侧肢体单瘫、偏瘫、面瘫和舌瘫,可伴有偏身感觉障碍和对侧同向偏盲,优势半球受累可有失语;大脑前动脉供血区的短暂性脑缺血发作,病灶对侧下肢无力,可伴有人格和情感障碍;颈内动脉主干短暂性脑缺血发作,病灶侧Horner征、单眼一过性黑蒙或失明、对侧偏瘫及感觉障碍。

(3)椎-基底动脉系统短暂性脑缺血发作:最常见的症状是眩晕、恶心、呕吐、平衡失调、眼球运动异常和复视。可能出现的症状是吞咽功能障碍、构音障碍、共济失调(小脑缺血)、交叉性瘫痪(脑干缺血)。

5.辅助检查

(1)影像学:CT或MRI检查大多正常,部分病例(发作时间＞60分钟者)于弥散加权MRI和正电子发射体层成像可见片状缺血灶。CT血管成像、磁共振血管造影检查可见血管狭窄、动脉粥样硬化斑,数字减影血管造影可明确颅内外动脉的狭窄程度。

(2)彩色经颅多普勒:可见颅内动脉狭窄、粥样硬化斑等,并可进行血流状况评估和微栓子监测。

(3)其他:血常规、血流变、血脂、血糖和同型半胱氨酸等。

6.治疗原则

消除病因、减少及预防复发、保护脑功能。

(1)病因治疗:高血压患者应控制高血压,使血压＜18.7/12.0 kPa(140/90 mmHg),有效地治疗糖尿病、高脂血症、血液系统疾病、心律失常等。

(2)预防性药物治疗。①抗血小板聚集药物:常用的药物有阿司匹林、双嘧达莫、噻氯匹定、氯吡格雷和奥扎格雷等。②抗凝药物:临床伴有心房颤动、频发短暂性脑缺血发作且无出血倾向、严重高血压、肝肾疾病和消化性溃疡患者,可行抗凝治疗。常用药物有肝素、低分子肝素和华法林。③钙通道阻滞剂:防止血管痉挛,增加血流量,改善循环。常用的药物有尼莫地平和盐酸氟桂利嗪等。④中药:对老年短暂性脑缺血发作并有抗血小板聚集剂禁忌证或抵抗性者可选用活血化瘀的中药制剂治疗,常用的中药有川芎嗪、丹参、红花、三七等。

(3)手术和介入治疗:对有颈动脉或椎-基底动脉严重狭窄(＞70%)的短暂性脑缺血发作患者,经药物治疗效果不佳或病情有恶化趋势者,可酌情选择动脉血管成形术和颈动脉内膜切除术。

(二)护理评估

1.一般评估

(1)生命体征:体温升高常见于继发感染、下丘脑或脑干受损引起的中枢性高热。合并有心脏疾病时常有脉搏的改变。患者多伴有高血压,在脑动脉粥样硬化或管腔狭窄的基础上,当测得患者血压偏低或波动较大时,脑部一过性缺血极易诱发短暂性脑缺血发作。

(2)患者主诉。①诱因:发病前有无剧烈运动或情绪激动。②发作症状:发作时有无意识障碍、时间和地点的定向障碍、记忆丧失,有无眩晕、恶心、呕吐、平衡失调,有无吞咽、语言、视觉、运动功能障碍。③发病形式:是否急性发病,持续时间及复发的时间,症状的部位、范围、性质、严重程度等。④既往检查、治疗经过及效果,是否有遵医嘱治疗。目前情况包括使用药物的名称、剂量、用法和有无不良反应。

(3)相关记录:患者年龄、性别、体重、体位、饮食、睡眠、皮肤、出入量、NIHSS 评分、GCS 评分、Norton 评分、吞咽功能障碍评定等记录结果。

2.身体评估

(1)头颈部:患者意识是否清楚,睁眼运动是否正常。两侧瞳孔是否等大、等圆、瞳孔对光反射是否灵敏;角膜反射是否正常。头颅大小、形状,注意有无头颅畸形。面部表情是否淡漠、颜色是否正常,有无畸形、面肌抽动、眼睑水肿、眼球突出、眼球震颤、巩膜黄染、结膜充血,额纹及鼻唇沟是否对称或变浅,鼓腮、示齿动作能否完成,伸舌是否居中,舌肌有无萎缩。有无吞咽困难、饮水呛咳,有无声音嘶哑或其他语言障碍。注意头颅有无局部肿块或压痛。咽反射是否存在或消失。有无头部活动受限、不自主活动及抬头无力;颈动脉搏动是否对称。脑膜刺激征是否阳性,颈椎、脊柱、肌肉有无压痛。颈动脉听诊是否闻及血管杂音。

(2)胸部:脊柱有无畸形,心脏及肺部听诊是否异常。

(3)腹部:腹壁反射、提睾反射是否存在,病理反射是否阳性。

(4)四肢:四肢有无震颤、抽搐、肌阵挛等不自主运动或瘫痪,患者站立和行走时步态是否正常。肱二、肱三头肌反射、桡反射、膝腱反射、跟腱反射是否阳性。

3.心理-社会评估

(1)疾病知识:患者对疾病的性质、过程、防治及预后知识的了解程度。

(2)心理状况:了解疾病对其日常生活、学习和工作的影响,患者能否面对现实、适应角色转变,有无焦虑、恐惧、抑郁、孤僻、自卑等心理反应及其程度;性格特点如何,人际关系和环境的适应能力如何。

(3)社会支持系统:了解家庭的组成、经济状况、文化教育背景;家属对患者的关心、支持及对患者所患疾病的认识程度;了解患者的工作单位或医疗保险机构所能承担的帮助和支持情况;患者出院后的继续就医条件,居住地的社区保健资源或继续康复治疗的可能性。

4.辅助检查结果评估

部分病例(发作时间＞60 分钟者)于弥散加权 MRI 可见片状缺血灶。CTA、MR 血管成像及数字减影血管造影检查可见血管狭窄、动脉粥样硬化斑。数字减影血管造影检查可明确颅内外动脉的狭窄程度,经颅超声多普勒检查可发现颅内动脉狭窄,并可进行血流状况评估和微栓子监测。血常规和血生化等也是必要的,神经心理学检查可能发现轻微的脑功能损害。

5.常用药物治疗效果的评估

(1)应用抗血小板聚集剂评估:①用药剂量、时间、方法的评估与记录。②胃肠道反应评估:观察并询问患者有无恶心、呕吐、上腹部不适或疼痛。③出血评估:抗血小板药物可致胃肠溃疡和出血。患者服药期间,应定期检测血常规和异常出血的情况,对肾功能明显障碍者应定期检查肾功能。

(2)应用抗凝药物评估:①详细询问患者的过敏史和疾病史,有无严重肝肾功能不全,急性胃十二指肠溃疡,脑出血,严重凝血系统疾病等。②凝血功能监测:用药过程中,抽血检查患者血小板计数,凝血功能,观察局部皮肤有无出血及全身各系统有无出血倾向及其他不良反应,观察患者牙龈及大小便有无出血。皮下注射抗凝药物,应观察注射部位皮肤有无瘀斑、硬结及其大小,询问患者有无疼痛。

(3)应用钙通道阻滞剂评估:观察患者有无低血压表现,严密监测患者血压变化。注意观察患者有无一过性头晕、头痛、面色潮红、呕吐等。

（4）应用中药评估：①注意用药制剂、剂量、用药方法、疗程的评估和记录。②观察中药对患者的不良反应。

### （三）主要护理诊断/问题

（1）跌倒的危险：与突发眩晕、平衡失调和一过性失明有关。

（2）知识缺乏：缺乏疾病的防治知识。

（3）潜在并发症：脑卒中。

### （四）护理措施

1.休息与运动

指导患者卧床休息，枕头不宜太高（以15°～20°为宜），以免影响头部供血。仰头或摇头幅度不要过大，注意观察有无频繁发作，记录每次发作的持续时间、间隔时间和伴随症状。避免重体力劳动，进行散步、慢跑等适当的体育锻炼，以改善心脏功能，增加脑部血流量，改善脑循环。

2.合理饮食

指导患者进低盐、低脂、低糖、充足蛋白质和丰富维生素的饮食，多吃蔬菜水果，戒烟酒，忌辛辣油炸食物和暴饮暴食，避免过分饥饿。

3.用药护理

指导患者正确服药，不可自行调整、更换或停用药物。注意观察药物不良反应，例如抗凝治疗时密切观察有无出血倾向，使用抗血小板聚集剂治疗时，可出现可逆性白细胞和血小板减少，应定期查血常规。

4.心理护理

详细告诉患者本病的病因、常见症状、预防、治疗知识及自我护理方法。帮助患者了解本病的危害性，帮助患者寻找和去除自身的危险因素，积极治疗相关疾病，改变不良生活方式，建立良好的生活习惯。

5.皮肤护理

观察患者肢体无力或麻木等症状有无减轻或加重，有无头痛、头晕等表现，给予肢体按摩、被动运动，长时间卧床时，给予功能卧位，加强翻身拍背，避免压疮的发生。

6.健康教育

（1）疾病预防指导：向患者和家属说明肥胖、吸烟、酗酒及不合理饮食与疾病发生的关系。指导患者选择低盐、低脂、足量蛋白质和丰富维生素的饮食。多食入谷类和鱼类、新鲜蔬菜、水果、豆类、坚果等，限制钠盐摄入量每天不超过6 g。少摄入糖类和甜食，忌辛辣、油炸食物和暴饮暴食；戒烟、限酒。告知患者心理因素与疾病的关系，使患者保持愉快心情，注意劳逸结合，培养自己的兴趣爱好，多参加有益于身心的社交活动。

（2）疾病知识指导：告知患者和家属本病是脑卒中的一种先兆和警示，未经正确和及时治疗，约1/3患者数年内可发展为脑卒中。应评估患者和家属对疾病的认知程度。

（3）就诊指标：出现肢体麻木、无力、眩晕、复视等症状及时就诊；定期门诊复查，积极治疗高血压、高血脂、糖尿病等疾病。

### （五）护理效果评估

（1）患者眩晕、恶心、呕吐、肢体单瘫、偏瘫和面瘫、单肢或偏身麻木等症状好转。

（2）患者一过性黑蒙或失明症状消失，视力恢复。

(3)患者记忆力恢复,对时间、地点定向力均无任何障碍。

(4)患者症状无反复发作。

(5)患者对疾病知识、自身病情有一定了解,无焦虑、抑郁等心理情绪。

## 二、脑出血

### (一)疾病概述

**1.概念和特点**

脑出血又称出血性脑卒中,是指原发性非外伤性脑实质内出血,是发病率和病死率都很高的疾病。可分为继发性和原发性脑出血。继发性脑出血是由于某种原发性血管病变如血液病、结缔组织病、脑肿瘤、脑血管畸形等引发的脑出血。原发性脑出血是指在动脉硬化的基础上,脑动脉破裂出血。

**2.相关病理生理**

绝大多数高血压性脑出血发生在基底节区的壳核和内囊区,约占脑出血的70%。脑叶、脑干及小脑齿状核出血各占约10%。壳核出血常侵入内囊,如出血量大也可破入侧脑室,使血液充满脑室系统和蛛网膜下腔;丘脑出血常破入第三脑室或侧脑室,向外也可损伤内囊;脑桥或小脑出血则可直接破入蛛网膜下腔或第四脑室。脑出血血肿较大时,可使脑组织和脑室变形移位,形成脑疝;幕上的半球出血,可出现小脑幕疝;小脑大量出血可发生枕大孔疝。

**3.病因与诱因**

最常见的病因为高血压合并细小动脉硬化,其他病因包括脑动脉粥样硬化,颅内动脉瘤和动静脉畸形、脑动脉炎、血液病(再生障碍性贫血、白血病、特发性血小板减少性紫癜、血友病等)、梗死后出血、脑淀粉样血管病、脑底异常血管网病、抗凝及溶栓治疗等。

**4.临床表现**

(1)一般表现:脑出血好发年龄为50～70岁,男性稍多于女性,冬春季发病率较高,多有高血压病史。情绪激动或活动时突然发病,症状常于数分钟至数小时达到高峰。

(2)不同部位出血的表现如下。

壳核出血:最常见,占脑出血的50%～60%,为豆纹动脉破裂所致,可分为局限型(血肿局限于壳核内)和扩延型(血肿向内扩展波及内囊外侧)。患者常有病灶对侧偏瘫、偏身感觉缺失和同向性偏盲,还可出现眼球向病灶对侧同向凝视不能,优势半球受累可有失语。

丘脑出血:约占脑出血的20%,为丘脑穿通动脉或丘脑膝状体动脉破裂所致,分为局限型(血肿局限于丘脑)和扩延型(出血侵及内囊内侧)。患者常有"三偏征",通常感觉障碍重于运动障碍,深浅感觉均受累,但深感觉障碍更明显。可有特征性眼征,如上视不能或凝视鼻尖、眼球偏斜或分离性斜视等。优势侧出血可出现丘脑性失语(言语缓慢不清、重复语言、发音困难等);也可出现丘脑性痴呆(记忆力减退、计算力下降、情感障碍和人格改变等)。

脑干出血:约占脑出血的10%,绝大多数为脑桥出血,系基底动脉的脑桥分支破裂所致。偶见中脑出血,延髓出血罕见。脑桥出血患者常表现为突发头痛、呕吐、眩晕、复视、交叉性瘫痪或偏瘫、四肢瘫等。大量出血(血肿＞5 mL)者,患者立即昏迷、双侧瞳孔缩小如针尖样、呕吐咖啡色胃内容物、中枢性高热、呼吸衰竭和四肢瘫痪,多于48小时内死亡。出血量小可无意识障碍。中枢性高热由于下丘脑散热中枢受损所致,表现为体温迅速升高,达39 ℃以上,解热镇痛剂无效,物理降温有效。

小脑出血：约占脑出血的 10%，多由小脑上动脉破裂所致。小量出血主要表现为小脑症状，如眼球震颤、病变侧共济失调、站立和步态不稳等，无肢体瘫痪。出血量较大者，发病 12～24 小时内颅内压迅速升高、昏迷、双侧瞳孔缩小如针尖样、呼吸节律不规则、枕骨大孔疝形成而死亡。

脑室出血：占脑出血的 3%～5%，分为原发性和继发性。原发性脑室出血为脉络丛血管或室管膜下动脉破裂所致，继发性脑室出血为脑实质内出血破入脑室。出血量较少时，仅表现为头痛、呕吐、脑膜刺激征阳性。出血量较大时，很快昏迷、双侧针尖样瞳孔、四肢肌张力增高。

脑叶出血：占脑出血的 5%～10%，常由淀粉样脑血管疾病、脑动脉畸形、高血压、血液病等所致。出血以顶叶最为常见，其次为颞叶、枕叶及额叶。临床表现为头痛、呕吐等，肢体瘫痪较轻，昏迷少见。额叶出血可有前额痛、呕吐、对侧偏瘫和精神障碍，优势半球出血可出现运动性失语。顶叶出血偏瘫较轻，而偏侧感觉障碍显著，优势半球出血可出现混合型失语。颞叶出血表现为对侧中枢性面舌瘫及以上肢为主的瘫痪，优势半球出血可出现感觉性或混合性失语。枕叶出血表现为对侧同向性偏盲，可有一过性黑蒙和视物变形，多无肢体瘫痪。

5.辅助检查

(1)头颅 CT：是确诊脑出血的首选检查方法，可清晰、准确的显示出血的部位、出血量、血肿形态、脑水肿情况及是否破入脑室等。发病后立即出现边界清楚的高密度影像。

(2)头颅 MRI：对检出脑干、小脑的出血灶和监测脑出血的演进过程优于 CT。

(3)脑脊液：脑出血患者需谨慎进行腰椎穿刺检查，以免诱发脑疝。

(4)数字减影血管造影：脑出血患者一般不需要进行数字减影血管造影检查，除非疑有血管畸形、血管炎或脑底异常血管网病有需要外科手术或介入手术时才考虑进行。

(5)其他检查：包括血常规、血液生化、凝血功能、心电图检查。

6.治疗原则

治疗原则为脱水降颅压、调整血压、防止继续出血、减轻血肿所致继发性损害、促进神经功能恢复、加强护理防治并发症。

(1)一般治疗：卧床休息，密切观察生命体征，保持呼吸道通畅，吸氧，保持肢体功能位，鼻饲，预防感染，维持水电解质平衡等。

(2)脱水降颅压：积极控制脑水肿、降低颅内压是脑出血急性期治疗的重要环节。可选用：20%甘露醇 125～250 mL，快速静脉滴注，1 次用时 6～8 小时；呋塞米(速尿)20～40 mg 静脉推注，2～4 次/天；甘油果糖 500 mL 静脉滴注，3～6 小时滴完，1～2 次/天。

(3)调控血压：脑出血患者血压过高时，可增加再出血的风险，应及时控制血压，常用的药物有苯磺酸氨氯地平、硝普钠等。血压过低时，应进行升压治疗以维持足够的脑灌注，常用的药物有多巴胺、去甲肾上腺素等。

(4)止血和凝血治疗：仅用于并发消化道出血或有凝血障碍时，对高血压性脑出血无效。常用的药物有 6-氨基己酸、对羧基苄酸、氨甲环酸等。应激性溃疡导致消化道出血时，可应用西咪替丁、奥美拉唑等药物。

(5)外科治疗：有开颅血肿清除、脑室穿刺引流、经皮钻孔血肿穿刺抽吸等手术治疗。

(6)亚低温治疗：脑出血的新型辅助治疗方法，越早应用越好。

(7)康复治疗：早期将患肢置于功能位，病情稳定时，尽早行肢体、语言、心理康复治疗。

(二)护理评估

1.一般评估

(1)生命体征:脑出血患者可有发热,评估是否为中枢性高热;脉率可加快、减慢或有心律不齐;注意观察呼吸频率、深度和节律(潮式、间停、抽泣样呼吸等)的异常;血压过高易致再出血,诱发脑疝,血压过低常提示病情危重,也可能是失血性休克表现。

(2)患者主诉:询问患者既往有无高血压、动脉粥样硬化、血液病和家族性脑卒中史;是否遵医嘱进行降压、抗凝等治疗和治疗效果及目前用药情况;了解患者的性格特点、生活习惯与饮食结构。了解患者是在活动还是安静状态下起病,起病前有无情绪激动、活动过度、疲劳、用力排便等诱因和头晕、头痛、肢体麻木等前驱症状;发病时间及病情进展速度。

(3)相关记录:生命体征、体重、体位、饮食、皮肤、出入量、GCS 评分、NIHSS 评分等记录结果。

2.身体评估

(1)头颈部:患者意识是否清楚,睁眼运动是否正常。两侧瞳孔是否等大等圆、瞳孔对光反射是否灵敏,角膜反射是否正常。是否存在剧烈头痛、喷射性呕吐、视盘水肿等颅内压增高的表现。有无面色苍白、口唇发绀、皮肤湿冷、烦躁不安,是否存在吞咽困难和饮水呛咳,有无声音嘶哑或其他语言障碍。注意头颅有无局部肿块或压痛,咽反射是否存在或消失。有无头部活动受限、不自主活动及抬头无力。颈动脉听诊是否闻及血管杂音。

(2)胸部:脊柱有无畸形,心脏及肺部听诊是否异常。

(3)腹部:上腹部有无疼痛、饱胀,肠鸣音是否正常。有无大、小便失禁,并观察大小便的颜色、量和性质。

(4)四肢:四肢肌肉有无萎缩,皮肤是否干燥。脑膜刺激征是否阳性,颈椎、脊柱、肌肉有无压痛。肢体有无瘫痪及其类型、性质和程度。肱二、肱三头肌反射,桡反射、膝腱反射、跟腱反射是否阳性。

3.心理-社会评估

了解患者是否存在因突发肢体残疾或瘫痪卧床,生活需要依赖他人而产生的焦虑、恐惧、绝望等心理反应;患者及家属对疾病的病因和诱因、治疗护理经过、防治知识及预后的了解程度;家庭成员组成、家庭环境及经济状况和家属对患者的关心和支持程度等。

4.辅助检查结果评估

(1)头颅 CT:有无高密度影响及其出现时间。

(2)头颅 MRI 及数字减影血管造影:有无血管畸形、肿瘤及血管瘤等病变的相应表现。

(3)脑脊液:颜色和压力变化。

(4)血液检查:有无白细胞、血糖和血尿素氮增高及其程度等。

5.常用药物治疗效果的评估

(1)应用脱水药的评估:①用药剂量、方法、时间、疗程的评估与记录。②观察患者瞳孔的变化,询问患者头痛、恶心等症状的变化。③准确记录 24 小时出入量,用药期间监测水、电解质、酸碱平衡,注意补充氯化钠和氯化钾,以免造成低钠、低氯、低钾血症。④观察局部皮肤情况,药物不能外渗入皮下,以免引起皮下组织坏死。

(2)应用血管活性药物的评估:①脑出血患者密切监测血压变化,血压 26.6/14.6 kPa(≥200/110 mmHg)时,应采取降压治疗,使血压维持在 23.9/14.0 kPa(180/105 mmHg)左右。

收缩压在 23.9/26.6 kPa(180～200 mmHg)或舒张压在 13.3/14.6 kPa(100～110 mmHg)时暂不应用降压药物。②脑出血患者血压降低速度和幅度不宜过快、过大,以免造成脑低灌注;血压过低时,应进行升压治疗以维持脑足够的脑灌注。急性期血压骤降提示病情危重,脑出血恢复期应将血压维持在正常范围。

(3)应用止血和凝血药物的评估:①高血压性脑出血应用止血药物无效。②并发上消化道出血时和凝血功能有障碍时,应用止血和抗凝药物。

**(三)主要护理诊断/问题**

1.有受伤的危险

与脑出血导致脑功能损害、意识障碍有关。

2.自理缺陷

与脑出血所致偏瘫、共济失调或医源性限制(绝对卧床)有关。

3.有失用综合征的危险

与脑出血所致意识障碍、运动障碍或长期卧床有关。

4.潜在并发症

脑疝、上消化道出血。

**(四)护理措施**

1.休息与运动

绝对卧床休息 2～4 周,抬高床头 15°～30°,减轻脑水肿。病室安静,减少探视,操作集中进行,减少刺激。躁动患者适当约束,必要时应用镇静药,便秘患者应用缓泻剂。

2.饮食护理

给予高蛋白、高维生素、清淡、易消化、营养丰富的流质或半流质饮食,补充足够的水分和热量。昏迷或有吞咽功能障碍的患者发病第 2～3 天遵医嘱予鼻饲饮食。食物应无刺激性,温度适宜,少量多餐,并加强口腔护理,保持口腔清洁。

3.用药护理

脑出血患者抢救时,遵医嘱快速静脉滴注甘露醇或静脉注射呋塞米,甘露醇应在 15～30 分钟内滴完,避免药物外渗。注意甘露醇的致肾衰不良反应,观察尿液的颜色、量和性质,定期复查电解质。上消化道出血患者用药,应观察药物疗效和不良反应,如奥美拉唑可致转氨酶升高、枸橼酸铋钾引起大便发黑等。

4.心理护理

详细告诉患者本病的原因、常见症状、预防、治疗知识及自我护理方法。帮助患者了解本病的危害性,帮助患者寻找和去除自身的危险因素,积极治疗相关疾病。安慰患者,消除其紧张情绪,创造安静舒适的环境,保证患者休息。

5.皮肤护理

加强皮肤护理和大小便护理,每天床上擦浴 1～2 次,每 2～3 小时应协助患者变换体位一次,变换体位时,尽量减少头部摆动幅度,以免加重脑出血。注意保持床单整洁和干燥,应用气垫床或自动减压床,预防压疮。将患者瘫痪侧肢体置于功能位,指导和协助患者进行肢体的被动运动,预防关节僵硬和肢体挛缩畸形。

6.健康教育

(1)疾病预防指导:指导高血压患者避免情绪激动,保持心态平和;建立健康的生活方式,保证充足的睡眠,适当的运动,避免体力或脑力过度劳累和突然用力;低盐、低脂、高蛋白、高维生素饮食;戒烟限酒,养成定时排便的习惯,保持大便通畅。

(2)用药指导与病情监测:告知患者和家属疾病的基本病因、主要危险因素和防治原则,遵医嘱服用降压药等。教会患者测量血压、血糖,并会鉴别早期疾病表现,发现剧烈头痛、头晕、恶心、肢体麻木、乏力、语言障碍等症状时,应及时就医。

(3)康复指导:教会患者和家属自我护理方法和康复训练技巧,并使其认识到坚持主动或被动康复训练的意义。

(4)就诊指标:出现肢体麻木、无力、头痛、头晕、视物模糊等症状及时就诊,定期门诊复查,积极治疗高血压、高血脂、糖尿病等疾病。

**(五)护理效果评估**

(1)患者意识障碍无加重或意识清楚。

(2)患者没有发生因意识障碍而并发的误吸、窒息、压疮和感染。

(3)患者未发生脑疝、上消化道出血或脑疝抢救成功、上消化道出血得到有效控制。

(4)患者能适应长期卧床的状态,生活需要得到满足。

## 三、脑梗死

**(一)疾病概述**

1.概念和特点

脑梗死又称缺血性脑卒中,是由于脑组织局部供血动脉血流的突然减少或停止,造成该血管供血区的脑组织缺血、缺氧导致脑组织坏死、软化,并伴有相应部位的临床症状和体征,如偏瘫、失语等神经功能缺失的症候。

脑梗死发病率、患病率和死亡率随年龄增加,45岁后均呈明显增加,65岁以上人群增加最明显,75岁以上者发病率是45~54岁组的5~8倍。男性发病率高于女性,男:女为(1.3~1.7):1。

2.相关病理生理

动脉内膜损伤、破裂,随后胆固醇沉积于内膜下,形成粥样斑块,管壁变性增厚,使管腔狭窄,动脉变硬弯曲,最终动脉完全闭塞,导致供血区形成缺血性梗死。梗死区伴有脑水肿及毛细血管周围点状出血,后期病变组织萎缩,坏死组织被格子细胞清除,留下瘢痕组织及空腔,通常称为缺血性坏死。脑栓塞引起的梗死发生快,可产生红色充血性梗死或白色缺血性或混合性梗死。红色充血性梗死,常由较大栓子阻塞血管所引起,在梗死基础上导致梗死区血管破裂和脑内出血。大脑的神经细胞对缺血的耐受性最低,3~4分钟的缺血即引起梗死。

3.病因与诱因

脑血管病是神经科最常见的疾病,病因复杂,受多种因素的影响,一般根据常规把脑血管病按病因分类分为血管壁病变,血液成分改变和血流动力学改变。

流行病学研究证实,高血脂和高血压是动脉粥样硬化的两个主要危险因素,吸烟、饮酒、糖尿病、肥胖、高密度脂蛋白胆固醇降低、甘油三酯增高、血清脂蛋白增高均为脑血管病的危险因素,尤其是缺血性脑血管病的危险因素。

4.临床表现

临床表现因梗死的部位和梗死面积而有所不同,常见的临床表现有以下几点。

(1)起病突然,常于安静休息或睡眠时发病。起病在数小时或1~2天内达到高峰。

（2）头痛、眩晕、耳鸣、半身不遂，可以是单个肢体或一侧肢体，也可以是上肢比下肢重或下肢比上肢重，并出现吞咽困难，说话不清，伴有恶心、呕吐等多种情况，严重者很快昏迷不醒。

（3）腔隙性脑梗死患者可以无症状或症状轻微，因其他病而行脑 CT 检查发现此病，有的已属于陈旧性病灶。这种情况以老年人多见，患者常伴有高血压病、动脉硬化、高脂血症、冠心病、糖尿病等慢性病。腔隙性脑梗死可以反复发作，有的患者最终发展为有症状的脑梗死，有的患者病情稳定，多年不变。故对老年人"无症状性脑卒中"应引起重视，在预防上持积极态度。

5.治疗原则

（1）急性期治疗。①溶栓治疗：发病后 6 小时之内，常用药物有尿激酶、链激酶、重组组织型纤溶酶原激活物等；②脱水剂：对较大面积的梗死应及时应用脱水治疗；③抗血小板聚集药：低分子右旋糖酐，有心、肾疾病者慎用。此外，可口服小剂量阿司匹林，有出血倾向或溃疡病患者禁用；④钙通道阻滞剂：可选用桂利嗪、氟桂利嗪；⑤血管扩张剂。

（2）恢复期治疗：继续口服抗血小板聚集药、钙通道阻滞剂等，但主要应加强功能锻炼，进行康复治疗，经过 3～6 个月即可生活自理。

（3）手术治疗：大面积梗死引起急性颅内压增高，除用脱水药以外，必要时可进行外科手术减压，以缓解症状。

（4）中医、中药、针灸、按摩方法对本病防治和康复有较好疗效，一般应辨证施治，使用活血化瘀、通络等方药治疗，针灸、按摩，对功能恢复，十分有利。

**（二）护理评估**

1.一般评估

（1）生命体征：监测患者的血压、脉搏、呼吸、体温有无异常。脑梗死的患者一般会出现血压升高。

（2）患者主诉：询问患者发病时间及发病前有无头晕、头痛、恶心、呕吐等症状出现。

（3）相关记录：体重、身高、上臂围、皮肤、饮食、NIHSS 评分、GCS 评分、BI 等记录结果。

2.身体评估

（1）头颈部：脑梗死的患者一般都会出现不同程度的意识障碍，要注意观察患者意识障碍的类型；注意有无眼球运动受限、结膜有无水肿及眼睑闭合不全；观察瞳孔的大小及对光反射情况；观察有无口角㖞斜及鼻唇沟有无变浅，评估患者吞咽功能（洼田饮水试验结果）。

（2）胸部：评估患者肺部呼吸音情况（肺部感染是脑梗死患者一个重要并发症）。

（3）腹部：上腹部有无疼痛、饱胀，肠鸣音是否正常。有无大、小便失禁，并观察大小便的颜色、量和性质。

（4）四肢：评估患者四肢肌力，腱反射情况，以及有无出现病例反射（如巴宾斯基征）、脑膜刺激征（如颈强直、凯尔尼格征和布鲁津斯基征）。

3.心理-社会评估

评估患者及其照顾者对疾病的认知程度，心理反应与需求，家庭及社会支持情况，正确引导患者及家属配合治疗与护理。

4.辅助检查评估

（1）血液检查：血脂、血糖、血流动力学和凝血功能有无异常。

（2）头部 CT 及 MRI 有无异常。

（3）数字减影血管造影、MR 血管成像及经颅超声多普勒检查结果有无异常。

(三)主要护理诊断/问题

1.脑血流灌注不足

与脑血流不足、颅内压增高、组织缺血缺氧有关。

2.躯体移动障碍

与意识障碍、肌力异常有关。

3.言语沟通障碍

与意识障碍或相应言语功能区受损有关。

4.焦虑

与担心疾病预后差有关。

5.有发生压疮的可能

与长期卧床有关。

6.有误吸的危险

与吞咽功能差有关。

7.潜在并发症

肺部感染、泌尿系统感染。

(四)护理措施

1.一般护理

(1)严密观察病情,监测生命体征。备齐各种急救药品、仪器。

(2)保持呼吸道通畅,及时吸痰,防止窒息。

(3)多功能监护,氧气吸入。

(4)躁动的患者给予安全措施,必要时用约束带。

(5)保证呼吸机正常工作,观察血氧、血气结果,遵医嘱对症处理。

(6)保持各种管道通畅,并妥善固定,观察引流液的色、量、性状,做好记录。

(7)做好鼻饲喂养的护理。口腔护理 2 次/天。

(8)尿管护理 2 次/天。

(9)保持肢体功能位,按时翻身,叩背,预防压疮发生。

(10)准确测量 24 小时出入量并记录。

(11)护理记录客观、及时、准确、真实、完整。严格按计划实施护理措施。

(12)患者病情变化时,及时报告医师。

(13)脑血管造影术后,穿刺侧肢体制动,观察足背动脉、血压,有病情变化及时报告医师。

(14)做好晨晚间护理,做到两短六洁。

2.健康教育

(1)疾病知识指导:脑梗死患者康复时间比较长,患者出院后要教会患者及家属必要的护理方法。教会患者药物的名称、用法、疗效及不良反应。介绍脑梗死的症状及体征。并与患者及其家属共同制定包括饮食、锻炼在内的康复计划,告知其危险因素。

(2)就诊指标:出现肢体麻木、无力、头痛、头晕、视物模糊等症状及时就诊,定期门诊复查,积极治疗高血压、高血脂、糖尿病等疾病。

(五)护理效果评估

(1)患者脑血流得到改善。

(2)患者呼吸顺畅,无误吸发生。

(3)患者躯体活动得到显著提高。

(4)患者言语功能恢复或部分恢复。

(5)患者无压疮发生。

(6)患者生活基本能够自理。

(7)患者无肺部及尿路感染或发生感染后得到及时处理。

## 四、蛛网膜下腔出血

### (一)疾病概述

1.概念和特点

蛛网膜下腔出血指各种原因致脑底部或脑表面的血管破裂,血液直接流入蛛网膜下腔引起的一种临床综合征,又称为原发性蛛网膜下腔出血。还可见因脑实质内,脑室出血,硬膜外或硬膜下血管破裂,血液穿破脑组织流入蛛网膜下腔,称为继发性蛛网膜下腔出血。约占急性脑卒中的10%,是一种非常严重的常见疾病。世界卫生组织调查显示中国发病率约为每年2.0/10万人,亦有报道为每年(6~20)/10万人。

2.相关病理生理

血液进入蛛网膜下腔后,血性脑脊液刺激血管、脑膜和神经根等脑组织,引起无菌性脑膜炎反应。脑表面常有薄层凝块掩盖,其中有时可找到破裂的动脉瘤或血管。随时间推移,大量红细胞开始溶解,释放出含铁血黄素,使软脑膜呈现锈色关有不同程度的粘连。如脑沟中的红细胞溶解,蛛网膜绒毛细胞间小沟再开道,则脑脊液的回吸收可以恢复。

3.病因与诱因

凡能引起脑出血的病因都能引起本病,但以颅内动脉瘤、动静脉畸形、高血压动脉硬化症、脑底异常血管网和血液病等为最常见。本病多在情绪激动或过度用力时发病(如排便)。

4.临床表现

(1)突然发生的剧烈头痛、恶心、呕吐和脑膜刺激征,以颈项强直最为典型,伴或不伴局灶体征。

(2)部分患者,尤其是老年患者头痛、脑膜刺激征等临床表现常不典型,而精神症状较明显。

(3)原发性中脑出血的患者症状较轻,CT表现为中脑或脑桥周围脑池积血,血管造影未发现动脉瘤或其他异常,一般不发生再出血或迟发型血管痉挛等情况,临床预后良好。

5.辅助检查

(1)头颅影像学检查。①CT:是诊断蛛网膜下腔出血的首选方法,CT显示蛛网膜下腔内高密度影可以确诊蛛网膜下腔出血。②MRI:当病后数天CT的敏感性降低时,MRI可发挥较大作用。4天后T1像能清楚地显示外渗的血液,血液高信号可持续至少2周,在FLAIR像则持续更长时间。因此,当病后1~2周,CT不能提供蛛网膜下腔出血的证据时,MRI可作为诊断蛛网膜下腔出血和了解破裂动脉瘤部位的一种重要方法。

(2)脑脊液检查。

(3)脑血管影像学检查。①脑血管数字减影:是诊断颅内动脉瘤最有价值的方法,阳性率达95%,可以清楚显示动脉瘤的位置、大小、与载瘤动脉的关系、有无血管痉挛等,血管畸形和烟雾病也能清楚显示。但以出血3天内或3~4周后进行为宜。②CT血管成像(CT血管成像)和

MR 血管成像(MR 血管成像):CT 血管成像和 MR 血管成像是无创性的脑血管显影方法,但敏感性、准确性不如数字减影血管造影。主要用于动脉瘤患者的随访及急性期不能耐受数字减影血管造影检查的患者。③其他:经颅超声多普勒。

(4)实验室检查:血常规、凝血功能、肝功能及免疫学检查有助于寻找出血的其他原因。

6.治疗原则

制止继续出血,防止血管痉挛及复发,以降低病死率。

**(二)护理评估**

1.一般评估

(1)生命体征:患者的血压、脉搏、呼吸、体温有无异常。

(2)患者主诉:患者发病时间、方式,有无明显诱因,有无头晕、剧烈头痛、恶心、呕吐等症状出现。患者既往有无高血压,动脉粥样硬化,血液病和家族脑卒中病史。患者的平时生活方式和饮食情况,患者的性格特点。

(3)相关记录:体重、身高、上臂围、皮肤、饮食、NIHSS 评分、GCS 评分、Norton 评分等记录结果。

2.身体评估

(1)头颈部:患者意识是否清楚,睁眼运动是否正常。两侧瞳孔是否等大等圆、瞳孔对光反射是否灵敏,角膜反射是否正常。有无面色苍白、口唇发绀、皮肤湿冷、烦躁不安,是否存在吞咽困难和饮水呛咳,咽反射是否存在或消失,有无声音嘶哑或其他语言障碍。注意头颅有无局部肿块或压痛,头痛是否为爆炸样。有无头部活动受限、不自主活动及抬头无力。脑膜刺激征是否阳性,颈椎、脊柱、肌肉有无压痛。颈动脉听诊是否闻及血管杂音。

(2)胸部:脊柱有无畸形,心脏及肺部听诊是否异常。

(3)腹部:上腹部有无疼痛、饱胀,肠鸣音是否正常。有无大、小便失禁,并观察大小便的颜色、量和性质。

(4)四肢:有无肢体活动障碍或感觉缺失,四肢肌力及肌张力等情况。

3.心理-社会评估

了解患者及其家属对疾病的了解程度,经济状况,对患者的支持关心程度等。

4.辅助检查结果评估

评估血液检查、影像学检查、脑血管影像学检查等结果。

5.常用药物治疗效果的评估

对意识清醒者给予适量的止痛剂和镇静药,如罗通定,苯巴比妥等,禁用吗啡以免抑制呼吸。患有高血压的蛛网膜下腔出血患者,可有一过性反应性血压升高,注意监测,必要时使用降压药,血压过低可导致脑组织灌注不足,过高则有再出血的危险,降血压控制在正常范围内。预防和缓解血管痉挛的药物,在静脉滴注过程中,应注意滴速,定时测血压及观察患者的意识状态。用 20%甘露醇降颅压时,应按时给药,以保持颅压的稳定性。

**(三)主要护理诊断/问题**

1.疼痛

头痛与脑水肿、颅内高压、血液刺激脑膜或继发出血有关。

2.潜在并发症

(1)再出血与病情变化有关。

（2）肺部感染与长期卧床有关。

（3）焦虑：与担心疾病预后有关。

（4）生活自理缺陷与医源性限制有关。

**（四）护理措施**

1.一般护理

绝对卧床休息,卧床时间应在4周以上,尽量减少搬动,减少人员探视,避免精神刺激,亲属探望过多,会引起情绪激动,身体劳累诱发再出血。

2.严密观察病情变化

注意脑血管痉挛发生:脑血管痉挛是蛛网膜下腔出血的主要并发症,继发于出血后4～5天,这是出血后患者死亡和致残的主要原因。因此严密观察病情变化:除观察体温,脉搏,呼吸,血压外,应特别观察瞳孔,头痛,呕吐和抽搐等情况的变化。

3.保持呼吸道通畅预防肺部感染

保持呼吸道通畅,预防肺部感染并发症,对昏迷患者尤为重要,因为昏迷患者咳嗽及吞咽反射减弱或消失。口腔呼吸道分泌物及呕吐物误吸或坠积于肺部而发生肺部感染,此外亦可引起窒息,患者应取侧卧位,头部略抬高稍后仰,吸痰时,吸痰管从鼻腔或口腔内插入,轻轻地吸出,避免损伤黏膜。

4.保持大便通畅

患者因长期卧床,肠蠕动减少,或不习惯于床上排便,常常引起便秘,用力排便可使血压突然升高,再次出血。因此,应培养患者良好的生活习惯,多吃高维生素,粗纤维饮食,锻炼床上大小便能力,防止便秘及尿潴留,对便秘者可用开塞露,液状石蜡或缓泻剂昏迷者可留置尿管。切忌灌肠,以免腹压突然增加,患者烦躁不安,加重出血。

5.再出血的护理

蛛网膜下腔再出血是病情变化的重要因素,一般在病后2～3周内发生,发生率及死亡率均较高。如患者经治疗后出现剧烈头痛,意识障碍进行性加重,频繁呕吐,瞳孔不等大应高度怀疑再出血的发生。预防再出血要做到:①绝对卧床休息8周以上,饮食,大小便均不能下床;②保持大便通畅,排便时不能用力过猛;③避免情绪激动以免引起再出血。

6.心理护理

护士要细心观察患者的心理反应,及时做好心理疏导工作,耐心安慰患者,向其介绍疾病的特点和病程转归,使他对疾病有正确的认识,取得合作,同时指导患者学会自我调节,保持情绪稳定,避免情绪激动和突然用力,对于合并肢体瘫痪患者,帮助其进行功能锻炼。

7.健康教育

（1）饮食指导:指导患者了解肥胖,吸烟,酗酒及饮食因素与脑血管病的关系,改变不合理的饮食习惯和饮食结构。选择低盐,低脂,充足蛋白质和丰富维生素的饮食,如多食谷类和鱼类,新鲜蔬菜水果,少吃糖类和甜食。限制钠盐和动物油的摄入;及辛辣,油炸食物和暴饮暴食;注意粗细搭配,荤素搭配,戒烟限酒,控制食物热量,保持理想体重。

（2）避免诱因:指导患者尽量避免使血压骤然升高的各种因素。如保持情绪稳定和心态平衡,避免过分喜悦,愤怒,焦虑,恐惧和悲伤等不良心理和惊吓等刺激;建立健康的生活方式,保证充足睡眠,适当运动,避免体力和脑力的过度劳累和突然用力过猛;养成定时排便的习惯,保持大便通畅,避免用力排便,戒烟酒。

（3）检查指导：蛛网膜下腔出血患者一般在首次出血 3 周后进行数字减影血管造影检查,应告知脑血管造影的相关知识,指导患者积极配合,已明确病因,尽早手术,解除隐患或危险。

（4）照顾者指导：家属应关心体贴患者,为其创造良好的修养环境,督促尽早检查和手术,发现再出血征象及时就诊。

（5）就诊指标：患者出现意识障碍、肢体麻木、无力、头痛、头晕、视物模糊等症状及时就诊;定期门诊复查。

**（五）护理效果评估**

（1）患者头痛得到减轻。

（2）患者没有出现再次出血或能及时发现再次出血并得到很好控制。

（3）患者心理得到很好的疏导,能很好配合治疗。

（4）患者无其他并发症发生。

（宋明月）

# 第二节 周围神经疾病

## 一、三叉神经痛

**（一）疾病概述**

**1.概念和特点**

三叉神经痛是一种原因未明的三叉神经分布区内闪电样反复发作的剧痛,不伴三叉神经功能破坏的症状,又称为原发性三叉神经痛。

**2.相关病理生理**

三叉神经感觉根切断术活检可见神经节细胞消失、炎症细胞浸润,神经鞘膜不规则增厚、髓鞘瓦解,轴索节段性蜕变、裸露、扭曲、变形等。

**3.病因与诱因**

原发性三叉神经痛病因尚未完全明了,周围学说认为病变位于半月神经节到脑桥间部分,是由于多种原因引起的压迫所致;中枢学说认为三叉神经痛为一种感觉性癫痫样发作,异常放电部位可能在三叉神经脊束核或脑干。

发病机制迄今仍在探讨之中。较多学者认为是各种原因引起三叉神经局部脱髓鞘产生异位冲动,相邻轴索纤维伪突触形成或产生短路,轻微痛觉刺激通过短路传入中枢,中枢传出冲动亦通过短路传入,如此叠加造成三叉神经痛发作。

**4.临床表现**

（1）70%～80%的病例发生在 40 岁以上,女性稍多于男性,多为一侧发病。

（2）以面部三叉神经分布区内突发的剧痛为特点,似触电、刀割、火烫样疼痛,以面颊部、上下颌或舌疼痛最明显;口角、鼻翼、颊部和舌等处最敏感,轻触、轻叩即可诱发,故有"触发点"或"扳机点"之称。严重者洗牙、刷牙、谈话、咀嚼都可以诱发,以致不敢做这些动作。发作时患者常常双手紧握拳或握物、或用力按压痛部,或用手擦痛部,以减轻疼痛。因此,患者多出现面部皮肤粗糙,色素沉着、眉毛脱落等现象。

(3)每次发作从数秒至2分钟。其发作来去突然,间歇期完全正常。

(4)疼痛可固定累及三叉神经的某一分支,尤以第二、三支多见,也可以同时累及两支,同时三支受累者少见。

(5)病程可呈周期性,开始发作次数较少,间歇期长,随着病程进展使发作逐渐频繁,间歇期缩短,甚至整日疼痛不止。本病可以缓解,但极少自愈。

(6)原发性三叉神经痛者神经系统检查无阳性体征。继发性三叉神经疼痛,多伴有其他脑神经及脑干受损的症状及体征。

5.辅助检查

(1)螺旋CT检查:螺旋CT检查能更好地显示颅底三孔区正常和病理的颅脑组织结构和骨质结构。对于发现和鉴别继发性三叉神经痛的原因及病变范围尤为有效。

(2)MRI综合成像:快速梯度回波加时间飞跃法即TOF法技术。它可以同时兼得三叉神经和其周围血管的影像,已作为MRI对于三叉神经痛诊断和鉴别诊断的首选检查。

6.治疗原则

(1)药物治疗:卡马西平首选,开始为0.1 g,2次/天,以后每天增加0.1 g,最大剂量不超过1.0 g/d。直到疼痛消失,然后再逐渐减量,最小有效维持剂量常为0.6~0.8 g/d。如卡马西平无效可考虑苯妥英钠0.1 g口服3次/天。如两药无效时可试用氯硝西泮6~8 mg/d口服。40%~50%病例可有效控制发作,25%疼痛明显缓解。可同时服用大剂量维生素$B_{12}$,1 000~2 000 $\mu$g,肌内注射,2~3次/周,4~8周为1个疗程,部分患者可缓解疼痛。

(2)经皮半月神经节射频电凝治疗法:采用射频电凝治疗对大多数患者有效,可缓解疼痛数月至数年。但可致面部感觉异常、角膜炎、复视、咀嚼无力等并发症。

(3)封闭治疗:药物治疗无效者可行三叉神经纯乙醇或甘油封闭治疗。

(4)手术治疗:以上治疗长达数年无效且又能耐受开颅手术者可考虑三叉神经终末支或半月神经节内感觉支切断术,或行微血管减压术。手术治疗虽然止痛疗效良好,但也有可能失败,或产生严重的并发症,术后复发,甚至有生命危险等。因此,只有经过上述几种治疗后仍无效且剧痛难忍者才考虑手术治疗。

(二)护理评估

1.一般评估

(1)生命体征:一般无特殊。

(2)患者的主诉:有无三叉神经痛的临床表现。

(3)相关记录:患者神志、年龄、性别、体重、体位、饮食、睡眠、皮肤等记录结果。尤其疼痛的评估:包括对疼痛程度、疼痛控制及疼痛不良反应的评估。主要包括以下三方面:①疼痛强度的单维测量。②疼痛分成感觉强度和不愉快两个维度来测量。③对疼痛经历的感觉、情感及认知评估方面的多维评估。

2.身体评估

(1)头颈部反应。①角膜反射:患者向一侧注视,用捻成细束的棉絮由外向内轻触角膜,反射动作为双侧直接和间接的闭眼活动。角膜反射可以受多种病变的影响。如一侧三叉神经受损造成角膜麻木时,刺激患侧角膜则双侧均无反应,而在做健侧角膜反射时,仍可引起双侧反应。②腭反射:用探针或棉签轻刺软腭弓、咽腭弓边缘,正常时可引起腭帆上提,伴恶心或呕吐反应。

当一侧反射消失,表明检查侧三叉神经、舌咽神经和迷走神经损害。③眉间反射:用叩诊锤轻轻叩击两眉之间的部位,可出现两眼轮匝肌收缩和两眼睑闭合。一侧三叉神经及面神经损害,均可使该侧眉间反射减弱或消失。④运动功能的评估:检查时,首先应注意观察患者两侧颞部及颌部是否对称,有无肌萎缩,然后让患者用力反复咬住磨牙,检查时双手掌按触两侧咬肌和颞肌,如肌肉无收缩,或一侧有明显肌收缩减弱,即有判断价值。另外可嘱患者张大口,观察下颌骨是否有偏斜,如有偏斜证明三叉神经运动支受损。⑤感觉功能的评估:检查时,可用探针轻划(测触感)与轻刺(测痛感)患侧的三叉神经各分布区的皮肤与黏膜,并与健侧相比较。如果痛觉丧失时,需再做温度觉检查,以试管盛冷热水试之。可用两支玻璃管分盛0～10 ℃的冷水和40～50 ℃温水交替地接触患者的皮肤,请其报出"冷"和"热"。

(2)胸部:无特殊。

(3)腹部:无特殊。

(4)四肢:无特殊。

3.心理-社会评估

(1)疾病知识:患者对疾病的性质、过程、防治及预后知识的了解程度。

(2)心理状况:了解疾病对其日常生活、学习和工作的影响,患者能否面对现实、适应角色转变,有无人格改变、反应迟钝、记忆力及计算力下降或丧失等精神症状。

(3)社会支持系统:了解家庭的组成、经济状况、文化教育背景;家属对患者的关心、支持及对患者所患疾病的认识程度;了解患者的工作单位或医疗保险机构所能承担的帮助和支持情况;患者出院后的继续就医条件,居住地的社区保健资源或继续康复治疗的可能性。

4.辅助检查结果的评估

(1)常规检查:一般无特殊,注意监测肝肾功能有无异常。

(2)头颅 CT:颅底三孔区的颅脑组织结构和骨质结构有无异常。

(3)MRI 综合成像:三叉神经和其周围血管的影像有无异常。

5.常用药物治疗效果的评估

(1)卡马西平。①用药剂量、时间、方法的评估与记录。②不良反应的评估:头晕、嗜睡、口干、恶心、消化不良等,多可消失。出现皮疹、共济失调、昏迷、肝功能受损、心绞痛、精神症状时需立即停药。③血液系统毒性反应的评估:本药最严重的不良反应,但较少见,可产生持续性白细胞减少、单纯血小板减少及再生障碍性贫血。

(2)苯妥英钠。①服用药物的具体情况:是否餐后服用,主要剂型、剂量与持续用药时间。②不良反应的评估:本品不良反应小,长期服药后常见眩晕、嗜睡、头晕、恶心、呕吐、厌食、失眠、便秘、皮疹等反应,亦可有变态反应。有时有牙龈增生(儿童多见,并用钙盐可减轻),偶有共济失调、白细胞减少、巨细胞贫血、神经性震颤;严重时有视力障碍及精神错乱、紫癜等。长期服用可引起骨质疏松,孕妇服用有可能致胎儿畸形。

(3)氯硝西泮。①服用药物的具体情况:是否按时服用,主要剂型、剂量与持续用药时间。②不良反应的评估:最常见的不良反应为嗜睡和步态不稳及行为紊乱,老年患者偶见短暂性精神错乱,停药后消失。偶有一过性头晕、全身瘙痒、复视等不良反应。对孕妇及闭角性青光眼患者禁用。对肝肾功能有一定的损害,故对肝肾功能不全者应慎用或禁用。

**（三）主要的护理诊断/问题**

1.疼痛

面颊、上下颌及舌疼痛：与三叉神经受损（发作性放电）有关。

2.焦虑

与疼痛反复、频繁发作有关。

**（四）护理措施**

1.避免发作诱因

由于本病为突然、反复发作的阵发性剧痛，患者非常痛苦，加之咀嚼、哈欠和讲话均可能诱发，患者常不敢洗脸、刷牙、进食和大声说话等，故表现为面色憔悴、精神抑郁和情绪低落，应指导患者保持心情愉快，生活有规律、合理休息、适度娱乐；选择清淡、无刺激的饮食，严重者可进食流质；帮助患者尽可能减少刺激因素，如保持周围环境安静、室内光线柔和，避免因周围环境刺激而产生焦虑情绪，以致诱发或加重疼痛。

2.疼痛护理

观察患者疼痛的部位、性质，了解疼痛的原因与诱因；与患者讨论减轻疼痛的方法与技巧，鼓励患者运用指导式想象、听轻音乐、阅读报纸杂志等分散注意力，以达到精神放松、减轻疼痛。

3.用药护理

指导患者遵医嘱正确服用止痛药，并告知药物可能出现的不良反应，如服用卡马西平应先行血常规检查以了解患者的基本情况，用药2个月内应2周检查血常规1次。如无异常情况，以后每3个月检查血常规1次。

4.就诊指标

出现头晕、嗜睡、口干、恶心、步态不稳、肝功能损害、皮疹和白细胞减少及时就医；患者不要随意更换药物或自行停药。

**（五）护理效果评价**

（1）患者疼痛程度得到有效控制，达到预定疼痛控制目标。

（2）患者能正确认识疼痛并主动参与疼痛治疗护理。

（3）患者不舒适被及时发现，并予以相应处理。

（4）患者掌握相关疾病知识，遵医行为好。

（5）患者对治疗效果满意。

# 二、面神经炎

**（一）疾病概述**

1.概念和特点

面神经炎是由茎乳孔内面神经非特异性炎症所致的周围性面瘫，又称为特发性面神经麻痹，或称贝尔麻痹，是一种最常见的面神经瘫痪疾病。

2.相关病理生理

其早期病理改变主要为神经水肿和脱髓鞘，严重者可出现轴突变性，以茎乳孔和面神经管内部分尤为显著。

3.病因与诱因

面神经炎的病因尚未完全阐明。受凉、感染、中耳炎、茎乳孔周围水肿及面神经在面神经管

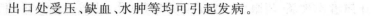

出口处受压、缺血、水肿等均可引起发病。

4.临床表现

(1)本病任何年龄、任何季节均可发病,男性比女性略多。一般为急性发病,常于数小时或1~3天内症状达到高峰。

(2)主要表现为一侧面部表情肌瘫痪,额纹消失,不能皱额蹙眉;眼裂闭合不能或闭合不完全;病侧鼻唇沟变浅,口角歪向健侧(露齿时更明显);吹口哨及鼓腮不能等。

(3)病初可有侧耳后麻痹或下颌角后疼痛。少数人可有茎乳孔附近及乳突压痛。面神经病变在中耳鼓室段者可出现说话时回响过度和病侧舌前2/3味觉缺失。影响膝状神经节者,除上述表现外,还出现病侧乳突部疼痛,耳郭与外耳道感觉减退,外耳道或鼓膜出现疱疹,称为Hunt综合征。

5.辅助检查

面神经传导检查对早期(起病5~7天)完全瘫痪者的预后判断是一项有用的检查方法,肌电测量术检查表现为病侧诱发的肌电动作电位M波波幅明显减低,如为对侧正常的30%或以上者,则可望在2月内完全恢复。如为10%~29%者则需要2~8月才能恢复,且有一定程度的并发症;如仅为10%以下者则需要6~12月才有可能恢复,并常伴有并发症(面肌痉挛等);如病后10天内出现失神经电位,恢复时间将延长。

6.治疗原则

改善局部血液循环,减轻面部神经水肿,促使功能恢复。治疗要点有以下几项。

(1)急性期应尽早使用糖皮质激素,可用泼尼松30 mg口服,1次/天,或地塞米松静脉滴注10 mg/d,疗程1周左右,并用大剂量维生素$B_1$、$B_{12}$肌内注射,还可以采用红外线照射或超短波透热疗法。若为带状疱疹引起者,可口服阿昔洛韦7~10天。眼裂不能闭合,可根据情况使用眼膏、眼罩,或缝合眼睑以保护角膜。

(2)恢复期可进行面肌的被动或主动运动训练,也可采用碘离子透入理疗、针灸、高压氧等治疗。

(3)2~3个月后,对自愈较差的高危患者可行面神经减压手术,以争取恢复的机会。发病后1年以上仍未恢复者,可考虑整容手术或面-舌下神经或面-副神经吻合术。

(二)护理评估

1.一般评估

(1)生命体征:一般无特殊。体温升高常见于感染。

(2)患者的主诉。①诱因:发病前有无受凉、感染、中耳炎。②发作症状:发作时有无侧耳后麻痹或下颌角后疼痛,一侧面部表情肌瘫痪,额纹消失,不能皱额蹙眉;眼裂闭合不能或闭合不完全;病侧鼻唇沟变浅,口角歪向健侧(露齿时更明显);不能吹口哨及鼓腮。③发病形式:是否急性发病,持续时间,症状的部位、范围、性质、严重程度等。④既往检查、治疗经过及效果,是否有遵医嘱治疗。目前情况包括使用药物的名称、剂量、用法和有无不良反应。

(3)其他:体重与身高、体位、皮肤黏膜、饮食状况及排便情况的评估和/或记录结果。口腔卫生评估:评估患者的口腔卫生清洁程度,患侧脸颊是否留有食物残渣。疼痛的评估:使用口诉言词评分法、数字等级评定量表、面部表情测量图对疼痛程度、疼痛控制及疼痛不良反应的评估。

2.身体评估

(1)头颈部。①外观评估:患侧额皱纹是否浅,眼裂是否增宽。鼻唇沟是否浅,口角是否低,口是否向健侧㖞斜。②运动评估:让患者作皱额、闭眼、吹哨、露齿、鼓气动作,比较两侧是否相等。③味觉评估:让患者伸舌,检查者以棉签或毛笔蘸少许试液(醋、盐、糖等),轻擦于舌之前部,如有味觉可以手指预定符号表示之,不能伸舌和讲话。先试可疑一侧再试健侧。每种味觉试验完毕时,需用温水漱口,一般舌尖对甜、咸味最敏感,舌后边对酸味最敏感。

(2)胸部:无特殊。

(3)腹部:无特殊。

(4)四肢:无特殊。

3.心理-社会评估

(1)了解患者对疾病知识特别是预后的了解。

(2)观察患者有无心理异常的表现,患者面部肌肉出现瘫痪,自身形象改变,容易导致其焦虑和急躁的情绪。

(3)了解其患者家庭经济状况,家属及社会支持程度。

4.辅助检查结果的评估

(1)常规检查:一般无特殊,注意监测体温、血常规有无异常。

(2)面神经传导检查:有无异常。

5.常用药物治疗效果的评估

糖皮质激素评估如下。

(1)服用药物的具体情况:是否餐后服用,主要剂型、剂量与持续用药时间。

(2)胃肠道反应评估:这是口服糖皮质激素最常见的不良反应,主要表现为上腹痛、恶心及呕吐等。

(3)出血评估:糖皮质激素可致诱发或加剧胃和十二指肠溃疡的发生,严重时引起出血甚至穿孔。患者服药期间,应定期检测血常规和异常出血的情况。

(4)体温变化及其相关感染灶的表现:皮质激素对机体免疫反应有多个环节的抑制作用,削弱机体的抵抗力。容易诱发各种感染的发生有关,尤其是上呼吸道、泌尿道、皮肤(含肛周)的感染。

(5)神经精神症状的评估:小剂量皮质激素可引起精神欣快感,而大剂量则出现兴奋、多语、烦躁不安、失眠、注意力不集中和易激动等精神症状,少数尚可出现幻觉、幻想谵妄、昏睡等症状,也有企图自杀者,这种精神失常可迅速恶化。

**(三)主要护理诊断/问题**

1.身体意象紊乱

与面神经麻痹所致口角㖞斜等有关。

2.疼痛

下颌角或乳突部疼痛与面神经病变累及膝状神经节有关。

**(四)护理措施**

1.心理护理

患者突然出现面部肌肉瘫痪,自身形象改变,害怕遇见熟人,不敢出现在公共场所。容易导致焦虑、急躁情绪。应观察有无心理异常的表现,鼓励患者表达对面部形象改变后的心理感受和对疾病预后担心的真实想法;告诉患者本病大多预后良好,并介绍治愈病例,指导克服焦躁情绪和害羞心理,正确对待疾病,积极配合治疗;同时护士在与患者谈话时应语言柔和、态度和蔼亲

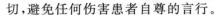

切,避免任何伤害患者自尊的言行。

2.休息与修饰指导

急性期注意休息,防风、防寒,尤其患侧耳后茎乳孔周围应予保护,预防诱发。外出时可戴口罩,系围巾,或使用其他改善自身形象的恰当修饰。

3.饮食护理

选择清淡饮食,避免粗糙、干硬、辛辣食物,有味觉障碍的患者应注意食物的冷热度,以防烫伤口腔黏膜;指导患者饭后及时漱口,清除口腔患侧滞留食物,保持口腔清洁,预防口腔感染。

4.预防眼部并发症

眼睑不能闭合或闭合不全者予以眼罩、眼镜遮挡及点眼药等保护,防止角膜炎、溃疡。

5.功能训练

指导患者尽早开始面肌的主动与被动运动。只要患侧面部能运动,就应进行面肌功能训练,可对着镜子做皱眉、举额、闭眼、露齿、鼓腮和吹口哨等运动,每天数次,每次 5～15 分钟,并辅以面肌按摩,以促进早日康复。

6.就诊指标

受凉、感染、中耳炎后出现一侧面部表情肌瘫痪,额纹消失,不能皱额蹙眉;眼裂闭合不能或闭合不完全;病侧鼻唇沟变浅,口角歪向健侧(露齿时更明显);不能吹口哨及鼓腮,以及侧耳后麻痹或下颌角后疼痛,及时就医。

**(五)护理效果评价**

(1)患者能够正确对待疾病,积极配合治疗。

(2)患者能够掌握相关疾病知识,做好外出的自我防护。

(3)患者口腔清洁舒适,无口腔异物、异味及口臭,无烫伤。

(4)患者无角膜炎、溃疡的发生。

(5)患者积极参与康复锻炼,坚持自我面肌功能训练。

(6)患者对治疗效果满意。

(楚梦苛)

# 第三节 脊 髓 疾 病

## 一、急性脊髓炎

**(一)疾病概述**

1.概念和特点

急性脊髓炎是非特异性炎症引起脊髓白质脱髓鞘病变或坏死所致的急性横贯性脊髓损害。也称为急性横贯性脊髓炎,以胸 3～5 节段受累最为常见,其次是颈段和腰段。主要表现为病变水平以下肢体瘫痪、各种感觉缺失和自主神经功能障碍。本病可发生于任何年龄,但以青壮年较常见。

2.病因与发病机制

过度疲劳和外伤、受寒可能为其发病诱因。发病前1~2周常有病毒感染(如EB病毒)、疱疹、流感、风疹、流行性腮腺炎、水痘等常为其前驱症状,人类免疫缺陷病毒感染也可伴脊髓炎。本病的可能发病机制为细胞介导的免疫反应、病毒直接侵犯脊髓及自身免疫性脉管炎。病理证实急性脊髓炎可累及脊髓的任何节段,以胸段最常见。

3.临床表现

(1)前驱症状:病前数天或1~2周常有上呼吸道感染、发热、腹泻等症状,或有疫苗接种史。伴或不伴有发热,少数患者可在数小时内发展为完全性横贯性脊髓损害。

(2)典型表现:起病急,多在数小时至2~3天内发展至高峰。首发症状多为双下肢麻木、无力,并可出现病变相应部位的背痛,病变节段有束带感,病损平面以下的运动障碍、感觉障碍和自主神经功能障碍。早期为双下肢弛缓性截瘫、肌张力降低、腱反射减弱或消失,感觉缺失,病理反射阴性,大小便潴留。病变节段以下的皮肤干燥、不出汗,颈段脊髓受损可出现霍纳综合征。常见并发症有压疮、泌尿道感染和坠积性肺炎。2~3周后随着脊髓休克期的恢复,瘫痪肢体出现腱反射、病理反射阳性,肌张力逐渐增高,肌力逐渐恢复,感觉恢复较慢。

(3)上升性脊髓炎是本病的一种特殊类型,是病变迅速上升并波及高位颈段脊髓甚至延髓的结果。起病急骤,感觉障碍平面常于1~2天内甚至数小时内上升至延髓,瘫痪也由下肢迅速波及上肢甚至延髓支配的肌群,出现吞咽困难,构音不清,呼吸肌瘫痪,常可引起死亡。

4.辅助检查

急性期周围血中白细胞增多;脑脊液中白细胞增多,蛋白含量明显增高。脊髓造影或磁共振成像有助于脊髓水肿和脊髓腔不完全梗阻的判断。早期行MRI检查是较为可靠手段之一,但其病变范围与临床不完全一致,可能是由于MRI对反应脊髓内水分改变非常敏感虽病变的边缘水分增多。

5.治疗原则

(1)本病无特效治疗,主要减轻脊髓损害、防治并发症、加强功能训练及促进功能恢复。

(2)治疗要点。①药物治疗:急性脊髓炎急性期药物治疗应以糖皮质激素为主,糖皮质激素具有抗炎、抗水肿及免疫抑制作用。选用抗生素控制感染。②功能训练:促进功能恢复,减少并发症。早期康复训练,被动运动及主动运动。

(二)护理评估

1.一般评估

(1)生命体征:患者因感染可引起体温升高和心率加快。疾病波及高段颈髓和延髓时,易致呼吸肌瘫痪,注意观察呼吸的频率和节律。延髓心血管中枢受影响时,患者心率和血压波动较大。

(2)患者主诉:发病前数天或1~2周有无发热、全身不适或上呼吸道感染症状、促发脊髓炎的主要原因及诱因等。询问其首发症状和典型表现,肌无力的部位,感觉障碍的部位和性质,大小便失禁/潴留等。

2.身体评估

(1)头颈部:评估患者的意识状态和面容、营养状态。面部表情是否淡漠、颜色是否正常,有无畸形、面肌抽动、眼睑水肿、眼球突出、眼球震颤、巩膜黄染、结膜充血。有无张口呼吸或鼻翼翕动,有无咳嗽无力。头颅大小、形状,注意有无头颅畸形。注意头颈部有无局部肿块或压痛;颈动脉搏动是否对称。有无头部活动受限、不自主活动及抬头无力。角膜反射、咽反射是否存在或消失，有无构音障碍或吞咽困难。脑膜刺激征是否阳性。

(2)胸部：患者胸廓、脊柱有无畸形，有无呼吸困难。肺部感染者，可触及语音震颤。心脏及肺部叩诊和听诊是否异常，注意两侧对比。皮肤干燥和多汗的部位。注意感觉障碍的部位、性质、范围、感觉变化的平面及双侧对称性等。

浅感觉。①痛觉：用针尖轻刺皮肤，确定痛觉减退、消失或过敏区域。检查时应掌握刺激强度，可从无痛觉区向正常区检查，自上而下，两侧对比。②温度觉：以盛有冷水(5～10 ℃)和热水(40～45 ℃)的两试管，分别接触患者皮肤，询问其感觉。③触觉：以棉花、棉签轻触患者皮肤，询问其感觉。

深感觉。①位置觉：嘱患者闭目，检查者用手指从两侧轻轻夹住患者的手指或足趾，作伸屈动作，询问其被夹手指/足趾的名称和活动的方向。②震动觉：将音叉震动后，放在患者的骨突起部的皮肤上，询问其有无震动、震动持续时间及对称情况。③实体感觉：嘱患者闭目，用手触摸分辨物体的大小、方圆、硬度。④两点分辨觉：以圆规的两个尖端，触及身体不同部位，测定患者分辨两点距离的能力。

(3)腹部：患者腹部和膀胱区外形和膀胱区是否正常，触诊有无局部压痛、反跳痛，双侧感觉是否存在、对称，记录感觉变化的部位。腹壁反射、提睾反射是否存在、对称。肠鸣音是否减弱或消失，大便是否失禁或秘结。小便是否失禁或潴留。留置尿管者，观察尿道口有无发红、脓性分泌物，尿液的性质。

(4)四肢：患者四肢外形有无畸形，判断四肢的肌力和肌张力。感觉障碍的部位和性质。四肢腱反射的强弱，是否存在病理反射等。

根据肌力的情况，一般均将肌力分为以下0～5级，共六个级别。

0级：完全瘫痪，测不到肌肉收缩。

1级：仅测到肌肉收缩，但不能产生动作。

2级：肢体能在床上平行移动，但不能抵抗自身重力，即不能抬离床面。

3级：肢体可以克服地心吸收力，能抬离床面，但不能抵抗阻力。

4级：肢体能做对抗外界阻力的运动，但不完全。

5级：肌力正常。

3.心理-社会评估

主要了解患者患病后的情绪反应，及其学习、工作与家庭生活等情况，家庭成员的支持程度，家庭经济能力和社会支持资源。

4.辅助检查结果评估

(1)实验室检查急性期血常规可见白细胞升高，脑脊液白细胞增多，蛋白含量明显增高。

(2)磁共振检查：MRI检查可在早期明确脊髓病变的性质、范围、程度，是确诊急性脊髓炎最可靠的措施。早期，脊髓病变段呈弥漫肿胀、增粗。病变脊髓和正常脊髓无明显界限。MRI增强检查多数病例无强化，少数可呈弥漫性、周边性或斑片状强化。后期，脊髓不再肿胀，少部分患者出现脊髓萎缩。

5.常用药物治疗效果的评估

严格按医嘱用药，严禁骤然停药，否则会加重病情。急性期大剂量应用糖皮质激素，注意观察患者症状是否改善及其不良反应。长期大量应用糖皮质激素还可引起物质代谢和水盐代谢紊乱,出现类肾上腺皮质功能亢进综合征,如水肿、低血钾、高血压、糖尿病、皮肤变薄、满月脸、水牛背、向心性肥胖、多毛、痤疮、肌无力和肌萎缩等症状,一般不需特殊治疗,停药后可自行消退。但肌无力恢复慢且不完全。低盐、低糖、高蛋白饮食及加用氯化钾等措施可减轻这些症状。骨质疏松及椎骨压迫性骨折是各种年龄患者应用糖皮质激素治疗中严重的并发症。

### (三)主要护理诊断/问题

(1)躯体移动障碍:与脊髓病变有关。

(2)低效性呼吸形态:与呼吸肌麻痹有关。

(3)尿潴留:与膀胱自主神经功能障碍有关。

(4)生活自理缺陷:与肢体瘫痪有关。

(5)潜在并发症:压疮、坠积性肺炎、泌尿道感染。

### (四)护理措施

**1.病情观察**

监测生命体征,应严密观察有无呼吸困难、心率加快、血压升高、体温升高,有无发绀、吞咽及言语障碍等。定期监测血生化指标。判断瘫痪和感觉平面有无上升,疾病有无进展。上升性脊髓炎:应迅速吸氧,准备气管插管、气管切开,呼吸机等抢救物品。

**2.一般护理**

(1)休息与活动:急性期特别是并发心肌炎时应卧床休息。如有呼吸肌麻痹应取平卧位,头偏向一侧。恢复期可适当活动,但避免过度劳累。

(2)吸氧:给予低流量吸氧。如出现呼吸无力、呼吸困难应及时通知医师,必要时给予气管插管或气管切开、呼吸机辅助呼吸。

(3)合理饮食:保证机体足够的营养,进食高蛋白、高热量、高维生素、易消化、含钾丰富(如橘子、香蕉等)的食物。吞咽困难进食呛咳者,应给予鼻饲,切勿勉强进食,以免引起吸入性肺炎及窒息。口腔护理1天2次,根据患者的情况选择合适的漱口液,可以自理的患者尽量鼓励患者自己洗漱。

**3.皮肤护理**

大小便失禁、腹泻、发热、出汗、自主神经功能紊乱等都会使皮肤处于潮湿环境中,易致失禁性皮炎的发生,同时也可增加发生压疮的风险,须加强皮肤护理。具体措施为:每次交接班时,检查全身皮肤,观察有无局部发红等情况,每天清洁皮肤,保持床单位平整、清洁、干燥;对排便异常的患者及时清理排泄物,保持会阴、肛门周围皮肤清洁、干燥;每1~2小时翻身1次,对骨隆突或受压部位,如脚踝、足跟、骶尾部等部位常检查,并加强营养;使用一些护理用品和用具,如给予垫气垫床、涂抹润肤霜或用敷料、海绵垫保护等。但任何方法都不能替代定时翻身。输液以健侧、上肢为原则,输液前认真观察准备输液肢体一侧的皮肤情况,输液后随时观察输液肢体局部及皮肤情况,以免液体外渗造成皮肤红肿;给予洗漱、浸泡时水温勿过热以免造成烫伤,冰袋降温时间长可引起冻伤;自主神经功能障碍可致无外因肢体局部水肿,应注意对皮肤的观察及保护。

**4.康复训练**

在脊髓受损初期,就应与康复师根据患者情况制订康复计划,康复的目的是保持各关节的正常功能位,每次翻身后将肢体位置摆放正确,做关节的被动或主动运动。给予日常生活活动训练,使患者能自行穿脱衣服、进食、盥洗、大小便、淋浴及开关门窗、电灯、水龙头等,增进患者的自我照顾能力。

5.排泄异常的护理

(1)尿失禁患者:护理人员要根据给患者输液或饮水的时间,给予排便用品,协助其排便,同时在患者小腹部加压,增加膀胱内压,锻炼恢复自主排尿功能。

(2)尿潴留患者:应给予留置导尿管,根据入量(输液、饮水)时间,适时、规律地夹闭、开放尿管,以维持膀胱充盈、收缩功能;同时在排放尿液时可采用一些方法刺激诱导膀胱收缩,如轻敲患者下腹部、听流水声和热敷膀胱区。对留置导尿管的患者:应每天清洗、消毒尿道口,观察尿液的色、量是否正常,是否有沉淀,尿道口有无分泌物;患者病情允许的情况下,尽早拔除尿管。

(3)大便秘结的患者:应保持适当的高纤维饮食与水分的摄取。餐后胃肠蠕动增强,当患者有便意感时,指导并协助患者增加腹压来引发排便。每天固定时间进行排便训练,养成排便规律。必要时肛门塞入开塞露,无效时可给予不保留灌肠。

(4)大便失禁的患者:选择易消化、吸收的高营养、低排泄的要素饮食,同时指导患者练习腹肌加压与肛门括约肌收缩,掌握进食后的排便时间规律,协助放置排便用品(便盆、尿垫);随时清洁排便后肛门周围皮肤。

6.心理护理

患者均为突然发病且伴有肢体瘫痪、排泄异常等,严重影响其正常生活,加之对疾病知识、治疗效果不了解容易产生恐惧感。本病病程较长,患者可出现不同程度的情绪低落,对治疗和康复缺乏信心,护理人员应及时向患者介绍疾病相关知识,动员和指导家人和朋友在各个方面关心、支持、帮助患者,减轻其思想负担,去除紧张情绪,鼓励患者表达自己的感受,倾听患者的诉说。帮助患者做肢体活动,给予精神上的鼓励及生活支持,树立战胜疾病的信心。

7.健康教育

(1)瘫痪肢体应早期作被动运动、按摩,以改善血液循环,促进瘫痪肢体的恢复。保持肢体的功能位置,预防足下垂及畸形。同时可配合物理治疗、针灸治疗。

(2)训练患者正确的咳嗽、咳痰方法,变换体位方法。

(3)提出治疗与护理的配合及要求包括休息与活动、饮食、类固醇皮质激素的应用及其注意事项。

(4)增加营养,增强体质,预防感冒。

(5)带尿管出院者,应指导留置尿管的护理及膀胱功能的训练。

(6)长期卧床者,应每2小时翻身、拍背1次,预防压疮及坠积性肺炎。

(7)就诊指标 出现生命体征改变、肢体感觉障碍、潜在并发症及时就诊。

(五)护理效果评估

(1)自觉症状逐渐好转,生活基本自理。

(2)大小便失禁逐渐控制。

(3)无泌尿道感染发生。

(4)皮肤完好,无压疮。

(5)大便秘结、小便潴留逐渐解除,大小便通畅。

## 二、脊髓压迫症

### (一)疾病概述

**1.概念和特点**

脊髓压迫症是一组椎管内占位性病变引起的脊髓受压综合征,随着病变进展出现脊髓半切和横贯性损害及椎管梗阻,脊神经根和血管可不同程度受累。

**2.病因**

脊髓是含水分丰富的柔软组织,对外来机械压力及缺血缺氧的耐受能力差,脊髓压迫症与机械压迫、血供障碍及占位病变直接浸润破坏有关。急性压迫型:多由急性硬膜外血肿、外伤后椎管内血肿、椎管内出血等引起,病变发展快,在较短时间内(1～3 天内)迅速压迫脊髓,使脊髓动脉血供减少,静脉回流受阻,受损区神经细胞、胶质细胞及神经轴突水肿、变性,若不能及时解除病因,可出现脊髓坏死。慢性压迫型:常由先天性脊柱畸形和椎管内良性肿瘤引起,病变发展速度较慢,可在一定的时间内不表现出相应的临床症状。发病后期出现失代偿症状,机械压迫表现为神经根脊髓半切或横贯性损害。

**3.临床表现**

(1)急性脊髓压迫症:发病及进展迅速,常于数小时至数天内脊髓功能完全丧失,多表现为脊髓横贯性损害,出现脊髓休克,病变以下呈弛缓性瘫,各种反射消失。

(2)慢性脊髓压迫症。病情缓慢进展,早期症状体征可不明显。可分为三期:①根痛期(神经根刺激期):出现神经根痛及脊膜刺激症状。晚间症状加重,白天减轻;咳嗽、排便和用力等加腹压动作可使疼痛加剧,改变体位也使症状减轻或加重。②脊髓部分受压期:表现布朗-塞卡综合征,同侧损害节段以下上运动神经元性瘫痪、腱反射亢进、病理征阳性,同侧深感觉障碍及病变对侧损害节段以下痛温觉减退或丧失,而触觉良好,病变侧损害节段以下血管舒缩功能障碍。③脊髓完全受压期:出现脊髓完全横贯性损害,表现的运动、感觉与自主神经功能障碍和急性脊髓炎一致。

**4.辅助检查**

(1)脑脊液检查:常规、生化检查及动力学变化对确定脊髓压迫症和程度很有价值。

(2)影像学检查:脊柱 X 线平片、CT 及 MRI、脊髓造影等也可以确定病变的节段、性质及压迫程度。

**5.治疗原则**

(1)早期诊断,及早手术,尽快去除病因。恶性肿瘤或转移瘤可酌情手术、放疗或化疗。

(2)急性脊髓压迫症需在 6 小时内减压,如硬脊膜外脓肿应紧急手术并给予足量抗生素,脊柱结核在根治术同时抗结核治疗。

(3)瘫痪肢体应积极进行康复治疗及功能训练,预防并发症。

### (二)护理评估

**1.一般评估**

(1)生命体征:患者因感染引起的体温升高和心率加快。疾病波及高段颈髓和延髓时,易致呼吸肌瘫痪,观察呼吸的频率和节律。延髓心血管中枢受影响时,患者心率和血压波动较大。

(2)患者主诉:了解发病前数天或 1～2 周有无发热、全身不适或上呼吸道感染症状、促发脊髓炎的主要原因及诱因等。询问其首发症状和典型表现,肌无力的部位,感觉障碍的部位和性质,大小便失禁/潴留,有无长期卧床并发症。

2.身体评估

(1)头颈部:评估患者的意识状态和面容,患者的营养状态。面部表情是否淡漠、颜色是否正常,有无畸形、面肌抽动、眼睑水肿、眼球突出、眼球震颤、巩膜黄染、结膜充血。有无张口呼吸或鼻翼翕动,有无咳嗽无力。头颅大小、形状,注意有无头颅畸形。注意头颈部有无局部肿块或压痛;颈动脉搏动是否对称。有无头部活动受限、不自主活动及抬头无力。角膜反射、咽反射是否存在或消失,有无构音障碍或吞咽困难。脑膜刺激征是否阳性。

(2)胸部:患者胸廓、脊柱有无畸形,有无呼吸困难。肺部感染者,可触及语音震颤。心脏及肺部叩诊和听诊是否异常,注意两侧对比。皮肤干燥和多汗的部位。感觉检查宜在环境安静、患者清醒配合的情况下进行,注意感觉障碍的部位、性质、范围、感觉变化的平面及双侧对称性等。

浅感觉。①痛觉:用针尖轻刺皮肤,确定痛觉减退、消失或过敏区域。检查时应掌握刺激强度,可从无痛觉区向正常区检查,自上而下,两侧对比。②温度觉:以盛有冷水(5~10 ℃)和热水(40~45 ℃)的两试管,分别接触患者皮肤,询问其感觉。③触觉:以棉花、棉签轻触患者皮肤,询问其感觉。

深感觉。①位置觉:嘱患者闭目,医者用手指从两侧轻轻夹住患者的手指或足趾,作伸屈动作,询问其被夹指、趾的名称和被扳动的方向。②震动觉:将音叉震动后,放在患者的骨突起部的皮肤上,询问其有无震动及震动持续时间。③实体感觉:嘱患者闭目,用手触摸分辨物体的大小、方圆、硬度。④两点分辨觉:以圆规的两个尖端,触及身体不同部位,测定患者分辨两点距离的能力。

(3)腹部:患者腹部和膀胱区外形和膀胱区是否正常,触诊有无局部压痛、反跳痛,双侧感觉是否存在,是否对称,记录感觉变化的部位。腹壁反射、提睾反射是否存在和对称。两便失禁是否引起压疮。留置尿道者,观察尿道口有无脓性分泌物,尿液的性质。叩诊膀胱区,判断有无尿潴留。肠鸣音是否减弱或消失。

(4)四肢:患者四肢外形,有无畸形,四肢肌力和肌张力。触诊患者的肌力和肌张力,肌张力增高或降低,肌张力异常的形式。感觉障碍的部位和性质,病理反射阳性。评估患者四肢腱反射的强弱。病理反射是否阳性。

根据肌力的情况,一般均将肌力分为以下 0~5 级,共 6 个级别。①0 级:完全瘫痪,测不到肌肉收缩。②1 级:仅测到肌肉收缩,但不能产生动作。③2 级:肢体能在床上平行移动,但不能抵抗自身重力,即不能抬离床面。④3 级:肢体可以克服地心吸收力,能抬离床面,但不能抵抗阻力。⑤4 级:肢体能做对抗外界阻力的运动,但不完全。⑥5 级:肌力正常。

3.心理-社会评估

主要了解患者患病后的情绪反应,及其学习、工作与家庭生活等情况,家庭成员的支持程度,家庭经济能力和社会支持资源。

4.辅助检查结果评估

(1)实验室检查急性期血常规可见白细胞升高,脑脊液白细胞增多,蛋白含量明显增高。

(2)磁共振检查:MRI 检查可在早期明确脊髓病变的性质、范围、程度。早期,脊髓病变段呈弥漫肿胀、增粗。后期,脊髓不再肿胀,少部分患者出现脊髓萎缩。

5.常用药物治疗效果的评估

严格按医嘱用药,严禁骤然停药,否则会引发病情加重。急性期大剂量应用糖皮质激素,注意观察患者症状是否改善及其不良反应。长期大量应用糖皮质激素可引起物质代谢和水盐代谢紊乱,出现类肾上腺皮质功能亢进综合征,如水肿、低血钾、高血压、糖尿病、皮肤变薄、满月脸、水牛背、向心性肥胖、多毛、痤疮、肌无力和肌萎缩等症状,一般不需格外治疗,停药后可自行消退。骨质疏松及椎骨压迫性骨折是各种年龄患者应用糖皮质激素治疗中严重的并发症。

**(三)主要护理诊断/问题**

(1)躯体移动障碍:与脊髓病变有关。

(2)低效性呼吸形态:与呼吸肌麻痹有关。

(3)尿潴留:与膀胱自主神经功能障碍有关。

(4)生活自理缺陷:与肢体瘫痪有关。

(5)潜在并发症:压疮、坠积性肺炎、尿路感染。

**(四)护理措施**

1.病情观察

监测生命体征,应严密观察有无呼吸困难、心率加快、血压升高、体温升高,有无发绀、吞咽及言语障碍等。定期监测血生化指标。判断瘫痪和感觉平面有无上升,疾病有无进展或加重。

2.一般护理

(1)休息与活动:急性期特别是并发有心肌炎时应卧床休息。如有呼吸肌麻痹应取平卧位,头偏向一侧。恢复期可适当活动与休息相结合,但避免过度劳累。

(2)吸氧:给予低流量吸氧。如出现呼吸无力、呼吸困难应及时通知医师,必要时给予气管插管或气管切开、呼吸机辅助呼吸。

3.合理饮食

保证机体足够的营养,进食高蛋白、高热量、高维生素、易消化、含钾丰富(如橘子、香蕉等)的食物。吞咽困难进食呛咳者,应给予鼻饲,切勿勉强进食,以免引起吸入性肺炎及窒息。口腔护理1天2次,根据患者的情况选择合适的漱口液,可以自理的患者尽量鼓励患者自己洗漱。

4.皮肤护理

大小便失禁、腹泻、发热、出汗、自主神经功能紊乱等都会使皮肤处于潮湿环境中,发生压疮的危险会增加,必须加强皮肤护理。对骨突或受压部位,如脚踝、足跟、骶尾部等部位常检查,加强营养;使用一些护理用品和用具,如给予气垫床、赛肤润、美皮康和海绵垫等;每2小时翻身、拍背1次。输液以健侧、上肢为原则,输液前认真观察准备输液肢体一侧的皮肤情况,输液后随时观察输液肢体局部及皮肤情况,以免液体外渗造成皮肤红肿;给予洗漱、浸泡时水温勿过热以免造成烫伤,冰袋降温时间勿过长引起冻伤。

5.康复训练

在脊髓受损初期,就应与康复师根据患者情况制订康复计划,保持各关节的正常功能位,每次翻身后将肢体位置摆放正确,做关节的被动或主动运动。给予日常生活活动训练,使患者能自行穿脱衣服、进食、盥洗、大小便、淋浴及开关门窗、电灯、水龙头等,增进患者的自我照顾能力。

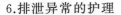

6.排泄异常的护理

(1)尿失禁患者:护理人员要根据给患者输液或饮水的时间,给予排便用品,协助其排便,同时在患者小腹部加压,增加膀胱内压,锻炼恢复自主排尿功能。

(2)尿潴留患者:应给予留置导尿管,根据入量(输液、饮水)时间,适时、规律地夹闭、开放尿管,以维持膀胱充盈、收缩功能;同时在排放尿液时可采用一些方法刺激诱导膀胱收缩,如轻敲患者下腹部、听流水声和热敷膀胱区。对留置导尿管的患者:应每天消毒尿道口,观察尿液的色、量是否正常,是否有沉淀,尿道口有无分泌物;当尿常规化验有感染时,可根据医嘱给予膀胱冲洗,再留取化验至正常,注意操作时保持无菌规范;患者病情允许的情况下,尽早拔除尿管。

(3)大便秘结的患者:应保持适当的高纤维饮食与水分的摄取。餐后胃肠蠕动增强,当患者有便意感时,指导并协助患者增加腹压来引发排便。每天固定时间进行排便训练,养成排便规律。必要时肛门塞入开塞露,无效时可给予不保留灌肠。

(4)大便失禁的患者:选择易消化、吸收的高营养、低排泄的要素饮食,同时指导患者练习腹肌加压与肛门括约肌收缩,掌握进食后的排便时间规律,协助放置排便用品(便盆、尿垫);随时清洁排便后肛门周围皮肤。

7.心理护理

患者均为突然发病且伴有肢体瘫痪、排泄异常等,严重影响其正常生活,加之对疾病知识、治疗效果不了解容易产生恐惧感。而且本病病程较长,患者可出现不同程度的情绪低落,对治疗和康复缺乏信心,护理人员应及时向患者介绍疾病相关知识,动员和指导家人和朋友在各个方面关心、支持、帮助患者,减轻其思想负担,去除紧张情绪,鼓励患者表达自己的感受,倾听患者的诉说。帮助患者做肢体活动,给予精神上的鼓励及生活支持,树立战胜疾病的信心。

8.健康教育

(1)瘫痪肢体应早期作被动运动、按摩,以改善血液循环,促进瘫痪肢体的恢复。保持肢体的功能位置,预防足下垂及畸形。同时可配合物理治疗、针灸治疗。

(2)训练患者正确的咳嗽、咳痰方法,变换体位方法。

(3)提出治疗与护理的配合及要求,包括休息与活动、饮食、类固醇皮质激素的应用及其注意事项。

(4)增加营养,增强体质,预防感冒。

(5)带尿管出院者,应指导留置尿管的护理及膀胱功能的训练。

(6)长期卧床者,应每2小时翻身、拍背1次,预防压疮及坠积性肺炎。

(7)出现生命体征改变、肢体感觉障碍、潜在并发症及时就诊。

(五)护理效果评估

(1)患者自觉症状(肌力增强、感觉障碍减退)逐渐好转,生活基本自理。

(2)患者大小便失禁,逐渐控制。

(3)患者无尿路感染。

(4)患者皮肤完好,无压疮。

(5)患者大小便潴留逐渐解除,大小便通畅。

(张　蓓)

# 第四节　帕　金　森　病

## 一、疾病概述

### (一)概念和特点

帕金森病又称震颤麻痹,是中老年常见的神经系统变性疾病,以静止性震颤、运动减少、肌强直和体位不稳为临床特征,主要病理改变是黑质多巴胺能神经元变性和路易小体形成。

### (二)相关病理生理

黑质多巴胺能神经元通过黑质-纹状体通路将多巴胺输送到纹状体,参与基底节的运动调节。由于帕金森病患者的黑质多巴胺能神经元显著变性丢失,黑质-纹状体多巴胺能通路变性,纹状体多巴胺递质浓度显著降低,出现临床症状时纹状体多巴胺浓度一般降低80%以上。多巴胺递质降低的程度与患者的症状严重程度相一致。

### (三)病因与发病机制

本病的病因未明,发病机制复杂。目前认为帕金森病非单因素引起,可能为多因素共同参与所致,可能与以下因素有关。

1.年龄老化

本病多见于中老年人,60岁以上人口的患病率高达1%,应用氟多巴显影的正电子发射断层扫描正电子发射体层成像也显示多巴胺能神经元功能随年龄增长而降低,并与黑质细胞的死亡数成正比。

2.环境因素

流行病学调查显示,长期接触杀虫剂、除草剂或某些工业化学品等可能是帕金森病发病的危险因素。

3.遗传因素

本病在一些家族中呈聚集现象,包括常染色体显性遗传或常染色体隐性遗传,细胞色素P4502D6型基因可能是帕金森病的易感基因之一。

高血压脑动脉硬化、脑炎、外伤、中毒、基底核附近肿瘤,以及吩噻嗪类药物等所产生的震颤、强直等症状,称为帕金森综合征。

### (四)临床表现

常为60岁以后发病,男性稍多,起病缓慢,进行性发展。首发症状多为震颤,其次为步行障碍、肌强直和运动迟缓。

1.静止性震颤

多从一侧上肢开始,呈现有规律的拇指对掌和手指屈曲的不自主震颤。类似"搓丸"样动作。具有静止时明显震颤,动作时减轻,入睡后消失等特征,故称为"静止性震颤";随病程进展,震颤可逐步涉及下颌、唇、面和四肢。少数患者无震颤,尤其是发病年龄在70岁以上者。

2.肌强直

多从一侧的上肢或下肢近端开始,逐渐蔓延至远端、对侧和全身的肌肉。肌强直与锥体束受

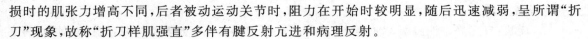

损时的肌张力增高不同,后者被动运动关节时,阻力在开始时较明显,随后迅速减弱,呈所谓"折刀"现象,故称"折刀样肌强直"多伴有腱反射亢进和病理反射。

3.运动迟缓

患者随意动作减少,减慢。多表现为开始的动作困难和缓慢,如行走时起动和终止均有困难。面肌强直使面部表情呆板,双眼凝视和瞬目动作减少,笑容出现和消失减慢,造成"面具脸"。手指精细动作很难完成,系裤带、鞋带等很难进行;有书写时字越写越小的倾向,称为"写字过小症"。

4.姿势步态异常

早期走路拖步,迈步时身体前倾,行走时步距缩短,颈肌、躯干肌强直而使患者站立时呈特殊屈曲体姿,行走时上肢协同摆动的联合动作减少或消失;晚期由坐位、卧位起立困难。迈步后碎步、往前冲,越走越快,不能立刻停步,称为"慌张步态"。

**(五)辅助检查**

(1)一般检查无异常。

(2)CT:头颅 CT 可显示脑部不同程度的脑萎缩表现。

(3)功能性脑影像:采用正电子发射体层成像或 SPECT 检查有辅助诊断价值。

(4)基因检测:DNA 印记技术、PCR、DNA 序列分析等,在少数家族性帕金森病患者中可能发现基因突变。

(5)生化检测:采用高效液相色谱可检测到脑脊液和尿中 HVA 含量降低。

**(六)治疗原则**

1.综合治疗

应采取综合治疗,包括药物治疗、手术治疗、康复治疗、心理治疗等,药物治疗是首选且主要的治疗手段。

2.用药原则

药物治疗应从小剂量开始,缓慢递增,以较小剂量达到较满意疗效。达到延缓疾病进展、控制症状,尽可能延长症状控制的年限,同时尽量减少药物的不良反应和并发症。

3.药物治疗

早期无须药物治疗,当疾病影响患者日常生活和工作能力时,适当的药物治疗可不同程度的减轻症状,并可因减少并发症而延长生命。以替代药物如复方左旋多巴、多巴受体激动剂等效果较好。

4.外科治疗

采用立体定向手术破坏丘脑腹外侧核后部可以控制对侧肢体震颤;破坏其前部则可制止对侧肌强直。采用 γ 刀治疗本病近期疗效较满意,远期疗效待观察。

5.康复治疗

进行肢体运动、语言、进食等训练和指导,可改善患者的生活质量,减少并发症。

6.干细胞治疗

干细胞治疗是正在探索中的一种较有前景的新疗法。

## 二、护理评估

**(一)一般评估**

1.生命体征

一般无特殊。

2.患者主诉

(1)症状:有无静止性震颤,类似"搓丸"样动作;折刀样肌强直及铅管样肌强直;面具脸;写字过小症及慌张步态。

(2)发病形式:何时发病,持续时间,症状的部位、范围、性质、严重程度等。

(3)既往检查、治疗经过及效果,是否有遵医嘱治疗。目前情况包括使用药物的名称、剂量、用法和有无不良反应。

3.相关记录

患者认知功能、日常生活能力、精神行为症状、年龄、性别、体重、体位、饮食、睡眠、皮肤、出入量、跌倒风险评估、吞咽功能障碍评定等记录结果。

(二)身体评估

1.头颈部

患者意识是否清楚,睁眼运动是否正常。两侧瞳孔是否等大、等圆、瞳孔对光反射是否灵敏;角膜反射是否正常。头颅大小、形状,注意有无头颅畸形。面部表情是否淡漠、颜色是否正常,有无畸形、面肌抽动、眼睑水肿、眼球突出、眼球震颤、巩膜黄染、结膜充血,额纹及鼻唇沟是否对称或变浅、鼓腮、示齿动作能否完成,伸舌是否居中,舌肌有无萎缩。有无吞咽困难、饮水呛咳,有无声音嘶哑或其他语言障碍。咽反射是否存在或消失。有无头部活动受限、不自主活动及抬头无力;颈动脉搏动是否对称。颈椎、脊柱、肌肉有无压痛。颈动脉听诊是否闻及血管杂音。

2.胸部

无特殊。

3.腹部

无特殊。

4.四肢

四肢有无震颤、肌阵挛等不自主运动,患者站立和行走时步态是否正常。肱二、肱三头肌反射,桡反射、膝腱反射、跟腱反射是否阳性。

(三)心理-社会评估

1.疾病知识

患者对疾病的性质、过程、防治及预后知识的了解程度。

2.心理状况

了解疾病对其日常生活、学习和工作的影响,患者能否面对现实、适应角色转变,有无人格改变、反应迟钝、记忆力及计算力下降或丧失等精神症状。

3.社会支持系统

了解家庭的组成、经济状况、文化教育背景;家属对患者的关心、支持及对患者所患疾病的认识程度;了解患者的工作单位或医疗保险机构所能承担的帮助和支持情况;患者出院后的继续就医条件、居住地的社区保健资源或继续康复治疗的可能性。评估患者居住的环境舒适程度及其安全性;评估患者的决策能力,决定患者是否需要代理人;评估服药情况和护理评测需求,是否需要制订临终护理计划;确认患者的主要照料者,并对照料者的心理和生理健康也予以评价。

(四)辅助检查结果的评估

(1)常规检查:一般无特殊。

（2）头颅 CT:脑部有无脑萎缩表现。

（3）功能性脑影像、基因检测、生化检测有无异常。

**（五）常用药物治疗效果的评估**

1.应用抗胆碱能药物评估

（1）用药剂量、时间、方法的评估与记录

（2）不良反应的评估:观察并询问患者有无头晕、视力模糊、口干、便秘、尿潴留、情绪不安、抽搐症状。

（3）精神症状的评估:有无出现幻觉等。

2.应用金刚烷胺药物评估

（1）用药剂量、时间、方法的评估与记录。

（2）不良反应的评估:有无神志模糊、下肢网状青斑、踝部水肿。

（3）精神症状的评估:有无出现幻觉等。

3.应用左旋多巴制剂评估

（1）用药剂量、时间、方法的评估与记录。

（2）有无"开、关"现象、异动症及剂末现象。

（3）有无胃肠道症状:初期可出现胃肠不适,表现为恶心、呕吐等。

## 三、主要护理诊断/问题

**（一）躯体活动障碍**

与黑质病变、锥体外系功能障碍所致震颤、肌强直、体位不稳、随意运动异常有关。

**（二）长期自尊低下**

与震颤、流涎、面肌强直等身体形象改变和言语障碍、生活依赖他人有关。

**（三）知识缺乏**

缺乏本病相关知识与药物治疗知识。

**（四）营养失调**

低于机体需要量 与吞咽困难、饮食减少和肌强直、震颤所致机体消耗量增加等有关。

**（五）便秘**

与消化功能障碍或活动量减少等有关。

**（六）语言沟通障碍**

与咽喉部、面部肌肉强直,运动减少、减慢有关。

**（七）无能性家庭应对**

与疾病进行性加重,患者长期需要照顾、经济或人力困难有关。

**（八）潜在并发症**

外伤、压疮、感染。

## 四、护理措施

**（一）生活护理**

加强巡视,主动了解患者的需要,既要指导和鼓励患者自我护理,做自己力所能及的事情,又要协助患者洗漱、进食、淋浴、大小便料理和做好安全防护,增进患者的舒适,预防并发症。主要是个人卫生、皮肤护理、提供生活方便、采取有效沟通方式、保持大小便通畅。

**（二）运动护理**

告知患者运动锻炼的目的在于防止和推迟关节强直与肢体挛缩；与患者和家属共同制订切实可行的具体锻炼计划。

1.疾病早期

应指导患者维持和增加业余爱好，鼓励患者尽量参加有益的社交活动，坚持适当运动锻炼，注意保持身体和各关节的活动强度与最大活动范围。

2.疾病中期

告诉患者知难而退或简单的家人包办只会加速其功能衰退。平时注意做力所能及的家务，尽量做到自己的事情自己做。起步困难和步行时突然僵住不能动时，应思想放松，尽量跨大步伐；向前走时脚要抬高，双臂要摆动，目视前方，不要目视地面；转弯时，不要碎步移动，否则易失去平衡；护士或家人在协助患者行走时，不要强行拉着走；当患者感到脚粘在地上时，可告诉患者先向后退一步，再往前走，这样会比直接向前容易得多。

3.疾病晚期

应帮助患者采取舒适体位，被动活动关节，按摩四肢肌肉，注意动作轻柔，勿造成患者疼痛和骨折。

**（三）安全护理**

（1）对于上肢震颤未能控制、日常生活动作笨拙的患者，应谨防烧伤、烫伤等。为端碗持筷困难者准备带有大把手的餐具，选用不易打碎的不锈钢饭碗、水杯和汤勺，避免玻璃和陶瓷制品等。

（2）对有幻觉、错觉、欣快、抑郁、精神错乱、意识模糊或智力障碍的患者应特别强调专人陪护。护士应该认真查对患者是否按时服药，有无错服或误服，药物代为保管，每次送服到口；严格交接班制度，禁止患者自行使用锐利器械和危险品；智力障碍患者应安置在有严密监控区域，避免自伤、坠床、坠楼、走失、伤人等意外发生。

**（四）心理护理**

护士应细心观察患者的心理反应，鼓励患者表达并注意倾听他们的心理感受，与患者讨论身体健康状况改变所造成的影响、不利于应对的因素，及时给予正确的信息和引导，使其能够接受和适应自己目前的状态并能设法改善。鼓励患者尽量维持过去的兴趣与爱好，多与他人交往；指导家属关心体贴患者，为患者创造好的亲情氛围，减轻他们心理压力。告诉患者本病病程长、进展缓慢、治疗周期长，而疗效的好坏常与患者精神情绪有关，鼓励他们保持良好心态。

**（五）用药指导**

告知患者本病需要长期或终身服药治疗，让患者了解常用的药物种类、用法、服药注意事项、疗效及不良反应的观察和处理。告诉患者长期服药过程中可能会突然出现某些症状加重或疗效减退，让患者了解用药过程可能出现的"开-关现象""剂末现象"及应对方法。

**（六）饮食指导**

告知患者及家属导致营养低下的原因、饮食治疗的原则与目的，指导合理选择饮食和正确进食。给予高热量、高维生素、高纤维素、低盐、低脂适量优质蛋白的易消化饮食，并根据病情变化及时调整和补充各种营养素，戒烟、酒。

## （七）健康教育

（1）对于被迫退休或失去工作的患者，应指导或协助其培养新的嗜好。

（2）教会家属协助患者计划每天的益智活动及参与社会交往。

（3）就诊指标：症状加重或者出现精神症状及时就诊。

## 五、护理效果评价

（1）患者能够接受和适应目前的状态并能设法改善。

（2）患者积极参与康复锻炼，尽量能够坚持自我护理。

（3）患者坚持按时服药，无错服、误服及漏服。

（4）患者未发生跌倒或跌倒次数减少。

（5）患者及家属合理选择饮食和正确进食；进食水时不发生呛咳。

（6）患者大便能维持正常。

（7）患者及家属的焦虑症状减轻。

（杜亚娟）

# 第五节 癫　痫

## 一、疾病概述

### （一）概念和特点

癫痫是由不同病因导致脑部神经元高度同步化异常放电所引起的，以短暂性中枢神经系统功能失常为特征的慢性脑部疾病。是发作性意识丧失的常见原因。因异常放电神经元的位置和异常放电波及的范围不同，患者可表现为感觉、运动、意识、精神、行为、自主神经功能障碍。每次发作或每种发作的过程称为痫性发作。

癫痫是一种常见病，流行病学调查显示其发病率为 5‰～7‰，全国有 650 万～910 万患者。癫痫可见于各个年龄组，青少年和老年是癫痫发病的两个高峰年龄段。

### （二）相关病理生理

癫痫的病理改变呈现多样化，我们通常将癫痫病理改变分为两类，即引起癫痫发作的病理改变和癫痫发作引起的病理改变，这对于明确癫痫的致病机制及寻求外科手术治疗具有十分重要的意义。

海马硬化肉眼可见海马萎缩、坚硬，组织学表现为双侧海马硬化病变多呈现不对称性，往往发病一侧有明显的海马硬化表现，而另一侧海马仅有轻度的神经元脱失。镜下典型表现是神经元脱失和胶质细胞增生，且神经元的脱失在癫痫易损区更为明显。

### （三）发病机制

神经系统具有复杂的调节兴奋和抑制的机制，通过反馈活动，使任何一组神经元的放电频率不会过高，也不会无限制地影响其他部位，以维持神经细胞膜电位的稳定。无论是何种原因引起的癫痫，其电生理改变是一致的，即发作时大脑神经元出现异常的、过度的同步性放电。其原因为兴奋过程的过盛、抑制过程的衰减和/或神经膜本身的变化。脑内最重要的兴奋性递质为谷氨酸和天门冬氨酸,其作用是使钠离子和钙离子进入神经元,发作前,病灶中这两种递质显著增加。不同类型癫痫的发作机制可能与异常放电的传播有关:异常放电被局限于某一脑区,表现为局灶性发作;异常放电波及双侧脑部,则出现全面性癫痫;异常放电在边缘系统扩散,引起复杂部分性发作,异常放电传至丘脑神经元被抑制,则出现失神发作。

### (四)病因与诱因

癫痫病根据其发病原因的不同通常分原发性(也称特发性)癫痫、继发性(也称症状性)癫痫及隐源性癫痫。

原发性癫痫病指病因不清楚的癫痫,目前临床上倾向于由基因突变和某些先天因素所致,有明显遗传倾向。继发性癫痫病是由多种脑部器质性病变或代谢障碍所致,这种癫痫病比较常见。

影响癫痫诱因评估如下。

1.年龄

特发性癫痫与年龄密切相关。婴儿痉挛症在1岁内起病,6～7岁为儿童失神发作的发病高峰期,肌阵挛发作在青春期前后起病。

2.遗传因素

在特发性和症状性癫痫的近亲中,癫痫的患病率分别为1％～6％和1.5％,高于普通人群。

3.睡眠

癫痫发作与睡眠-觉醒周期关系密切,全面强直-阵挛发作常发生于晨醒后,婴儿痉挛症多于醒后和睡前发作。

4.环境因素

睡眠不足、疲劳、饥饿、便秘、饮酒、情绪激动等均可诱发癫痫发作,内分泌失调、电解质紊乱和代谢异常均可影响神经元放电阈值而导致癫痫发作。

### (五)临床表现

1.特征

癫痫的临床发作有两个主要特征。

(1)共性:所有癫痫发作都有的共同特征,包括发作性、短暂性、重复性、刻板性。

(2)个性:不同类型癫痫所具有的特征,如全身强直-阵挛性发作的特征是意识丧失、全身强直性收缩后有阵挛的序列活动;失神发作的特征是突然发生、迅速终止的意识丧失;自动症的特征是伴有意识障碍的,看似有目的,实际无目的的行动,发作后遗忘是自动症的重要特征。

2.临床表现

评估癫痫的临床表现时,需了解癫痫整个发作过程如发作方式、发病频率、发作持续时间,包括当时环境,发作时姿态,面色、声音、有无阵挛性抽搐和喷沫,有无自主神经症状、自动症或行为、精神失常及发作持续时间等。

癫痫每次发作及每种发作的短暂过程称为痫性发作。依据发作时的临床表现和脑电图特征可将痫性发作分为不同临床类型(表5-1)。

表 5-1 国际抗癫痫联盟(ILAE,1981)癫痫发作分类

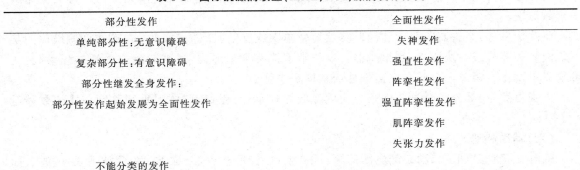

| 部分性发作 | 全面性发作 |
|---|---|
| 单纯部分性:无意识障碍 | 失神发作 |
| 复杂部分性:有意识障碍 | 强直性发作 |
| 部分性继发全身发作: | 阵挛性发作 |
| 部分性发作起始发展为全面性发作 | 强直阵挛性发作 |
| | 肌阵挛发作 |
| | 失张力发作 |
| 不能分类的发作 | |

(1)部分性发作:部分性发作包括单纯部分性发作、复杂部分性发作、部分性继发全身性发作3类。

单纯部分性发作:除具有癫痫的共性外,发作时意识始终存在,发作后能复述发作的生动细节是单纯部分性发作的主要特征。主要发作形式如下。①运动性发作:身体某一局部发生不自主抽动,多见于一侧眼睑、口角、手指或足趾也可波及一侧面部肢体。②感觉性发作:一侧肢体麻木感和针刺感,多发生于口角、手指、足趾等部位,特殊感觉性发作可表现为视觉性(闪光、黑蒙)、听觉性、嗅觉性和味觉性发作。③自主神经性发作:全身潮红、多汗、呕吐、腹痛、面色苍白、瞳孔散大等。④精神性发作:各种类型的记忆障碍(似曾相识、强迫思维)、情感障碍(无名恐惧、忧郁、愤怒等)、错觉(视物变形、声音变强或变弱)、复杂幻觉等。

复杂部分性发作:占成人癫痫发作的 50%以上,有意识障碍,发作时对外界刺激无反应,以精神症状及自动症为特征,病灶多在颞叶,故又称颞叶癫痫。主要发作形式如下。①自动症:指在癫痫发作过程中或发作后意识模糊状态下出现的具有一定协调性和适应性的无意识活动。自动症均在意识障碍的基础上发生,表现为反复咀嚼、舔唇、或反复搓手、不断穿衣、解衣扣,也可表现为游走、奔跑、乘车上船,还可以出现自言自语、唱歌、或机械重复原来的动作。②仅有意识障碍。③先有单纯部分性发作,继之出现意识障碍。④先有单纯部分性发作,后出现自动症。

部分性继发全身性发作:先出现部分性发作,随之出现全身性发作。

(2)全面性发作:最初的症状学和脑电图提示发作起源于双侧脑部者,这种类型的发作多在发作初期就有意识丧失。

强直-阵挛发作:意识丧失和全身抽搐为特征,表现全身骨骼肌持续性收缩,四肢强烈伸直,眼球上翻,呼吸暂停,喉部痉挛,发出叫声,牙关紧闭,意识丧失。持续 10~20 秒后出现细微的震颤,继而出现连续、短促、猛烈的全身屈曲性痉挛,阵挛的频率达到高峰后逐渐减慢至停止,一般持续 30 秒左右。阵挛停止后有 5~8 秒的肌肉弛缓期,呼吸先恢复,心率、血压、瞳孔等恢复正常,可发现大小便失禁,5~10 分钟意识才完全恢复。

强直性发作:表现为与强直-阵挛性发作中强直期的表现,常伴有明显的自主神经症状如面色苍白等。

阵挛性发作:类似全身强直-阵挛性发作中阵挛期的表现。

失神发作:儿童期起病,青春期前停止发作。发作时患者意识短暂丧失,停止正在进行的活动,呼之不应,两眼凝视不动,可伴咀嚼、吞咽等简单的不自主动作,或伴失张力如手中持物坠落

等。发作过程持续 5~10 秒,清醒后无明显不适,继续原来的活动,对发作无记忆。每天发作数次至数百次不等。

肌阵挛发作:系头、颈、躯干和四肢突然短暂单次或反复肌肉抽动,累及一侧或两侧肢体的某一肌肉的一部分或整块肌肉,甚至肌群。发作常不伴有意识障碍,睡眠初醒或入睡过程易犯,还可呈成串发作。累及全身时常突然倒地或从椅子中弹出。

失张力发作:部分或全身肌肉张力突然降低导致垂颈、张口、肢体下垂和跌倒。持续数秒至1 分钟。

### (六)辅助检查

脑电图、脑电地形图、动态脑电图监测:可见明确病理波、棘波、尖波、棘-慢波或尖-慢波。如为继发性癫痫应进一步行头颅 CT、头颅 MRI、MR 血管成像、数字减影血管造影、正电子发射体层成像等检查评估,发现相应的病灶。

脑电生理检查是诊断癫痫的首选检查,脑电图检查是将脑细胞微弱的电活动放大 106 倍而记录下来,癫痫波常为高波幅的尖波、棘波、尖慢波或棘慢综合波。

应用视频脑电图系统可进行较长时间的脑电图记录和患者的临床状态记录,使医师能直接观察到脑电图上棘波发放的情况及患者临床发作的情况,可记录到多次睡眠脑电图检查,尤其是在浅睡状态下发现异常波较清醒状态可提高 80%,为癫痫的诊断、致痫灶的定位及癫痫的分型提供可靠的依据。

影像学检查是癫痫定位诊断的最佳手段。CT 和 MRI 检查可以了解脑组织形态结构的变化,进而作出病变部位和性质的诊断。

### (七)治疗原则

药物治疗为主,达到控制发作或最大限度地减少发作次数;没有或只有轻微的不良反应;尽可能不影响患者的生活质量。

1.病因治疗

有明确病因者首先进行病因治疗,如手术切除颅内肿瘤、药物治疗寄生虫感染、纠正低血糖、低血钙等。

2.发作时治疗

立即让患者就地平卧;保持呼吸道通畅,吸氧;防止外伤及其他并发症;应用地西泮或苯妥英钠预防再次发生。

3.发作间歇期治疗

服用抗癫痫药物。

## 二、护理评估

### (一)一般评估

1.生命体征

癫痫发作时心率增快,血压升高。由于患者意识障碍,牙关紧闭,呼吸道分泌物增多等因素影响,很可能导致呼吸减慢甚至暂停,引起缺氧。

2.患者主诉

患者主诉包括以下几点。①诱因:发病前有无疲劳、饥饿、便秘、经期、饮酒、感情冲动、一过性代谢紊乱和变态反应等因素影响;过去是否患者什么重要疾病,如颅脑外伤、脑炎、脑膜炎、心脏疾病;家族成员是否有癫痫患者或与之相关疾病者。②发作症状:发作时有无意识障碍、时间和地点的定向障碍、记忆丧失,身体或局部的不自主抽动程度及持续时间。③发病形式:发作的频率,持续时间及复发的时间,症状的部位、范围、性质、严重程度等。④既往检查、治疗经过及效果,是否有遵医嘱治疗。目前情况包括使用药物的名称、剂量、用法和有无不良反应。

3.相关记录

患者年龄、性别、体重、体位、饮食、睡眠、皮肤、出入量、NIHSS 评分、GCS 评分、Norton 评分、吞咽功能障碍评定、癫痫发作评估表等记录结果。

**(二)身体评估**

1.头颈部

患者意识是否清楚,是否存在感觉异常和幻觉现象。眼睑是否抬起,眼球是否上窜或向一侧偏转,两侧瞳孔是否散大、瞳孔对光反射是否消失;角膜反射是否正常。面部表情是否淡漠、颜色是否发绀,有无面肌抽动。有无牙关紧闭,口舌咬伤,吞咽困难、饮水呛咳,有无声音嘶哑或其他语言障碍。咽反射是否存在或消失。

2.胸部

肺部听诊是否异常,防止舌后缀或口鼻分泌物阻塞呼吸道。

3.腹部

患者有无腹胀,有无大、小便失禁,并观察大小便的颜色、量和性质,听诊肠鸣音有无减弱。

4.四肢

四肢有无震颤、抽搐、肌阵挛等不自主运动或瘫痪,四肢有无外伤等。四肢肌力及肌张力,痛刺激有无反应。抽搐后肢体有无脱臼。

**(三)心理-社会评估**

癫痫是一种慢性疾病,且顽固性癫痫长期反复发作,严重影响日常工作学习,降低生活质量,加之担心随时可能发作,患者不但忍受着躯体的痛苦,还受着家庭的歧视、社会的偏见,而这一切深深地影响患者的身心健康,患者有时会感到恐惧、焦虑、紧张、情绪不稳等,因此对癫痫患者进行社会心理评估,进行思想上的疏导,使其生活在一个良好的生活环境里,从而保持愉快的心情、良好的情绪以积极的态度面对疾病。

目前癫痫患者社会心理评估主要包括语言能力测试、记忆能力测试、智力水平测试,以及生活质量评估。

**(四)用药评估**

癫痫患者用药评估包含以下几个方面:用药依从性(包括漏服情况和按时用药情况)、对药品知识的知晓程度、患者用药的合理性(包括平均用药品种数和按等间隔用药情况)、癫痫症状的控制情况,以治疗前 3 个月内患者的各种发作类型发作频度记录为基线,与治疗后 6 个月的发作频度进行比较,以发作频度减少 50% 为有效标准、患者用药的安全性(包括出现药品不良反应和血药浓度监测)情况、患者的复诊率及对用药教育的满意度。

## 三、主要护理诊断/问题

**(一)有窒息的危险**

与癫痫发作时意识丧失、喉痉挛、口腔和气道分泌物增多有关。

## （二）有受伤的危险

与癫痫发作时意识突然丧失，判断力失常有关。

## （三）知识缺乏

缺乏长期、正确服药的知识。

## （四）气体交换受损

与癫痫持续状态、喉头痉挛所致呼吸困难或肺部感染有关。

## （五）潜在并发症

脑水肿、酸中毒、水电解质紊乱。

# 四、护理措施

## （一）保持呼吸道通畅

置患者于头低侧卧位或平卧位头偏向一侧；松开领带和衣扣，解开腰带；取下活动性义齿，及时清除口腔和鼻腔分泌物；立即放置压舌板，必要时用舌钳将舌拖出，防止舌后坠阻塞呼吸道；癫痫持续状态者插胃管鼻饲，防止误吸，必要时备好床旁吸引器和气管切开包。

## （二）病情观察

密切观察生命体征及意识、瞳孔变化，注意发作过程中有无心率增快、血压升高、呼吸减慢或暂停、瞳孔散大、牙关紧闭、大小便失禁等；观察并记录发作的类型、发作频率与发作持续时间；观察发作停止后患者意识完全恢复的时间，有无头痛、疲乏及行为异常。

## （三）发作期安全护理

告知患者有前驱症状时立即平卧；活动状态时发作，陪伴者应立即将患者缓慢置于平卧位，防止外伤，切忌用力按压患者抽搐肢体，以防骨折和脱臼；将压舌板或筷子、纱布、手绢、小布卷等置于患者口腔一侧上下臼齿之间，防止舌、口唇和颊部咬伤；用棉垫或软垫对跌倒时易擦伤的关节加以保护；癫痫持续状态、极度躁动或发作停止后意识恢复过程中有短时躁动的患者，应由专人守护，加保护性床栏，必要时用约束带适当约束。遵医嘱立即缓慢静脉注射地西泮，快速静脉滴注甘露醇，注意观察用药效果和有无出现呼吸抑制，肾脏损害等不良反应。

## （四）发作间期安全护理

给患者创造安全、安静的休息环境，保持室内光线柔和，无刺激；床两侧均安装带床栏套的床栏；床旁桌上不放置热水瓶，玻璃杯等危险物品。对于有癫痫发作病史并有外伤病史的患者，在病室内显著位置放置"谨防跌倒，小心舌咬伤"的警示牌，随时提醒患者、家属及医护人员做好防止发生意外的准备。

## （五）心理护理

对癫痫患者心理问题疏导应从其原因入手，建立良好的沟通技巧，通过鼓励、疏导的方式解除其精神负担，进行情感交流，提高自尊和自信，以积极配合治疗。同时消除患者家属的偏见和歧视，使患者得到家庭的支持，以提高治疗效果。

## （六）健康教育

1.服药指导

讲解按医嘱规范用药的重要意义，特别强调按期限、按时间、按用量服药对病情控制的重要性，擅自停、换药物和私自减量对机体的危害，强化患者或家属重视疾病及服药，积极配合治疗，如有漏服，一般在下一次服药时补上。定期检测血药浓度，并调整药物剂量。

### 2.生活指导

对患者和家属进行癫痫知识的宣教,如疾病的病因、发病机制、症状、治疗等,宣教中与患者建立良好的护患关系,进行全程健康教育、个体化教育。癫痫患者生活中要注意生活规律、注意休息、保持充足的睡眠、适当运动、增强机体抵抗力,避免剧烈运动,尽量避免疲劳和减少参加一些带电磁辐射的娱乐活动。不宜从事高空、水上作业、驾驶等带有危险性的工作。饮食宜清淡,不吃辛辣刺激性食物和兴奋性食品如可乐、浓茶等,戒烟酒,保持大便通畅。告知患者外出时随身携带写有姓名、年龄、所患疾病、住址、家人联系方式的信息卡。在病情未得到良好控制时,室外活动或外出就诊时应有家属陪伴,佩戴安全帽。特发性癫痫且有家族史的女患者,婚后不宜生育,双方均有癫痫,或一方有癫痫,另一方有家族史者不宜结婚。

### 3.就诊指标

患者出现意识障碍,精神障碍,某一局部如眼睑、口唇、面部甚至四肢肌肉不自主抽动,口吐白沫等症状时应立即就诊;服药期间应定期复诊,查血常规、肝功能和血药浓度,监控药物疗效及不良反应,调整用药。

## 五、护理效果评估

(1)患者呼吸道通畅,无窒息发生。

(2)患者无跌倒、无损伤发生。

(3)患者癫痫控制良好,且无药物不良反应发生。

(杜亚娟)

# 第六节　重症肌无力

## 一、疾病概述

### (一)概念和特点

重症肌无力由乙酰胆碱受体抗体介导的、细胞免疫依赖的及补体参与的一种神经-肌肉接头处传递障碍的自身免疫性疾病。任何年龄均可发病,40岁前女性患病率可为男性的2~3倍,中年以上发病者,则以男性为多。

### (二)病因与发病机制

其发病原因包括自身免疫、被动免疫(暂时性新生儿重症肌无力)、遗传性(先天性肌无力综合征)及药源性(D-青霉胺等)因素。多数患者伴有胸腺增生或胸腺肿瘤;感染、精神创伤、过度劳累、妊娠、分娩可诱发或加重病情。临床发现,某些环境因素如环境污染造成免疫力下降,过度劳累造成免疫功能紊乱,病毒感染或使用氨基糖苷类抗生素或D-青霉胺等药物诱发某些基因缺陷等。重症肌无力易患基因及基因多态性的原因非常复杂,不仅与主要组织相容性抗原复合物基因有关,而且与非相容性抗原复合物基因,如T细胞受体、免疫球蛋白、细胞因子、凋亡等基因有关。

### (三)临床表现

**1.临床特征**

某些特定的骨骼肌群表现出具有波动性和易疲劳性的肌无力症状,晨轻暮重,持续活动后加重,休息后可缓解。眼外肌无力所致非对称性上睑下垂和双眼复视是重症肌无力最为常见的首发症状,还可出现交替性或双侧上睑下垂、眼球活动障碍,通常瞳孔大小正常。面肌无力可致鼓腮漏气、眼睑闭合不全、鼻唇沟变浅、苦笑或面具样面容。咀嚼肌无力可致咀嚼困难。咽喉肌无力可致构音障碍、吞咽困难、鼻音、饮水呛咳及声音嘶哑。颈部肌肉无力可致抬头困难。肢体各组肌群均可出现肌无力症状,以近端为著。呼吸肌无力可致呼吸困难、发绀。

**2.重症肌无力危象**

重症肌无力危象是指重症肌无力患者急骤发生延髓肌和呼吸肌严重无力以至于不能排出分泌物和维持足够的通换气功能的情况,若不及时有效抢救,常可危及生命。其诱因和加重因素:除免疫力下降是其发病的内因,感染为重症肌无力危象发生最重要的诱因,劳累过度、激素不合理应用、胸腺瘤手术、药物滥用或误用、精神刺激、外伤、月经、怀孕、流产、其他疾病等。

### (四)辅助检查

**1.疲劳试验**

令患者做受累肌群的持续运动或收缩,例如睁闭眼睑、眼球向上凝视、持续吸气、咀嚼或双臂侧平举等动作,常在持续数十秒后迅速出现眼睑下垂、复视明显、咀嚼无力或两臂下垂等症状,为肌疲劳试验阳性。

**2.抗胆碱酯酶药物试验**

成人皮下注射胆碱酯酶抑制剂甲基硫酸新斯的明 $1.0\sim1.5$ mg,同时皮下注射阿托品消除其胆碱样不良反应;儿童可按体质量 $0.02\sim0.03$ mg/kg 进行皮下注射,最大剂量不超过 1 mg。注射前可参照重症肌无力临床绝对评分标准,记录一次单项肌力情况,注射后 10 分钟记录 1 次,持续记录 60 分钟。相对评分<25%为阴性,25%~60%为可疑阳性,>60%为阳性。

**3.电生理检查**

包括低频重复电刺激和单纤维肌电图检查。重复神经刺激常规检查的神经包括面神经、副神经、腋神经和尺神经。持续时间为 3 秒,结果判断用第 4 或 5 波与第 1 波相比,当波幅衰竭10%或 15%以上为异常,称为波幅递减。

**4.血清学检查**

30%~50%的单纯眼肌型重症肌无力患者可检测到 AChR 抗体,80%~90%的全身型重症肌无力患者可检测到 AChR 抗体。抗体检测阴性者不能排除重症肌无力的诊断。

**5.胸腺影像学检查**

约 15%的重症肌无力患者同时伴有胸腺瘤,约 60%的重症肌无力患者同时伴有胸腺增生,20%~25%的胸腺瘤患者可出现重症肌无力症状,纵隔 CT 检查胸腺瘤检出率可达 94%。

### (五)治疗原则

**1.一般治疗**

适当休息与活动、加强营养、避免用和慎用可诱发本症的药物如新霉素、多黏菌素、奎宁等。呼吸肌训练和轻型重症肌无力患者进行力量锻炼,可以改善肌力。

**2.药物治疗**

(1)胆碱酯酶抑制剂:溴吡斯的明是最常用的胆碱酯酶抑制剂,用于改善临床症状,是所有类

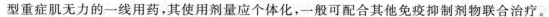

型重症肌无力的一线用药,其使用剂量应个体化,一般可配合其他免疫抑制剂物联合治疗。

（2）激素或免疫抑制剂：如糖皮质激素、硫唑嘌呤和甲氨蝶呤等。

（3）静脉注射免疫球蛋白,可用于病情急性进展的重症肌无力患者、胸腺切除术前准备及辅助用药,与血浆置换疗效相同但不良反应更小。

3.血浆置换

病情急性进展的重症肌无力患者、胸腺切除术前准备及作为辅助用药也可应用血浆置换。

4.外科治疗

确诊的胸腺肿瘤患者应行胸腺摘除手术,可不考虑重症肌无力的严重程度,早期手术治疗可以降低肿瘤扩散的风险。

5.危象的处理

根据不同的危象进行救治,保持呼吸道通畅,积极控制肺部感染,必要时行气管切开,实施正压辅助通气。

## 二、护理评估

### （一）一般评估

1.生命体征

患者可呈现体温升高,病毒感染时患者体温可不升高;呼吸肌受累时,引发呼吸困难,导致呼吸频率和节律的变化等,评估患者的血氧饱和度合并甲状腺功能亢进患者可出现怕热多汗,心率较快或心律失常,收缩压升高而舒张压下降,脉压增大,呼吸较快。

2.病史

询问患者有无反复发作的重症肌无力病史;重症肌无力起病的形式;主要症状和体征（首发症状,肌无力的部位,受累部位的前后顺序,肌无力的程度）;了解病前有无诱因如感染、精神创伤、过度劳累、服药史、妊娠、月经等;疾病加重和缓解的因素。

3.相关记录

体重、体位、饮食、皮肤、出入量等记录结果。评估患者的营养状态。

### （二）身体评估

1.头颈部

观察患者的面容表情及营养状态,判断起病的急缓;观察眼睑闭合的程度,眼球运动方向、面部表情肌及四肢肌肉的活动,如出现上睑下垂、斜视、眼球活动受限、表情淡漠、连续咀嚼无力、张口呼吸、吞咽困难等。检查眼肌和面部表情肌的肌力。肌力指肌肉主动运动时的力量、幅度和速度。检查方法：检查时令患者作肢体伸缩动作,检查者从相反方向给予阻力,测试患者对阻力的克服力量,并注意两侧比较。

2.胸部

检查躯干肌肌力。重症肌无力患者呼吸音可减弱或消失,由于吞咽困难导致误吸或咳痰无力及长期卧床患者可引发肺部感染等,可触诊语音震颤和听到呼吸音增强。

3.腹部

观察腹部和膀胱区外形,有无肠鸣音减弱和尿潴留。腹壁反射、提睾反射是否存在和对称。

4.四肢

检查肌肉容积（肌肉的外形和体积）是否出现肌萎缩。检查四肢骨骼肌的肌力,检查各个肌群的腱反射,如肱二头肌、肱三头肌、桡骨膜、膝反射和跟腱反射灯。是否存在病理反射。

### (三)心理-社会评估

主要了解患者的文化背景,患病后的情绪反应及其学习、工作与家庭生活的情况,家庭成员的支持程度,家庭的经济能力等。

### (四)辅助检查结果评估

抗胆碱酯酶药物试验涉及重症肌无力临床绝对评分标准。

1.上睑无力计分

患者平视正前方,观察上睑遮挡角膜的水平,以时钟位记录,左、右眼分别计分,共 8 分。0 分:11~1 点;1 分:10~2 点;2 分:9~3 点;3 分:8~4 点;4 分:7~5 点。

2.上睑疲劳试验

令患者持续睁眼向上方注视,记录诱发出眼睑下垂的时间(秒)。眼睑下垂:以上睑遮挡角膜 9~3 点为标准,左、右眼分别计分,共 8 分。0 分:>60;1 分:31~60;2 分:16~30;3 分:6~15 分;4 分≤5。

3.眼球水平活动受限计分

患者向左、右侧注视,记录外展、内收露白的毫米数,同侧眼外展露白毫米数与内收露白毫米数相加,左、右眼分别计分,共 8 分。0 分:外展露白+内收露白≤2 mm,无复视;1 分:外展露白+内收露白≤4 mm,有复视;2 分:外展露白+内收露白>4 mm,≤8 mm;3 分:外展露白+内收露白>8 mm,≤12 mm;4 分:外展露白+内收露白>12 mm。

4.上肢疲劳试验

两臂侧平举,记录诱发出上肢疲劳的时间(秒),左、右侧分别计分,共 8 分。0 分:>120;1 分:61~120;2 分:31~60;3 分:11~30;4 分:0~10。

5.下肢疲劳试验

患者取仰卧位,双下肢同时屈髋、屈膝各 90。记录诱发出下肢疲劳的时间(秒),左、右侧分别计分,共 8 分。0 分:>120;1 分:61~120;2 分:31~60;3 分:11~30;4 分:0~10。

6.面肌无力的计分

0 分:正常;1 分:闭目力稍差,埋睫征不全;2 分:闭目力差、能勉强合上眼睑、埋睫征消失;3 分:闭目不能、鼓腮漏气;4 分:噘嘴不能、面具样面容。

7.咀嚼、吞咽功能的计分

0 分:能正常进食;2 分:进普食后疲劳、进食时间延长,但不影响每次进食量;4 分:进普食后疲劳、进食时间延长、已影响每次进食量;6 分:不能进普食,只能进半流质;8 分:鼻饲管进食。

8.呼吸肌功能的评分

0 分:正常;2 分:轻微活动时气短;4 分:平地行走时气短;6 分:静坐时气短;8 分:人工辅助呼吸。

## 三、主要护理诊断/问题

### (一)有误吸的危险

与咽部、喉部肌肉无力、吞咽无力有关。

### (二)低效型呼吸形态

与呼吸肌无力或胆碱能危象不能有效的呼吸有关。

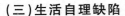

### (三)生活自理缺陷

与肌肉无力、吞咽无力、语言障碍等有关。

### (四)语言沟通障碍

与肌无力及构音障碍有关。

### (五)焦虑

与对疾病及其治疗、护理缺乏认识,担忧预后有关。

## 四、护理措施

### (一)休息与活动

急性期,患者应卧床休息,限制活动;缓解期,适当休息与活动,避免劳累;避免到人多的地方,以防感染。

### (二)饮食护理

给予低盐、高蛋白、富含钾、钙的饮食,切勿勉强进食。咀嚼无力或吞咽困难者,在药物生效后进食,以软食、半流、糊状物或流质如肉汤、鸡汤、牛奶为宜。吞咽困难、呛咳明显者,给予鼻饲。

### (三)用药护理

1.药物配合

例如新斯的明、泼尼松、环磷酰胺等,注意调整剂量及给药次数及时间,观察药物不良反应。饮食和进水尽量安排在胆碱酯酶抑制剂服用起效之后,以防发生吞咽困难和呛咳。

2.并发症护理

吞咽困难患者易出现误吸甚至窒息;用药不足或过量易产生重症肌无力危象。及时报告医师并配合治疗与护理。

### (四)重症肌无力危象的护理

1.保持呼吸道通畅

重症肌无力危象发生时常表现呼吸道分泌物增多、呼吸困难等,给予氧气吸入,加强呼吸道管理,注意呼吸道湿化,每 2 小时翻身、拍背 1 次,及时有效排痰,防止痰液堵塞,保持呼吸道通畅。

2.使用呼吸机患者的护理

严密观察病情变化,包括血氧、血压、心率、呼吸、痰液等指标的观察,定时做血气分析,根据血气分析调整呼吸机参数。加强呼吸道管理,预防肺部并发症;严密观察呼吸音变化,发现异常及时报告医师处理。

3.机械通气患者人机对抗的护理

人机对抗是重症肌无力危象机械通气患者最常见的问题之一。人机对抗的原因,主要有患者恐惧及过度紧张导致自主呼吸频率过快与机械通气不协调,呼吸机模式及参数设置不当,支气管痉挛和气道阻塞等。出现人机对抗现象,要评估患者的情况,分析人机对抗出现的原因,进行针对性处理,给予心理护理、使用镇静药、调整呼吸机参数、解除支气管痉挛、吸痰、加强人工气道湿化等。

### (五)心理护理

关心体贴患者、协助生活护理、多与其交谈,鼓励其保持乐观情绪,树立战胜疾病的信心,积极配合治疗及护理。

**（六）健康教育**

（1）定期复查治疗原发病，例如胸腺肿瘤，感染、精神创伤等。

（2）预防各种诱因，增强体质，避免呼吸道感染；保持居室通风良好，空气新鲜；生活有规律，劳逸结合，勿过劳累，保持充足睡眠。保持良好乐观情绪，避免精神紧张、焦虑、烦躁等不良情绪。

（3）遵医嘱用药；增加营养，合理饮食，进食高蛋白、高热量、富含维生素的食物；禁用和慎用对神经-肌肉传递阻滞的药物，注意药物治疗的注意事项。

（4）就诊指标：病情变化或加重及时就诊，例如活动后疲劳加重，休息后减轻，且晨轻暮重；出现上睑下垂、复视、吞咽困难、饮水反呛，发音困难、四肢无力、呼吸困难或咳嗽无力等现象及时就诊。

## 五、护理效果评估

（1）患者肌力逐渐恢复。

（2）患者呼吸困难减轻，脱离机械通气。

（3）患者眼部症状（眼睑下垂、斜视、复视等）减轻或消失。

（4）患者吞咽功能良好，无吞咽困难和饮水呛咳。

**（杜亚娟）**

# 第六章

# 心内科护理

## 第一节 原发性高血压

原发性高血压是以血压升高为主要临床表现但原因不明的综合征,通常简称为高血压。高血压是导致充血性心力衰竭、卒中、冠心病、肾衰竭、夹层动脉瘤的发病率和病死率升高的主要危险性因素之一,严重影响人们的健康和生活质量,是最常见的疾病,防治高血压非常必要。

### 一、血压分类和定义

目前,我国采用国际上统一的血压分类和标准,将 18 岁以上成人的血压按不同水平分类(表 6-1),高血压定义为收缩压≥18.7 kPa(140 mmHg)和/或舒张压≥12.0 kPa(90 mmHg),根据血压升高水平,又进一步将高血压分为 1、2、3 级。

表 6-1　血压的定义和分类(WHO/ISH)

| 类别 | 收缩压(mmHg) | | 舒张压(mmHg) |
|---|---|---|---|
| 理想血压 | <120 | 和 | <80 |
| 正常血压 | <130 | 和 | <85 |
| 正常高值 | 130～139 | 或 | 85～89 |
| 高血压 | | | |
| 1 级(轻度) | 140～159 | 或 | 90～99 |
| 亚组:临界高血压 | 140～149 | 或 | 90～94 |
| 2 级(中毒) | 160～179 | 或 | 100～109 |
| 3 级(重度) | ≥180 | 或 | ≥110 |
| 单纯收缩期高血压 | ≥140 | 和 | <90 |
| 亚组:临界收缩期高血压 | 140～149 | 和 | <90 |

当患者的收缩压和舒张压分属不同分类时,应当用较高的分类。

## 二、病因

### (一)遗传

高血压具有明显的家族性,父母均为高血压者其子女患高血压的概率明显高于父母均无高血压者的概率。约 60% 高血压患者可询问到有高血压家族史。

### (二)饮食

膳食中钠盐摄入量与人群血压水平和高血压病患患病率呈正相关。摄盐越多,血压水平和患病率越高,钾摄入量与血压呈负相关,限制钠补充钾可使高血压患者血压降低。钾的降压作用可能是通过促进排钠而减少细胞外液容量。有研究表明膳食中钙不足可使血压升高。大量研究显示高蛋白质摄入、饮食中饱和脂肪酸或饱和脂肪酸/不饱和脂肪酸比值较高、饮酒量过多都属于升压因素。

### (三)精神

城市脑力劳动者高血压患病率超过体力劳动者,从事精神紧张度高的职业者发生高血压的可能性较大,长期生活在噪声环境中听力敏感性减退者患高血压也较多。高血压患者经休息后往往症状和血压可获得一定改善。

### (四)肥胖

超重或肥胖是血压升高的重要危险因素。一般采用体重指数(BMI),即体重(kg)/身高(m)$^2$(以 20~24 为正常范围)。血压与 BMI 呈显著正相关。肥胖的类型与高血压发生关系密切,向心性肥胖者容易发生高血压,表现为腰围往往大于臀围。

### (五)其他

服避孕药妇女容易出现血压升高。一般在终止服用避孕药后 3~6 个月血压常恢复正常。阻塞性睡眠呼吸暂停综合征(OSAS)是指睡眠期间反复发作性呼吸暂停。OSAS 常伴有重度打鼾,患此病的患者常有高血压。

## 三、发病机制

原发性高血压的发病机制至今还没有一个完整统一的认识。目前认为高血压的发病机制集中在以下几个方面。

### (一)交感神经系统活性亢进

已知反复的精神刺激与过度紧张可以引起高血压。长期处于应激状态如从事驾驶员、飞行员、等职业者高血压患病率明显增高。当大脑皮质兴奋与抑制过程失调时,交感神经和副交感神经之间的平衡失调,交感神经兴奋性增加,其末梢释放去甲肾上腺素、肾上腺素、多巴胺、血管升压素等儿茶酚胺类物质增多,从而引起阻力小动脉收缩增强使血压升高。

### (二)肾素-血管紧张素-醛固酮系统(RAAS)激活经典的 RAAS

肾小球旁细胞分泌的肾素,激活从肝脏产生的血管紧张素原转化为血管紧张素Ⅰ,然后再经肺循环中的血管紧张素转化酶的作用转化为血管紧张素Ⅱ。血管紧张素Ⅱ作用于血管紧张素Ⅱ受体,有如下作用:①直接使小动脉平滑肌收缩,外周阻力增加。②刺激肾上腺皮质球状带,使醛固酮分泌增加,致使肾小管远端集合管的钠重吸收加强,导致水、钠潴留。③交感神经冲动发放增加使去甲肾上腺素分泌增加。以上作用均可使血压升高。近年来发现血管壁、心脏、脑、肾脏及肾上腺中也有 RAAS 的各种组成成分。局部 RAAS 各成分对心脏、血管平滑肌的作用,可

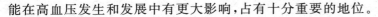

能在高血压发生和发展中有更大影响,占有十分重要的地位。

### (三)其他

细胞膜离子转运异常可使血管收缩反应性增强和平滑肌细胞增生与肥大,血管阻力增高;肾脏潴留过量摄入的钠盐,使体液容量增大,机体为避免心排血量增高使组织过度灌注,全身阻力小动脉收缩增强,导致外周血管阻力增高;胰岛素抵抗所致的高胰岛素血症可使电解质代谢发生障碍,还使血管对体内升压物质反应性增强,血液中儿茶酚胺水平增加,血管张力增高,从而使血压升高。

## 四、病理生理和病理解剖

高血压病的早期表现为全身细小动脉的间歇性痉挛,仅有主动脉壁轻度增厚,全身细小动脉和脏器无明显的器质性改变,患者多无明显症状。如病变持续,可导致许多脏器受累,最重要的是心、脑、肾组织的病变。

### (一)心脏

心脏主要表现为左心室肥厚和扩大,病变晚期可导致心力衰竭。这种由高血压引起的心脏病称为高血压性心脏病。长期高血压还可引起冠状动脉粥样硬化。

### (二)脑

由于脑细小动脉的长期硬化和痉挛,使动脉壁缺血、缺氧而通透性增高,容易形成微小动脉瘤,当血压突然升高时,微小动脉瘤破裂,从而发生脑出血。高血压可促使脑动脉发生粥样硬化,导致脑血栓形成。

### (三)肾脏

细小动脉硬化引起的缺血使肾小球缺血、变性、坏死,继而纤维化及玻璃样变,并累及相应的肾小管,使之萎缩、消失,间质出现纤维化。因残存的肾单位越来越少,最终导致肾衰竭。

## 五、临床表现

### (一)症状

大多数患者早期症状不明显,常见症状有头痛、头晕、耳鸣、眼花、乏力、心悸,还有的表现为失眠、健忘、注意力不集中、情绪易波动或发怒等。经常在体检或其他疾病就医检查时发现血压升高。血压升高常与情绪激动、精神紧张、体力活动有关,休息或去除诱因血压可下降。

### (二)体征

血压受昼夜、气候、情绪、环境等因素影响波动较大。一般清晨起床活动后血压迅速升高,夜间血压较低;冬季血压较高,夏季血压较低;情绪不稳定时血压高;在医院或诊所血压明显增高,在家或医院外的环境中血压低。体检时可听到主动脉瓣区第二心音亢进、收缩期杂音,长期高血压时有心尖冲动明显增强、搏动范围扩大及心尖冲动左移体征,提示左心室增大。

### (三)恶性或急进性高血压

表现为患者发病急骤,舒张压多持续在 17.3~18.7 kPa(130~140 mmHg)或更高。常有头痛、视力模糊或失明,视网膜可发生出血、渗出及视盘水肿,肾脏损害突出,持续蛋白尿、血尿及管型尿,病情进展迅速,如不及时治疗,易出现严重的脑、心、肾损害,发生脑血管意外、心力衰竭和尿毒症,最后多因尿毒症而死亡,但也可死于脑血管意外或心力衰竭。

## 六、并发症

### (一)高血压危象

在情绪激动、精神紧张、过度劳累、寒冷等诱因作用下,小动脉发生强烈痉挛,血压突然急剧升高,收缩压可达 34.7 kPa(260 mmHg)、舒张压可达 16.0 kPa(120 mmHg)以上,影响重要脏器血液供应而出现危急症状。在高血压的早、中、晚期均可发生。患者出现头痛、恶心、呕吐、烦躁、心悸、出汗、视力模糊等征象,伴有椎-基底动脉、视网膜动脉、冠状动脉等累及的缺血表现。

### (二)高血压脑病

高血压脑病发生在重症高血压患者,是指血压突然或短期内明显升高,由于过高的血压干扰了脑血管的自身调节机制,脑组织血流灌注过多造成脑水肿。出现中枢神经功能障碍征象。临床表现为弥漫性严重头痛、呕吐、烦躁、意识模糊、精神错乱、局灶性或全身抽搐,甚至昏迷。

### (三)主动脉夹层

主动脉夹层指主动脉腔内的血液通过内膜的破口进入主动脉壁中层而形成的血肿,夹层分离突然发生时多数患者突感胸部疼痛,向胸前及背部放射,随夹层涉及范围而可以延至腹部、下肢及颈部。疼痛剧烈难以忍受,起病后即达高峰,呈刀割或撕裂样。突发剧烈的胸痛常误诊为急性心肌梗死。高血压是导致本病的重要因素。患者因剧痛而有休克外貌、焦虑不安、大汗淋漓、面色苍白、心率加速,从而使血压增高。

### (四)其他

其他并发症可并发急性左心衰竭、急性冠脉综合征、脑出血、脑血栓形成、腔隙性脑梗死、慢性肾衰竭等。

## 七、辅助检查

### (一)测量血压

定期测量血压是早期诊断高血压和评估严重程度的主要方法,采用经验证合格的水银柱或电子血压计,测量安静休息坐位时上臂肱动脉处血压,必要时还应测量平卧位和站立位血压。但须在未服用降压药物情况下的不同时间测量 3 次血压,才能确诊。对偶有血压超出正常值者,需定期重复测量后确诊。通常在医疗单位或家中随机测血压的方式不能可靠地反映血压的波动和在休息、日常活动状态下的情况。近年来,24 小时动态血压监测已逐渐应用于临床及高血压的防治工作上。一般监测的时间为 24 小时,测压时间间隔为 15～30 分钟,可较为客观和敏感地反映患者的实际血压水平,可了解血压的昼夜变化节律性和变异性,估计靶器官损害与预后,比随机测血压更为准确。动态血压监测的参考标准正常值:24 小时低于 17.3/10.7 kPa(130/80 mmHg),白天低于 18.0/11.3 kPa(135/85 mmHg),夜间低于 16.7/10.0 kPa(125/75 mmHg)。正常血压波动夜间 2～3 时处于血压最低,清晨迅速上升,上午 6～10 时和下午 4～8 时出现两个高峰,尔后缓慢下降。高血压患者的动态血压曲线也类似,但波动幅度较正常血压时大。

### (二)体格检查

除常规检查外还有身高,体重,双上肢血压,颈动脉及上下肢动脉搏动情况,颈、腹部血管有无杂音,腹主动脉搏动,肾增大,眼底等的情况。

### (三)尿液检查

通过肉眼观察尿的颜色、透明度、有无血尿;测比重、pH、糖和蛋白含量,并做镜下检验。尿比重降低(<1.010)提示肾小管浓缩功能障碍。正常尿液 pH 为 5～7,原发性醛固酮增多症尿呈酸性。

### (四)血生化检查

空腹血糖、血钾、肌酐、尿素氮、尿酸、胆固醇、甘油三酯、低密度脂蛋白、高密度脂蛋白等。

### (五)超声心动图

超声心动图能更为可靠地诊断左心室肥厚,测定计算所得的左心室重量指数(LVMI),是一项反映左心室肥厚及其程度的较为准确的指标,与病理解剖的相关性和符合率好。超声心动图还可评价高血压患者的心功能,包括左心室射血分数、收缩功能、舒张功能。

### (六)眼底检查

眼底检查可见血管迂曲,颜色苍白,反光增强,动脉变细,视网膜渗出、出血、视盘水肿等。眼底改变可反映高血压的严重程度,分为 4 级:Ⅰ级,动脉出现轻度硬化、狭窄、痉挛、变细;Ⅱ级,视网膜动脉中度硬化、狭窄,出现动脉交叉压迫,静脉阻塞;Ⅲ级,动脉中度以上狭窄伴局部收缩,视网膜有棉絮状渗出、出血和水肿;Ⅳ级,出血或渗出物伴视盘水肿。高血压眼底改变与病情的严重程度和预后密切相关。

### (七)胸透或胸片、心电图

胸透或胸片、心电图对诊断高血压及评估预后都有帮助。

## 八、治疗

### (一)目的

治疗目的是通过降压治疗使高血压患者的血压达标,以期最大限度地降低心脑血管发病和死亡的总危险。

### (二)降压目标值

一般高血压人群降压目标值<18.7/12.0 kPa(140/90 mmHg);高血压高危患者(糖尿病及肾病)降压目标值<17.3/10.7 kPa(130/80 mmHg);老年收缩期性高血压的降压目标值:收缩压 18.7～20.0 kPa(140～150 mmHg),舒张压<12.0 kPa(90 mmHg)但不低于 8.7～9.3 kPa(65～70 mmHg),舒张压降得过低可能抵消收缩压下降得到的好处。

### (三)非药物治疗

非药物治疗主要是改善生活方式,改善生活方式对降低血压和心脑血管危险的作用已得到广泛认可,所有患者都应采用,这些措施包括以下几点。

1.戒烟

吸烟所致的危害是使高血压并发症如心肌梗死、脑卒中和猝死的危险性显著增加,加重脂质代谢紊乱,降低胰岛素敏感性,降低内皮细胞依赖性血管扩张效应,并降低或抵消降压治疗的疗效。戒烟对心脑血管的良好益处,任何年龄组均可显示。

2.减轻体重

超重 10% 以上的高血压患者体重减少 5 kg,血压便有明显降低,体重减轻亦可增加降压药物疗效,对改善糖尿病、胰岛素抵抗、高脂血症和左心室肥厚等均有益。

3.减少过多的酒精摄入

戒酒和减少饮酒可使血压显著降低,适量饮酒仍有明显加压反应者应戒酒。

4.适当运动

适当运动有利于改善胰岛素抵抗和减轻体重,提高心血管调节能力,稳定血压水平。较好的运动方式是低或中等强度的运动,可根据年龄及身体状况选择,中老年高血压患者可选择步行、慢跑、上楼梯、骑车等,一般每周 3～5 次,每次 30～60 分钟。运动强度可采用心率监测法,运动时心率不应超过最大心率(180 或 170 次/分)的 60％～85％。

5.减少钠盐的摄入量、补充钙和钾盐

膳食中约大部分钠盐来自烹调用盐和各种腌制品,所以应减少烹调用盐及腌制品的食用,每人每天食盐量摄入应少于 2.4 g(相当于氯化钠 6 g)。通过食用含钾丰富的水果如香蕉、橘子和蔬菜如油菜、香菇、大枣等,增加钾的摄入。喝牛奶补充钙的摄入。

6.多食含维生素丰富的食物

多吃水果和蔬菜,减少食物中饱和脂肪酸的含量和脂肪总量。

7.减轻精神压力,保持心理平衡

长期精神压力和情绪忧郁是降压治疗效果欠佳的重要原因,亦可导致高血压。应对患者作耐心的劝导和心理疏导,鼓励其参加社交活动、户外活动等。

**(四)降压药物治疗对象**

高血压 2 级或以上患者≥21.3/13.3 kPa(160/100 mmHg);高血压合并糖尿病、心、脑、肾靶器官损害患者;血压持续升高 6 个月以上,改善生活方式后血压仍未获得有效控制者。从心血管危险分层的角度,高危和极高危患者应立即开始使用降压药物强化治疗。中危和低危患者则先继续监测血压和其他危险因素,之后再根据血压状况决定是否开始药物治疗。

**(五)降压药物治疗**

1.降压药物分类

现有的降压药种类很多,目前常用降压药物可归纳为以下几大类(表 6-2):利尿剂、β 受体阻滞剂、钙通道阻滞剂、血管紧张素转化酶抑制剂和血管紧张素Ⅱ受体阻滞剂、α 受体阻滞剂。

表 6-2　常用降压药物名称、剂量及用法

| 药物种类 | 药名 | 剂量 | 用法(每天) |
|---|---|---|---|
| 利尿剂 | 氢氯噻嗪 | 12.5～25 mg | 1～3 次 |
| | 呋塞米 | 20 mg | 1～2 次 |
| | 螺内酯 | 20 mg | 1～3 次 |
| β 受体阻滞剂 | 美托洛尔 | 12.5～50 mg | 2 次 |
| | 阿替洛尔 | 12.5～25 mg | 1～2 次 |
| 钙通道阻滞剂 | 硝苯地平控释片 | 30 mg | 1 次 |
| | 地尔硫䓬缓释片 | 90～180 mg | 1 次 |
| 血管紧张素转化酶抑制剂 | 卡托普利 | 25～50 mg | 2～3 次 |
| | 依那普利 | 5～10 mg | 1～2 次 |
| 血管紧张素Ⅱ受体阻滞剂 | 缬沙坦 | 80～160 mg | 1 次 |

续表

| 药物种类 | 药名 | 剂量 | 用法（每天） |
|---|---|---|---|
| | 伊贝沙坦 | 150 mg | 1次 |
| α受体阻滞剂 | 哌唑嗪 | 0.5～3 mg | 2～3次 |
| | 特拉唑嗪 | 1～8 mg | 1次 |

**2.联合用药**

临床实际使用降压药时,由于患者心血管危险因素状况、并发症、靶器官损害、降压疗效、药物费用及不良反应等,都可能影响降压药的具体选择。任何药物在长期治疗中均难以完全避免其不良反应,联合用药可使不同的药物互相取长补短,有可能减轻或抵消某些不良反应。联合用药可减少单一药物剂量,提高患者的耐受性和依从性。现在认为,2级高血压≥21.3/13.3 kPa(160/100 mmHg)患者在开始时就可以采用两种降压药物联合治疗,有利于血压在相对较短的时间内达到目标值。比较合理的两种降压药联合治疗方案:利尿剂与β受体阻滞剂;利尿剂与血管紧张素转化酶抑制剂或血管紧张素Ⅱ受体阻滞剂(ARB);二氢吡啶类钙通道阻滞剂与β受体阻滞剂;钙通道阻滞剂与血管紧张素转化酶抑制剂或 ARB,α受体阻滞剂和β受体阻滞剂。必要时也可用其他组合,包括中枢作用药如 $α_2$ 受体激动剂、咪哒唑啉受体调节剂,以及血管紧张素转化酶抑制剂与 ARB;国内研制了多种复方制剂,如复方降压片、降压0号等,以当时常用的利舍平、双肼屈嗪、氢氯噻嗪为主要成分,因其有一定降压效果,服药方便且价格低廉而广泛使用。

## 九、护理

### (一)一般护理

**1.休息**

早期高血压患者可参加工作,但不要过度疲劳,坚持适当的锻炼,如骑自行车、跑步、做体操及打太极拳等。要有充足的睡眠,保持心情舒畅,避免精神紧张和情绪激动,消除恐惧、焦虑、悲观等不良情绪。晚期血压持续增高,伴有心、肾、脑病时应卧床休息。关心体贴患者,使其精神愉快,鼓励患者树立战胜疾病的信心。

**2.饮食**

饮食方面应给低盐、低脂肪、低热量饮食,以减轻体重。因为摄入总热量太大超过消耗量,多余的热量转化为脂肪,身体就会发胖,体重增加,提高血液循环的要求,必定提高血压。鼓励患者多食水果、蔬菜、戒烟、控制饮酒、咖啡、浓茶等刺激性饮料。少吃胆固醇含量多的食物,对服用排钾利尿剂的患者应注意补充含钾高的食物如蘑菇、香蕉、橘子等。肥胖者应限制热能摄入,控制体重在理想范围之内。

**3.病房环境**

病房环境应整洁、安静、舒适、安全。

### (二)对症护理及病情观察护理

**1.剧烈头痛**

当出现剧烈头痛伴恶心、呕吐,常为血压突然升高、高血压脑病,应立即让患者卧床休息,并测量血压及脉搏、心率、心律,积极协助医师采取降压措施。

2.呼吸困难、发绀

呼吸困难、发绀是高血压引起的左心衰竭所致,应立即给予舒适的半卧位,以及时给予氧气吸入。按医嘱应用洋地黄治疗。

3.心悸

严密观察脉搏、心率、心律变化并做记录。安静休息,严禁下床,并安慰患者消除紧张情绪。

4.水肿

晚期高血压伴心肾衰竭时可出现水肿。护理中注意严格记录出入量,限制钠盐和水分摄入。严格卧床休息,注意皮肤护理,严防压疮发生。

5.昏迷、瘫痪

昏迷、瘫痪是晚期高血压引起脑血管意外所引起。应注意安全护理,防止患者坠床、窒息、肢体烫伤等。

6.病情观察护理

对血压持续增高的患者,应每天测量血压2～3次,并做好记录,必要时测立、坐、卧位血压,掌握血压变化规律。如血压波动过大,要警惕脑出血的发生。如在血压急剧增高的同时,出现头痛、视物模糊、恶心、呕吐、抽搐等症状,应考虑高血压脑病的发生。如出现端坐呼吸、喘憋、发绀、咳粉红色泡沫痰等,应考虑急性左心衰竭的发生。出现上述各种表现时均应立即送医院进行紧急救治。另外,在变换体位时也应动作缓慢,以免发生意外。有些降压药可引起水、钠潴留。因此,需每天测体重,准确记录出入量,观察水肿情况,注意保持出入量的平衡。

(三)用药观察与护理

1.用药原则

终身用药,缓慢降压,从小剂量开始逐步增加剂量,即使血压降至理想水平后,也应服用维持量,老年患者服药期间改变体位要缓慢,以免发生意外,合理联合用药。

2.药物不良反应观察

使用噻嗪类和襻利尿剂时应注意血钾、血钠的变化;用β受体阻滞剂应注意其抑制心肌收缩力、心动过缓、房室传导时间延长、支气管痉挛、低血糖、血脂升高的不良反应;钙通道阻滞剂硝苯地平的不良反应有头痛、面红、下肢水肿、心动过速;血管紧张素转化酶抑制剂可有头晕、乏力、咳嗽、肾功能损害等不良反应。

(四)心理护理

患者多表现有易激动、焦虑及抑郁等心理特点,而精神紧张、情绪激动、不良刺激等因素均与高血压密切相关。因此,对待患者应耐心、亲切、和蔼、周到。根据患者特点,有针对性地进行心理疏导。同时,让患者了解控制血压的重要性,帮助患者训练自我控制的能力,参与自身治疗护理方案的制定和实施,指导患者坚持长期的饮食、药物、运动治疗,将血压控制在接近正常的水平,以减少对靶器官的进一步损害,定期复查。

## 十、出院指导

### (一)饮食调节指导

强调高血压患者要以低盐、低脂肪、低热量、低胆固醇饮食为宜;少吃或不吃含饱和脂肪的动物脂肪,多食含维生素的食物,多摄入富含钾、钙的食物,食盐量应控制在3～5 g/d,严重高血压病患者的食盐量控制在1～2 g/d。饮食要定量、均衡、不暴饮暴食;同时适当地减轻体重,有利于降压。戒烟和控制酒量。

**（二）休息和锻炼指导**

高血压患者的休息和活动应根据患者的体质、病情适当调节，病重体弱者，应以休息为主。随着病情好转，血压稳定，每天适当从事一些工作、学习、劳动将有益身心健康；还可以增加一些适宜的体能锻炼，如散步、慢跑、打太极拳、做体操等有氧活动。患者应在运动前了解自己的身体状况，以此来决定自己的运动种类、强度、频度和持续时间。注意规律生活，保证充足的休息和睡眠，对于睡眠差、易醒、早醒者，可在睡前饮热牛奶 200 mL，或用 40～50 ℃温水泡足30 分钟，或选择自己喜爱的放松精神情绪的音乐协助入睡。总之，要注意劳逸结合，养成良好的生活习惯。

**（三）心理健康指导**

高血压病的发病机制是除躯体因素外，心理因素占主导地位，强烈的焦虑、紧张、愤怒及压抑常为高血压病的诱发因素，因此教会患者自我调节和自我控制能力是关键。护士要鼓励患者保持豁达、开朗愉快的心境和稳定的情绪，培养广泛的爱好和兴趣。同时指导家属为患者创造良好的生活氛围，避免引起患者情绪紧张、激动和悲哀等不良刺激。

**（四）血压监测指导**

建议患者自行购买血压计，随时监测血压。指导患者和家属正确测量血压的方法，监测血压、做好记录，复诊时对医师加减药物剂量会有很好的参考依据。

**（五）用药指导**

由于高血压是一种慢性病，需要长期的、终身的服药治疗，而这种治疗要患者自己或家属配合进行，所以患者及家属要了解服用的药物种类及用药剂量、用药方法、药物的不良反应、服用药物的最佳时间，以便发挥药物的最佳效果和减少不良反应。出现不良反应，要及时报告主诊医师，以便调整药物及采取必要的处理措施。切不可血压降下来就停药，血压上升又服药，血压反复波动，对健康极为不利。由于这类患者大多是年纪较大，容易遗忘服药，可建议患者在家中醒目之处做标记，以起到提示作用。对血压显著增高多年的患者，血压不宜下降过快，因为患者往往不能适应，并可导致心、脑、肾血液的供应不足而引起脑血管意外，如使用可引起明显直立性低血压药物时，应向患者说明平卧起立或坐位起立时，动作要缓慢，以免血压突然下降，出现晕厥而发生意外。

**（六）按时就医**

服完药出现血压升高或过低；血压波动大；出现眼花、头晕、恶心呕吐、视物不清、偏瘫、失语、意识障碍、呼吸困难、肢体乏力等情况时立即到医院就医。如病情危重，可求助"120"急救中心。

（范聪聪）

# 第二节　继发性高血压

继发性高血压是指继发于其他疾病或原因的高血压，也称为症状性高血压，只占人群高血压的 5％～10％。血压升高仅是这些疾病的一个临床表现。继发性高血压的临床表现、并发症和后果与原发性高血压相似。继发性高血压的原发病可以治愈,而原发病治愈之后高血压症状也随之消失,而延误诊治又可产生各种严重并发症,故需及时早期诊断,早期治疗继发性高血压是非常重要的。继发性高血压的主要病因有以下几点。①肾脏病变:如急慢性肾小球肾炎、慢性肾盂肾炎、肾动脉狭窄、糖尿病性肾小球肾炎、先天遗传性肾病、红斑狼疮、多囊肾及肾积水等。②大血管病变:如肾动脉粥样硬化、肾动脉痉挛、肾动脉先天性异常、动脉瘤等大血管畸形(先天性主动脉缩窄)、多发性大动脉炎等。③妊娠高血压综合征疾病:多发生于妊娠晚期,严重时要终止妊娠。④内分泌性病变:如嗜铬细胞瘤、原发性醛固酮增多症、皮质醇增多症等。⑤脑部疾病:如脑瘤、脑部创伤、颅内压升高等。⑥药源性因素:如长期口服避孕药、器官移植长期应用激素等。

下面叙述常见的继发性高血压。

## 一、肾实质性高血压

### (一)病理生理

发生高血压主要和肾脏病变导致钠水排泄障碍、产生高血容量状态及肾脏病变可能促使肾性升压物质分泌增加有关。

### (二)临床表现

1.急性肾小球肾炎

急性肾小球肾炎多见于青少年,有急性起病及链球菌感染史,有发热、血尿、水肿史。

2.慢性肾小球肾炎

慢性肾小球肾炎与原发性高血压伴肾功能损害者区别不明显,但有反复水肿史、贫血、血浆蛋白低、蛋白尿出现早而血压升高相对轻,眼底病变不明显。

3.糖尿病肾病

无论是1型糖尿病或是2型糖尿病,均可发生肾损害而有高血压,肾小球硬化。肾小球毛细血管增厚为主要的病理改变。早期肾功能正常,仅有微量清蛋白尿,血压也可能正常,伴随病情发展,出现明显蛋白尿及肾功能不全而诱发血压升高。

4.慢性肾盂肾炎

患者既往有急性尿路感染病史,出现尿急、尿痛、尿频症状,尿常规可见白细胞,尿细菌培养阳性,一般肾盂肾炎不引起血压升高,当肾功能损害程度重时,可以出现高血压症状,肾衰竭。

### (三)治疗

同原发性高血压及相关疾病治疗。

## 二、肾动脉狭窄性高血压

### (一)病理生理

发生高血压主要是肾动脉主干及分支狭窄,造成肾实质缺血,以及肾素-血管紧张素-醛固酮系统、激肽释放酶-激肽-前列腺素系统的升压、降压作用失衡,即可出现高血压症状。在我国由于肾动脉狭窄引起的高血压病患者中,大动脉炎占70%,纤维肌性发育不良占20%、动脉粥样硬化仅占5%。可为单侧或双侧性。

### (二)临床表现

患者多为中青年女性,多无高血压家族史;高血压的病程短,进展快,多呈恶性高血压表现;

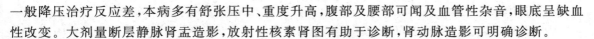

一般降压治疗反应差,本病多有舒张压中、重度升高,腹部及腰部可闻及血管性杂音,眼底呈缺血性改变。大剂量断层静脉肾盂造影,放射性核素肾图有助于诊断,肾动脉造影可明确诊断。

**(三)治疗**

治疗手段包括手术、经皮肾动脉成形术和药物治疗。手术治疗包括血流重建术、肾移植术、肾切除术。经皮穿刺肾动脉成形术是治疗肾动脉狭窄的主要方法,其成功率达 80％～90％;创伤小,疗效好,为首选治疗方法。使用降压药物时,选药原则同原发性高血压。但对一般降压药物反应不佳。血管紧张素转化酶抑制剂有降压效果,但可能使肾小球滤过率进一步降低,使肾功能不全恶化。钙通道阻滞剂有降压作用,并不明显影响肾功能。

## 三、嗜铬细胞瘤

**(一)病理生理**

嗜铬细胞瘤是肾上腺髓质或交感神经节等内皮组织嗜铬细胞的肿瘤的通称。最早发现的肿瘤在肾上腺,后来在交感神经元组织中也发现了具有相同生物特性的肿瘤。肾上腺部位的嗜铬细胞瘤产生肾上腺素和去甲肾上腺素,二者通过兴奋细胞膜的肾上腺素能 α 和 β 受体而发生效能,从而引起血压升高,以及其他心血管和代谢改变。

**(二)临床表现**

血压波动明显,阵发性血压增高伴心动过速、头痛、出汗、面色苍白等症状,严重时可有心律失常、心绞痛、急性心力衰竭、脑卒中等。发作时间一般为数分钟至数小时,多为诱发因素引起,如体位改变、情绪波动、触摸肿瘤部位等。对一般降压药物无效,或高血压伴血糖升高,代谢亢进等表现者应疑及本病。在血压增高期测定血与尿中儿茶酚胺及其代谢产物香草基杏仁酸(VMA)测定有助于诊断,酚苄明试验(10 mg,每天 3 次),3 天内血压降至正常,对诊断有价值。B 超、CT、MRT 检查可发现并确定肿瘤的部位及形态,大多数嗜铬细胞瘤为良性,可做手术切除,效果好,约 10％嗜铬细胞瘤为恶性,肿瘤切除后可有多处转移灶。

**(三)治疗**

手术治疗为首选的治疗方法。只有临床上确诊为恶性嗜铬细胞瘤已转移,或患者不能耐受手术时,才行内科治疗。

## 四、原发性醛固酮增多症

**(一)病理生理**

肾上腺皮质增生或肿瘤分泌过多醛固酮所致。过量分泌的醛固酮通过其水、钠潴留效应导致高血压。水、钠潴留使细胞外液容量明显增加,故心排血量增多引起血压升高。最初,高血压是容量依赖性的,血压升高与钾丢失同时存在。随着病程延长,长期细胞内钠浓度升高和细胞内低钾直接导致血管平滑肌收缩,使外周血管阻力升高,逐渐出现阻力性高血压。

**(二)临床表现**

临床上以长期高血压伴顽固的低钾血症为特征,可有肌无力、周期性瘫痪、烦渴、多尿、室性期前收缩及其他室性心律失常,心电图可有明显 U 波、Q-T 间期延长等表现。血压多为轻、中度增高。实验室检查有低钾血症、高钠血症、代谢性碱中毒,血浆肾素活性降低,尿醛固酮排泄增多等。螺内酯试验阳性,具有诊断价值。

**（三）治疗**

大多数原发性醛固酮增多症是由单一肾上腺皮质腺瘤所致，手术切除是最好的治疗方法，术前应控制血压，纠正低钾。药物治疗，尤其适用于肾上腺皮质增生引起的特发性醛固酮增多症，可做肾上腺大部切除术，但效果差、一般需用药物治疗。常用药物有螺内酯、钙通道阻滞剂、糖皮质激素等。

## 五、皮质醇增多症

**（一）病理生理**

肾上腺皮质肿瘤或增生分泌糖皮质激素过多所致，又称为库欣综合征，为促肾上腺皮质激素（ACTH）过多或肾上腺病变所致。此外，长期大量应用糖皮质激素治疗某种病可引起医源性类库欣综合征；患者本身垂体肾上腺皮质受到抑制、功能减退，一旦停药或遭受应激，可发生肾上腺功能低下。

**（二）临床表现**

除高血压外，尚有向心性肥胖，满月脸，多毛，皮肤细薄而有紫纹，血糖增高等特征性表现。实验室检查24小时尿中17-羟皮质类固醇或17-酮皮质类固醇增多、地塞米松抑制试验及促肾上腺皮质激素兴奋试验阳性有助于诊断。颅内蝶鞍X线检查，肾上腺CT放射性碘化胆固醇肾上腺扫描可用于病变定位诊断。

**（三）治疗**

皮质醇增多症病因复杂，治疗方法也各不相同。已知的病因有垂体性库欣病、肾上腺瘤、肾上腺癌、不依赖于ACTH双侧肾上腺增生、异位ACTH综合征等。治疗方法涉及手术、放疗及药物治疗。

## 六、主动脉缩窄

**（一）病理生理**

多数为先天性血管畸形，少数为多发性大动脉炎所引起高血压。

**（二）临床表现**

上肢血压增高，而下肢血压不高或降低，呈上肢血压高于下肢的反常现象，腹主动脉、股动脉及其他下肢动脉搏动减弱或不能触及，右肩胛间区、腋部可有侧支循环动脉的搏动和杂音或腹部听诊有血管杂音。检查胸部X线摄影可显示左心室扩大迹象，主动脉造影可明确诊断。

**（三）治疗**

对缓解期慢性期患者考虑外科手术治疗，急性期的可应用甲氨蝶呤和糖皮质激素，要密切监测血压，另外抗血栓应用阿司匹林对症治疗，应用扩血管及降压药。

## 七、妊娠高血压疾病

妊娠高血压疾病（旧称妊高征），平均发病率为9.2%，是造成母婴围产期发病和死亡的重要原因之一。

**（一）病理生理**

妊娠高血压疾病基本病变为全身小动脉痉挛，导致全身脏器血流不畅，微循环供血不足，组织缺血缺氧，血管痉挛和血压升高导致血管内皮功能紊乱和损害，前列腺素合成减少，血栓素产

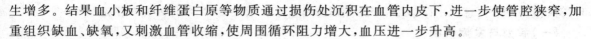

生增多。结果血小板和纤维蛋白原等物质通过损伤处沉积在血管内皮下,进一步使管腔狭窄,加重组织缺血、缺氧,又刺激血管收缩,使周围循环阻力增大,血压进一步升高。

### (二)临床表现

妊娠高血压疾病常于妊娠 20 周后开始发病,以血压升高、蛋白尿及水肿为特征。表现为体重增加过多,每周增加>0.5 kg,经休息水肿不消退,后出现高血压。病情继续发展出现先兆子痫、子痫。重度妊娠高血压疾病血管病变明显,可导致重要脏器损害,出现严重并发症。妊娠高血压疾病时血细胞比容<35%,血小板计数<100×10⁹/L(10 万/mm³),呈进行性下降,白/球比例倒置;重度妊娠高血压疾病可出现溶血。妊娠高血压疾病主要应与慢性高血压或肾脏病合并妊娠相鉴别。

### (三)治疗

#### 1.一般治疗

注意休息,轻症无须住院,中、重度患者应入院治疗。保证足够睡眠及思想放松。休息、睡眠时取左侧卧位,少食盐及刺激性食物,戒酒。保证能量供应及足够蛋白质;对于中、重度患者每 4 小时测 1 次血压,密切注意血压变化。

#### 2.药物治疗

轻度患者适当服用镇静药物,如地西泮、苯巴比妥等,以保证休息。一般不用降压药物和解痉药。中度患者,硫酸镁是首选解痉药,硫酸镁血浓度治疗量为 2~3 mmol/L,>3.5 mmol/L 时膝腱反射消失,>7.5 mmol/L 时可出现心跳呼吸停止。由于硫酸镁的中毒量和治疗量很接近,因此使用时应严防中毒。妊娠高血压疾病当血压>22.0/15.0 kPa(165/113 mmHg)时,可能引起孕产妇脑血管意外、视网膜剥脱、胎盘灌流减少和胎盘早剥等。因此降压治疗是重要措施之一。应避免血压下降过快、过低而影响胎盘灌流导致胎儿缺血缺氧。对重度妊娠高血压疾病的心力衰竭伴水肿,可疑早期急性肾衰竭、子痫和脑水肿者,可应用快速利尿剂和 20%甘露醇脱水降颅内压。

#### 3.扩容治疗

重度妊娠高血压疾病时因小动脉痉挛导致血容量相对不足,因此扩容应在解痉治疗的基础上进行。

## 八、护理措施及出院指导

参阅原发性高血压有关护理部分。

(范聪聪)

# 第三节 心 绞 痛

## 一、稳定型心绞痛

稳定型心绞痛是在冠状动脉狭窄的基础上,冠状动脉供血不足引起的心肌急剧的、暂时的缺血缺氧综合征。临床特点为阵发性胸骨后或心前区压榨性疼痛,常发生于劳力性心肌负荷增加时,持续数分钟,休息或用硝酸酯制剂后消失,其临床表现在1～3个月内相对稳定。

**(一)病因与发病机制**

最常见的病因为冠状动脉粥样硬化。其他病因最常见为重度主动脉瓣狭窄或关闭不全,肥厚型心肌病、先天性冠状动脉畸形等亦可是本病病因。

心肌能量的产生依赖大量的氧气供应。心肌对氧的依赖性最强,耗氧量为9 mL/(min·100 g),高居人体其他器官之首。生理条件下,心肌细胞从冠状动脉血中摄取氧的能力也最强,可摄取血氧含量的65%～75%,接近于最大摄取量,因此,当心肌需氧量增加时,心肌细胞很难再从血液中摄取更多的氧,而只能依靠增加冠状动脉血流储备来满足心肌需氧量的增加。正常情况下,冠状循环储备能力很强,如剧烈体力活动时,冠状动脉扩张可通过使其血流量增加到静息时的6～7倍,即使在缺氧状态下,也能使血流量增加4～5倍。然而在病理条件下(如冠状动脉狭窄),冠状循环储备能力下降,冠状动脉供血与心肌需血之间就会发生矛盾,即冠状动脉血流量不能满足心肌的代谢需要,此时就会引起心肌缺血缺氧,诱发心绞痛。

动脉粥样硬化斑块导致冠状动脉狭窄,冠状动脉扩张性减弱,血流量减少。当冠状动脉管腔狭窄<50%时,心肌血供基本不受影响,即血液供应尚能满足心肌平时的需要,则无心肌缺血症状,各种心脏负荷试验也无阳性表现。然而当至少一支主要冠状动脉管腔狭窄>75%时,静息时尚可代偿,但当心脏负荷突然增加(如劳累、激动、左心衰竭等)时,则心肌耗氧量增加,而病变的冠状动脉不能充分扩张以供应足够的血液和氧气,即可引起心绞痛发作。此种心肌缺血为"需氧增加性心肌缺血",而且粥样硬化斑块稳定,冠状动脉对心肌的供血量相对比较恒定。这是大多数稳定型心绞痛的发病机制。

疼痛产生的原因:产生疼痛的直接原因可能是在缺血缺氧的情况下,心肌内积聚过多的代谢产物如乳酸、丙酮酸、磷酸等酸性物质或类激肽多肽类物质,刺激心脏内自主神经的传入纤维末梢,经胸1～5交感神经节和相应的脊髓段,传至大脑,即可产生疼痛感觉。这种痛觉可反映在与自主神经进入水平相同脊髓段的脊神经所分布的区域——胸骨后和两臂的前内侧与小指,尤其是在左侧,而多不在心脏部位。有人认为,在缺血区内富有神经分布的冠状血管的异常牵拉或收缩,也可直接产生疼痛冲动。

**(二)病理生理和病理解剖**

患者在心绞痛发作之前,常有血压增高、心率增快、肺动脉压和肺毛细血管压增高的变化,反映心脏和肺的顺应性减低。发作时可有左心室收缩力和收缩速度降低、射血速度减慢、左心室收缩压下降、每搏输出量和心排血量降低、左心室舒张末期压和血容量增加等左心室收缩和舒张功能障碍的病理生理变化。左心室壁可呈收缩不协调或部分心室壁有收缩减弱的现象。

粥样硬化可累及冠状动脉任何一支,其中以左前降支受累最为多见,病变也最为严重,其次是右冠状动脉、左回旋支和左主干。血管近端的病变较远端为重,主支病变较分支为重。粥样硬化斑块多分布在分支血管开口处,且常为偏心性,呈新月形。

冠状动脉造影显示,稳定型心绞痛患者中,有1支、2支或3支冠状动脉腔径减少>70%者各占25%左右,左主干狭窄占5%～10%,无显著狭窄者约占15%;而在不稳定型心绞痛患者中,单支血管病变约占10%,2支血管病变占20%,3支血管病变占40%,左主干病变约占20%,无明显血管梗阻者占10%,而且病变常呈高度狭窄、偏心性狭窄、表面毛糙或充盈缺损等。冠状动脉造影未发现异常的心绞痛患者,可能是因为冠状动脉痉挛、冠状动脉内血栓自发性溶解、微循环灌注障碍或造影检查时未识别,也可能与血红蛋白与氧的离解异常、交感神经过度活动、儿

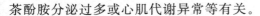

茶酚胺分泌过多或心肌代谢异常等有关。

**(三)临床表现**

1.症状

心绞痛以发作性胸痛为主要临床表现,疼痛的特点为以下几点。

(1)部位:典型心绞痛的部位是在胸骨体上中段之后或左前胸,范围有手掌大小甚至横贯前胸,界限不很清楚;可以放射到颈部、咽部、颌部、上腹部、肩背部、左臂及左手指,也可以放射至其他部位。非典型者可以表现在胸部以外的其他部位如上腹部、咽部、颈部等。疼痛每次发作的部位往往是相似的。

(2)性质:常呈紧缩感、绞榨感、压迫感、烧灼感、胸闷或窒息感、沉重感,有的只表现为胸部不适、乏力或气短,主观感觉个体差异较大,但一般不会是针刺样疼痛。疼痛发作时,患者往往被迫停止原来的活动,直至症状缓解。

(3)持续时间:疼痛呈阵发性发作,持续数分钟,一般不会超过 10 分钟,也不会转瞬即逝或持续数小时。疼痛可数天或数周发作一次,亦可 1 天内发作多次。

(4)诱因:疼痛常由体力劳动(如快步行走、爬坡等)或情绪激动(如愤怒、焦急、过度兴奋等)所诱发,饱食、寒冷、吸烟、贫血、心动过速和休克等亦可诱发。疼痛多发生于劳力或激动当时而不在其之后。典型的心绞痛常在相似的条件下发生,但有时同样的劳力只在早晨而不在下午引起心绞痛,可能与晨间疼痛阈值较低有关。

(5)缓解方式:一般停止诱发活动后疼痛即可缓解,舌下含硝酸甘油也能在 2～5 分钟内(很少超过5 分钟)使之缓解。

2.体征

体检常无明显异常。心绞痛发作时可有心率增快、血压升高、焦虑、出汗等;有时可闻及第四心音、第三心音或奔马律,心尖部收缩期杂音(是乳头肌缺血性功能失调引起二尖瓣关闭不全所致),第二心音逆分裂;偶闻双肺底湿啰音。

3.分级

参照加拿大心血管学会(CCS)分级标准,将稳定型心绞痛严重程度分为 4 级。

(1)Ⅰ级:一般体力活动如行走和上楼等不引起心绞痛,但紧张、剧烈或持续用力可引起心绞痛发作。

(2)Ⅱ级:日常体力活动稍受限制,快步行走或上楼、登高、饭后行走或上楼、寒冷或风中行走、情绪激动等可发作心绞痛,或仅在睡醒后数小时内发作,在正常情况下以一般速度平地步行200 m 以上或登一层以上的楼梯受限。

(3)Ⅲ级:日常体力活动明显受限,在正常情况下以一般速度平地步行 100～200 m 或登一层楼梯时可发作心绞痛。

(4)Ⅳ级:轻微活动或休息时即可出现心绞痛症状。

**(四)辅助检查**

1.实验室检查

基本检查包括空腹血糖(必要时查糖耐量试验)、血脂和血红蛋白等;胸痛较明显者需查心肌坏死标志物;冠状动脉造影前还需查尿常规、肝肾功能、电解质、肝炎相关抗原、人类免疫缺陷病毒(HIV)及梅毒血清试验等;必要时检查甲状腺功能。

2.心电图检查

(1)静息心电图:约半数心绞痛患者的心电图在正常范围。可有陈旧性心肌梗死或非特异性ST-T改变,有时出现房室或束支传导阻滞或室性、房性期前收缩等心律失常。不常见的隐匿性的心电图表现为U波倒置。与既往心电图做比较,可提高心电图的诊断准确率。

(2)心绞痛发作时心电图:95%的患者于心绞痛时出现暂时的缺血性ST段移位。因心内膜下心肌更容易发生缺血,故常见心内膜下心肌缺血的导联ST段压低>0.1 mV,发作缓解后恢复;有时出现T波倒置。平时有T波持续倒置者,心绞痛发作时可变为直立(称为"假性正常化")。T波改变反映心肌缺血的特异性不如ST段,但与平时心电图比较则有助于诊断。

(3)心电图负荷试验:运动负荷试验最为常用,运动可增加心脏负荷以激发心肌缺血。运动方式主要有分级踏板或蹬车。

(4)心电图连续监测:常用方法是让患者佩带慢速转动的记录装置,以两个双极胸导联(现可同步12导联)连续记录并自动分析24小时心电图(动态心电图),然后在显示屏上快速回放并进行人机对话选段记录,最后打印综合报告。动态心电图可发现ST-T改变和各种心律失常,出现时间可与患者的活动情况和症状相对照。胸痛发作时心电图显示缺血性ST-T改变有助于心绞痛的诊断。

3.超声心动图

超声心动图可以观察心腔大小、心脏结构、室壁厚度和心肌功能状态,根据室壁运动异常,可判断心肌缺血和陈旧性梗死区域。稳定型心绞痛患者的静息超声心动图大都无异常表现,负荷超声心动图有助于识别心肌缺血的范围和程度。

4.血管内超声和冠状动脉内多普勒血流描记

血管内超声是近年来应用于临床的一种高分辨率检查手段,可作为冠状动脉造影更进一步的确诊手段。

5.多层螺旋X线计算机断层显像

多层螺旋X线计算机断层显像可进行冠状动脉三维重建,能较好应用于冠心病的诊断。

**(五)内科治疗**

1.一般治疗

心绞痛发作时立刻休息,症状一般在停止活动后即可消除。平时应尽量避免各种诱发因素如过度体力活动、情绪激动、饱餐、便秘等。调节饮食,特别是进食不宜过饱,避免油腻饮食,忌烟酒。调整日常生活与工作量;减轻精神负担;治疗高血压、糖尿病、贫血、甲状腺功能亢进症等相关疾病。

2.硝酸酯类

该类药物可扩张冠状动脉、降低血流阻力、增加冠状循环血流量;同时能扩张周围血管,减少静脉回流,降低心室容量、心腔内压力、心排血量和血压,减低心脏前后负荷和心肌需氧量,从而缓解心绞痛。患有青光眼、颅内压增高、低血压者不宜应用本类药物。

硝酸甘油:心绞痛发作时应用,0.3~0.6 mg舌下含化,可迅速被唾液溶解而吸收,1~2分钟开始起效,作用持续约30分钟。对约92%的患者有效,其中76%在3分钟内见效。

3.β受体阻滞剂(美托洛尔)

阻断拟交感胺类的刺激作用,减慢心率、降低血压,减弱心肌收缩力和降低心肌耗氧量,从而缓解心绞痛发作。

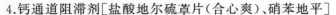

4.钙通道阻滞剂[盐酸地尔硫䓬片(合心爽)、硝苯地平]

本类药物能抑制 $Ca^{2+}$ 进入细胞和心肌细胞兴奋-收缩耦联中 $Ca^{2+}$ 的作用,因而可抑制心肌收缩,减少心肌氧耗;扩张冠状动脉,解除冠状动脉痉挛,改善心肌供血。

5.抗血小板药物

若无特殊禁忌,所有患者均应服用阿司匹林。

6.调脂药物

调脂药物在治疗冠状动脉粥样硬化中起重要作用,他汀类制剂可使动脉粥样硬化斑块消退,并可改善血管内皮细胞功能。

7.代谢类药物

曲美他嗪通过调节心肌能源底物,抑制脂肪酸氧化,促进葡萄糖氧化,优化心肌能量代谢,能改善心肌缺血及左心室功能,缓解心绞痛,而不影响血流动力学。

8.中医中药治疗

目前以"活血化瘀"法(常用丹参、红花、川芎、蒲黄、郁金、丹参滴丸或脑心通等)、"芳香温通"法(常用苏合香丸、苏冰滴丸、宽胸丸或保心丸等)及"祛痰通络"法(如通心络)最为常用。此外,针刺或穴位按摩治疗也可能有一定疗效。

## 二、不稳定型心绞痛

不稳定型心绞痛是指稳定型劳力性心绞痛以外的缺血性胸痛,包括初发型劳力性心绞痛、恶化型劳力性心绞痛,以及各型自发性心绞痛。不稳定型心绞痛通常认为是介于稳定型心绞痛与急性心肌梗死之间的一种临床状态。

### (一)病因与发病机制

与稳定型劳力性心绞痛的差别在于当冠状动脉粥样硬化斑块不稳定时,易发生斑块破裂或出血、血小板聚集或血栓形成或冠状动脉痉挛致冠状动脉内张力增加,均可使心肌的血氧供应突然减少,心肌代谢产物清除障碍,引起心绞痛发作。此种心肌缺血为"供氧减少性心肌缺血",是引起大多数不稳定型心绞痛的原因。虽然这种心绞痛也可因劳力负荷增加而诱发,但劳力终止后胸痛并不能缓解。

### (二)临床表现

1.症状

不稳定型心绞痛的胸痛部位和性质与稳定型心绞痛相似,但通常程度更重,持续时间较长,患者偶尔从睡眠中痛醒。以下线索有助于不稳定型心绞痛的诊断。

(1)诱发心绞痛的体力活动阈值突然或持久地降低。

(2)心绞痛发生的频率、严重程度和持续时间增加或延长。

(3)出现静息性或夜间性心绞痛。

(4)胸痛放射至附近或新的部位。

(5)发作时伴有新的相关特征,如出汗、恶心、呕吐、心悸或呼吸困难等。

(6)原来能使疼痛缓解的方式只能暂时或不完全性地使疼痛缓解。

2.体征

体征可有一过性第三心音或第四心音,重症者可有肺部啰音或原有啰音增加、心动过缓或心动过速,或因二尖瓣反流引起的收缩期杂音。若疼痛发作期间发生急性充血性心力衰竭和低血压提示预后较差。

3.分级

依据心绞痛严重程度将不稳定型心绞痛分为 3 级。

(1)Ⅰ级:初发性、严重性或加剧性心绞痛,指心绞痛发生在就诊前 2 个月内,无静息时疼痛,每天发作3 次或以上,或稳定型心绞痛的心绞痛发作更频繁或更严重,持续时间更长,或诱发体力活动的阈值降低。

(2)Ⅱ级:静息型亚急性心绞痛,指就诊前 1 个月内发生过 1 次或多次静息型心绞痛,但近 48 小时内无发作。

(3)Ⅲ级:静息型急性心绞痛,指在 48 小时内有 1 次或多次静息型心绞痛发作。

**(三)内科治疗**

不稳定型心绞痛是严重的、具有潜在危险性的疾病,随时可能发展为急性心肌梗死,因此应引起高度重视。对疼痛发作频繁或持续不缓解,以及高危患者应立即住院治疗。

1.一般治疗

(1)急性期宜卧床休息,消除心理负担,保持环境安静,必要时给予小剂量镇静药和抗焦虑药物。

(2)有呼吸困难、发绀者应给氧吸入,维持血氧饱和度达到 90% 以上。

(3)积极诊治可能引起心肌耗氧量增加的疾病,如感染、发热、急性胃肠道功能紊乱、甲状腺功能亢进症、贫血、心律失常和原有心力衰竭的加重等。

(4)必要时应重复检测心肌坏死标志物,以排除急性心肌梗死。

2.硝酸酯类制剂

在发病最初 24 小时的治疗中,静脉内应用硝酸甘油有利于较恒定地控制心肌缺血发作;对已用硝酸酯药物和 β 受体阻滞剂等作为标准治疗的患者,静脉应用硝酸甘油能减少心绞痛的发作次数。初始用量 5～10 $\mu$g/min,持续滴注,每 3～10 分钟增加 10 $\mu$g/min,直至症状缓解或出现明显不良反应如头痛或低血压[收缩压＜12.0 kPa(90 mmHg)或比用药前下降 4.0 kPa (30 mmHg)]。目前推荐静脉用药症状消失 24 小时后,改用口服制剂或皮肤贴剂。持续静脉应用硝酸甘油 24～48 小时即可出现药物耐受。

3.β 受体阻滞剂

可用于所有无禁忌证的不稳定型心绞痛患者,并应及早开始应用,口服剂量要个体化,使患者安静时心率 50～70 次/分。

4.钙通道阻滞剂

钙通道阻滞剂能有效地减轻心绞痛症状,尤其用于治疗变异型心绞痛疗效最好。

5.抗凝制剂(肝素和低分子肝素)

静脉注射肝素治疗不稳定型心绞痛是有效的,推荐剂量为先给予肝素 80 U/kg 静脉注射,然后以18 U/(kg·h)的速度静脉滴注维持,治疗过程中需注意开始用药或调整剂量后 6 小时测定部分激活凝血酶时间(APTT),并调整用量,使 APTT 控制在 45～70 秒。低分子肝素与普通肝素相比,可以只根据体重调节皮下用量,而不需要实验室监测;疗效肯定,使用方便。

6.抗血小板制剂

(1)阿司匹林类制剂:阻断血小板聚集,防止血栓形成,抑制血管痉挛。阿司匹林可降低不稳定型心绞痛患者的死亡率和急性心肌梗死的发生率,除了短期效应外,长期服用也是有益的。用

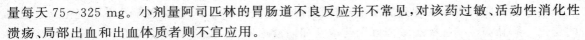

量每天 75~325 mg。小剂量阿司匹林的胃肠道不良反应并不常见,对该药过敏、活动性消化性溃疡、局部出血和出血体质者则不宜应用。

（2）二磷酸腺苷（ADP）受体拮抗剂:氯吡格雷是新一代血小板 ADP 受体抑制剂,可抑制血小板内 $Ca^{2+}$ 活性,抑制血小板之间纤维蛋白原桥的形成,防止血小板聚集,作用强于阿司匹林,即可单用于阿司匹林不能耐受者,也可与阿司匹林联合应用。常用剂量每天 75 mg,必要时先给予负荷量 300 mg,2 小时后达有效血药浓度。本药不良反应小,作用快,不需要复查血常规。

7.血管紧张素转化酶抑制剂

冠心病患者均能从血管紧张素转化酶抑制剂治疗中获益,合并糖尿病、心力衰竭或左心室收缩功能不全的高危患者应该使用血管紧张素转化酶抑制剂。临床常用制剂:卡托普利、依那普利。

8.调脂制剂

他汀类药物能有效降低胆固醇和低密度脂蛋白胆固醇（LDL-C）,并因此降低心血管事件;同时他汀类还有延缓斑块进展、稳定斑块和抗炎等有益作用。常用他汀制剂:洛伐他汀、辛伐他汀。在应用他汀类药物时,应严密监测转氨酶及肌酸激酶等生化指标,以及时发现药物可能引起的肝脏损害和疾病。

## 三、心绞痛的护理

### （一）一般护理

1.休息与活动

保持适当的体力活动,以不引起心绞痛为度,一般不需卧床休息。但心绞痛发作时立即停止活动,卧床休息,协助患者取舒适体位;不稳定型心绞痛者,应卧床休息。缓解期可逐渐增加活动量,应尽量避免各种诱发因素如过度体力活动、情绪激动、饱餐等,冬天注意保暖。

2.饮食

饮食原则为低盐、低脂低胆固醇、高维生素、易消化饮食。宣传饮食保健的重要性,进食不宜过饱,保持大便通畅、戒烟酒、肥胖者控制体重。

### （二）对症护理及病情观察护理

1.缓解疼痛

心绞痛发作时指导患者停止活动,卧床休息;立即舌下含服硝酸甘油,必要时静脉滴注;吸氧;疼痛严重者给予哌替啶 50~100 mg 肌内注射;护士观察胸痛的部位、性质、程度、持续时间,严密监测血压、心率、心律、脉搏及心电图变化并嘱患者避免引起心绞痛的诱发因素。

2.防止发生急性心肌梗死

指导患者避免心肌梗死的诱发因素,观察心肌梗死的先兆,如心绞痛发作频繁且加重、休息及含服硝酸甘油不能缓解及有无心律失常等。

3.积极去除危险因素

治疗高血压、高血脂、糖尿病等与冠心病有关的疾病。定期复查心电图、血糖、血脂。

### （三）用药观察与护理

注意药物疗效及不良反应。心绞痛发作给予硝酸甘油舌下含服后 1~2 分钟起作用,若服药后 3~5 分钟仍不缓解,可再服 1 片。不良反应有头晕、头胀痛、头部跳动感、面红、心悸等,偶有血压下降,因此第 1 次用药患者宜平卧片刻,必要时吸氧。对于心绞痛发作频繁或含服硝酸甘油效果差的患者应警惕心肌梗死的发生,遵医嘱静脉滴注硝酸甘油,监测血压及心率变化及心电图的变化。静脉滴注硝酸酯类掌握好用药浓度和输液速度,并嘱患者及家属切不可擅自行调节滴速,以免造成低血压。部分患者用药后可出现面部潮红、头部胀痛、头昏、心动过速、心悸等不适,应告诉患者是由于药物导致血管扩张造成的,以解除其顾虑。第一次用药时,患者宜平卧片刻。β受体阻滞剂有减慢心率的不良反应,二度或以上房室传导阻滞者不宜应用。

### (四)心理护理

心绞痛发作时患者常感到焦虑,而焦虑能增强交感神经兴奋性,增加心肌需氧量,加重心绞痛,因此心绞痛发作时专人守护消除紧张、焦虑、恐惧情绪,避免各种诱发因素;指导患者正确使用心绞痛发作期及预防心绞痛的药物;若心绞痛发作较以往频繁、程度加重、用硝酸甘油无效,应立即来医院就诊,警惕急性心肌梗死发生。

### (五)出院指导

(1)合理安排休息与活动,活动应循序渐进,以不引起心绞痛为原则。避免重体力劳动、精神过度紧张的工作或过度劳累。

(2)指导患者遵医嘱正确用药,学会观察药物的作用和不良反应。

(3)教会心绞痛时的自救护理:立即就地休息,含服随身携带的硝酸甘油,可重复应用;若心绞痛频繁发作或持续不缓解及时到医院就诊。

(4)防止心绞痛再发作应避免各种诱发因素如过度体力活动、情绪激动、饱餐、便秘等,并积极减少危险因素如戒烟,选择低盐、低脂低胆固醇、高维生素、易消化饮食,维持理想体重;治疗高血压、高血脂、糖尿病等与冠心病有关的疾病。

(范聪聪)

## 第四节　心　律　失　常

### 一、疾病概述

#### (一)概念和特点

心律失常是指心脏冲动频率、节律、起源部位、传导速度或激动次序的异常。按其发生原理可分为冲动形成异常和冲动传导异常两大类。按照心律失常发生时心率的快慢,可分为快速性与缓慢性心律失常两大类。

心律失常可发生在没有明确心脏病或其他原因的患者。心律失常的后果取决于其对血流动力学的影响,可从心律失常对心、脑、肾灌注的影响来判断。轻者患者可无症状,一般表现为心悸,但也可出现心绞痛、气短、晕厥等症状。心律失常持续时间不一,有时仅持续数秒、数分,有时可持续数天以上,如慢性心房颤动。

#### (二)相关病理生理

正常生理状态下,促成心搏的冲动起源于窦房结,并以一定的顺序传导于心房与心室,使心脏在一定频率范围内发生有规律的搏动。如果心脏内冲动的形成异常和/或传导异常,使整个心脏或其一部分的活动变为过快、过慢或不规则,或者各部分活动的程序发生紊乱,即形成心律失常。心律失常有多种不同的发生机制,如折返、自律性改变、触发活动和平行收缩等。然而,由于条件限制,目前能直接对人在体内心脏研究的仅限于折返机制,临床检查尚不能判断大多数心律失常的电生理机制。产生心律失常的电生理机制主要包括冲动发生异常、冲动传导异常及触发活动。

### (三)主要病因与诱因

1.器质性心脏病

心律失常可见于各种器质性心脏病,其中以冠心病、心肌病、心肌炎和风湿性心脏病为多见,尤其在发生心力衰竭或急性心肌梗死时。

2.非心源性疾病

几乎其他系统疾病均可引发心律失常,常见的有内分泌失调、麻醉、低温、胸腔或心脏手术、中枢神经系统疾病及自主神经功能失调等。

3.酸碱失衡和电解质紊乱

各种酸碱代谢紊乱、钾代谢紊乱可使传导系统或心肌细胞的兴奋性、传导性异常而引起心律失常。

4.理化因素和中毒

电击可直接引起心律失常甚至死亡,中暑、低温也可导致心律失常。某些药物可引起心律失常,其机制各不相同,洋地黄、奎尼丁、氨茶碱等直接作用于心肌,洋地黄、夹竹桃、蟾蜍等通过兴奋迷走神经,拟肾上腺素药、三环类抗抑郁药等通过兴奋交感神经,可溶性钡盐、棉酚、排钾性利尿剂等引起低钾血症,窒息性毒物则引起缺氧诱发心律失常。

5.其他

发生在健康者的心律失常也不少见,部分病因不明。

### (四)临床表现

心律失常的诊断大多数要靠心电图,但相当一部分患者可根据病史和体征作出初步诊断。详细询问发作时的心率快慢,节律是否规整,发作起止与持续时间,发作时是否伴有低血压、昏厥、心绞痛或心力衰竭等表现,以及既往发作的诱因、频率和治疗经过,有助于心律失常的诊断,同时要对患者全身情况、既往治疗情况等进行全面的了解。

### (五)辅助检查

1.心电图检查

心电图检查是诊断心律失常最重要的一项无创性检查技术。应记录 12 导联心电图,并记录清楚显示 P 波导联的心电图长条以备分析,通常选择 $V_1$ 导联或 II 导联。必要时采用动态心电图,连续记录患者24 小时的心电图。

2.运动试验

患者在运动时出现心悸、可做运动试验协助诊断。运动试验诊断心律失常的敏感性不如动态心电图。

3.食管心电图

解剖上左心房后壁毗邻食管,因此,插入食管电极导管并置于心房水平时,能记录到清晰的心房电位,并能进行心房快速起搏或程序电刺激。

4.心腔内电生理检查

心腔内电生理检查是将几根多电极导管经静脉和/或动脉插入,放置在心腔内的不同部位辅以 8 通道以上多导生理仪,同步记录各部位电活动,包括右心房、右心室、希氏束、冠状静脉窦(反映左心房、左心室电活动)。其适应证包括:①窦房结功能测定。②房室与室内传导阻滞。③心动过速。④不明原因晕厥。

5.三维心脏电生理标测及导航系统

三维心脏电生理标测及导航系统(三维标测系统)是近年来出现的新的标测技术,能够减少 X 线曝光时间,提高消融成功率,加深对心律失常机制的理解。

**(六)窦性心律失常治疗原则**

(1)若患者无心动过缓有关的症状,不必治疗,仅定期随诊观察。对于有症状的病窦综合征患者,应接受起搏器治疗。

(2)心动过缓-心动过速综合征患者发作心动过速,单独应用抗心律失常药物治疗可能加重心动过缓。应用起搏治疗后,患者仍有心动过速发作,可同时应用抗心律失常药物。

**(七)房性心律失常治疗原则**

1.房性期前收缩

无须治疗。当有明显症状或因房性期前收缩触发室上行心动过速时,应给予治疗。治疗药物包括普罗帕酮、莫雷西嗪或 β 受体阻滞剂。

2.房性心动过速

(1)积极寻找病因,针对病因治疗。

(2)抗凝治疗。

(3)控制心室率。

(4)转复窦性心律。

3.心房扑动

(1)药物治疗:减慢心室率的药物包括 β 受体阻滞剂、钙通道阻滞剂(维拉帕米、地尔硫䓬)或洋地黄制剂(地高辛、毛花苷 C)。转复心房扑动的药物包括Ⅰ A(如奎尼丁)或Ⅰ C(如普罗帕酮)类抗心律失常药,如心房扑动患者合并冠心病、充血性心力衰竭等时,不用Ⅰ A 或Ⅰ C 类药物,应选用胺碘酮。

(2)非药物治疗:直流电复律是终止心房扑动最有效的方法。其次食管调搏也是转复心房扑动的有效方法。射频消融可根治心房扑动。

(3)抗凝治疗:持续性心房扑动的患者,发生血栓栓塞的风险明显增高,应给予抗凝治疗。

4.心房颤动

应积极寻找心房颤动的原发疾病和诱发因素,进行相应处理。

治疗:①抗凝治疗;②转复并维持窦性心律;③控制心室率。

**(八)房室交界区性心律失常治疗原则**

1.房室交界区性期前收缩

通常无须治疗。

2.房室交界区性逸搏与心律

一般无须治疗,必要时可起搏治疗。

3.非阵发性房室交界区性心动过速

主要针对病因治疗。洋地黄中毒引起者可停用洋地黄,可给予钾盐、利多卡因或 β 受体阻滞剂治疗。

4.与房室交界区相关的折返性心动过速

急性发作期应根据患者的基础心脏状况、既往发作的情况及对心动过速的耐受程度做出适当处理。

主要药物治疗如下述。

(1)腺苷与钙通道阻滞剂:为首选。起效迅速,不良反应为胸部压迫感、呼吸困难、面部潮红、窦性心动过缓、房室传导阻滞等。

(2)洋地黄与β受体阻滞剂:静脉注射洋地黄可终止发作。对伴有心功能不全患者仍作为首选。β受体阻滞剂也能有效终止心动过速,选用短效β受体阻滞剂较合适如艾司洛尔。

(3)普罗帕酮1～2 mg/kg静脉注射。

(4)其他:食管心房调搏术、直流电复率等。

预防复发:是否需要给予患者长期药物预防,取决于发作的频繁程度及发作的严重性。药物的选择可依据临床经验或心内电生理试验结果。

5.预激综合征

对于无心动过速发作或偶有发作但症状轻微的预激综合征患者的治疗,目前仍存有争议。如心动过速发作频繁伴有明显症状,应给予治疗。治疗方法包括药物和导管消融。

**(九)室性心律失常治疗原则**

1.室性期前收缩

首先应对患者室性期前收缩的类型、症状及其原有心脏病变做全面的了解;然后,根据不同的临床状况,决定是否给予治疗、采取何种方法治疗及确定治疗的终点。

2.室性心动过速

一般遵循的原则:有器质性心脏病或有明确诱因应首先给予针对性治疗;无器质性心脏病患者发生非持续性短暂室速,如无症状或无血流动力学影响,处理的原则与室性期前收缩相同;持续性室性发作,无论有无器质性心脏病,应给予治疗。

3.心室扑动与颤动

快速识别心搏骤停、高声呼救、进行心肺复苏,包括胸外按压、开放气道、人工呼吸、除颤、气管插管、吸氧、药物治疗等。

**(十)心脏传导阻滞治疗原则**

1.房室传导阻滞

应针对不同病因进行治疗。一度与二度Ⅰ型房室阻止心室率不太慢者,无须特殊治疗。二度Ⅱ型与三度房室阻滞如心室率显著缓慢,伴有明显症状或血流动力学障碍,甚至Adams-Strokes综合征发作者,应给予起搏治疗。

2.室内传导阻滞

慢性单侧束支阻滞的患者如无症状,无须接受治疗。双分支与不完全性三分支阻滞有可能进展为完全性房室传导阻滞,但是否一定发生及何时发生均难以预料,不必常规预防性起搏器治疗。急性前壁心肌梗死发生双分支、三分支阻滞、或慢性双分支、三分支阻滞,伴有晕厥或阿斯综合征发作者,则应及早考虑心脏起搏器治疗。

## 二、护理评估

### (一)一般评估

心律失常患者的生命体征,发作间歇期无异常表现。发作期则出现心悸、气短、不敢活动,心电图显示心率过快、过慢、不规则或暂时消失而形成窦性停搏。

### (二)身体评估

发作时体格检查应着重于判断心律失常的性质及心律失常对血流动力学状态的影响。听诊心音了解心室搏动率的快、慢和规则与否,结合颈静脉搏动所反映的心房活动情况,有助于作出心律失常的初步鉴别诊断。缓慢(<60次/分)而规则的心率为窦性心动过缓,快速(>100次/分)而规则的心率常为窦性心动过速。窦性心动过速较少超过160次/分,心房扑动伴2∶1房室传导时心室率常固定在150次/分左右。不规则的心律中以期前收缩为最常见,快而不规则者以心房颤动或心房扑动、房速伴不规则房室传导阻滞为多。心律规则而第一心音强弱不等(大炮音),尤其是伴颈静脉搏动间断不规则增强(大炮波),提示房室分离,多见于完全性或室速。

### (三)心理-社会评估

心律失常患者常有焦虑、恐惧等负性情绪,护理人员应做好以下几点:①帮助患者认识到自己的情绪反应,承认自己的感觉,指导患者使用放松术。②安慰患者,告诉患者较轻的心律失常通常不会威胁生命。有条件时安排单人房间,避免与其他焦虑患者接触。③经常巡视病房,了解患者的需要,帮助其解决问题,如主动给患者介绍环境,耐心解答有关疾病的问题等。

### (四)辅助检查结果的评估

#### 1.心电图(ECG)检查

心律失常发作时的心电图记录是确诊心律失常的重要依据。应记录12导联心电图,包括较长的Ⅱ或$V_1$导联记录。注意P和QRS波形态、P-QRS关系、P-P、P-R与R-R间期,判断基本心律是窦性还是异位。通过逐个分析提早或延迟心搏的性质和来源,最后判断心律失常的性质。

#### 2.动态心电图

对心律失常的检出率明显高于常规心电图,尤其是对易引起猝死的恶性心律失常的检出尤为有意义。对心律失常的诊断优于普通心电图。

#### 3.运动试验

运动试验可增加心律失常的诊断率和敏感性,是对ECG很好的补充,但运动试验有一定的危险性,需严格掌握禁忌证。

#### 4.食管心电图

食管心电图是食管心房调搏最佳起搏点判定的可靠依据,更能在心律失常的诊断与鉴别诊断方面起到特殊而独到的作用。食管心电图与心内电生理检查具有高度的一致性,为导管射频消融术根治阵发性室上性心动过速(PSVT)提供可靠的分型及定位诊断。亦有助于不典型的预激综合征患者确立诊断。

#### 5.心腔内电生理检查

心腔内电生理检查为有创性电生理检查,除能确诊缓慢性和快速性心律失常的性质外,还能在心律失常发作间隙应用程序电刺激方法判断窦房结和房室传导系统功能,诱发室上性和室性快速性心律失常,确定心律失常起源部位,评价药物与非药物治疗效果,以及为手术、起搏或消融治疗提供必要的信息。

**（五）常用药物治疗效果的评估**

（1）治疗缓慢性心律失常：一般选用增强心肌自律性和/或加速传导的药物，如拟交感神经药、迷走神经抑制药或碱化剂（摩尔乳酸钠或碳酸氢钠）。护理评估：①服药后心悸、乏力、头晕、胸闷等临床症状有无改善。②有无不良反应发生。

（2）治疗快速性心律失常：选用减慢传导和延长不应期的药物，如迷走神经兴奋剂，拟交感神经药间接兴奋迷走神经或抗心律失常药物。护理评估：①用药后的疗效，有无严重不良反应发生。②药物疗效不佳时，考虑电转复或射频消融术治疗，并做好术前准备。

（3）临床上抗心律失常药物繁多，药物的分类主要基于其对心肌的电生理学作用。治疗缓慢性心律失常的药物，主要提高心脏起搏和传导功能，如肾上腺素类药物（肾上腺素、异丙肾上腺素），拟交感神经药如阿托品、山莨菪碱，β受体兴奋剂如多巴胺类、沙丁胺醇等。

（4）及时就诊的指标：①心动过速发作频繁伴有明显症状如低血压、休克、心绞痛、心力衰竭或晕厥等。②出现洋地黄中毒症状。

## 三、主要护理诊断/问题

**（一）活动无耐力**
与心律失常导致心悸或心排血量减少有关。

**（二）焦虑**
与心律失常反复发作，对治疗缺乏信心有关。

**（三）有受伤的危险**
与心律失常引起的头晕、晕厥有关。

**（四）潜在并发症**
心力衰竭、脑栓塞、猝死。

## 四、护理措施

**（一）体位与休息**
当心律失常发作导致胸闷、心悸、头晕等不适时采取高枕卧位、半卧位或其他舒适体位，尽量避免左侧卧位，以防左侧卧位时感觉到心脏搏动而加重不适。有头晕、晕厥发作或曾有跌倒病史者应卧床休息。保证患者充分的休息与睡眠，必要时遵医嘱给予镇静药。

**（二）给氧**
伴呼吸困难、发绀等缺氧表现时，给予氧气吸入，2～4 L/min。

**（三）饮食**
控制膳食总热量，以维持正常体重为度，40岁以上者尤应预防发胖。一般以体重指数（BMI）20～24为正常体重。或以腰围为标准，一般以女性≥80 cm，男性≥85 cm为超标。超重或肥胖者应减少每天进食的总热量，以低脂（30%）、低胆固醇（200 mg/d）膳食，并限制酒及糖类食物的摄入。严禁暴饮暴食。以免诱发心绞痛或心肌梗死。合并高血压或心力衰竭者，应同时限制钠盐。避免摄入刺激性食物如咖啡、浓茶等，保持大便通畅。

**（四）病情观察**
严密进行心电监测，出现异常心律变化，如3～5次/分的室性期前收缩或阵发性室性心动过速,窦性停搏、二度Ⅱ型或三度房室传导阻滞等,立即通知医师。应将急救药物备好,需争分夺秒地迅速给药。有无心悸、胸闷、胸痛、头晕、晕厥等。检测电解质变化,尤其是血钾。

**(五)用药指导**

接受各种抗心律失常药物治疗的患者,应在心电监测下用药,以便掌握心律的变化情况和观察药物疗效。密切观察用药反应,严密观察穿刺局部情况,谨防药物外渗。皮下注射给予抗凝溶栓及抗血小板药时,注意更换注射部位,避免按摩,应持续按压 2～3 分钟。严格按医嘱给药,避免食用影响药物疗效的食物。用药前、中、后注意心率、心律、PR 间期、QT 间期等的变化,以判断疗效和有无不良反应。

**(六)除颤的护理**

持续性室性心动过速患者,应用药物效果不明显时,护士应密切配合医师将除颤器电源接好,检查仪器性能是否完好,备好电极板,以便及时顺利除颤。对于缓慢型心律失常患者,应用药物治疗后仍不能增加心率,且病情有所发展或反复发作阿斯综合征时,应随时做好安装人工心脏起搏器的准备。

**(七)心理护理**

向患者说明心律失常的治疗原则,介绍介入治疗如心导管射频消融术或心脏起搏器安置术的目的及方法,以消除患者的紧张心理,使患者主动配合治疗。

**(八)健康教育**

1.疾病知识指导

向患者及家属讲解心律失常的病因、诱因及防治知识。

2.生活指导

指导患者劳逸结合,生活规律,保证充足的休息与睡眠。无器质性心脏病者应积极参加体育锻炼。保持情绪稳定,避免精神紧张、激动。改变不良饮食习惯,戒烟、酒、避免浓茶、咖啡、可乐等刺激性食物。保持大便通畅,避免排便用力而加重心律失常。

3.用药指导

嘱患者严格按医嘱按时按量服药,说明所用药物的名称、剂量、用法、作用及不良反应,不可随意增减药物的剂量或种类。

4.制订活动计划

评估患者心律失常的类型及临床表现,与患者及家属共同制订活动计划。对无器质性心脏病的良性心律失常患者,鼓励其正常工作和生活,保持心情舒畅,避免过度劳累。窦性停搏、二度Ⅱ型或三度房室传导阻滞、持续性室速等严重心律失常患者或快速心室率引起血压下降者,应卧床休息,以减少心肌耗氧量。卧床期间加强生活护理。

5.自我监测指导

教会患者及家属测量脉搏的方法,心律失常发作时的应对措施及心肺复苏术,以便于自我检测病情和自救。对安置心脏起搏器的患者,讲解自我监测与家庭护理方法。

6.及时就诊的指标

(1)当出现头晕、气促、胸闷、胸痛等不适症状。

(2)复查心电图发现异常时。

## 五、护理效果评估

(1)患者及家属掌握自我监测脉搏的方法,能复述疾病发作时的应对措施及心肺复苏术。

（2）患者掌握发生疾病的诱因,能采取相应措施尽可能避免诱因的发生。

（3）患者心理状态稳定,养成正确的生活方式。

（4）患者未发生猝死或发生致命性心律失常时能得到及时发现和处理。

（范聪聪）

# 第五节 心脏瓣膜病

心脏瓣膜病是指心脏瓣膜存在结构和/或功能异常,是一组重要的心血管疾病。瓣膜开放使血流向前流动,瓣膜关闭则可防止血液反流。瓣膜狭窄,使心腔压力负荷增加;瓣膜关闭不全,使心腔容量负荷增加。这些血流动力学改变可导致心房或心室结构改变或功能异常,最终表现出心力衰竭、心律失常等临床表现。病变可累及一个或多个瓣膜。临床上以二尖瓣最常受累,其次为主动脉瓣。

风湿炎症导致的瓣膜损害称为风湿性心脏病,简称风心病。随着生活及医疗条件的改善,风湿性心脏病的人群患病率正在下降,但我国瓣膜性心脏病仍以风湿性心脏病最为常见。另外,黏液性变性及老年瓣膜钙化退行性改变所致的心脏瓣膜病日益增多。不同病因易累及的瓣膜也不一样,风湿性病心脏病患者中二尖瓣最常受累,其次是主动脉瓣;而老年退行性变瓣膜病以主动脉瓣膜病最为常见,其次是二尖瓣。在我国,二尖瓣狭窄90%以上为风湿性,风心病二尖瓣狭窄多见于20～40岁的青中年人,2/3为女性。本节主要介绍二尖瓣狭窄与二尖瓣关闭不全,主动脉瓣狭窄与主动脉关闭不全。

## 一、二尖瓣狭窄

### （一）概念和特点

二尖瓣狭窄最常见的病因是风湿热,急性风湿热后至少需2年形成明显二尖瓣狭窄,通常需要5年以上的时间,故风湿性二尖瓣狭窄一般在40～50岁发病。女性患者居多,约占2/3。

### （二）相关病理生理

正常二尖瓣口面积4～6 cm²,瓣口面积减小至1.5～2.0 cm²属轻度狭窄;1.0～1.5 cm²属中度狭窄;<1.0 cm²属重度狭窄。

风湿性二尖瓣狭窄的基本病理变化为瓣叶和腱索的纤维化和挛缩,瓣叶交界面相互粘连,这些病变使瓣膜位置下移,严重者呈漏斗状,致瓣口狭窄,限制瓣膜活动和开放,瓣口面积缩小,血流受阻。

### （三）主要病因及诱因

风湿热是二尖瓣狭窄的主要病因,是由A组β溶血性链球菌咽峡炎导致的一种反复发作的急性或慢性全身性结缔组织炎症。

### （四）临床表现

1.症状

一般二尖瓣中度狭窄（瓣口面积<1.5 cm²）始有临床症状。

（1）呼吸困难:是最常见的早期症状,常因劳累、情绪激动、妊娠、感染或快速性心房颤动时最易被诱发。随狭窄加重,可出现静息时呼吸困难、夜间阵发性呼吸困难、和端坐呼吸。

(2)咳嗽:多为干咳无痰或泡沫痰,并发感染时咳黏液样或脓痰。

(3)咯血:可有痰中带血或血痰,突然大咯血常见于严重二尖瓣狭窄早期。伴有突发剧烈胸痛者要注意肺梗死。

(4)其他:少数患者可有声音嘶哑、吞咽困难、血栓栓塞等。

2.体征

重度狭窄者患者呈"二尖瓣面容"口唇及双颧发绀。心前区隆起;心尖部可触及舒张期震颤;典型体征是心尖部可闻及局限性、低调、隆隆样的舒张中晚期杂音。

3.并发症

常见的并发症有心房颤动、急性肺水肿、血栓栓塞、右心衰竭、感染性心内膜炎、肺部感染等。

**(五)辅助检查**

1.X 线检查

二尖瓣轻度狭窄时,X 线表现可正常。中、重度狭窄而致左心房显著增大时,心影呈梨形。

2.心电图

左心房增大,可出现"二尖瓣型 P 波",P 波宽度>0.12 秒伴切迹。QRS 波群示电轴右偏和右心室肥厚。

3.超声心动图

M 型超声示二尖瓣前叶活动曲线 EF 斜率降低,双峰消失,前后叶同向运动,呈"城墙样"改变。二维超声心动图可显示狭窄瓣膜的形态和活动度,测量瓣膜口面积。彩色多普勒血流显像可实时观察二尖瓣狭窄的射流。经食管超声心动图有利于左心房附壁血栓的检出。

**(六)治疗原则**

1.一般治疗

(1)有风湿活动者,应给予抗风湿治疗。长期甚至终身应用苄星青霉素 120 万 U,每 4 周肌内注射 1 次,每次注射前常规皮试。

(2)呼吸困难者减少体力活动,限制钠盐摄入,口服利尿剂,避免和控制诱发急性肺水肿的因素。

(3)无症状者避免剧烈活动,每 6~12 个月门诊随访。

2.并发症治疗

(1)心房颤动:急性快速心房颤动时,要立即控制心室率;可先注射洋地黄类药物如去乙酰毛花苷注射液(毛花苷 C),效果不满意时,可静脉注射硫氮䓬酮或艾司洛尔。必要时电复律。慢性心房颤动患者应争取介入或者外科手术解决狭窄。对于心房颤动病史<1 年,左心房内径<60 mm 且窦房结或房室结功能障碍者,可考虑电复律或药物复律。

(2)急性肺水肿:处理原则与急性左心衰竭所致的肺水肿相似。

(3)预防栓塞:若无抗凝禁忌,可长期服用华法林。

# 二、二尖瓣关闭不全

**(一)概念和特点**

二尖瓣关闭不全常与二尖瓣狭窄同时存在,亦可单独存在。二尖瓣的组成包括四个部分:瓣叶、瓣环、腱索和乳头肌,其中任何一个发生结构异常或功能失调,均可导致二尖瓣关闭不全。

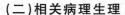

## (二)相关病理生理

风湿性炎症引起的瓣叶僵硬、变性、瓣缘卷缩、连接处融合及腱索融合缩短,使心室收缩时两瓣叶不能紧密闭合。

## (三)主要病因及诱因

风湿性瓣叶损害最常见,占二尖瓣关闭不全的1/3,女性为多。任何病因引起左心室增大、瓣环退行性变及钙化均可造成二尖瓣关闭不全。腱索先天性异常、自发性断裂。冠状动脉灌注不足可引起乳头肌缺血、损伤、坏死、纤维化和功能障碍。

二尖瓣关闭不全的主要病理生理变化,是左心室每搏喷出的血流一部分反流入左心房,使前向血流减少,同时使左心房负荷和左心室舒张期负荷增加,从而引起一系列血流动力学变化。

## (四)临床表现

### 1.症状

轻度二尖瓣关闭不全可终身无症状,或仅有轻微劳力性呼吸困难,严重反流时有心排血量减少,突出症状是疲劳无力,肺淤血的症状如呼吸困难出现较晚。

### 2.体征

心尖冲动明显,向左下移位。心尖区可闻及全收缩期高调吹风样杂音,向左腋下和左肩胛下区传导。

### 3.并发症

与二尖瓣狭窄相似,相对而言,感染性心内膜炎较多见,而体循环栓塞较少见。

## (五)辅助检查

### 1.X线检查

慢性重度狭窄常见左心房、左心室增大;左心衰竭时可见肺淤血和间质性肺水肿征。

### 2.心电图

慢性重度二尖瓣关闭不全,主要为左心房肥厚心电图表现,部分有左心室肥厚和非特异性ST-T改变,少数有右心室肥厚征,心房颤动常见。

### 3.超声心动图

M型超声和二维超声心动图不能确定二尖瓣关闭不全。脉冲多普勒超声和彩色多普勒血流显像可在二尖瓣左心房侧探及明显收缩期反流束,确诊率几乎达到100%,且可半定量反流程度。二维超声可显示二尖瓣结构的形态特征,有助于明确病因。

### 4.其他

放射性核素心室造影、左心室造影有助于评估反流程度。

## (六)治疗原则

### 1.内科治疗

内科治疗包括预防风湿活动和感染性心内膜炎,针对并发症治疗,一般为术前过渡措施。

### 2.外科治疗

外科治疗为恢复瓣膜关闭完整性的根本措施,包括瓣膜修补术和人工瓣膜置换术。

# 三、主动脉瓣狭窄

## (一)概念和特点

主动脉瓣狭窄指主动脉瓣病变引起主动脉瓣开放受限、狭窄,导致左心室到主动脉内的血流受阻。风湿性主动脉瓣狭窄大多伴有关闭不全或二尖瓣病变。

**（二）相关病理生理**

风湿性炎症导致瓣膜交界处粘连融合，瓣叶纤维化、僵硬、钙化和挛缩畸形，引起主动脉瓣狭窄。

正常成人主动脉瓣口面积≥3.0 cm²，当瓣口面积减少一半时，收缩期仍无明显跨瓣压差；当瓣口面积≤1.0 cm²时，左心室收缩压明显升高，跨瓣压差显著。主动脉瓣狭窄使左心室射血阻力增加，左心室向心性肥厚，室壁顺应性降低，引起左心室舒张末压进行性升高，左心房代偿性肥厚。最终因心肌缺血和纤维化等导致左心衰竭。

**（三）主要病因及诱因**

主动脉瓣狭窄的病因有 3 种，即先天性病变、退行性变和炎症性病变。单纯性主动脉瓣狭窄，多为先天性或退行性变，极少数为炎症性，且男性多见。

**（四）临床表现**

1.症状

早期可无症状，直至瓣口面积≤1.0 cm²时才出现与每搏输出量减少及脉压增大有关的心悸、心前区不适、头部静脉强烈搏动感等。心绞痛、晕厥和心力衰竭是典型主动脉瓣狭窄的常见三联征。晚期并发左心衰竭时，可出现不同程度的心源性呼吸困难。

2.体征

心界向左下扩大，心尖区可触及收缩期抬举样搏动。第一心音正常，胸骨左缘第 3、4 肋间可闻及高调叹气样舒张期杂音。典型心脏杂音在胸骨右缘第 1～2 肋间可听到粗糙响亮的射流性杂音，向颈部传导。

3.并发症

心律失常、心力衰竭常见，感染性心内膜炎、体循环栓塞、心脏性猝死少见。

**（五）辅助检查**

1.X 线检查

左心房轻度增大，75％～85％的患者可呈现升主动脉扩张。

2.心电图

轻度狭窄者心电图正常，中度狭窄者可出现 QRS 波群电压增高伴轻度 ST-T 改变，重度狭窄者可出现左心室肥厚伴劳损和左心房增大。

3.超声心动图

二维超声心动图可见主动脉瓣瓣叶增厚、回声增强提示瓣叶钙化。瓣叶收缩期开放幅度减小（<15 mm）开放速度减慢。彩色多普勒超声心动图上可见血流于瓣口下方加速形成五彩镶嵌的射流，连续多普勒可测定心脏及血管内的血流速度。

**（六）治疗原则**

1.内科治疗

内科治疗是预防感染性心内膜炎，无症状者无须治疗，定期随访。

2.外科治疗

凡出现临床症状者均应考虑手术治疗。如经皮主动脉瓣成形、置换术；直视下主动脉瓣分离术、人工瓣膜置换术。

## 四、主动脉瓣关闭不全

### (一)概念和特点

主动脉瓣关闭不全主要由主动脉瓣膜本身病变、主动脉根部疾病所致。根据发病情况又分急性、慢性两种。

### (二)相关病理生理

约 2/3 的主动脉瓣关闭不全为风心病所致。由于风湿性炎性病变使瓣叶纤维化、增厚、缩短、变形,影响舒张期瓣叶边缘对合,可造成关闭不全。

主动脉瓣反流引起左心室舒张期末容量增加,使每搏容量增加和主动脉收缩压增加,而有效每搏血容量降低。左心室心肌重量增加使心肌氧耗增多,主动脉舒张压降低使冠状动脉血流减少,两者引起心肌缺血、缺氧,促使左心室心肌收缩功能降低,直至发生左心衰竭。

### (三)主要病因及诱因

1.急性主动脉瓣关闭不全

(1)感染性心内膜炎。

(2)胸部创伤致升主动脉根部、瓣叶支持结构和瓣叶破损或瓣叶脱垂。

(3)主动脉夹层血肿使主动脉瓣环扩大,瓣叶或瓣环被夹层血肿撕裂。

(4)人工瓣膜撕裂等。

2.慢性主动脉瓣关闭不全

(1)主动脉瓣本身病变:①风湿性心脏病。②先天性畸形。③感染性心内膜炎。④主动脉瓣退行性变。

(2)主动脉根部扩张:①Marfan 综合征。②梅毒性主动脉炎。③其他病因,如高血压性主动脉环扩张、特发性升主动脉扩张、主动脉夹层形成、强直性脊柱炎、银屑病性关节炎等。

### (四)临床表现

1.症状

(1)急性主动脉瓣关闭不全:轻者可无症状,重者可出现呼吸困难、不能平卧、全身大汗、频繁咳嗽、咳白色或粉红色泡沫痰,更严重者出现烦躁不安、神志模糊,甚至昏迷。

(2)慢性主动脉瓣关闭不全:可在较长时间无症状。随反流量增大,出现与每搏输出量增大有关的症状,如心悸、心前区不适、头颈部强烈波动感等。

2.体征

(1)急性主动脉瓣关闭不全:可出现面色灰暗、唇甲发绀、脉搏细数、血压下降等休克表现。二尖瓣提前关闭致使第一心音减弱或消失;肺动脉高压时可闻及肺动脉瓣区第二心音亢进,常可闻及病理性第三心音和第四心音。由于左心室舒张压急剧增高,主动脉和左心室压力阶差急剧下降,因而舒张期杂音柔和、短促、低音调。肺部可闻及哮鸣音,或在肺底闻及细小水泡音,严重者满肺均有水泡音。

(2)慢性主动脉瓣关闭不全:①面色苍白,头随心搏摆动,心尖冲动向左下移位,心界向左下扩大。心底部、胸骨柄切迹、颈动脉可触及收缩期震颤。颈动脉搏动明显增强。②第一心音减弱,主动脉瓣区第二心音减弱或消失;心尖区可闻及第三心音。③主动脉瓣区可闻及高调递减型叹气样舒张早期杂音,坐位前倾位呼气末明显,向心尖区传导。④周围血管征,如点头征、水冲脉、股动脉枪击音和毛细血管波动征,听诊器压迫股动脉可闻及双期杂音。

3.并发症

感染性心内膜炎、室性心律失常、心力衰竭常见。

**（五）辅助检查**

1.X线检查

急性主动脉瓣关闭不全者左心房稍增大,常有肺淤血和肺水肿表现。慢性者左心室明显增大,升主动脉结扩张,即靴形心。

2.心电图

急性主动脉瓣关闭不全者常见窦性心动过速和非特异性 ST-T 改变。慢性者常见左心室肥厚劳损伴电轴左偏,如有心肌损害,可出现心室内传导阻滞,房性和室性心律失常。

3.超声心动图

M 型超声显示舒张期二尖瓣前叶快速高频的振动,二维超声可显示主动脉关闭时不能合拢。多普勒超声显示主动脉瓣下方(左心室流出道)探及全舒张期反流。

**（六）治疗原则**

1.内科治疗

(1)急性者一般为术前准备过渡措施,包括吸氧、镇静、多巴胺、血管活性药物等,应及早考虑外科治疗。

(2)慢性者无症状且左心功能正常者,无须治疗,但需随访。随访内容包括临床症状、超声检查左心室大小和左心室射血分数。预防感染性心内膜炎及风湿活动。

2.外科治疗

(1)急性者在降低肺静脉压、增加新排血量、稳定血流动力学的基础上,实施人工瓣膜置换术或主动脉瓣膜修复术。

(2)慢性者应在不可逆的左心室功能不全发生之前进行,原发性主动脉关闭不全,主要采用主动脉瓣置换术;继发性主动脉瓣关闭不全,可采用主动脉瓣成形术;部分病例可行瓣膜修复术。

# 五、护理评估

**（一）一般评估**

(1)有无风湿活动,体温在正常范围。

(2)饮食及活动等日常生活是否受影响。

(3)能否平卧睡眠。

**（二）身体评估**

(1)是否呈现"二尖瓣面容"。

(2)呼吸困难及其程度。

(3)心尖区是否出现明显波动,是否出现颈静脉曲张、肝颈回流征阳性、肝大、双下肢水肿等右心衰竭表现。

(4)二尖瓣狭窄特征性的杂音,为心尖区舒张中晚期低调的隆隆样杂音,呈递增型、局限、左侧卧位明显,运动或用力呼气可使其增强,常伴舒张期震颤。

(5)栓塞的危险因素:定期做超声心动图,注意有无心房、心室扩大机附壁血栓。尤其是有无心房颤动,或长期卧床。

**(三)心理-社会评估**

患者能否保持良好心态,避免精神刺激、控制情绪激动,家属对患者的照顾与理解,能否协助患者定期复查,均有利于控制和延缓病情进展。

**(四)辅助检查结果的评估**

1.X线检查

左心房增大不明显,无肺淤血和肺水肿表现。

2.心电图

有无窦性心动过速和非特异性 ST-T 改变及左心室肥厚劳损伴电轴左偏。

3.超声心动图

有无舒张期二尖瓣前叶快速高频的振动,主动脉瓣下方是否探及全舒张期反流。

**(五)常用药物治疗效果的评估**

(1)能否遵医嘱使用苄星青霉素(长效青霉素),预防感染性心内膜炎。

(2)能否坚持抗风湿药物治疗,不出现风湿活动表现,如皮肤环形红斑、皮下结节、关节红肿及疼痛不适等。

(3)餐后服用阿司匹林,不出现胃肠道反应、牙龈出血、血尿、柏油样便等。

## 六、主要护理诊断/问题

**(一)体温过高**

与风湿活动、并发感染有关。

**(二)有感染的危险**

与机体抵抗力下降有关。

**(三)潜在并发症**

感染性心内膜炎、心律失常、猝死。

## 七、护理措施

**(一)体温过高的护理**

(1)每 4 小时测体温一次,注意观察热型,以帮助诊断。

(2)休息与活动:卧床休息,限制活动量,以减少机体消耗。

(3)饮食:给予高热量、高蛋白、高维生素的清淡易消化饮食。

(4)用药护理:遵医嘱给予抗生素及抗风湿治疗。

**(二)并发症的护理**

1.心力衰竭的护理

(1)避免诱因,如预防和控制感染、纠正心律失常、避免劳累和情绪激动等。

(2)监测生命体征,评估患者有无呼吸困难、乏力、食欲减退、少尿等症状,检查有无肺部啰音、肝大、下肢水肿等体征。

2.栓塞的护理

(1)评估栓塞的危险因素:查阅超声心动图、心电图报告,看有无异常。

(2)休息与活动:左心房内有巨大附壁血栓者,应绝对卧床休息。病情允许时鼓励并协助患者翻身、活动下肢、按摩及用温水泡脚,或下床活动。

（3）遵医嘱给予药物如抗心律失常、抗血小板聚集的药物。

（4）密切观察有无栓塞的征象，一旦发生，立即报告医师，给予抗凝或溶栓等处理。

**（三）健康教育**

1.疾病知识指导

告知患者及家属本病的病因及病程进展特点。避免居住环境潮湿、阴暗等不良条件，保持室内空气流通、温暖、干燥，阳光充足。适当活动，避免剧烈运动或情绪激动，加强营养、提高机体抵抗力，预防和控制风湿活动。注意防寒保暖，预防上呼吸道感染。

2.用药指导与病情检测

告知患者遵医嘱坚持用药的重要性，说明具体药物的使用方法。定期门诊复查。

3.心理指导

鼓励患者树立信心，做好长期与疾病做斗争的心理准备，育龄妇女应该避孕，征得配偶及家属的支持与配合。

4.及时就诊的指标

（1）出现明显乏力、胸闷、心悸等症状，休息后不好转。

（2）出现腹胀、食欲缺乏、下肢水肿等不适。

（3）长期服用地高辛者，出现脉搏增快（＞120 次/分）或减慢（＜60 次/分）、尿量减少、体重增加等异常时。

## 八、护理效果评估

（1）保持健康的生活方式，严格控制风湿活动，预防感冒。

（2）遵医嘱坚持长期用药，避免药物不良反应。

（3）患者无呼吸困难症状出现或急性左心衰竭致急性肺水肿时，可咳粉红色泡沫样痰。

（4）做到预防及早期治疗各种感染能按医嘱用药，定期门诊复查。

（范聪聪）

# 第六节　心　肌　炎

心肌炎常是全身性疾病在心肌上的炎症性表现，由于心肌病变范围大小及病变程度的不同，轻者可无临床症状，严重可致猝死，诊断及时并经适当治疗者，可完全治愈，迁延不愈者，可形成慢性心肌炎或导致心肌病。

## 一、病因病机

**（一）病因**

细菌性白喉杆菌、溶血性链球菌、肺炎双球菌、伤寒杆菌等。病毒如柯萨奇病毒、艾柯病毒、肝炎病毒、流行性出血热病毒、流感病毒、腺病毒等，其他如真菌、原虫等均可致心肌炎。但目前以病毒性心肌炎较常见。

致病条件因素如下。①过度运动：运动可致病毒在心肌内繁殖复制加剧，加重心肌炎症和坏

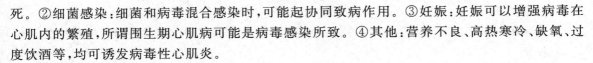

死。②细菌感染:细菌和病毒混合感染时,可能起协同致病作用。③妊娠:妊娠可以增强病毒在心肌内的繁殖,所谓围生期心肌病可能是病毒感染所致。④其他:营养不良、高热寒冷、缺氧、过度饮酒等,均可诱发病毒性心肌炎。

**(二)发病机制**

从动物试验、临床与病毒学、病理观察,发现有以下两种机制。

1.病毒直接作用

实验中将病毒注入血液循环后可致心肌炎。以在急性期,主要在起病 9 天以内,患者或动物的心肌中可分离出病毒,病毒荧光抗体检查结果阳性,或在电镜检查时发现病毒颗粒。病毒感染心肌细胞后产生溶细胞物质,使细胞溶解。

2.免疫反应

病毒性心肌炎起病 9 天后心肌内已不能再找到病毒,但心肌炎病变仍继续;有些患者病毒感染的其他症状轻微而心肌炎表现颇为严重;还有些患者心肌炎的症状在病毒感染其他症状开始一段时间以后方出现;有些患者的心肌中可能发现抗原抗体复合体。以上都提示免疫机制的存在。

**(三)病理改变**

病变范围大小不一,可为弥漫性或局限性。随病程发展可为急性或慢性。病变较重者肉眼见心肌非常松弛,呈灰色或黄色,心腔扩大。病变较轻者在大体检查时无发现,仅在显微镜下有所发现而赖以诊断,而病理学检查必须在多个部位切片,方使病变免于遗漏。在显微镜下,心肌纤维之间与血管四周的结缔组织中可发现细胞浸润,以单核细胞为主。心肌细胞可有变性、溶解或坏死。病变如在心包下区则可合并心包炎,成为病毒性心包心肌炎。病变可涉及心肌与间质,也可涉及心脏的起搏与传导系统如窦房结、房室结、房室束和束支,成为心律失常的发病基础。病毒的毒力越强,病变范围越广。在实验性心肌炎中,可见到心肌坏死之后由纤维组织替代。

## 二、临床表现

取决于病变的广泛程度与部位。重者可致猝死,轻者几无症状。老幼均可发病,但以年轻人较易发病。男多于女。

**(一)症状**

心肌炎的症状可能出现于原发的症状期或恢复期。如在原发病的症状期出现,其表现可被原发病掩盖。多数患者在发病前有发热、全身酸痛、咽痛、腹泻等症状,反映全身性病毒感染,但也有部分患者原发病症状轻而不显著,须仔细追问方被注意到,而心肌炎症状则比较显著。心肌炎患者常诉胸闷、心前区隐痛、心悸、乏力、恶心、头晕。临床上诊断的心肌炎中,90%左右以心律失常为主诉或首见症状,其中少数患者可由此而发生昏厥或阿-斯综合征。极少数患者起病后发展迅速,出现心力衰竭或心源性休克。

**(二)体征**

1.心脏扩大

轻者心脏不扩大,一般有暂时性扩大,不久即恢复。心脏扩大显著反映心肌炎广泛而严重。

2.心率改变

心率增速与体温不相称,或心率异常缓慢,均为心肌炎的可疑征象。

3.心音改变

心尖区第一音可减低或分裂。心音可呈胎心样。心包摩擦音的出现反映有心包炎存在。

4.杂音

心尖区可能有收缩期吹风样杂音或舒张期杂音,前者为发热、贫血、心腔扩大所致,后者因左心室扩大造成的相对性左房室瓣狭窄。杂音响度都不超过三级。心肌炎好转后即消失。

5.心律失常

极常见,各种心律失常都可出现,以房性与室性期前收缩最常见,其次为房室传导阻滞,此外,心房颤动、病态窦房结综合征均可出现。心律失常是造成猝死的原因之一。

6.心力衰竭

重症弥漫性心肌炎患者可出现急性心力衰竭,属于心肌泵血功能衰竭,左右心同时发生衰竭,引起心排血量过低,故除一般心力衰竭表现外,易合并心源性休克。

## 三、辅助检查

### (一)心电图

心电图异常的阳性率高,且为诊断的重要依据,起病后心电图由正常可突然变为异常,随感染的消退而消失。主要表现有 ST 段下移、T 波低平或倒置。

### (二)X 线检查

由于病变范围及病变严重程度不同,放射线检查亦有较大差别,1/3～1/2 心脏扩大,多为轻中度扩大,明显扩大者多伴有心包积液,心影呈球形或烧瓶状,心搏动减弱,局限性心肌炎或病变较轻者,心界可完全正常。

### (三)血液检查

白细胞计数在病毒性心肌炎可正常,偏高或降低,血沉大多正常,亦可稍增快,C 反应蛋白大多正常,GOT、GPT、LDH、CPK 正常或升高,慢性心肌炎多在正常范围。有条件者可做病毒分离或抗体测定。

## 四、诊断

病毒性心肌炎的诊断必须建立在有心肌炎的证据和病毒感染的证据基础上。胸闷、心悸常可提示心脏波及,心脏扩大、心律失常或心力衰竭为心脏明显受损的表现,心电图上 ST-T 改变与异位心律或传导障碍反映心肌病变的存在。病毒感染的证据有以下各点:①有发热、腹泻或流感症状,发生后不久出现心脏症状或心电图变化。②血清病毒中和抗体测定阳性结果,由于柯萨奇 B 病毒最为常见,通常检测此组病毒的中和抗体,即在起病早期和 2～4 周各取血标本 1 次,如 2 次抗体效价示 4 倍上升或其中 1 次≥1∶640,可作为近期感染该病毒的依据。③咽、肛拭病毒分离,如阳性有辅助意义,有些正常人也可阳性,其意义须与阳性中和抗体测定结果相结合。④用聚合酶链反应法从粪便、血清或心肌组织中检出病毒 RNA。⑤心肌活检,从取得的活组织做病毒检测,病毒学检查对心肌炎的诊断有帮助。

## 五、治疗

应卧床休息,以减轻组织损伤,病变加速恢复。伴有心律失常,应卧床休息 2～4 周,然后逐渐增加活动量,严重心肌炎伴有心脏扩大者,应休息 6 个月至 1 年,直到临床症状完全消失,心脏

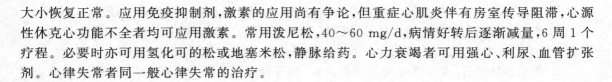

大小恢复正常。应用免疫抑制剂,激素的应用尚有争论,但重症心肌炎伴有房室传导阻滞,心源性休克心功能不全者均可应用激素。常用泼尼松,40~60 mg/d,病情好转后逐渐减量,6 周 1 个疗程。必要时亦可用氢化可的松或地塞米松,静脉给药。心力衰竭者可用强心、利尿、血管扩张剂。心律失常者同一般心律失常的治疗。

## 六、病情观察

(1)定时测量体温、脉搏,其体温与脉率增速不成正比。

(2)密切观察患者呼吸频率、节律的变化,及早发现是否心功能不全。

(3)定时测量血压,观察记录尿量,以及早判断有无心源性休克的发生。

(4)密切观察心率与心律,及早发现有无心律失常,如室性期前收缩、不同程度的房室传导阻滞等,严重者可出现急性心力衰竭、心律失常等。

## 七、对症护理

### (一)心悸、胸闷

保证患者休息,急性期卧床。按医嘱及时使用改善心肌营养与代谢的药物。

### (二)心律失常

当急性病毒性心肌炎患者引起四度房室传导阻滞或窦房结病变引起窦房传导阻滞、窦房停搏而致阿-斯综合征者,应就地进行心肺复苏,并积极配合医师进行药物治疗或紧急做临时心脏起搏处理。

### (三)心力衰竭

按心力衰竭护理常规。

## 八、护理措施

(1)遵医嘱给予氧气吸入,给予药物治疗。注意心肌炎时心肌细胞对洋地黄的耐受性较差,应用洋地黄时应特别注意其毒性反应。

(2)休息与活动:反复向患者解释急性期卧床休息可减轻心脏负荷,减少心肌耗氧量,有利于心功能的恢复,防止病情恶化或转为慢性病程。患者常需卧床 2~3 周,待症状、体征和实验室检查恢复后,方可逐渐增加活动量。

(3)心理护理:告诉患者体力恢复需要一段时间,不要急于求成。当活动耐力有所增加时,应及时给予鼓励。对不愿意活动或害怕活动的患者,应给予心理疏导,督促患者完成范围内的活动量。

(4)病情观察:急性期严密监测患者的体温、心率、心律、血压的变化,发现心率突然变慢、血压偏低、频发期前收缩、房室传导阻滞及时报告。观察患者有无脉速、易疲劳、呼吸困难、烦躁及肺水肿的表现。

(5)活动中监测:病情稳定后,与患者及家属一起制订并实施每天活动计划,严密监测活动时心率、心律、血压变化,若活动后出现胸闷、心悸、呼吸困难、心律失常等,应停止活动,以此作为限制最大活动量的指征。

## 九、健康教育

(1)讲解充分休息的必要性及心肌营养药物的作用。指导患者进食高蛋白、高维生素、易消化饮食,尤其是补充富含维生素 C 的食物如新鲜蔬菜、水果,以促进心肌代谢与修复,戒烟酒。

(2)告诉患者经积极治疗后多数可以痊愈,少数可留有心律失常后遗症,极少数患者在急性期因严重心律失常、急性心力衰竭和心源性休克而死亡,有部分患者演变成慢性心肌炎。

(3)积极预防感冒,避免受凉及接触传染源,恢复期每天有一定时间的户外活动,以适应环境,增强体质。

(4)积极治疗和消除细菌感染灶,如慢性扁桃体炎、慢性鼻窦炎、中耳炎等。

(5)遵医嘱按时服药,定期复查。

(6)教会患者及家属测脉搏、节律,发现异常或有胸闷、心悸等不适应及时复诊。

(杨鹏利)

# 第七节　急性心包炎

急性心包炎为心包脏层和壁层的急性炎症,可由细菌、病毒、自身免疫、物理、化学等因素引起。主要病因为风湿热、结核及细菌性感染。近年来,病毒感染、肿瘤、尿毒症及心肌梗死性心包炎发病率明显增多。分为纤维蛋白性和渗出性两种。

## 一、病因

### (一)感染性心包炎

感染性心包炎以细菌最为常见,尤其是结核菌和化脓菌感染,其他病菌有病毒、肺炎支原体、真菌和寄生虫等。

### (二)非感染性心包炎

非感染性心包炎以风湿性为最常见,其他有心肌梗死、尿毒症性、结缔组织病性、变态反应性、肿瘤性、放射线性和乳糜性等。临床上以结核性、风湿性、化脓性和急性非特异性心包炎较为多见。

## 二、临床表现

### (一)心前区疼痛

心前区疼痛为纤维蛋白性心包炎的主要症状。可放射到颈部、左肩、左臂及左肩胛骨。疼痛也可呈压榨样,位于胸骨后。

### (二)呼吸困难

心包积液时最突出的症状。可有端坐呼吸、身体前倾、呼吸浅速、面色苍白、发绀。

### (三)心包摩擦音

心包摩擦音是纤维蛋白性心包炎的特异性征象,以胸骨左缘第3、第4肋间听诊最为明显。渗出性心包炎心脏叩诊浊音界向两侧增大为绝对浊音区,心尖冲动弱,心音低而遥远,大量心包积液时可出现心包积液征。可出现奇脉、颈静脉曲张、肝大、腹水及下肢水肿等。

## 三、诊断要点

根据心前区疼痛、呼吸困难、全身中毒症状,以及心包摩擦音、心音遥远等临床征象,结合心电图、X线表现和超声心动图等检查,便可确诊。

## 四、治疗

如结核性心包炎应给予抗结核治疗,总疗程不少于半年;化脓性心包炎除使用足量、有效的抗生素外,应早期施行心包切开引流术;风湿性心包炎主要是抗风湿治疗;急性非特异性心包炎目前常采用抗生素及皮质激素合并治疗。心包渗液较多且心脏受压明显者,可行心包穿刺,以解除心脏压塞症状。

## 五、评估要点

### (一)一般情况

观察生命体征有无异常,询问有无过敏史、家族史、有无发热、消瘦等,了解患者对疾病的认识。

### (二)专科情况

(1)呼吸困难的程度、肺部啰音的变化。

(2)心前区疼痛的性质、部位及其变化,是否可闻及心包摩擦音。

(3)是否有颈静脉曲张、肝大、下肢水肿等心功能不全的表现。

(4)是否有心包积液征:左肩胛骨下出现浊音及左肺受压时引起的支气管呼吸音。心脏叩诊的性质。

### (三)实验室及其他检查

1.心电图

心电图改变主要由心外膜下心肌受累而引起,多个导联出现弓背向下的 ST 段抬高;心包渗液时可有QRS波群低电压。

2.超声心动图

超声心动图是简而易行的可靠方法,可见液性暗区。

3.心包穿刺

心包穿刺证实心包积液的存在,并进一步确定积液的性质及进行药物治疗。

## 六、护理诊断

### (一)气体交换受损

气体交换受损与肺淤血、肺或支气管受压有关。

### (二)疼痛

心前区痛与心包炎有关。

### (三)体温过高

体温过高与细菌、病毒等因素导致急性炎症反应有关。

### (四)活动无耐力

活动无耐力与心排血量减少有关。

## 七、护理措施

(1)给予氧气吸入,充分休息,保持情绪稳定,注意防寒保暖,防止呼吸道感染。

(2)给予高热量、高蛋白、高维生素易消化饮食,限制钠盐摄入。

(3)帮助患者采取半卧位或前倾坐位,保持舒适。

(4)记录心包抽液的量、性质,按要求留标本送检。

(5)控制输液滴速,防止加重心脏负荷。

(6)加强巡视,及早发现心脏压塞的症状,如心动过速、血压下降等。

(7)遵医嘱给予抗菌、抗结核、抗肿瘤等药物治疗,密切观察药物不良反应。

(8)应用止痛药物时,观察止痛药物的疗效。

## 八、应急措施

出现心包压塞征象时,保持患者平卧位;迅速建立静脉通路,遵医嘱给予升压药;密切观察生命体征的变化,准备好抢救物品;配合医师做好紧急心包穿刺。

## 九、健康教育

(1)嘱患者应注意充分休息,加强营养。注意防寒保暖,防止呼吸道感染。

(2)告诉患者应坚持足够疗程的药物治疗,勿擅自停药。

(3)对缩窄性心包炎的患者应讲明行心包切除术的重要性,解除其顾虑,尽早接受手术治疗。

(杨鹏利)

# 第八节　心源性猝死

## 一、疾病概述

### (一)概念和特点

心源性猝死(sudden cardiac death,SCD)是指由心脏原因引起的急性症状发作后以意识突然丧失为特征的、自然死亡。世界卫生组织将发病后立即或 24 小时以内的死亡定为猝死,2007 年美国 ACC 会议上将发病 1 小时内死亡定为猝死。

据统计,全世界每年有数百万人因心源性猝死丧生,占死亡人数的 15%~20%。美国每年有约 30 万人发生心源性猝死,占全部心血管病死亡人数的 50% 以上,而且是 20~60 岁男性的首位死因。在我国,心源性猝死也居死亡原因的首位,虽然没有大规模的临床流行病学资料报道,但心源性猝死比例在逐年增高,且随年龄增加发病率也逐渐增高,老年人心源性猝死的概率高达 80%~90%。

心源性猝死的发病率男性较女性高,美国 Framingham 20 年随访冠心病猝死发病率男性为女性的 3.8 倍;北京市的流行病学资料显示,心源性猝死的男性年平均发病率为 10.5/10 万,女性为 3.6/10 万。

### (二)相关病理生理

冠状动脉粥样硬化是最常见的病理表现,病理研究显示心源性猝死患者急性冠状动脉内血栓形成的发生率为 15%~64%。陈旧性心梗也是心源性猝死的病理表现,这类患者也可见心肌肥厚、冠状动脉痉挛、心电不稳与传导障碍等病理改变。

心律失常是导致心源性猝死的重要原因,通常包括致命性快速心律失常、严重缓慢性心律失常和心室停顿。致命性快速心律失常导致冠状动脉血管事件、心肌损伤、心肌代谢异常和/或自主神经张力改变等因素相互作用,从而引起的一系列病理生理变化,引发心源性猝死,但其最终作用机制仍无定论。严重缓慢性心律失常和心室停顿的电生理机制是当窦房结和/或房室结功能异常时,次级自律细胞不能承担起心脏的起搏功能,常见于病变弥漫累及心内膜下浦肯野纤维的严重心脏疾病。

非心律失常导致的心源性猝死较少,常由心脏破裂、心脏流入和流出道的急性阻塞、急性心脏压塞等原因导致。心肌电机械分离是指心肌细胞有电兴奋的节律活动,而无心肌细胞的机械收缩,是心源性猝死较少见的原因之一。

### (三)病因与危险因素

#### 1.基本病因

绝大多数心源性猝死发生在有器质性心脏病的患者。Braunward 认为心源性猝死的病因有十大类:①冠状动脉疾病;②心肌肥厚;③心肌病和心力衰竭;④心肌炎症、浸润、肿瘤及退行性变;⑤瓣膜疾病;⑥先天性心脏病;⑦心电生理异常;⑧中枢神经及神经体液影响的心电不稳;⑨婴儿猝死症候群及儿童猝死;⑩其他。

(1)冠状动脉疾病:主要包括冠心病及其引起的冠状动脉栓塞或痉挛等。而另一些较少见的,如先天性冠状动脉异常、冠状动脉栓塞、冠状动脉炎、冠状动脉机械性阻塞等都是引起心源性猝死的原因。

(2)心肌问题和心力衰竭:心肌的问题引起的心源性猝死常在剧烈运动时发生,其机制认为是心肌电生理异常的作用。慢性心力衰竭患者由于其射血分数较低常常引发猝死。

(3)瓣膜疾病:在瓣膜病中最易引发猝死的是主动脉瓣狭窄,瓣膜狭窄引起心肌突发性、大面积的缺血而导致猝死。梅毒性主动脉炎、主动脉扩张引起主动脉瓣关闭不全时引起的猝死也不少见。

(4)电生理异常及传导系统的障碍:心传导系统异常、Q-T 间期延长综合征、不明或未确定原因的室颤等都是引起心源性猝死的病因。

#### 2.主要危险因素

(1)年龄:从年龄关系而言,心源性猝死有两个高峰期,即出生后至 6 个月内及 45～75 岁。成年人心源性猝死的发病率随着年龄增长而增长,而老年人是成年人心源性猝死的主要人群。随着年龄的增长,高血压、高血脂、心律失常、糖尿病、冠心病和肥胖的发生率增加,这些危险因素促进了心源性猝死的发生率。

(2)冠心病和高血压:在西方国家,心源性猝死约 80% 是由冠心病及其并发症引起。冠心病患者发生心肌梗死后,左心室射血分数降低是心源性猝死的主要因素。高血压是冠心病的主要危险因素,且在临床上两种疾病常常并存。高血压患者左心室肥厚、维持血压应激能力受损,交感神经控制能力下降易出现快速心律失常而导致猝死。

(3)急性心功能不全和心律失常:急性心功能不全患者心脏机械功能恶化时,可出现心肌电活动紊乱,引发心力衰竭患者发生猝死。临床上多种心脏病理类型几乎都是由心律失常恶化引发心源性猝死的。

(4)抑郁:其机制可能是抑郁患者交感或副交感神经调节失衡,导致心脏的电调节失调所致。

（5）时间：美国 Framingham 38 年随访资料显示，猝死发生以 7：00～10：00 时和 16：00～20：00时为两个高峰期，这可能与此时生活、工作紧张，交感神经兴奋，诱发冠状动脉痉挛，导致心律失常有关。

**（四）临床表现**

心源性猝死可分为四个临床时期：前驱期、终末事件期、心搏骤停期与生物学死亡期。

1.前驱期

前驱症状表现形式多样，具有突发性和不可测性，如在猝死前数天或数月，有些患者可出现胸痛、气促、疲乏、心悸等非特异性症状，但也可无任何前驱症状，瞬间发生心脏骤停。

2.终末事件期

终末事件期是指心血管状态出现急剧变化到心搏骤停发生前的一段时间，时间从瞬间到 1 小时不等。心源性猝死所定义时间多指该时期持续的时间。其典型表现包括：严重胸痛、急性呼吸困难、突发心悸或眩晕等。在猝死前常有心电活动改变，其中以致命性快速心律失常和室性异位搏动为主因室颤猝死者，常先有室性心动过速，少部分以循环衰竭为死亡原因。

3.心脏骤停期

心搏骤停后脑血流急剧减少，患者出现意识丧失，伴有局部或全身的抽搐。心搏骤停刚发生时可出现叹息样或短促痉挛性呼吸，随后呼吸停止伴发绀，皮肤苍白或发绀，瞳孔散大，脉搏消失二便失禁。

4.生物学死亡期

从心搏骤停至生物学死亡的时间长短取决于原发病的性质和复苏开始时间。心搏骤停后 4～6 分钟脑部出现不可逆性损害，随后经数分钟发展至生物学死亡。心搏骤停后立即实施心肺复苏和除颤是避免发生生物学死亡的关键。

**（五）急救方法**

1.识别心搏骤停

在最短时间内判断患者是否发生心搏骤停。

2.呼救

在不影响实施救治的同时，设法通知急救医疗系统。

3.初级心肺复苏

初级心肺复苏即基础生命活动支持，包括人工胸外按压、开放气道和人工呼吸，被简称 CBA 三部曲。如果具备 AED 自动电除颤仪，应联合应用心肺复苏和电除颤。

4.高级心肺复苏

高级心肺复苏即高级生命支持，是在基础生命支持的基础上，应用辅助设备、特殊技术等建立更为有效的通气和血运循环，主要措施包括气管插管、电除颤转复心律、建立静脉通道并给药维护循环等。在这一救治阶段应给予心电、血压、血氧饱和度及呼气末二氧化碳分压监测，必要时还需进行有创血流动力学监测，如动脉血气分析、动脉压、中心动脉压、肺动脉压、肺动脉楔压等。早期电除颤对于救治心搏骤停至关重要，如有条件越早进行越好。心肺复苏的首选药物是肾上腺素，每 3～5 分钟重复静脉推注 1 mg，可逐渐增加剂量到 5 mg。低血压时可使用去甲肾上腺素、多巴胺、多巴酚丁胺等，抗心律失常药物常用胺碘酮、利多卡因、β 受体阻滞剂等。

5.复苏后处理

处理原则是维护有效循环和呼吸功能，特别是维持脑灌注，预防再次发生心搏骤停，维护水

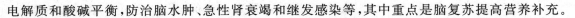

电解质和酸碱平衡,防治脑水肿、急性肾衰竭和继发感染等,其中重点是脑复苏提高营养补充。

**(六)预防**

1.识别高危人群、采用相应预防措施

对高危人群,针对其心脏基础疾病采用相应的预防措施能减少心源性猝死的发生率,如对冠心病患者采用减轻心肌缺血、预防心梗或缩小梗死范围等措施;对急性心梗、心梗后充血性心力衰竭的患者应用 β 受体阻滞剂;对充血性心力衰竭患者应用血管紧张素转换酶抑制剂。

2.抗心律失常

胺碘酮在心源性猝死的二级预防中优于传统的 Ⅰ 类抗心律失常药物。抗心律失常的外科手术治疗对部分药物治疗效果欠佳的患者有一定的预防心源性猝死的作用。近年研究证明,埋藏式心脏复律除颤器(implantable cardioverter defibrillator,ICD)能改善一些高危患者的预后。

3.健康知识和心肺复苏技能的普及

高危人群尽量避免独居,对其及家属进行相关健康知识和心肺复苏技能普及。

## 二、护理评估

**(一)一般评估**

(1)识别心搏骤停:当发现无反应或突然倒地的患者时,首先观察其对刺激的反应,并判断有无呼吸和大动脉搏动。判断心搏骤停的指标包括:意识突然丧失或伴有短阵抽搐;呼吸断续,喘息,随后呼吸停止;皮肤苍白或明显发绀,瞳孔散大,大小便失禁;颈、股动脉搏动消失;心音消失。

(2)患者主诉:胸痛、气促、疲乏、心悸等前驱症状。

(3)相关记录:记录心搏骤停和复苏成功的时间。

(4)复苏过程中须持续监测血压、血氧饱和度,必要时进行有创血流动力学监测。

**(二)身体评估**

1.头颈部

轻拍肩部呼叫,观察患者反应、瞳孔变化情况,气道内是否有异物。手指于胸锁乳突肌内侧沟中检测颈总动脉搏动(耗时不超过 10 秒)。

2.胸部

视诊患者胸廓起伏,感受呼吸情况,听诊呼吸音判断自主呼吸恢复情况。

3.其他

观察全身皮肤颜色及肢体活动情况,触诊全身皮肤温湿度等。

**(三)心理-社会评估**

复苏后应评估患者的心理反应与需求,家庭及社会支持情况,引导患者正确配合疾病的治疗与护理。

**(四)辅助检查结果评估**

(1)心电图:显示心室颤动或心电停止。

(2)各项生化检查情况和动脉血气分析结果。

**(五)常用药物治疗效果的评估**

1.血管升压药的评估要点

(1)用药剂量和速度、用药的方法(静脉滴注、注射泵/输液泵泵入)的评估与记录。

（2）血压的评估：患者意识是否恢复，血压是否上升到目标值，尿量、肤色和肢端温度的改变等。

2.抗心律失常药的评估要点

（1）持续监测心电，观察心律和心率的变化，评估药物疗效。

（2）不良反应的评估：应观察用药后不良反应是否发生，如使用胺碘酮可能引起窦性心动过缓、低血压等现象，使用利多卡因可能引起感觉异常、窦房结抑制、房室传导阻滞等。

## 三、主要护理诊断/问题

### （一）循环障碍

循环障碍与心脏收缩障碍有关。

### （二）清理呼吸道无效

清理呼吸道无效与微循环障碍、缺氧和呼吸形态改变有关。

### （三）潜在并发症

脑水肿、感染、胸骨骨折等。

## 四、护理措施

### （一）快速识别心搏骤停，正确及时进行心肺复苏和除颤

心源性猝死抢救成功的关键是快速识别心搏骤停和启动急救系统，尽早进行心肺复苏和复律治疗。快速识别是进行心肺复苏的基础，而及时行心肺复苏和尽早除颤是避免发生生物学死亡的关键。

### （二）合理饮食

多摄入水果、蔬菜和黑鱼等易消化的清淡食物，可通过改善心律变异性预防心源性猝死。

### （三）用药护理

应严格按医嘱用药，并注意观察常用药的疗效和毒副作用，发现问题及时处理等。

### （四）心理护理

复苏后部分患者会对曾发生的猝死产生明显的恐惧和焦虑心情，应帮助患者正确评估所面对情况，鼓励患者和积极参与治疗和护理计划的制订，使之了解心源性猝死的高危因素和救治方法。帮助患者建立良好有效的社会支持系统，帮助患者克服恐惧和焦虑的情绪。

### （五）健康教育

1.高危人群

对高危人群，如冠心病患者应教会患者及家属了解心源性猝死早期出现的症状和体征，做到早发现、早诊断、早干预。教会家属基本救治方法和技能，患者外出时随身携带急救物品和救助电话，以方便得到及时救助。

2.用药原则

按时、正确服用相关药物，让患者了解常用药物不良反应及自我观察要点。

## 五、急救效果的评估

（1）患者意识清醒。

（2）患者恢复自主呼吸和心跳。

（3）患者瞳孔缩小。

（4）患者大动脉搏动恢复。

（杨鹏利）

# 第九节 慢性肺源性心脏病

慢性肺源性心脏病简称肺心病，是由于肺、胸廓或肺动脉的慢性病变所致的肺循环阻力增加、肺动脉高压，进而引起右心室肥厚、扩大、甚或右心衰竭的心脏病。

## 一、常见病因

按原发病在支气管与肺组织、胸廓和肺血管的不同，可分为三大类。①支气管、肺疾病：以慢支并发阻塞性肺气肿最常见，占80%～90%，其次为哮喘、支气管扩张、重症肺结核、尘肺。其他如慢性弥漫性肺间质纤维化、结节病、农民肺（蘑菇孢子吸入）、恶性肿瘤等则较少见。②胸廓运动障碍性疾病：较少见，包括严重的脊柱后凸、侧凸、脊椎结核、类风湿关节炎、胸膜广泛粘连及胸廓成形术后等造成的严重胸廓或脊柱畸形，以及神经肌肉疾病如脊髓灰质炎等。③肺血管疾病：甚少见，如原发性肺动脉高压、反复多发性小动脉栓塞、结节性多动脉炎等。

## 二、临床表现

### （一）临床特点

首先具有原发病灶慢性支气管炎、肺气肿或其他肺胸疾病的历史和临床表现，如长期或间断性咳嗽、咳痰、喘息、发热等症状。

### （二）体征

剑突下出现收缩期搏动，肺动脉瓣区第二音亢进，三尖瓣区心音较心尖部明显增强或出现收缩期杂音。

### （三）X线表现

除有肺、胸基础疾病及急性肺部感染的特征外，尚可有肺动脉高压症，如右下肺动脉干扩张，其横径≥15 mm；其横径与气管横径之比值≥1.07；肺动脉段明显突出或其高度≥7 mm；右心室增大征，皆为诊断肺心病的主要依据。

### （四）心电图表现

心电图表现主要有右心室肥大和肺动脉高压表现：电轴右偏、额面半均电轴≥90°，重度顺钟向转位，$Rv_1+Sv_5$≥1.05 mV及肺型P波，均为诊断肺心病主要条件。也可右束支传导阻滞及肢体导联低电压，可作为诊断肺心病的参考条件。在$V_1$、$V_2$甚至$V_3$，可出现酷似陈旧性前间壁心肌梗死的QS波，应注意鉴别。其他尚可有心律失常图形。

### （五）超声表现

二维超声：①右心室大，右心室前壁明显肥厚，大于5 mm，（正常右心室前壁厚度小于或等于4 mm），右心室前壁搏动强；②右心房大，右心室流出道增宽；③主肺动脉增宽大于20 mm，右肺动脉增宽大于 18 mm;④肺动脉瓣出现肺动脉高压征象;⑤室间隔右心室面增厚大于 11 mm,与左心室后壁呈同向运动。

通过测定右心室流出道内径(≥30 mm),右心室内径(≥20 mm),右心室前壁的厚度(≥5 mm),左、右心室内径的比值(<2),右肺动脉内径(≥18 mm)或肺动脉干(≥20 mm)及右心房增大(≥25 mm)等指标,以诊断肺心病。

## 三、护理

### (一)护理要点

解除气道阻塞,合理用氧、减轻呼吸困难;给予心理支持;维持体液及酸碱平衡;并发症的预防及护理;遵医嘱及时合理用药;注意观察病情变化。

### (二)护理措施

1.解除气道阻塞,改善肺泡通气

及时清除痰液,神志清醒患者应鼓励咳嗽,痰稠不易咳出时,可有效湿化分泌物,危重体弱患者,定时更换体位,叩击背部使痰易于咳出。对神志不清者,可进行机械吸痰,需注意无菌操作,抽吸压力要适当,动作轻柔,每次抽吸时间不超过 15 秒,以免加重缺氧。

2.合理用氧、减轻呼吸困难

根据缺氧和二氧化碳潴留的程度不同,合理用氧,一般给予低流量、低浓度持续吸氧。如病情需要提高氧浓度,应辅以呼吸兴奋剂刺激通气或使用呼吸机改善通气。吸氧后如呼吸困难缓解、呼吸频率减慢、节律正常、血压上升,心率减慢、心律正常,发绀减轻、皮肤转暖、神经转清、尿量增加等,表示氧疗有效,若呼吸过缓意识障碍加深,需考虑二氧化碳潴留加重,必要时采取增加通气量措施。

3.心理护理

肺心病是一种慢性病,患者常感力不从心,精神苦闷应关心体贴患者,多与患者沟通,给予心理安慰,增强抗病信心。生活上给予照顾、细心护理,解除因不能自理带来的多种不便,缓解病痛不适。

4.维持体液及酸碱平衡

正确记录 24 小时出入液量及观察体重变化,及时采集血清标本测定电解质,并按医嘱完成输液计划,当呼吸性酸中毒合并代谢性酸中毒时,应观察患者有无乏力、头痛、气促、嗜睡,呼吸深快及意识不清等,如出现上述症状及时与医师联系,切忌随意用镇静药,造成呼吸抑制。

5.并发症的预防及护理

常见的并发症有上消化道出血、弥散性血管内凝血、心律失常、休克。

(1)上消化道出血:注意患者恶心呕吐症状、呕出物颜色、性状及粪便色、质、量、观察心率、血压,检查肠鸣音,给予患者精神安慰,避免紧张,做好饮食护理等。改善缺氧和二氧化碳潴留,使胃黏膜应激性溃疡得到愈合。迅速控制出血。

(2)弥散性血管内凝血:早期发现皮肤黏膜有无出血点,注射部位有无渗血、出血或上消化道出血倾向,及时控制感染,按医嘱早期应用抗凝治疗。

(3)心律失常:发现患者脉搏强弱不等,节律不规则时应同时进行心脏听诊并及时与医师联系。

(4)休克:观察患者体温、脉搏、呼吸神志、血压、肢体温度、尿量,及早发现诱因,做好休克患者的相应护理。

### (三)用药及注意事项

**1.控制感染**

根据痰培养和药物敏感试验选择抗菌药物。院外感染以革兰阳性菌为主,院内感染以革兰阴性菌占多数。一般主张联合应用抗菌药物。

**2.保持呼吸道畅通,改善呼吸功能**

给予祛痰、解痉、平喘药物,低浓度持续给氧,纠正缺氧和二氧化碳潴留。

**3.控制心力衰竭**

可适当选用利尿、强心或血管扩张药物。

(1)利尿剂:以作用轻、剂量小、疗程短、间歇和交替用药为原则。根据病情选用氢氯噻嗪、氨苯蝶啶、呋塞米(速尿)等。用药后需密切观察精神神经症状,痰液黏稠度,有无腹胀,四肢无力,抽搐等,准确记录出液量与体重,及时补充电解质。

(2)强心剂:由于长期缺氧,患者对洋地黄类药物耐受性降低,故疗效差,易中毒,使用要慎重,以选用剂量小、作用快、排泄快药物为原则,一般为常用剂量的1/2或2/3。用药后须严密观察疗效和有无不良反应。

(3)血管扩张剂:可降低肺动脉高压,减轻心脏前、后负荷,降低心肌耗氧量,对部分顽固性心力衰竭有作用,但同时降低体循环血压,反射性引起心率增快、血氧分压降低、二氧化碳分压升高等不良反应,限制了其临床使用。

**4.控制心律失常**

经抗感染、纠正缺氧等治疗后,心律失常一般可消失,如不消失可酌情对症使用抗心律失常药。

**5.呼吸兴奋剂**

使用应在保持呼吸道通畅的前提下,可配合吸氧解痉、祛痰等措施,不能长期和大剂量应用。严重呼衰时,因脑缺氧和脑水肿未纠正而出现频繁抽搐者,应慎用呼吸兴奋剂,用药过程中如出现呕吐或肢体抽搐提示药物过量应及时与医师联系。

### (四)健康教育

(1)增强体质:病情缓解期应根据心肺功能情况与体力强弱适当进行体育锻炼,如散步、气功、太极拳、腹式呼吸运动等,以增强体质,改善心肺功能,也可进行缩唇呼吸,增加潮气量,提高肺泡氧分压,鼓励患者进行耐寒锻炼,增加机体抵抗力和免疫力,防止受凉感冒。

(2)消除呼吸道不良刺激:耐心劝告患者戒烟,说明烟可刺激呼吸道黏液组织,使腺体大量增生,导致气道阻塞。居室需适宜的温度、湿度,保持空气清新,定时开窗、通风,防止忽冷忽热的温差刺激。

(3)合理选择食谱,宜选用高热量、高蛋白、低盐,易消化食物,补充机体消耗,增加抗病能力。

(4)积极防治慢性呼吸道疾病,避免各种诱发因素:预防慢性支气管炎反复发作,感染时应及早选用抗生素,有效地控制呼吸道继发细菌感染,指导患者取适当卧位,注意口腔卫生,多饮水稀释痰液或指导患者家属帮助翻身拍背,保持呼吸道通畅。

(5)注意病情变化,定期门诊随访:患者如感呼吸困难加重,咳嗽加剧,咳痰不畅,尿量减少,水肿明显或亲属发现患者神志淡漠、嗜睡或兴奋躁动,口唇发绀加重,大便色泽及咳痰声音改变,均提示病情变化或加重,需及时就医诊治。

(楚梦苛)

# 第七章

# 消化内科护理

## 第一节　消化性溃疡

### 一、疾病概述

#### (一)概念和特点

消化性溃疡主要指发生在胃和十二指肠的慢性溃疡,即胃溃疡(gastric ulcer,GU)和十二指肠溃疡(duodenal ulcer,DU),因溃疡的形成与胃酸/胃蛋白酶的消化作用有关而得名。溃疡的黏膜缺损超过黏膜肌层,不同于糜烂。

消化性溃疡是全球常见疾病,其患病率在近年来呈下降趋势。本病可发生于任何年龄,但中年最为常见,DU多见于青壮年,而GU多见于中老年,后者发病高峰比前者约晚10年。男性患病比女性多见。临床上DU比GU多见,两者之比为(2～3)∶1,但有地区差异。

#### (二)相关病理、生理

目前,对消化性溃疡的病理、生理的认识主要是基于Shay和Sun等人提出的"平衡学说"。即正常情况下,胃黏膜的攻击因子与防御因子应保持生理上的平衡,若攻击因子过强或防御因子减弱,就会造成胃黏膜损伤而引起溃疡。攻击因子主要有胃酸、胃蛋白酶、幽门螺杆菌等。防御因子主要有碳酸氢盐、胃黏液屏障和前列腺素等细胞保护因子。因此,"平衡学说"实际上就是胃酸分泌系统与胃黏膜保护系统之间的平衡。

#### (三)消化性溃疡的病因

1.幽门螺杆菌感染和非甾体抗炎药

近年的研究已经明确,幽门螺杆菌(Hp)感染和服用非甾体抗炎药(NSAID)是最常见病因。溃疡发生是黏膜侵袭因素和防御因素失平衡的结果,胃酸在溃疡的形成中起关键作用。对胃、十二指肠黏膜有损伤的侵袭因素包括胃酸和胃蛋白酶的消化作用,Hp的感染、NSAID,以及其他如胆盐、胰酶、酒精等,其中Hp和NSAID是损害胃黏膜屏障,导致消化性溃疡的最常见病因。

2.下列因素与消化性溃疡发病有不同程度的关系

(1)吸烟:吸烟者消化性溃疡的发生率比不吸烟者高,吸烟影响溃疡愈合和促进溃疡复发。

(2)遗传:消化性溃疡的家族史可能是Hp感染"家庭聚集"现象,O型血胃上皮细胞表面表

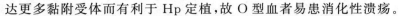

达更多黏附受体而有利于 Hp 定植,故 O 型血者易患消化性溃疡。

(3)急性应激:情绪应激可能主要起诱因作用,可能通过神经内分泌途径影响胃十二指肠分泌、运动和黏膜血流的调节。

(4)胃十二指肠运动异常:胃肠运动障碍不大可能是原发病因,但可加重 Hp 或 NSAID 对黏膜的损害。

因此,消化性溃疡是一种多因素疾病,其中 Hp 感染和服用 NSAID 是已知的主要病因,溃疡发生是黏膜侵袭因素和防御因素失平衡的结果,胃酸在溃疡形成中起关键作用。

**(四)临床表现**

上腹痛是消化性溃疡的主要症状,但部分患者可无症状或症状较轻以至于不为患者所注意,而以出血、穿孔等并发症为首发症状。

典型的消化性溃疡有如下临床特点:①慢性过程,病史可达数年至数十年。②周期性发作,发作与自发缓解相交替,发作期可为数周或数月,缓解期亦长短不一,短者数周、长者数年;发作常有季节性,多在秋冬季或冬春之交发病,可因精神情绪不良或过劳而诱发。③发作时上腹痛呈节律性,表现为空腹痛即餐后 2~4 小时和/或午夜痛,腹痛多为进食或服用抗酸药所缓解,典型节律表现在 GU 多见。

1.症状

上腹痛为主要症状,性质多为灼痛,亦可为钝痛、胀痛、剧痛或饥饿样不适感。多位于中上腹,可偏右或偏左。一般为轻至中度持续性痛。疼痛常有典型的节律性如上述。腹痛多在进食或服用抗酸药后缓解。

2.体征

溃疡活动时上腹部可有局限性轻压痛,缓解期无明显体征。

**(五)辅助检查**

1.实验室检查

血常规、尿和便常规(粪便潜血试验)、生化、肝肾功能检查(以了解其病因、诱因及潜在的护理问题)。

2.胃镜和胃黏膜活组织检查

胃镜和胃黏膜活组织检查是确诊消化性溃疡首选的检查方法。内镜下消化性溃疡多呈圆形或椭圆形,也有呈线形,边缘光整,底部覆有灰黄色或灰白色渗出物,周围黏膜可有充血、水肿,可见皱襞向溃疡集中。内镜下溃疡可分为活动期(A)、愈合期(H)和瘢痕期(S)3个病期。

3.X 线钡餐检查

其适用于对胃镜检查有禁忌或不愿接受胃镜检查者。溃疡的 X 线征象有直接和间接两种:龛影是直接征象,对溃疡有确诊价值;局部压痛、十二指肠球部激惹和球部畸形、胃大弯侧痉挛性切迹均为间接征象,仅提示可能有溃疡。

4.Hp 检测

该检测应列为消化性溃疡诊断的常规检查项目,因为有无 Hp 感染决定治疗方案的选择。监测方法分为侵入性和非侵入性两大类。前者需通过胃镜检查取胃黏膜活组织进行监测,主要包括快速尿素酶试验、组织学检查和 Hp 培养;后者主要有 $^{13}C$ 或 $^{14}C$ 尿素呼气试验、粪便 Hp 抗原检测及血清学检查。

## (六)治疗原则

消化性溃疡的治疗目的:消除病因、缓解症状、愈合溃疡、防止复发和防治并发症。针对病因的治疗,例如根除 Hp,有可能彻底治愈溃疡病,是近年来消化性溃疡治疗的一大进展。

### 1.药物治疗

治疗消化性溃疡的药物可分为抑制胃酸分泌的药物和保护胃黏膜的药物两大类,主要起缓解症状和促进溃疡愈合的作用,常与根除 Hp 治疗配合使用。

(1)抑制胃酸药物:溃疡的愈合与抑酸治疗的强度和时间成正比。抗酸药具有中和胃酸作用,可迅速缓解疼痛症状,但一般剂量难以促进溃疡愈合,故目前多作为加强止痛的辅助治疗。常用的抑制胃酸的药物有:①碱性抗酸剂。氢氧化铝、铝碳酸镁等及其复方制剂;②$H_2$ 受体拮抗剂:西咪替丁 800 mg,每晚 1 次或 400 mg,2 次/天;③雷尼替丁 300 mg,每晚 1 次或 150 mg,2 次/天;④法莫替丁 40 mg,每晚 1 次或 20 mg,2 次/天;⑤尼扎替丁 300 mg,每晚 1 次或 150 mg,2 次/天;⑥质子泵抑制剂:奥美拉唑 20 mg,1 次/天;⑦兰索拉唑 30 mg,1 次/天。

(2)保护胃黏膜药物:硫糖铝和胶体铋目前已少用作治疗消化性溃疡的一线药物。枸橼酸铋钾因兼有较强抑制幽门螺杆菌作用,可作为根除 Hp 联合治疗方案的组分,但要注意此药不能长期服用,因会过量蓄积而引起神经毒性。米索前列醇具有抑制胃酸分泌、增加胃十二指肠黏膜的黏液及碳酸氢盐分泌和增加黏膜血流等作用,主要用于 NSAID 溃疡的预防,腹泻是常见不良反应,因引起子宫收缩故孕妇忌服。

常用的有:①硫糖铝 1 g,4 次/天;②前列腺素类药物:米索前列醇 200 μg,4 次/天;③胶体铋:枸橼酸铋钾 120 mg,4 次/天。

根除幽门螺杆菌治疗:凡有 Hp 感染的消化性溃疡,无论初发或复发、活动或静止、有无并发症,均应予以根除 Hp 治疗。根除 Hp 治疗结束后,继续给予 1 个疗程的抗溃疡治疗是最理想的。这对有并发症或溃疡面积大的患者尤为必要。

### 2.其他治疗

外科手术,仅限于少数有并发症者,包括:①大量出血经内科治疗无效;②急性穿孔;③瘢痕性幽门梗阻;④胃溃疡癌变;⑤严格内科治疗无效的顽固性溃疡。

# 二、护理评估

## (一)一般评估

### 1.患病及治疗经过

询问发病的有关诱因和病因,例如发病是否与天气变化,饮食不当或情绪激动有关;有无暴饮暴食、喜食酸辣等刺激性食物的习惯;是否嗜烟酒;有无经常服用 NSAID 药物史;家族中有无溃疡病者等。询问患者的病程经过,例如首次疼痛发作的时间,疼痛与进食的关系,是餐后还是空腹出现,有无规律,部位及性质如何,应用何种方法能缓解疼痛。曾做过何种检查和治疗,结果如何。

### 2.患者主诉与一般情况

有无恶心、呕吐、嗳气、反酸等其他消化道症状,有无呕血、黑便、频繁呕吐等症状。询问此次发病与既往有无变化,日常休息与活动如何等。

**3.相关记录**

腹痛、体重、体位、饮食、药物、出入量等记录结果。

**(二)身体评估**

**1.头颈部**

有无痛苦表情、消瘦、贫血貌等。

**2.腹部**

(1)上腹部有无固定压痛点,有无胃蠕动波,全腹有无压痛、反跳痛,有无腹肌紧张。

(2)有无空腹振水音,腹部有无肠鸣音变化(亢进、减弱或消失)(结合病例综合考虑)。

**3.其他**

有无因腹部疼痛而发生的体位改变等。

**(三)心理-社会评估**

患者及家属对疾病的认识程度,患者有无焦虑或恐惧等心理,患者在疾病治疗过程中的心理反应与需求,家庭及社会支持情况。

**(四)辅助检查结果评估**

(1)血常规:有无红细胞计数、血红蛋白减少。

(2)粪便潜血试验:是否为阳性。

(3)Hp检测:是否为阳性。

(4)胃液分析:基础排酸量和最大排酸量是增高、减少还是正常。

(5)X线钡餐造影:有无典型的溃疡龛影及其部位。

(6)胃镜及黏膜活检:溃疡的部位、大小及性质如何,有无活动性出血。

**(五)常用药物治疗效果的评估**

**1.抗酸药评估要点**

(1)用药剂量/天、时间、用药的方法(静脉注射、口服)的评估与记录。

(2)有无磷缺乏症表现:食欲缺乏、软弱无力等症状,甚至有骨质疏松的表现。

(3)有无严重便秘、代谢性碱中毒与钠潴留,甚至肾损害。服用镁剂应注意有无腹泻。

**2.$H_2$受体拮抗剂评估要点**

(1)用药剂量/天、时间、用药的方法(静脉注射、口服)的评估与记录,静脉给药应注意控制速度,速度过快可引起低血压和心律失常。

(2)注意监测肝、肾功能,注意有无头痛、头晕、疲倦、腹泻及皮疹等反应,因药物可随母乳排出,哺乳期应停止用药。

**3.质子泵抑制剂的评估要点**

(1)患者自觉症状:有无头晕、腹泻等症状。

(2)有无皮肤等反应:如荨麻疹、皮疹、瘙痒、头痛、口苦和肝功能异常等。

## 三、主要护理诊断

(1)腹痛:与胃酸刺激溃疡面引起化学性炎症反应有关。

(2)营养失调,低于机体需要量:与疼痛致摄入减少及消化吸收障碍有关。

(3)知识缺乏:缺乏有关消化性溃疡病因及预防知识。

(4)潜在并发症：上消化道大量出血、穿孔、幽门梗阻和癌变。

## 四、护理措施

### （一）休息与活动

溃疡活动期且症状较重者，嘱其卧床休息几天至 1～2 周，可使疼痛等症状缓解。病情较轻者则应鼓励其适当活动，以分散注意力。

### （二）指导缓解疼痛

注意观察及详细了解患者疼痛的规律和特点，并按其疼痛特点指导缓解疼痛的方法。如 DU 表现为空腹痛或午夜痛，指导患者在疼痛前或疼痛时进食碱性食物（如苏打饼干等），或服用制酸剂。也可采用局部热敷或针灸止痛。

### （三）合理饮食

选择营养丰富，易消化的食物。症状重者以面食为主。避免食用机械性和化学性刺激强的食物。以少食多餐为主，每天进食 4～5 次，避免过饱，进食宜细嚼慢咽，以增加唾液分泌，稀释和中和胃酸。

### （四）用药护理

应严格按医嘱用药，并注意观察常用药的毒副作用，发现问题及时处理。

### （五）心理护理

多关心体贴患者，使患者保持良好的情绪，因为过分焦虑和恐惧往往更易诱发和加重消化性溃疡。

### （六）健康教育

1.帮助患者认识和去除病因

讲解引起和加重溃疡病的相关因素，指导其保持乐观情绪，规律生活。

2.饮食指导

建立合理的饮食习惯和结构，戒除烟酒，避免摄入刺激性食物。饮食宜清淡、易消化、富营养，少食多餐。

3.用药原则

指导患者按医嘱正确服药，学会观察药效及不良反应，不随便停药或减量，防止溃疡复发。指导患者慎用或勿用致溃疡的药物，如阿司匹林、咖啡因、泼尼松等。

4.适当活动计划

制订个体化的活动计划，选择合适的锻炼方式，提高机体抵抗力。

5.自我观察

教会患者出院后的某些重要指标的自我监测：如腹痛、呕吐、黑便等监测并正确记录。

6.及时就诊的指标

(1)上腹疼痛节律发生变化或疼痛加剧。

(2)出现呕血、黑便等。

（肖　娜）

# 第二节 反流性食管炎

反流性食管炎是指胃、十二指肠内容物反流入食管所引起的食管黏膜炎症、糜烂、溃疡和纤维化等病变,甚至引起咽喉、气道等食管以外的组织损害。其发病男性多于女性,男女比例为(2～3)∶1,发病率为1.92%。随着年龄的增长,食管下段括约肌收缩力的下降,胃、十二指肠内容物自发性反流,而使老年人反流性食管炎的发病率有所增加。

## 一、病因与发病机制

### (一)抗反流屏障削弱

食管下括约肌是指食管末端3～4 cm长的环形肌束。正常人静息时压力为1.3～4.0 kPa(10～30 mmHg),为一高压带,防止胃内容物反流入食管。由于年龄的增长,机体老化导致食管下括约肌的收缩力下降引起食物反流。一过性食管下括约肌松弛也是反流性食管炎的主要发病机制。

### (二)食管清除作用减弱

正常情况下,一旦发生食物的反流,大部分反流物通过1～2次食管自发和继发性的蠕动性收缩将食管内容物排入胃内,即容量清除,剩余的部分则由唾液缓慢地中和。老年人食管蠕动缓慢和唾液产生减少,影响了食管的清除作用。

### (三)食管黏膜屏障作用下降

反流物进入食管后,可以凭借食管上皮表面黏液、不移动水层和表面 $HCO_3^-$、复层鳞状上皮等构成上皮屏障,以及黏膜下丰富的血液供应构成的后上皮屏障,发挥其抗反流物对食管黏膜损伤的作用。随着机体老化,食管黏膜逐渐萎缩,黏膜屏障作用下降。

## 二、护理评估

### (一)健康史

询问患者的饮食结构及习惯、有无长期服用药物史。

### (二)身体评估

1.反流症状

反酸、反食、反胃(指胃内容物在无恶心和不用力的情况下涌入口腔)、嗳气等,多在餐后明显或加重,平卧或躯体前屈时易出现。

2.反流物引起的刺激症状

胸骨后或剑突下烧灼感、胸痛、吞咽困难等。常由胸骨下段向上伸延,常在餐后1小时出现,平卧、弯腰或腹压增高时可加重。反流物刺激食管痉挛导致胸痛,常发生在胸骨后或剑突下。严重时可为剧烈刺痛,可放射到后背、胸部、肩部、颈部、耳后,有的酷似心绞痛的特点。

3.其他症状

咽部不适,有异物感、棉团感或堵塞感,可能与酸反流引起食管上段括约肌压力升高有关。

4.并发症

(1)上消化道出血:因食管黏膜炎症、糜烂及溃疡可以导致上消化道出血。

(2)食管狭窄:食管炎反复发作致使纤维组织增生,最终导致瘢痕性狭窄。

(3)Barrett 食管:在食管黏膜的修复过程中,食管-贲门交界处 2 cm 以上的食管鳞状上皮被特殊的柱状上皮取代,称为 Barrett 食管。Barrett 食管发生溃疡时,又称 Barrett 溃疡。Barrett 食管是食管癌的主要癌前病变,其腺癌的发生率较正常人高 30～50 倍。

**(三)辅助检查**

1.内镜检查

内镜检查是反流性食管炎最准确、最可靠的诊断方法,能判断其严重程度和有无并发症,结合活检可与其他疾病相鉴别。

2.24 小时食管 pH 监测

应用便携式 pH 记录仪在生理状态下对患者进行 24 小时食管 pH 连续监测,可提供食管是否存在过度酸反流的客观依据。在进行该项检查前 3 天,应停用抑酸药与促胃肠动力的药物。

3.食管吞钡 X 线检查

对不愿意接受或不能耐受内镜检查者行该检查。严重患者可发现阳性 X 线征。

**(四)心理社会状况**

反流性食管炎长期持续存在,病情反复、病程迁延,因此患者会出现食欲减退,体重下降,导致患者心情烦躁、焦虑;合并消化道出血时会使患者紧张、恐惧。应注意评估患者的情绪状态及对本病的认知程度。

## 三、常见护理诊断及问题

**(一)疼痛**

与胃食管黏膜炎性病变有关。

**(二)营养失调:低于机体需要量**

与害怕进食、消化吸收不良等有关。

**(三)有体液不足的危险**

与合并消化道出血引起活动性体液丢失、呕吐及液体摄入量不足有关。

**(四)焦虑**

与病情反复、病程迁延有关。

**(五)知识缺乏**

缺乏对反流性食管炎病因和预防知识的了解。

## 四、诊断要点与治疗原则

**(一)诊断要点**

临床上有明显的反流症状,内镜下有反流性食管炎的表现,食管过度酸反流的客观依据即可作出诊断。

**(二)治疗原则**

以药物治疗为主,对药物治疗无效或发生并发症者可做手术治疗。

1.药物治疗

目前多主张采用递减法,即开始使用质子泵抑制剂加促胃肠动力药,迅速控制症状,待症状控制后再减量维持。

(1)促胃肠动力药:目前主要常用的药物是西沙必利。常用量为每次 5～15 mg,每天 3～4 次,疗程 8～12 周。

(2)抑酸药。①$H_2$ 受体拮抗剂:西咪替丁 400 mg、雷尼替丁 150 mg、法莫替丁 20 mg,每天 2 次,疗程 8～12 周。②质子泵抑制剂(PPI):奥美拉唑 20 mg、兰索拉唑 30 mg、泮托拉唑 40 mg、雷贝拉唑 10 mg 和埃索美拉唑 20 mg,1 天 1 次,疗程 4～8 周。③抗酸药:仅用于症状轻、间歇发作的患者作为临时缓解症状用。反流性食管炎有并发症或停药后很快复发者,需要长期维持治疗。$H_2$ 受体拮抗剂、西沙必利、PPI 均可用于维持治疗,其中以 PPI 效果最好。维持治疗的剂量因患者而异,以调整至患者无症状的最低剂量为合适剂量。

2.手术治疗

手术为不同术式的胃底折叠术。手术指征为:①严格内科治疗无效。②虽经内科治疗有效,但患者不能忍受长期服药。③经反复扩张治疗后仍反复发作的食管狭窄。④确证由反流性食管炎引起的严重呼吸道疾病。

3.并发症的治疗

(1)食管狭窄:大部分狭窄可行内镜下食管扩张术治疗。扩张后予以长程 PPI 维持治疗可防止狭窄复发。少数严重瘢痕性狭窄需行手术切除。

(2)Barrett 食管:药物治疗是预防 Barrett 食管发生和发展的重要措施,必须使用 PPI 治疗及长期维持。

## 五、护理措施

### (一)一般护理

为减少平卧时及夜间反流可将床头抬高 15～20 cm。避免睡前 2 小时内进食,白天进餐后亦不宜立即卧床。应避免食用使食管下括约肌压力降低的食物和药物,如高脂肪、巧克力、咖啡、浓茶及硝酸甘油、钙通道阻滞剂等。应戒烟及禁酒。减少一切影响腹压增高的因素,如肥胖、便秘、紧束腰带等。

### (二)用药护理

遵医嘱给予药物治疗,注意观察药物的疗效及不良反应。

1.$H_2$ 受体拮抗剂

药物应在餐中或餐后即刻服用,若需同时服用抗酸药,则两药应间隔 1 小时以上。若静脉给药应注意控制速度,过快可引起低血压和心律失常。西咪替丁对雄性激素受体有亲和力,可导致男性乳腺发育、阳痿及性功能紊乱,应做好解释工作。该药物主要通过肾排泄,用药期间应监测肾功能。

2.质子泵抑制剂

奥美拉唑可引起头晕,应嘱患者用药期间避免开车或做其他必须高度集中注意力的工作。兰索拉唑的不良反应包括荨麻疹、皮疹、瘙痒、头痛、口苦、肝功能异常等,轻度不良反应不影响继续用药,较严重时应及时停药。泮托拉唑的不良反应较少,偶可引起头痛和腹泻。

3.抗酸药

该药在饭后 1 小时和睡前服用。服用片剂时应嚼服,乳剂给药前应充分摇匀。

抗酸剂应避免与奶制品、酸性饮料及食物同时服用。

**(三)饮食护理**

(1)指导患者有规律地定时进餐,饮食不宜过饱,选择营养丰富,易消化的食物。避免摄入过咸、过甜、过辣的刺激性食物。

(2)制订饮食计划:与患者共同制订饮食计划,指导患者及家属改进烹饪技巧,增加食物的色、香、味,刺激患者食欲。

(3)观察并记录患者每天进餐次数、量、种类,以了解其摄入营养素的情况。

## 六、健康指导

**(一)疾病知识的指导**

向患者及家属介绍本病的有关病因,避免诱发因素。保持良好的心理状态,平时生活要有规律,合理安排工作和休息时间,注意劳逸结合,积极配合治疗。

**(二)饮食指导**

指导患者加强饮食卫生和饮食营养,养成有规律的饮食习惯;避免过冷、过热、辛辣等刺激性食物及浓茶、咖啡等饮料;嗜酒者应戒酒。

**(三)用药指导**

根据病因及病情进行指导,嘱患者长期维持治疗,介绍药物的不良反应,如有异常及时复诊。

(肖　娜)

# 第三节　胃　炎

胃炎是指不同病因所致的胃黏膜炎症,通常包括上皮损伤、黏膜炎症反应和细胞再生 3 个过程,是最常见的消化道疾病之一。

## 一、急性胃炎

急性胃炎是由多种病因引起的急性胃黏膜炎症,内镜检查可见胃黏膜充血、水肿、出血、糜烂及浅表溃疡等一过性病变。临床上,以急性糜烂出血性胃炎最常见。

**(一)病因与发病机制**

1.药物

最常引起胃黏膜炎症的药物是非甾体抗炎药(nonsteroidal anti-inflammatory drug,NSAID),如阿司匹林、吲哚美辛等,可破坏胃黏膜上皮质,引起黏膜糜烂。

2.急性应激

严重的重要脏器衰竭、严重创伤、大手术、大面积烧伤、休克甚至精神心理因素等引起的急性应激,导致胃黏膜屏障破坏和 $H^+$ 弥散进入黏膜,引起胃黏膜糜烂和出血。

3.其他

酒精具有亲脂性和溶脂能力,高浓度酒精可直接破坏胃黏膜屏障。某些急性细菌或病毒感染、胆汁和胰液反流、胃内异物及肿瘤放疗后的物理性损伤,可造成胃黏膜损伤引起上皮细胞损害、黏膜出血和糜烂。

**(二)临床表现**

1.症状

轻者大多无明显症状;有症状者主要表现为非特异性消化不良的表现。上消化道出血是该病突出的临床表现。

2.体征

上腹部可有不同程度的压痛。

**(三)辅助检查**

1.实验室检查

大便潜血试验呈阳性。

2.内镜检查

纤维胃镜检查是诊断的主要依据。

**(四)治疗要点**

治疗原则是去除致病因素和积极治疗原发病。药物引起者,立即停药。急性应激者,在积极治疗原发病的同时,给予抑制胃酸分泌的药物。发生上消化道大出血时,按上消化道出血处理。

**(五)护理措施**

1.休息与活动

注意休息,减少活动。急性应激致病者应卧床休息。

2.饮食护理

定时、规律进食,少食多餐,避免辛辣刺激性食物。

3.用药指导

指导患者遵医嘱慎用或禁用对胃黏膜有刺激作用的药物,并指导患者正确服用抑酸剂、胃黏膜保护剂等药物。

## 二、慢性胃炎

慢性胃炎是由各种病因引起的胃黏膜慢性炎症。其发病率在各种胃病中居首位。

**(一)病因与发病机制**

1.幽门螺杆菌感染

幽门螺杆菌感染被认为是慢性胃炎最主要的病因。

2.饮食和环境因素

饮食中高盐和缺乏新鲜蔬菜、水果与发生慢性胃炎相关。幽门螺杆菌可增加胃黏膜对环境因素损害的易感性。

3.物理及化学因素

物理及化学因素可削弱胃黏膜的屏障功能,使其易受胃酸-胃蛋白酶的损害。

4.自身免疫

由于壁细胞受损,机体产生壁细胞抗体和内因子抗体,使胃酸分泌减少甚至缺失,还可影响

维生素 $B_{12}$ 吸收,导致恶性贫血。

5.其他因素

慢性胃炎与年龄相关。

**(二)临床表现**

1.症状

70%～80%的患者可无任何症状,部分患者表现为非特异性的消化不良,症状常与进食或食物种类有关。

2.体征

体征多不明显,有时上腹部轻压痛。

**(三)辅助检查**

1.实验室检查

胃酸分泌正常或偏低。

2.幽门螺杆菌检测

可通过侵入性和非侵入性方法检测。

3.胃镜及胃黏膜活组织检查

胃镜及胃黏膜活组织检查是诊断慢性胃炎最可靠的方法。

**(四)治疗要点**

治疗原则是消除病因、缓解症状、控制感染、防治癌前病变。

1.根除幽门螺杆菌感染

对幽门螺杆菌感染引起的慢性胃炎,尤其在活动期,目前多采用三联疗法,即一种胶体铋剂或一种质子泵抑制剂加上两种抗菌药物。

2.根据病因给予相应处理

若因非甾体抗炎药引起,应停药并给予抑酸剂或硫糖铝;若因胆汁反流,可用氢氧化铝凝胶来吸附,或予以硫糖铝及胃动力药物以中和胆盐,防止反流。

3.对症处理

有胃动力学改变者,可服用多潘立酮、西沙必利等;自身免疫性胃炎伴有恶性贫血者,遵医嘱肌内注射维生素 $B_{12}$。

**(五)护理措施**

1.一般护理

(1)休息与活动:急性发作或伴有消化道出血时应卧床休息,并可用转移注意力、做深呼吸等方法来减轻焦虑、缓解疼痛。病情缓解时,进行适当的运动和锻炼,注意避免过度劳累。

(2)饮食护理:以高热量、高蛋白、高维生素及易消化的饮食为原则,宜定时定量、少食多餐、细嚼慢咽,避免摄入过咸、过甜、过冷、过热及辛辣刺激性食物。

2.病情观察

观察患者消化不良症状,腹痛的部位及性质,呕吐物和粪便的颜色、量及性状等,用药前后患者的反应。

3.用药护理

注意观察药物的疗效及不良反应。

(1)慎用或禁用阿司匹林、吲哚美辛等对胃黏膜有刺激的药物。

（2）胶体铋剂：枸橼酸铋钾宜在餐前半小时用吸管吸入服用。部分患者服药后出现便秘和大便呈黑色，停药后可自行消失。

（3）抗菌药物：服用阿莫西林前应询问患者有无青霉素过敏史，应用过程中注意有无迟发性变态反应。甲硝唑可引起恶心、呕吐等胃肠道反应。

**4.症状、体征的护理**

腹部疼痛或不适者，避免精神紧张，采取转移注意力、做深呼吸等方法缓解疼痛；或用热水袋热敷胃部，以解除痉挛，减轻腹痛。

**5.健康指导**

（1）疾病知识指导：向患者及家属介绍本病的相关病因和预后，避免诱发因素。

（2）饮食指导：指导患者加强饮食卫生和营养，规律饮食。

（3）生活方式指导：指导患者保持良好的心态，生活要有规律，合理安排工作和休息时间，劳逸结合。

（4）用药指导：指导患者遵医嘱服药，如有异常及时就诊，定期门诊复查。

（李　娜）

# 第四节　炎症性肠病

炎症性肠病是一种病因不明的肠道慢性非特异性炎症性疾病。包括溃疡性结肠炎（ulcerative colitis，UC）和克罗恩病（Crohn's disease，CD）。一般认为，UC和CD是同一疾病的不同亚类，组织损伤的基本病理过程相似，但可能由于致病因素不同，发病的具体环节不同，最终导致组织损害的表现不同。

## 一、溃疡性结肠炎

UC是一种病因不明的直肠和结肠慢性非特异性炎症性疾病。病变主要位于大肠的黏膜与黏膜下层。主要症状有腹泻、黏液脓血便和腹痛，病程漫长，病情轻重不一，常反复发作。本病多见于20～40岁，男女发病率无明显差别。

**（一）病理**

病变主要位于直肠和乙状结肠，可延伸到降结肠，甚至整个结肠。病变一般仅限于黏膜和黏膜下层，少数重症者可累及肌层。活动期黏膜呈弥漫性炎症反应，可见水肿、充血与灶性出血，黏膜脆弱，触之易出血。由于黏膜与黏膜下层有炎性细胞浸润，大量中性粒细胞在肠腺隐窝底部聚集，形成小的隐窝脓肿。当隐窝脓肿融合破溃，黏膜即出现广泛的浅小溃疡，并可逐渐融合成不规则的大片溃疡。结肠炎症在反复发作的慢性过程中，大量新生肉芽组织增生，常出现炎性息肉。黏膜因不断破坏和修复，丧失其正常结构，并且由于溃疡愈合形成瘢痕，黏膜肌层与肌层增厚，使结肠变形缩短，结肠袋消失，甚至出现肠腔狭窄。少数患者有结肠癌变，以恶性程度较高的未分化型多见。

**（二）临床分型**

临床上根据本病的病程、程度、范围和病期进行综合分型。

1.根据病程经过分型

(1)初发型:无既往史的首次发作。

(2)慢性复发型:最多见,发作期与缓解期交替。

(3)慢性持续型:病变范围广,症状持续半年以上。

(4)急性暴发型:少见,病情严重,全身毒血症状明显,易发生大出血和其他并发症。

上述后3型可相互转化。

2.根据病情程度分型

(1)轻型:多见,腹泻每天4次以下,便血轻或无,无发热、脉速,贫血轻或无,血沉正常。

(2)重型:腹泻频繁并有明显黏液脓血便,有发热、脉速等全身症状,血沉加快、血红蛋白下降。

(3)中型:介于轻型和重型之间。

3.根据病变范围分型

可分为直肠炎、直肠乙状结肠炎、左半结肠炎、全结肠炎及区域性结肠炎。

4.根据病期分型

可分为活动期和缓解期。

**(三)临床表现**

起病多数缓慢,少数急性起病,偶见急性暴发起病。病程长,呈慢性经过,常有发作期与缓解期交替,少数症状持续并逐渐加重。

1.症状

(1)消化系统表现:主要表现为腹泻与腹痛。①腹泻为最主要的症状,黏液脓血便是本病活动期的重要表现。腹泻主要与炎症导致大肠黏膜对水钠吸收障碍及结肠运动功能失常有关。粪便中的黏液或黏液脓血,为炎症渗出和黏膜糜烂及溃疡所致。排便次数和便血程度可反映病情程度,轻者每天排便2～4次,粪便呈糊状,可混有黏液、脓血,便血轻或无,重者腹泻每天可达10次以上,大量脓血,甚至呈血水样粪便。病变限于直肠和乙状结肠的患者,偶有腹泻与便秘交替的现象,此与病变直肠排空功能障碍有关。②腹痛,轻者或缓解期患者多无腹痛或仅有腹部不适,活动期有轻或中度腹痛,为左下腹的阵痛,亦可涉及全腹。有疼痛-便意-便后缓解的规律,大多伴有里急后重,为直肠炎症刺激所致。若并发中毒性巨结肠或腹膜炎,则腹痛持续且剧烈。③其他症状可有腹胀、食欲缺乏、恶心、呕吐等。

(2)全身表现:中、重型患者活动期有低热或中等度发热,高热多提示有并发症或急性暴发型。重症患者可出现衰弱、消瘦、贫血、低清蛋白血症、水和电解质平衡紊乱等表现。

(3)肠外表现:本病可伴有一系列肠外表现,包括口腔黏膜溃疡、结节性红斑、外周关节炎、坏疽性脓皮病、虹膜睫状体炎等。

2.体征

患者呈慢性病容,精神状态差,重者呈消瘦贫血貌。轻者仅有左下腹轻压痛,有时可触及痉挛的降结肠和乙状结肠。重症者常有明显腹部压痛和鼓肠。若有反跳痛、腹肌紧张、肠鸣音减弱等应注意中毒性巨结肠和肠穿孔等并发症。

**(四)护理**

1.护理目标

患者大便次数减少,便质正常;腹痛缓解,营养改善,体重恢复,未发生并发症,焦虑减轻。

2.护理措施

(1)一般护理。①休息与活动:在急性发作期或病情严重时均应卧床休息,缓解期适当休息,注意劳逸结合。②合理饮食:指导患者食用质软、易消化、少纤维素又富含营养、有足够热量的食物,以利于吸收、减轻对肠黏膜的刺激并供给足够的热量,以维持机体代谢的需要。避免食用冷饮、水果、多纤维的蔬菜及其他刺激性食物,忌食牛乳和乳制品。急性发作期患者,应进流质或半流质饮食,病情严重者应禁食,按医嘱给予静脉高营养,以改善全身状况。应注意给患者提供良好的进餐环境,避免不良刺激,以增进患者食欲。

(2)病情观察:观察患者腹泻的次数、性质,腹泻伴随症状,如发热、腹痛等,监测粪便检查结果。严密观察腹痛的性质、部位及生命体征的变化,以了解病情的进展情况,如腹痛性质突然改变,应注意是否发生大出血、肠梗阻、中毒性巨结肠、肠穿孔等并发症。观察患者进食情况,定期测量患者的体重,监测血红蛋白、血清电解质和清蛋白的变化,了解营养状况的变化。

(3)用药护理:遵医嘱给予柳氮磺吡啶、糖皮质激素、免疫抑制剂等治疗,以控制病情,使腹痛缓解。注意药物的疗效及不良反应,如应用柳氮磺吡啶时,患者可出现恶心、呕吐、皮疹、粒细胞减少及再生障碍性贫血等。应嘱患者餐后服药,服药期间定期复查血常规,应用糖皮质激素者,要注意激素不良反应,不可随意停药,防止反跳现象,应用硫唑嘌呤或巯嘌呤时患者可出现骨髓抑制的表现,应注意监测白细胞计数。

(4)心理护理:安慰鼓励患者,向患者解释病情,使患者以平和的心态应对疾病,自觉地配合治疗。

(5)健康指导。①心理指导:由于病情反复发作,迁延不愈,常给患者带来痛苦,尤其是排便次数的增加,给患者的精神和日常生活带来很多困扰,易产生自卑、忧虑,甚至恐惧心理。应鼓励患者以平和的心态应对疾病,积极配合治疗。②指导患者合理饮食及活动:指导患者食用质软、易消化、少纤维素又富含营养、有足够热量的食物,避免食用冷饮、水果、多纤维的蔬菜及其他刺激性食物,忌食牛乳和乳制品。在急性发作期或病情严重时均应卧床休息,缓解期适当休息,注意劳逸结合。③用药指导:嘱患者坚持治疗,不要随意更换药物或停药。教会患者识别药物的不良反应,出现异常症状要及时就诊,以免耽搁病情。

3.护理评价

患者腹泻、腹痛缓解,营养改善,体重恢复。

## 二、克罗恩病

CD是一种病因尚不十分清楚的胃肠道慢性炎性肉芽肿性疾病。病变多见于末段回肠和邻近结肠,但从口腔至肛门各段消化道均可受累,呈节段性或跳跃式分布。临床上以腹痛、腹泻、体重下降、腹块、瘘管形成和肠梗阻为特点,可伴有发热等全身表现,以及关节、皮肤、眼、口腔黏膜等肠外损害。本病有终身复发倾向,重症患者迁延不愈,预后不良。

### (一)病理

病变表现为同时累及回肠末段与邻近右侧结肠者,只涉及小肠者,局限在结肠者。病变可涉及口腔、食管、胃、十二指肠,但少见。

大体形态上,克罗恩病特点为:①病变呈节段性或跳跃性,而不呈连续性。②黏膜溃疡早期呈鹅口疮样溃疡,随后溃疡增大、融合,形成纵行溃疡和裂隙溃疡,将黏膜分割呈鹅卵石样外观。③病变累及肠壁全层,肠壁增厚变硬,肠腔狭窄。

组织学上,克罗恩病的特点为:①非干酪性肉芽肿,由类上皮细胞和多核巨细胞构成,可发生在肠壁各层和局部淋巴结。②裂隙溃疡,呈缝隙状,可深达黏膜下层甚至肌层。③肠壁各层炎症,伴固有膜底部和黏膜下层淋巴细胞聚集、黏膜下层增宽、淋巴管扩张及神经节炎等。肠壁全层病变致肠腔狭窄,可发生肠梗阻。溃疡穿孔引起局部脓肿,或穿透至其他肠段、器官、腹壁,形成内瘘或外瘘。肠壁浆膜纤维素渗出、慢性穿孔均可引起肠粘连。

**(二)临床分型**

区别本病不同临床情况,有助全面估计病情和预后,制订治疗方案。

1.临床类型

依疾病行为分型,可分为狭窄型(以肠腔狭窄所致的临床表现为主)、穿通型(有瘘管形成)和非狭窄非穿通型(炎症型)。各型可有交叉或互相转化。

2.病变部位

参考影像和内镜结果确定,可分为小肠型、结肠型、回结肠型。如消化道其他部分受累亦应注明。

3.严重程度

根据主要临床表现的程度及并发症计算 CD 活动指数(CDAI),用于疾病活动期与缓解期区分、病情严重程度估计(轻、中、重度)和疗效评定。

**(三)临床表现**

起病大多隐匿、缓渐,从发病早期症状出现至确诊往往需数月至数年。病程呈慢性,长短不等的活动期与缓解期交替,有终身复发倾向。少数急性起病,可表现为急腹症,酷似急性阑尾炎或急性肠梗阻。腹痛、腹泻和体重下降三大症状是本病的主要临床表现。但本病的临床表现复杂多变,这与临床类型、病变部位、病期及并发症有关。

1.消化系统表现

(1)腹痛:为最常见症状。多位于右下腹或脐周,间歇性发作,常为痉挛性阵痛伴腹鸣。常于进餐后加重,排便或肛门排气后缓解。腹痛的发生可能与进餐引起胃肠反射或肠内容物通过炎症、狭窄肠段,引起局部肠痉挛有关。体检常有腹部压痛,部位多在右下腹。腹痛亦可由部分或完全性肠梗阻引起,此时伴有肠梗阻症状。出现持续性腹痛和明显压痛,提示炎症波及腹膜或腹腔内脓肿形成。全腹剧痛和腹肌紧张,提示病变肠段急性穿孔。

(2)腹泻:亦为本病常见症状,主要由病变肠段炎症渗出、蠕动增加及继发性吸收不良引起。腹泻先是间歇发作,病程后期可转为持续性。粪便多为糊状,一般无脓血和黏液。病变涉及下段结肠或肛门直肠者,可有黏液血便及里急后重。

(3)腹部包块:见于 10%~20% 的患者,由于肠粘连、肠壁增厚、肠系膜淋巴结肿大、内瘘或局部脓肿形成所致。多位于右下腹与脐周。固定的腹块提示有粘连,多已有内瘘形成。

(4)瘘管形成:是克罗恩病的特征性临床表现,因透壁性炎性病变穿透肠壁全层至肠外组织或器官而成。瘘分内瘘和外瘘,前者可通向其他肠段、肠系膜、膀胱、输尿管、阴道、腹膜后等处,后者通向腹壁或肛周皮肤。肠段之间内瘘形成可致腹泻加重及营养不良。肠瘘通向的组织与器官因粪便污染可致继发性感染。外瘘或通向膀胱、阴道的内瘘均可见粪便与气体排出。

(5)肛门周围病变:包括肛门周围瘘管、脓肿形成及肛裂等病变,见于部分患者,有结肠受累者较多见。有时这些病变可为本病的首发或突出的临床表现。

**2.全身表现**

(1)发热:为常见的全身表现之一,与肠道炎症活动及继发感染有关。间歇性低热或中度热常见,少数呈弛张高热伴毒血症。少数患者以发热为主要症状,甚至较长时间不明原因发热之后才出现消化道症状。

(2)营养障碍:由慢性腹泻、食欲减退及慢性消耗等因素所致。主要表现为体重下降,可有贫血、低蛋白血症和维生素缺乏等表现。青春期前患者常有生长发育迟滞。

**3.肠外表现**

本病肠外表现与溃疡性结肠炎的肠外表现相似,但发生率较高,据我国统计报道以口腔黏膜溃疡、皮肤结节性红斑、关节炎及眼病为常见。

**(四)护理**

**1.护理目标**

患者腹泻、腹痛缓解,营养改善,体重恢复,无并发症。

**2.护理措施**

(1)一般护理。①休息与活动:在急性发作期或病情严重时均应卧床休息,缓解期适当休息,注意劳逸结合。必须戒烟。②合理饮食:一般给高营养低渣饮食,适当给予叶酸、维生素 $B_{12}$ 等多种维生素。重症患者酌情使用要素饮食或全胃肠外营养,除营养支持外还有助诱导缓解。

(2)病情观察:观察患者腹泻的次数、性质,腹泻伴随症状,如发热、腹痛等,监测粪便检查结果。严密观察腹痛的性质、部位,以及生命体征的变化,测量患者的体重,监测血红蛋白、血清电解质和清蛋白的变化,了解营养状况的变化。

(3)用药护理:遵医嘱腹痛、腹泻可使用抗胆碱能药物或止泻药,合并感染者静脉途径给予广谱抗生素。给予柳氮磺吡啶、糖皮质激素、免疫抑制剂等治疗,以控制病情,使腹痛缓解。注意避免药物的不良反应,如应嘱患者餐后服药,服药期间定期复查血常规,不可随意停药,防止反跳现象等。

(4)心理护理:向患者解释病情,使患者树立战胜疾病信心,自觉地配合治疗。

(5)健康指导。①疾病知识指导:指导患者合理休息与活动,戒烟,食用质软、易消化、少纤维素又富含营养、有足够热量的食物,避免食用冷饮、水果、多纤维的蔬菜及其他刺激性食物,忌食牛乳和乳制品。②安慰鼓励患者:使患者树立信心,积极地配合治疗。③用药指导:嘱患者坚持服药并了解药物的不良反应,病情有异常变化要及时就诊。

**3.护理评价**

患者腹泻、腹痛缓解,无发热、营养不良,体重增加。

（李 娜）

# 第五节 脂肪性肝病

## 一、非酒精性脂肪性肝病

非酒精性脂肪性肝病是指除外酒精和其他明确的损肝因素所致的肝细胞内脂肪过度沉积为

主要特征的临床病理综合征,与胰岛素抵抗和遗传易感性密切相关的获得性代谢应激性肝损伤。包括单纯性脂肪肝、非酒精性脂肪性肝炎(NASH)及其相关肝硬化。随着肥胖及其相关代谢综合征全球化的流行趋势,非酒精性脂肪性肝病现已成为欧美等发达国家和我国富裕地区慢性肝病的重要病因,普通成人非酒精性脂肪性肝病患病率 10%~30%,其中 10%~20%为 NASH,后者 10 年内肝硬化发生率高达 25%。

非酒精性脂肪性肝病除可直接导致失代偿期肝硬化、肝细胞癌和移植肝复发外,还可影响其他慢性肝病的进展,并参与 2 型糖尿病和动脉粥样硬化的发病。代谢综合征相关恶性肿瘤、动脉硬化性心脑血管疾病及肝硬化是影响非酒精性脂肪性肝病患者生活质量和预期寿命的重要因素。

**(一)临床表现**

(1)脂肪肝的患者多无自觉症状,部分患者可有乏力、消化不良、肝区隐痛、肝脾大等非特异性症状及体征。

(2)可有体重超重和/或内脏性肥胖、空腹血糖增高、血脂紊乱、高血压等代谢综合征相关症状。

**(二)并发症**

肝纤维化、肝硬化、肝癌。

**(三)治疗**

(1)基础治疗:制订合理的能量摄入及饮食结构、中等量有氧运动、纠正不良生活方式和行为。

(2)避免加重肝脏损害、体重急剧下降、滥用药物及其他可能诱发肝病恶化的因素。

(3)减肥:所有体重超重、内脏性肥胖及短期内体重增长迅速的非酒精性脂肪性肝病患者,都需通过改变生活方式、控制体重、减小腰围。

(4)胰岛素增敏剂:合并 2 型糖尿病、糖耐量损害、空腹血糖增高及内脏性肥胖者,可考虑应用二甲双胍和噻唑烷二酮类药物,以期改善胰岛素抵抗和控制血糖。

(5)降血脂药:血脂紊乱经基础治疗、减肥和应用降糖药物 3~6 个月,仍呈混合性高脂血症或高脂血症合并 2 个以上危险因素者,需考虑加用贝特类、他汀类或普罗布考等降血脂药物。

(6)针对肝病的药物:非酒精性脂肪性肝病伴肝功能异常、代谢综合征、经基础治疗 3~6 个月仍无效,以及肝活体组织检查证实为 NASH 和病程呈慢性进展性者,可采用针对肝病的药物辅助治疗,但不宜同时应用多种药物。

**(四)健康教育与管理**

(1)树立信心,相信通过长期合理用药、控制生活习惯,可以有效地治疗脂肪性肝病。

(2)了解脂肪性肝病的发病因素及危险因素。

(3)掌握脂肪性肝病的治疗要点。

(4)矫正不良饮食习惯,少食高脂饮食,戒烟酒。

(5)建立合理的运动计划,控制体重,监测体重的变化。

(6)定期随访,与医师一起制订合理的健康计划。

**(五)预后**

绝大多数非酒精性脂肪性肝病预后良好,肝组织学进展缓慢甚至呈静止状态,预后相对良好。部分患者即使已并发脂肪性肝炎和肝纤维化,如能得到及时诊治,肝组织学改变仍可逆转,罕见脂肪囊肿破裂并发脂肪栓塞而死亡。少数脂肪性肝炎患者进展至肝硬化,一旦发生肝硬化则其预后不佳。对于大多数脂肪肝患者,有时通过节制饮食、坚持中等量的有氧运动等非药物治疗措施就可达到控制体重、血糖、降低血脂和促进肝组织学逆转的目的。

### (六)护理

见表7-1。

表 7-1　非酒精性脂肪性肝病的护理

| 日期 | 项目 | 护理内容 |
|---|---|---|
| 入院当天 | 评估 | 1.一般评估:生命体征、体重、皮肤等 |
| | | 2.专科评估:脂肪厚度、有无胃肠道反应、出血点等 |
| | 治疗 | 根据病情避免诱因,调整饮食,根据情况使用保肝药 |
| | 检查 | 按医嘱行相关检查,如血常规、肝功能、B超、CT、肝穿刺等 |
| | 药物 | 按医嘱正确使用保肝药物,注意用药后的观察 |
| | 活动 | 嘱患者卧床休息为主,避免过度劳累 |
| | 饮食 | 1.低脂、高纤维、高维生素、少盐饮食 |
| | | 2.禁止进食高脂肪、高胆固醇、高热量食物,如动物内脏、油炸食物 |
| | | 3.戒烟酒,嘱多饮水 |
| | 护理 | 1.做好入院介绍,主管护士自我介绍 |
| | | 2.制订相关的护理措施,如饮食护理、药物护理、皮肤护理、心理护理 |
| | | 3.视病情做好各项监测记录 |
| | | 4.密切观察病情,防止并发症的发生 |
| | | 5.做好健康宣教 |
| | | 6.根据病情留陪员,上床挡,确保安全 |
| | 健康宣教 | 向患者讲解疾病相关知识、安全知识、服药知识等,教会患者观察用药效果,指导各种检查的注意事项 |
| 第2天 | 评估 | 神志、生命体征及患者的心理状态,对疾病相关知识的了解等情况 |
| | 治疗 | 按医嘱执行治疗 |
| | 检查 | 继续完善检查 |
| | 药物 | 密切观察各种药物作用和不良反应 |
| | 活动 | 卧床休息,进行适当的有氧运动 |
| | 饮食 | 同前 |
| | 护理 | 1.进一步做好基础护理,如导管护理、饮食护理、药物护理、皮肤护理等 |
| | | 2.视病情做好各项监测记录 |
| | | 3.密切观察病情,防止并发症的发生 |
| | | 4.做好健康宣教 |
| | 健康宣教 | 讲解药物的使用方法及注意事项,各项检查前后注意事项 |
| 第3~9天 | 活动 | 进行有氧运动,如太极、散步、慢跑等 |

| 日期 | 项目 | 护理内容 |
|------|------|----------|
| | 健康宣教 | 讲解有氧运动的作用、运动的时间及如何根据自身情况调整运动量,派发健康教育宣传单 |
| | 其他 | 同前 |
| 出院前1天 | 健康宣教 | 出院宣教 |
| | | 1.服药指导 |
| | | 2.疾病相关知识指导 |
| | | 3.调节饮食,控制体重 |
| | | 4.保持良好的生活习惯和心理状态 |
| | | 5.定时专科门诊复诊 |
| 出院随访 | | 出院1周内电话随访第1次,3个月内随访第2次,6个月内随访第3次,以后1年随访1次 |

## 二、酒精性肝病

酒精性肝病是由于长期大量饮酒导致的肝脏疾病。初期通常表现为脂肪肝,进而可发展成酒精性肝炎、肝纤维化和肝硬化。其主要临床特征是恶心、呕吐、黄疸,可有肝脏肿大和压痛,并可并发肝衰竭和上消化道出血等。严重酗酒时可诱发广泛肝细胞坏死,甚至肝衰竭。酒精性肝病是我国常见的肝脏疾病之一,严重危害人民健康。

### (一)临床表现

临床症状为非特异性,可无症状,或有右上腹胀痛、食欲缺乏、乏力、体质减轻、黄疸等;随着病情加重,可有神经精神症状和蜘蛛痣、肝掌等表现。

### (二)并发症

肝性脑病、肝衰竭、上消化道出血。

### (三)治疗

治疗酒精性肝病的原则是戒酒和营养支持,减轻酒精性肝病的严重程度,改善已存在的继发性营养不良和对症治疗酒精性肝硬化及其并发症。

1.戒酒

戒酒是治疗酒精性肝病的最重要的措施,戒酒过程中应注意防治戒断综合征。

2.营养支持

酒精性肝病患者需良好的营养支持,应在戒酒的基础上提供高蛋白、低脂饮食,并注意补充B族维生素、维生素C、维生素K及叶酸。

3.药物治疗

糖皮质激素、保肝药等。

4.手术治疗

肝移植。

### (四)健康教育与管理

(1)树立信心,坚持长期合理用药并严格控制生活习惯。

(2)了解酒精性肝病的发病因素及危险因素。

（3）掌握酒精性肝病的治疗要点。

（4）矫正不良饮食习惯，戒烟酒，合理饮食。

（5）遵医嘱服药，学会观察用药效果及注意事项。

（6）定期随访，与医师一起制订合理的健康计划。

**（五）预后**

一般预后良好，戒酒后可完全恢复。酒精性肝炎如能及时戒酒和治疗，大多可以恢复，主要死亡原因为肝衰竭。若不戒酒，酒精性脂肪肝可直接或经酒精性肝炎阶段发展为酒精性肝硬化。

**（六）护理**

见表7-2。

表7-2　酒精性脂肪性肝病的护理

| 日期 | 项目 | 护理内容 |
|------|------|----------|
| 入院当天 | 评估 | 1.一般评估：神志、生命体征等 |
| | | 2.专科评估：饮酒的量、有无胃肠道反应、出血点等 |
| | 治疗 | 根据医嘱使用保肝药 |
| | 检查 | 按医嘱行相关检查，如血常规、肝功能、B超、CT、肝穿刺等 |
| | 药物 | 按医嘱正确使用保肝药物，注意用药后的观察 |
| | 活动 | 嘱患者卧床休息为主，避免过度劳累 |
| | 饮食 | 1.低脂、高纤维、高维生素、少盐饮食 |
| | | 2.禁食高脂肪、高胆固醇、高热量食物，如动物内脏、油炸食物 |
| | | 3.戒烟酒，嘱多饮水 |
| | 护理 | 1.做好入院介绍，主管护士自我介绍 |
| | | 2.制订相关的护理措施，如饮食护理、药物护理、皮肤护理、心理护理 |
| | | 3.视病情做好各项监测记录 |
| | | 4.密切观察病情，防止并发症的发生 |
| | | 5.做好健康宣教 |
| | | 6.根据病情留陪员，上床挡，确保安全 |
| | 健康宣教 | 向患者讲解疾病相关知识、安全知识、服药知识等，教会患者观察用药效果，指导各种检查的注意事项 |
| 第2天 | 评估 | 神志、生命体征及患者的心理状态，对疾病相关知识的了解等情况 |
| | 治疗 | 按医嘱执行治疗 |
| | 检查 | 继续完善检查 |
| | 药物 | 密切观察各种药物作用和不良反应 |
| | 活动 | 卧床休息，可进行散步等活动 |
| | 饮食 | 同前 |
| | 护理 | 1.做好基础护理，如皮肤护理、导管护理等 |
| | | 2.按照医嘱正确给药，并观察药物疗效及不良反应 |
| | | 3.视病情做好各项监测记录 |

续表

| 日期 | 项目 | 护理内容 |
|---|---|---|
| | | 4.密切观察病情,防止并发症的发生 |
| | | 5.做好健康宣教 |
| | 健康宣教 | 讲解药物的使用方法及注意事项、各项检查前后注意事项 |
| 第3~10天 | 活动 | 同前 |
| | 健康宣教 | 讲解有氧运动的作用、运动的时间及如何根据自身情况调整运动量,派发健康教育宣传单 |
| | 其他 | 同前 |
| 出院前1天 | 健康宣教 | 出院宣教 |
| | | 1.服药指导 |
| | | 2.疾病相关知识指导 |
| | | 3.戒酒,调整饮食 |
| | | 4.保持良好的生活习惯和心理状态 |
| | | 5.定时专科门诊复诊 |
| 出院随访 | | 出院1周内电话随访第1次,3个月内随访第2次,6个月内随访第3次,以后1年随访1次 |

(李　娜)

# 第六节　肝　硬　化

## 一、疾病概述

### (一)概念和特点

肝硬化是各种慢性肝病发展的晚期阶段。病理上以肝脏弥漫性纤维化、再生结节和假小叶形成为特征。临床上,起病隐匿,病程发展缓慢,晚期以肝功能减退和门静脉高压为主要表现,常出现多种并发症。

肝硬化是常见病,世界范围内的年发病率为(25~400)/10万,发病高峰年龄在35~50岁,男性多见,出现并发症时病死率高。

### (二)相关病理、生理

肝硬化的病理改变主要是正常肝小叶结构被假小叶所替代后,在大体形态上:肝脏早期肿大、晚期明显缩小,质地变硬。

肝硬化的病理、生理改变主要是肝功能减退(失代偿)和门静脉高压,临床上表现为由此而引起的多系统、多器官受累所产生的症状和体征,进一步发展可产生一系列并发症。

### (三)肝硬化的病因

引起肝硬化的病因很多,在我国以病毒性肝炎为主,欧美国家以慢性酒精中毒多见。

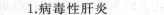

1.病毒性肝炎

主要为乙型、丙型和丁型肝炎病毒的感染,通常经过慢性肝炎阶段演变而来,急性或亚急性肝炎如有大量肝细胞坏死和肝纤维化可以直接演变为肝硬化,乙型和丙型或丁型肝炎病毒的重叠感染可加速发展至肝硬化。

2.慢性酒精中毒

长期大量饮酒(一般为每天摄入酒精 80 g 达 10 年以上),酒精及其代谢产物(乙醛)的毒性作用,引起酒精性肝炎,继而可发展为肝硬化。

3.非酒精性脂肪性肝炎

非酒精性脂肪性肝炎可发展成肝硬化。

4.胆汁淤积

持续肝内胆汁淤积或肝外胆管阻塞时,高浓度胆酸和胆红素对肝细胞有损害作用,引起原发性胆汁性肝硬化或继发性胆汁性肝硬化。

5.肝静脉回流受阻

慢性充血性心力衰竭、缩窄性心包炎、肝静脉阻塞综合征、肝小静脉闭塞等引起肝脏长期淤血缺氧,引起肝细胞坏死和纤维化。

6.遗传代谢性疾病

先天性酶缺陷疾病,致使某些物质不能被正常代谢而沉积在肝脏,如肝豆状核变性(铜沉积)、血色病(铁沉积)、$\alpha_1$-抗胰蛋白酶缺乏症等。

7.工业毒物或药物

长期接触四氯化碳、磷、砷等或服用双醋酚汀、甲基多巴、异烟肼等可引起中毒性或药物性肝炎而演变为肝硬化;长期服用甲氨蝶呤可引起肝纤维化而发展为肝硬化。

8.自身免疫性肝炎

自身免疫性肝炎可演变为肝硬化。

9.血吸虫病

虫卵沉积于汇管区,引起肝纤维化组织增生,导致窦前性门静脉高压,亦称为血吸虫病性肝硬化。

10.隐源性肝硬化

部分原因不明的肝硬化。

**(四)临床表现**

1.代偿期肝硬化

代偿期肝硬化症状轻且无特异性。可有乏力、食欲减退、腹胀不适等。患者营养状况一般,可触及肿大的肝脏、质偏硬,脾可肿大。肝功能检查正常或仅有轻度酶学异常。常在体检或手术中被偶然发现。

2.失代偿期肝硬化

临床表现明显,可发生多种并发症。

(1)症状。

全身症状:乏力为早期症状,其程度可自轻度疲倦至严重乏力。体重下降往往随病情进展而逐渐明显。少数患者有不规则低热,与肝细胞坏死有关,但注意与合并感染、肝癌鉴别。

消化道症状:食欲缺乏为常见症状,可有恶心、偶伴呕吐。腹胀亦常见,与胃肠积气、腹水和肝脾大等有关,腹水量大时,腹胀成为患者最难忍受的症状。腹泻往往表现为对脂肪和蛋白质耐受差,稍进油腻肉食即易发生腹泻。部分患者有腹痛,多为肝区隐痛,当出现明显腹痛时要注意合并肝癌、原发性腹膜炎、胆道感染、消化性溃疡等情况。

出血倾向:可有牙龈、鼻腔出血、皮肤紫癜,女性月经过多等。

与内分泌紊乱有关的症状:男性可有性功能减退、男性乳房发育,女性可发生闭经、不孕。部分患者有低血糖的表现。

门脉高压症状:如食管胃底静脉曲张破裂而致上消化道出血时,表现为呕血及黑便;脾功能亢进可致血细胞减少,贫血而出现皮肤黏膜苍白。

(2)体征:患者呈肝病容,面色黧黑而无光泽。晚期患者消瘦、肌肉萎缩。皮肤可见蜘蛛痣、肝掌、男性乳房发育。腹壁静脉以脐为中心显露至曲张,严重者脐周静脉突起呈水母状并可听见静脉杂音。黄疸提示肝功能储备已明显减退,黄疸呈持续性或进行性加深提示预后不良。腹水伴或不伴下肢水肿是失代偿期肝硬化最常见表现,部分患者可伴肝性胸腔积液,以右侧多见。

肝脏早期肿大可触及,质硬而边缘钝;后期缩小,肋下常触不到。半数患者可触及肿大的脾脏,常为中度,少数重度。

各型肝硬化起病方式与临床表现并不完全相同。如大结节性肝硬化起病较急进展较快,门静脉高压相对较轻,但肝功能损害则较严重;血吸虫病性肝纤维化的临床表现则以门静脉高压为主,巨脾多见,黄疸、蜘蛛痣、肝掌少见,肝功能损害较轻,肝功能试验多基本正常。

**(五)辅助检查**

1.实验室检查

血常规、尿常规、大便常规、血清免疫学、内镜、腹腔镜、腹水和门静脉压力生化检查(以了解其病因、诱因及潜在的护理问题)。

2.肝功能检查

代偿期大多正常或仅有轻度的酶学异常,失代偿期普遍异常,且异常程度往往与肝脏的储备功能减退程度相关。具体表现为转氨酶升高,清蛋白下降、球蛋白升高,A/G 倒置,凝血酶原时间延长,结合胆红素升高等。

3.影像学检查

(1)X 线检查:食管静脉曲张时行食管吞钡 X 线检查显示虫蚀样或蚯蚓状充盈缺损,纵行黏膜皱襞增宽,胃底静脉曲张时胃肠钡餐可见菊花瓣样充盈缺损。

(2)腹部超声检查:B 超检查常示肝脏表面不光滑、肝叶比例失调、肝实质回声不均匀等,以及脾大、门静脉扩张和腹水等超声图像。

(3)CT 和 MRI 检查对肝硬化的诊断价值与 B 超检查相似。

**(六)治疗原则**

本病目前无特效治疗,关键在于早期诊断,针对病因给予相应处理,阻止肝硬化进一步发展,后期积极防治并发症,终末期则只能有赖于肝移植。

## 二、护理评估

**(一)一般评估**

1.生命体征

伴感染时可有发热、有心脏功能不全时可有呼吸、脉搏和血压的改变,余无明显特殊变化。

2.患病及治疗经过

询问本病的有关病因,例如有无肝炎或输血史、心力衰竭、胆道疾病;有无长期接触化学毒物、使用损肝药物或嗜酒,其用量和持续时间。有无慢性肠道感染、消化不良、消瘦、黄疸、出血史。有关的检查、用药和其他治疗情况。

3.患者主诉及一般情况

饮食及消化情况,例如食欲、进食量及食物种类、饮食习惯及爱好。有无食欲减退甚至畏食,有无恶心、呕吐、腹胀、腹痛,呕吐物和粪便的性质及颜色。日常休息及活动量、活动耐力、尿量及颜色等。

4.相关记录

体重、饮食、皮肤、肝脏大小、出入量、出血情况、意识等记录结果。

**(二)身体评估**

1.头颈部

(1)面部颜色,有无肝病面容,脱发。

(2)患者的精神状态,对人物、时间、地点的定向力(表情淡漠、性格改变或行为异常多为肝脏病的前驱表现)。

2.胸部

呼吸的频率和节律,有无呼吸浅速、呼吸困难和发绀,有无因呼吸困难、心悸而不能平卧,有无胸腔积液形成。

3.腹部

(1)测量腹围有无腹壁紧张度增加、脐疝、腹式呼吸减弱等腹水征象。

(2)腹部有无移动性浊音,大量腹水可有液波震颤。

(3)有无腹壁静脉显露,腹壁静脉曲张时在剑突下,脐周腹壁静脉曲张处可听见静脉连续性潺潺声(结合病例综合考虑)。

(4)肝脾大小、质地、表面情况及有无压痛(结合 B 超检查结果综合考虑)。

4.其他

是否消瘦,皮下脂肪消失、肌肉萎缩;皮肤是否干枯、有无黄染、出血点、蜘蛛痣、肝掌等。

**(三)心理-社会评估**

评估时应注意患者的心理状态,有无个性、行为的改变,有无焦虑、抑郁、易怒、悲观等情绪。并发肝性脑病时,患者可出现嗜睡、兴奋、昼夜颠倒等神经精神症状,应注意鉴别。评估患者及家属对疾病的认识及态度、家庭经济情况和社会支持等。

**(四)辅助检查结果评估**

1.血常规检查

有无红细胞减少或全血细胞减少。

2.血生化检查

肝功能有无异常,有无电解质和酸碱平衡紊乱,血氨是否增高,有无氮质血症。

3.腹水检查

腹水的性质是漏出液或渗出液,有无找到病原菌或恶性肿瘤细胞。

4.其他检查

钡餐造影检查有无食管胃底静脉曲张,B 超检查有无静脉高压征象等。

（五）常用药物治疗效果的评估

1.准确记录患者出入量（尤其是 24 小时尿量）

大量利尿可引起血容量过度降低，心输血量下降，血尿素氮增高。患者皮肤弹性减低，出现直立性低血压和少尿。

2.血生化检查的结果

长期使用噻嗪类利尿剂有可能导致水、电解质紊乱，产生低钠、低氯和低钾血症。

## 三、主要护理诊断

### （一）营养失调：低于机体需要量

低于机体需要量与肝功能减退、门静脉高压引起食欲减退、消化和吸收障碍有关。

### （二）体液过多

体液过多与肝功能减退、门静脉高压引起水钠潴留有关。

### （三）潜在并发症

（1）上消化道出血：与食管胃底静脉曲张破裂有关。

（2）肝性脑病：与肝功能障碍、代谢紊乱致神经系统功能失调有关。

## 四、护理措施

### （一）休息与活动

睡眠应充足，生活起居有规律。代偿期患者无明显的精神、体力减退，可适当参加工作，避免过度疲劳；失代偿期患者以卧床休息为主，并视病情适量活动，活动量以不加重疲劳感和其他症状为度。腹水患者宜平卧位，可抬高下肢，以减轻水肿。阴囊水肿者可用拖带托起阴囊，大量腹水者卧床时可取半卧位，以减轻呼吸困难和心悸。

### （二）合理饮食

既保证饮食营养又遵守必要的饮食限制是改善肝功能、延缓病情进展的基本措施。与患者共同制订符合治疗需要而又为其接受的饮食计划。饮食治疗原则：高热量、高蛋白质、高维生素、限制水钠、易消化饮食，并根据病情变化及时调整。

### （三）用药护理

应严格按医嘱用药，并注意观察常用药的毒副作用，发现问题及时处理。如使用利尿药注意维持水电解质和酸碱平衡，利尿速度不宜过快，以每天体重减轻≤0.5 kg为宜。

### （四）心理护理

多关心体贴患者，使患者保持愉快心情，树立治病的信心。

### （五）健康教育

1.饮食指导

切实遵循饮食治疗原则和计划，禁酒。

2.用药原则

遵医嘱按时、正确服用相关药物，加用药物需征得医师同意，以免加重肝脏负担和肝功能损害。让患者了解常用药物不良反应及自我观察要点。

3.预防感染的措施

注意保暖和个人卫生保健。

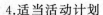

4.适当活动计划

睡眠应充足,生活起居有规律。制订个体化的活动计划,避免过度疲劳。

5.皮肤的保护

沐浴时应注意避免水温过高,或使用有刺激性的皂类和沐浴液,沐浴后使用性质柔和的润肤品;皮肤瘙痒者给予止痒处理,嘱患者勿用手抓搔,以免皮肤破损。

6.及时就诊的指标

(1)患者出现性格、行为改变等可能为肝性脑病的前驱症状时。

(2)出现消化道出血等其他并发症时。

(李　娜)

# 第八章

# 神经外科护理

## 第一节　神经外科手术护理

神经外科作为一门独立的学科,是在19世纪末神经病学、麻醉术、无菌术发展的基础上诞生的。神经外科是医学中最年轻、最复杂而又发展最快的一门学科。神经外科是外科学的分支,包括颅脑损伤、脑肿瘤、脑血管畸形、脊髓病变。神经外科又可分出颅底外科、脑内镜、功能神经外科等。下面以几个经典神经外科手术为例,介绍手术的护理配合。

### 一、颅内动脉瘤夹闭术的护理配合

颅内动脉瘤是当今人类致死、致残最常见的脑血管病。颅内动脉瘤是脑动脉上的异常膨出部分,指血管壁上浆果样的或先天性的突起,可能是血管先天性的缺陷或血管壁变性引起,通常发生在脑底动脉环的大血管分叉处。颅内动脉瘤分类:颈内动脉瘤(30%～40%)、前交通动脉瘤(30%)、大脑中动脉瘤(20%)、大脑后动脉瘤(1%)、椎基底动脉瘤(10%)。颅内动脉瘤夹闭术手术治疗的原则是将动脉瘤排除于血液循环之外,使之免于再破裂,同时保持载瘤动脉的通畅,防止发生脑缺血。

#### (一)主要手术步骤及护理配合

1.手术前准备

手术患者行全身麻醉,手术体位为仰卧位,患侧肩下垫一小枕,头向右倾斜30°～45°,上半身略抬高,脑外科头架固定。双眼涂金霉素眼药膏并用眼贴膜覆盖保护,双耳塞干棉球保护,以免消毒液流入眼和耳内。头部手术皮肤消毒时,应由手术区中心部向四周涂擦,包括头部及前额。消毒范围包括手术切口周围15～20 cm的区域。按照神经外科手术铺巾法建立无菌区域。

2.主要手术步骤

(1)铺巾:按常规皮肤消毒铺巾。

(2)切开头皮:传递22号大圆刀切开皮肤,传递头皮夹,夹住皮肤切口止血。

(3)皮瓣形成:以锐性分离法将皮瓣沿帽状腱膜下游离,并向后翻开皮瓣。

(4)骨瓣形成:传递骨膜剥离器剥离骨膜,暴露颅骨,选择合适的钻孔部位,安装并传递气钻或电钻进行钻孔,并用铣刀铣开骨瓣。

(5)切开硬脑膜:打开硬脑膜前传递腰穿针行脑脊液引流;传递蚊氏钳提夹,11 号尖刀切开硬脑膜一小口,传递解剖剪扩大切口,圆针 0 号慕丝线悬吊。

(6)游离载瘤动脉:传递显微弹簧剪刀切开蛛网膜,神经剥离子协助轻轻剥开;传递脑压板,其下垫脑棉牵开并保护脑组织;传递小号显微吸引器、双极电凝暴露肿瘤邻近的血管及神经组织,逐步游离载瘤动脉的近端和远端、瘤颈直至整个瘤体。

(7)确认和夹闭动脉瘤:夹闭动脉瘤,根据情况选择合适长短及角度的动脉瘤夹蘸水后,与施夹钳一同传递。

(8)切口缝合:逐层关闭切口,放置引流,骨瓣覆盖原处并使用连接片和螺钉固定,传递圆针慕丝线依次缝合颞肌筋膜、帽状腱膜,缝合皮下组织,角针慕丝线缝合皮肤。

3.术后处置

为手术患者包扎伤口,戴上弹力帽,注意保护耳郭避免受压。检查受压部位皮肤,固定引流管,护送手术患者入神经外科监护室进行交接。

**(二)围术期特殊情况及处理**

1.急诊手术的术前准备

接到急诊手术通知单,立即选择安排特别洁净或标准洁净手术室,联系急诊室或者病房做好术前准备,安排人员转运患者(病情危重的手术患者必须由手术医师陪同送至手术室)。

(1)环境准备:手术室温度保持在 23～25 ℃,湿度保持在 40%～60%。严格根据手术间面积控制参观人员,1 台手术不得超过 3 名。

(2)特殊器械准备:显微持针器、显微弹簧剪刀、显微枪形镊、各种型号的显微吸引器、神经剥离子、各种型号动脉瘤夹及施夹钳、可调节吸引器、多普勒探头、多普勒血流测定仪。

(3)特殊物品准备:7/0～9/0 号的血管缝线、止血材料和 3% 罂粟碱溶液。

(4)辅助物品准备:准备带有腰穿针留置孔的手术床及两套负压吸引装置。

同时通知手术医师及麻醉医师及时到位,三方进行手术患者安全核查,保证在最短时间内开始手术。

2.腰椎穿刺术手术体位(如图 8-1)

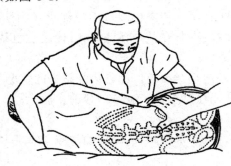

图 8-1 腰椎穿刺术

术前腰穿留置针的操作应在全麻后进行,避免刺激患者诱发动脉瘤的破裂出血。具体配合方法如下。

(1)调整体位:手术患者行全身麻醉后,巡回护士与手术医师、麻醉师一同缓慢地将手术患者翻转呈侧卧位,背齐床沿,头部和两膝尽量向胸部屈膝,腰背部向后弓起,使棘突间的椎间隙变宽,利于腰穿针进入鞘膜囊内,巡回护士站立于手术患者前面,帮助固定体位并保护手术患者以防坠床,配合麻醉师行腰穿。

(2)保护腰穿针头:完成腰穿留置引流后,立即用无菌小纱布保护腰穿针头,胶布固定,避免针芯脱落。

(3)确认腰穿留置针位置:手术医师、麻醉师共同将手术患者向床中央稍稍移动,其中一人用手轻扶腰穿针,巡回护士负责观察、确认腰穿留置针与手术床中央留置孔的位置相吻合后,共同将手术患者安置于仰卧位。

(4)术中监测:地面与手术床上留置孔的相应部位放置药碗(当腰穿针开放时可存取脑脊液)。加强巡视和检查,并按照要求进行相应特殊检查。

3.动脉瘤手术过程中的药物管理

对于手术台上使用的各种药物,巡回护士必须与洗手护士严格核对;无菌台上的术中用药,洗手护士必须加强管理,以防混淆或错用。

(1)药物标识规范:手术台上所有的药物及盛放药物的容器(包括注射器、药杯、药碗)必须有明确的标识,其上注明药物名称、浓度、剂量。

(2)杜绝混淆:无菌台上第一种药物未做好标识前,不可传递第二种药物至无菌台。

(3)特殊药物的配合:当需解除血管痉挛时,递显微枪形镊夹持含有3%罂粟碱溶液的小脑棉湿敷载瘤动脉5分钟。

(4)严格区分放置:注射药、静脉输液、消毒液必须严格区分放置,标识清晰。外观相似或读音相近的药物必须严格区分放置。

4.颅内动脉瘤过早破裂

颅内动脉瘤破裂是手术中的危急情况,必须及时、恰当处理,主要方法包括以下几种。

(1)指压法:巡回护士或台下医师协助压迫颈动脉,手术医师在颅内暂时阻断载瘤动脉,制止出血,同时处理颅内动脉瘤。洗手护士传递两只大号吸引器,手术医师迅速清除手术视野内的血液,找到动脉瘤破口,立即用其中一只吸引器对准出血点,迅速游离和处理动脉瘤。

(2)吸引器游离法:洗手护士传递大号显微吸引器,手术医师将动脉瘤吸住后,迅速夹闭瘤颈,该法适用于瘤颈完全游离,如使用不当可引起动脉瘤破口再次扩大。

(3)压迫止血法:洗手护士根据要求传递比破口小的锥形吸收性明胶海绵,手术医师将起头端插入动脉瘤破口处,并传递小型脑棉,在其外覆盖,同时传递小型显微吸引器轻压片刻后,迅速游离动脉瘤。

(4)双极电凝法:仅适用于颅内动脉瘤破口小且边缘整齐的情况下。洗手护士准确快速传递双极电凝镊,手术医师用其夹住出血部位,启动电凝,帮助止血。

5.脑棉的使用和清点

神经外科手术风险大、难度高、手术时间长,脑棉的清点工作是神经外科手术护理的重点和难点,应按照以下方法进行。

(1)术前清点:术前洗手护士应提前洗手,保证充分的时间进行脑棉的清点和整理。由洗手护士和巡回护士两人共同清点脑棉,并记录于手术护理记录单上。清点脑棉时应特别注意,脑棉以10块1包装,每台手术以50块为基数。清点脑棉时需细致谨慎,应及时发现是否存在两块脑棉重叠放置的现象。此外必须检查每一块脑棉的完整性,确认每一块脑棉上带有牵引线。

(2)术中管理:传递脑棉时,需将脑棉平放于示指的指背上或手背上,光面向前,牵引线向后。术中添加脑棉也必须及时清点并记录。添加脑棉时,同样以10块的倍数进行添加。术中严禁手

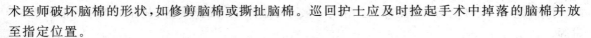

术医师破坏脑棉的形状,如修剪脑棉或撕扯脑棉。巡回护士应及时捡起手术中掉落的脑棉并放至指定位置。

(3)关闭脑膜前清点:必须确认脑棉的数量准确无误方可关闭并记录。关闭脑膜后必须再次确认脑棉的数量准确无误并记录。

## 二、后颅肿瘤切除手术的护理配合

后颅肿瘤是指小脑幕下的颅后窝肿瘤,常见有小脑、脑桥小脑角区、第四脑室、斜坡、脑干、枕大孔区肿瘤等。经临床和影像学检查证实的后颅肿瘤,除非有严重器质性病变不宜开颅者,一般均应手术治疗,根据手术部位常采用正中线直切口、钩状切口、倒钩形切口。这里我们以最典型和最常用的枕下正中切口后颅窝开颅术为例说明手术入路及手术配合。

### (一)主要手术步骤及护理配合

1.术前准备

手术患者行全身麻醉,手术体位为俯卧位,上半身略抬高,头架固定。双眼涂金霉素眼药膏并用眼贴膜覆盖保护,双耳塞棉花球保护,以免消毒液流入眼和耳内。头部手术皮肤消毒时,应由手术区中心部向四周涂擦。消毒范围要包括手术切口周围15~20 cm的区域。按照神经外科手术铺巾法建立无菌区域。

2.手术步骤

(1)常规皮肤消毒铺巾。

(2)切开头皮:传递22号大圆刀切开皮肤,传递头皮夹,夹住皮肤切口止血。

(3)牵开肌层:传递骨膜剥离器分离两侧附着于枕骨的肌肉及肌腱,显露寰椎后结节和枢椎棘突,传递乳突拉钩或梳式拉钩用于牵开肌层。

(4)骨窗形成:传递气钻或电钻在枕骨鳞部钻一孔,并传递鼻甲咬骨钳扩大骨窗,向上至横窦,向下咬开枕骨大孔,必要时咬开寰椎后弓。

(5)切开并悬吊硬脑膜:传递蚊氏钳提夹,11号尖刀切开硬脑膜一小口,传递解剖剪扩大切口,圆针0号慕丝线悬吊。

(6)肿瘤切除并止血:传递取瘤钳分块切取肿瘤,传递止血纱布进行止血。

(7)清点脑棉,缝合硬脑膜。

(8)切口缝合:逐层关闭切口,放置引流,严密缝合枕下肌肉、筋膜,缝合皮下组织和皮肤。

3.术后处置

为手术患者包扎伤口,戴上弹力帽,注意保护耳郭,检查受压部位皮肤,固定引流管,护送患者入复苏室进行交接。处理术后器械及物品。

### (二)围术期特殊情况及处理

1.小脑肿瘤切除术的术前准备

小脑手术部位深、手术复杂,对护理的配合要求高,因此,手术室护士应尽最大可能做好充分的手术准备。具体包括以下内容。

(1)环境准备:安排特别洁净或标准洁净手术室,手术室温度保持在23~25 ℃,湿度保持在40%~60%。严格根据手术间面积控制参观人员,1台手术不得超过3名。

(2)特殊器械及物品准备:头架、气钻、显微镜、一次性显微镜套、超声刀、吸收性明胶海绵、骨蜡、电刀、双极电凝、负压球、医用化学胶水、脑棉、显微弹簧剪、显微枪形剪、枪形息肉钳等。

（3）常规用品准备：术前了解手术患者病情、手术部位，根据手术患者的体型、手术体位等实际情况准备手术所需常规用品。

（4）抢救用品准备：充分估计术中可能发生的意外，提前准备好各种抢救用品。对出血比较多的手术如巨大脑膜瘤等，应事先准备两路吸引器。

2.患者俯卧位的摆放

摆放体位之前，巡回护士应做好充分的准备；将体位垫4～5个呈三角形放于手术床上，体位垫的大小选择根据手术患者的体型确定，体位垫上的布单应保持平整，无皱褶、无潮湿。

手术患者在接受全身麻醉后，巡回护士脱去患者衣服，双臂放于身体两旁，用中单加以固定，防止在翻身时肩关节、肘关节扭曲受伤。然后巡回护士与手术医师、麻醉师同时将患者抬起缓慢翻转到手术床上呈俯卧位；注意其中手术医师托住患者颈肩部和腰部，巡回护士托住患者臀部和腘窝部，麻醉师注意避免气管插管、输液管及导尿管脱落；同时应注意保持头、颈、胸椎在同一水平上旋转。翻转成功后巡回护士根据需要调整体位垫，保证胸腹悬空不受压，四肢处于功能位，全身各个部位得到妥善固定。

3.术中观察

术中还应巡逻护士要密切观察生命体征的变化，观察四肢有无受压、静脉回流是否畅通等。注意保持静脉通路和导尿管的通畅，特别是应手术需要在手术进行中挪动患者体位或疑似患者体位有变动时必须立即检查。常规状态下每1～2小时观察1次。

4.超声刀的连接和使用

脑外科专用超声刀设备较为昂贵，使用要求高，手术室护士应正确使用，以确保其发挥最大的效能。

（1）超声刀使用流程（图8-2）。

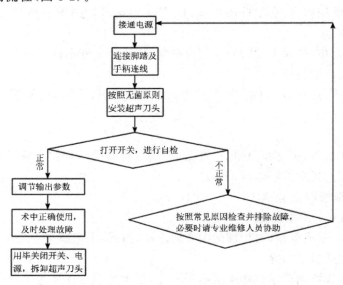

图 8-2　超声刀使用流程图

（2）脑外科专用超声刀使用前的操作要点：①先插上电源，连接脚踏和机器，打开机器开关。

检查仪器是否完好。②吸引瓶内采用一次性带止逆阀吸引袋,并连接机器。③洗手护士正确无误地衔接好超声刀手柄电线、吸引管、冲洗管并将三者合一,妥善固定,将其远端传递给辅助护士。巡回护士分别将超声刀插头、吸引管、冲洗管与机器相应插口及冲洗液连接。④巡回护士根据需要调节吸引力、超声频率、冲洗液流量至最合适的范围。

(3)脑外科专用超声刀仪使用时的注意事项:①超声刀头置于安全稳妥的地方,刀头不可触及任何物品。②及时擦净超声刀头上的血迹并吸取生理盐水保持吸引头通畅。③当仪器处于工作状态时,手远离转轴。

(4)脑外科专用超声刀使用后的注意事项:①脚踩脚踏开关,用超声刀头吸生理盐水 200 mL 冲洗超声刀头中的管腔,然后关闭电源开关。②超声刀头用湿纱布擦拭干净,禁止放在含酶的消毒液中,应送环氧乙烷灭菌。③收好电源电线、脚踏开关等物件,吸引袋按一次性医疗废弃物处理。④登记使用情况。

5.神经外科手术中显微镜的使用

显微镜是神经外科手术最为常用的仪器设备之一,护士应掌握正确的使用和维护保养方法,从而为患者提供安全的治疗,同时延长物品的使用寿命。

(1)使用前的注意事项:①接通电源,连接视频线至彩色监视器,打开电源开关。②根据手术部位调整好助手镜的位置,打开显微镜开关。检查显微镜的各项功能,如聚焦、调整平衡等。目镜的屈光度数,使图像清晰度与助手镜和监视器一样。③拉直显微镜臂,用无菌显微镜套将显微镜套好。

(2)使用中的注意事项:①洗手护士在手术显微镜下配合手术时,要特别注意显示屏上显示的手术操作及进展,主动与主刀医师配合。②传递器械动作幅度要小,做到轻、稳、准。做到一手递、一手接,保证医师在接后即能用。③传递脑棉时,根据需要将不同大小的脑棉传递到医师的视野内。④做各种操作时绝对不可倚靠、碰撞手术床及显微镜底座,以免影响手术区域及操作。

(3)使用后的注意事项:①关闭手术显微镜光源,打开固定器,将显微镜推离手术区。②将手术显微镜镜臂收起,缩至最短距离,注意保护镜头。③关闭总电源,收好电源线和视频线,将手术显微镜放置原位,固定底座开关。④取下手术显微镜套后,应检查手术显微镜上有无血迹,清洁擦拭干净。⑤按要求在专用登记本上记录显微镜使用状况。

(4)保养的注意事项:①手术显微镜的镜头是整个机器的心脏,非常娇贵,所以每次使用后,要用镜头专用纸清洁镜头,禁用粗糙的物品擦拭,防止出现划痕,影响镜头的清晰程度。②勿用乙醇、乙醚等有机溶剂擦拭镜身,可用软布蘸水擦拭;各个螺丝和旋钮不要拧得过紧或过松。③关闭显微镜时,要先将调节光源旋钮旋至最小,再将光源电源关闭,最后关闭显微镜电源开关,以延长灯泡的使用寿命。④随时记录手术显微镜的使用情况、性能、故障及解决方法。⑤手术显微镜应放置于干净、干燥通风的地方,注意避免碰撞。⑥显微镜通常处于平衡状态,无特殊要求,不要轻易调节。⑦专人负责检查,设专用登记本,每次使用后需登记情况并签名。⑧每 3 个月由专业人员做 1 次预防性维修和保养,每年进行 1 次安全性检查。

(于文娟)

# 第二节 小脑扁桃体下疝畸形

## 一、疾病概述

小脑扁桃体下疝畸形又称 Chiari 畸形或 Arnold-Chairi 畸形。是以颅后窝容积减小、小脑扁桃体向下进入椎管腔为主要病理学特征的先天性发育畸形,严重者除小脑扁桃体向下进入椎管腔外,小脑蚓部、下位脑干和第四脑室等亦随之下移,造成导水管和第四脑室变形,枕骨大孔与上颈椎管蛛网膜增厚、蛛网膜下腔狭窄等一系列变化。这些改变的结果可造成脑干和上颈髓受压、后组脑神经和上颈段脊神经根受牵拉和移位,以及脑脊液循环受阻、产生脑积水和脊髓空洞症等继发性改变。

### (一)分型

1.Chiari 畸形Ⅰ型

临床多以此型为主,小脑扁桃体下端变尖甚至呈舌状或钉状,由枕大孔向下疝入椎管内超过 5 mm,多疝至 $C_1$,可达 $C_3$。一般无延髓、四脑室变形和下疝。20%～40%合并脊髓空洞症,多数仅限于颈段;有临床症状者,脊髓空洞症的发生率达 60%～90%;可合并脑积水、颅颈交界区畸形如寰枕融合畸形或寰椎枕化。

2.Chiari 畸形Ⅱ型

小脑扁桃体、下蚓部与四脑室下移并疝入椎管,四脑室变形,疝入颈部的四脑室扩张可呈泪滴状;延髓和脑桥明显伸长,延髓疝入颈椎管内。颅后窝内结构拥挤:可见顶盖鸟嘴样改变、天幕低位、小脑上疝形成的"小脑假瘤"征、枕大池极度变小、枕大孔扩大、扁平颅底等;几乎均合并显性或隐性脊椎裂,50%～90%合并脊髓空洞症、脑积水和其他脑畸形,与Ⅰ型的鉴别要点为延髓和四脑室变形和下疝。

3.Chiari 畸形Ⅲ型

Ⅲ型罕见,为Ⅱ型伴有枕下部或高颈部脑或脊髓膨出,常合并脑积水。

4.Chiari 畸形Ⅳ型

Ⅳ型非常罕见,为严重的小脑发育不全或缺如,脑干细小,颅后窝大部分充满脑脊液,但不向外膨出,该型后小脑发育不良。Ⅲ、Ⅳ型多于新生儿期发病。

### (二)临床表现

1.无症状期

并非所有具有小脑扁桃体下疝畸形影像学特征的患者都会出现临床症状,有些患者可能终身不出现症状。当突向枕骨大孔下方的小脑扁桃体对脑干或上颈髓产生压迫,或由于小脑扁桃体长期在脑脊液搏动压力驱动下反复与周围组织摩擦,产生局部蛛网膜增厚、粘连,出现脑脊液循环受阻,并加重局部脑干受压后,即可能出现明显的临床症状,即进入症状期。

2.症状期

小脑扁桃体下疝畸形出现临床症状的年龄段多在 20 岁以后,儿童及青少年出现症状者较少。本病临床表现缺乏特异性,症状轻重似与小脑扁桃体下疝程度关系不大,主要取决于小脑扁桃体和枕骨大孔之间的比值。该比值除受疝入的小脑扁桃体的大小影响外,也受枕骨大孔区骨结构异常的影响。该比值越小,反映延髓颈髓受压程度就可能越重,而临床症状也相应较重。最常见的症状是枕下头痛,通常表现为颈项部疼痛,向上可放射到头顶甚至到眼眶后部,向下放射到颈部和肩胛部,常在用力、屏气、头位改变时加重。女性患者可在行经前的1周头疼加重。其次是眼部症状,表现为间断性眶后疼痛或压迫感、视力模糊、闪光、畏光、复视和视野缺损等,但神经眼科学检查往往正常。耳部症状也很常见,包括头晕、平衡障碍、眼球震颤、耳部压迫感、耳鸣、听力减退或听觉过敏、眩晕等。有头晕或眩晕的患者在检查时,可能有低频的神经性听力丧失,以及不同程度的前庭功能障碍。

3.其他临床表现

(1)延髓和颈髓受压症状:主要表现为四肢,尤其是下肢肌力下降,肌张力增高,出现病理反射等,在合并有颅底陷入症,尤其是延髓颈髓前方受压者,更易出现此种临床表现。

(2)小脑受压症状:多见于颅后窝容积过小者。

(3)后组脑神经功能障碍:表现为呛咳、吞咽困难和声音嘶哑等症状。

除以上表现外,小脑扁桃体下疝畸形的临床表现还取决于是否合并有其他继发改变,如脊髓空洞症、脑室系统梗阻,椎基底动脉供血不足等相应的临床表现。在Ⅱ型、Ⅲ型畸形,由于常在婴儿期出现症状,多表现为吞咽困难、进食后食物从口、鼻腔反流,出现误吸并发生肺炎等症状。这两型畸形还可合并有严重的其他器官畸形,如脑、脊髓等发育异常等,预后多较差。

**(三)辅助检查**

1.X线

普通X线检查不能直接发现是否存在小脑扁桃体下疝畸形,但可发现同时存在的颅颈交界区骨性异常。

2.CT

因枕骨大孔区骨结构解剖复杂,加上CT扫描对软组织的分辨率远不如MRI检查清晰,价值有限。

3.MRI

MRI主要表现为小脑扁桃体疝入到椎管内(正中矢状面小脑扁桃体下移超过枕骨大孔5 mm)、颅后窝容积减小、小脑延髓池变小或消失,延髓颈髓和第四脑室受压、变形,或向椎管方向移位等。另外,小脑扁桃体下疝畸形同时伴发的异常,如脑膜脑膨出、脑和脊髓发育异常、颅颈交界区骨性结构异常、脑积水,以及脊髓空洞症等,也能清晰地显示。

**(四)手术治疗**

1.手术适应证

无症状性小脑扁桃体下疝畸形不需治疗,但应密切随访。对症状期患者,尤其是儿童和青壮年,应采取较为积极的外科治疗态度。手术的目的在于早期解除延髓颈髓受压,扩大颅后窝容积、切除可能存在的颅颈交界区骨性压迫和纤维结缔组织粘连,疏通脑与脊髓蛛网膜下腔之间的脑脊液循环通路,重建正常的脑脊液循环,同时消除颅颈交界区的不稳定因素。另外,对无症状期小脑扁桃体下疝畸形经MRI检查提示存在脊髓空洞症的患者,也应积极进行手术干预,以阻止脊髓空洞症的进一步发展。

2.手术技术

其具体术式尚不统一,应根据不同病因采取不同术式。如何彻底解除枕大孔区压迫因素,恢复脑脊液循环通畅是衡量减压是否彻底的唯一指标。有颅后窝扩大重建术、枕大池重建术等。具体枕骨切除范围、是否打开硬膜及行硬膜的扩大修补、是否切除小脑扁桃体，以及对伴存的脊髓空洞症的处理等问题尚有争议。

**（五）预后**

小脑扁桃体下疝畸形的预后取决于多种因素，包括脑干受压时间、是否合并斜坡齿状突型颅颈交界区畸形、是否合并脊髓空洞症等。术后脑干受压症状常最先缓解，尤其是受压症状不严重者恢复更快。合并脊髓空洞症者，与脊髓空洞症相关的临床表现改善较慢，即使手术后脊髓空洞症消失，有的患者临床症状的消失仍不太理想。

## 二、护理

### （一）入院护理

1.入院常规护理

（1）向患者介绍病房环境（医师办公室、护士站、卫生间、换药室、配餐室的位置）、护理用具的使用方法（床单位、呼叫器等）、物品的放置、作息时间及餐卡的办理等；介绍科主任、护士长、负责医师及责任护士。

（2）病房应安静、清洁舒适、空气新鲜洁净，每天通风换气 1～2 次，温度保持在 18～22 ℃，湿度 50％～60％，以发挥呼吸道的自然防御功能，防止肺内感染。

（3）测量生命体征、体重，并通知医师接诊。

（4）了解患者高血压、糖尿病等既往史、家族史、过敏史、吸烟史等。

（5）协助清洁皮肤，更换病员服，修剪指（趾）甲、剃胡须，女性患者勿化妆及涂染指（趾）甲等。

2.常规安全防护教育

（1）对高龄、小儿、活动不便、使用镇静药等有跌倒危险的患者，向家属交代清楚；及时填写预防跌倒告知书、跌倒或坠床风险评估表（对于风险评估分值≥25 分患者，应在床尾挂上"小心跌倒"的标识）；指导患者穿防滑鞋；离床活动时避开湿滑处；地面有水迹处应设立防滑标牌；卧床时加用床挡；加强生活护理，协助患者打饭及如厕等，并做好交接班。

（2）对于有发生压疮危险的患者，采取有效的预防措施；如有入院前压疮应详细记录压疮的部位、面积、程度，向家属交代清楚；及时填写预防压疮告知书、压疮危险因素评估表，并做好交接班。

（3）对于意识障碍、高龄、幼儿、智力障碍、步态不稳、活动受限、贫血、感觉异常、听力下降等患者，及时做好防烫伤的风险评估和相关措施。

3.健康指导

（1）常规健康指导：①指导患者次日晨采集血、尿等标本；告知各种检查的时间、地点及相关注意事项等。②对有吸烟嗜好者，应指导戒烟，避免呼吸道黏膜受尼古丁刺激而使呼吸道分泌物过多，术后易发生痰液阻塞气道，并增加肺部感染的机会。③对有饮酒嗜好者，应指导戒酒，避免酒精与药物发生反应引起不适症状。

（2）指导患者合理饮食，进高热量、高蛋白、低脂、低胆固醇、易消化及富含维生素的食物，如蛋类、奶类、肉类、新鲜的蔬菜和水果等，保证机体的需求，以增强机体对手术的耐受力。

### （二）术前护理

（1）每 1～2 小时巡视患者，观察患者的生命体征、意识、瞳孔及肢体活动、感觉等情况，如有异常立即通知医师,及时予以处置。

(2)术前落实相关化验、检查报告的情况,如有异常检查结果及时与医师沟通。

(3)根据医嘱进行治疗、处置,注意观察用药后反应。

(4)指导患者练习床上大小便;指导患者练习有效深呼吸、咳嗽、咳痰等。

(5)指导患者修剪指(趾)甲、剃胡须,女性患者勿化妆及涂染指(趾)甲。

(6)根据医嘱正确备血(复查血型),行药物过敏试验皮肤准备,术区皮肤异常需及时通知医师。

(7)指导患者术前 12 小时禁食,8 小时禁饮水,防止术中呕吐导致窒息;术前晚进半流食,如米粥、面条等。

(8)指导患者注意休息,适度活动,避免着凉,保证良好的睡眠,必要时遵医嘱使用镇静催眠药。

(9)了解患者的心理状态,向患者讲解疾病相关知识,介绍同种疾病手术成功的例子,增强患者手术信心,减轻焦虑、恐惧的心理。

**(三)手术当天护理**

1.送手术前

(1)术晨为患者测量体温、脉搏、呼吸、血压;如有发热、血压过高、女性月经来潮等情况均应及时报告医师,以确定是否延期手术。

(2)协助患者取下义齿、项链、耳钉、手链、发夹等物品,并交由家属妥善保管。

(3)术区皮肤准备(剃除全部头发及颈部毛发、保留眉毛)后,协助患者更换清洁病员服。

(4)遵医嘱术前用药,携带术中用物,平车护送患者入手术室。

2.术后回病房

(1)每 15～30 分钟巡视患者,严密观察患者生命体征、瞳孔、意识、肢体活动及感觉平面等变化。若患者出现不能耐受的头痛,及时通知医师,遵医嘱给予止痛药物。

(2)脊髓颈段手术后,易影响呼吸中枢,导致呼吸抑制。密切观察患者的呼吸情况,床旁备好气管切开包。若患者出现呼吸不规则、呼吸困难及口唇发绀时,应立即通知医师,做好气管切开的准备工作。

(3)若患者出现肢体麻木、肌力减弱或活动障碍、感觉异常时,应立即通知医师,及时处理。

(4)遵医嘱行心电监测、血氧饱和度监测、氧气吸入、静脉输液等。观察输液部位有无肿胀、渗出。

(5)留置导尿管的护理:观察尿液的颜色、性状、量;每天 2 次会阴护理;每 3～4 小时夹闭尿管 1 次,锻炼膀胱收缩功能。

(6)术后 6 小时内给予去枕平卧位,颈部制动。6 小时后可协助戴颈托,进行床上轴式翻身,以保证患者皮肤的完整性。

(7)术后 24 小时内禁食水,可行口腔护理,每天 2 次。清醒患者可口唇覆盖湿纱布,保持口腔湿润。

(8)妥善固定引流管,保持引流管引流通畅。床上翻身时,注意保护引流管不要打折、扭曲、受压,防止脱管。密切观察引流液的颜色、性状、量等情况并记录;注意观察切口敷料有无渗血、脱落,如有异常立即通知医师。

(9)麻醉清醒可以进行语言沟通的患者,向其讲解疾病术后相关知识,树立战胜疾病的信心;

带有气管插管或语言障碍的患者,可进行肢体语言和书面卡片的沟通,疏导患者紧张、恐惧的情绪。

（10）加强皮肤护理,根据患者的肢体活动和感觉情况,每1~2小时协助患者轴式翻身,受压部位应予软枕垫高减压,以保证患者的舒适度。

**（四）术后护理**

1.术后第1天至第3天

（1）每1~2小时巡视患者,注意观察患者的生命体征、意识、瞳孔及肢体活动、感觉等变化。

（2）术后24小时如无恶心、呕吐等麻醉后反应,遵医嘱进食,由流食逐步过渡到普食。

（3）妥善放置引流袋。将引流袋置于头旁枕上或枕边,高度与头部创腔保持一致,以保证创腔内有一定的液体压力。

（4）妥善固定引流管,观察引流液的颜色、性状、量等情况并记录;观察切口敷料有无脱落、渗血及渗液,如有异常及时通知医师。

（5）指导患者多饮水、进行有效的咳嗽,保持呼吸道通畅。痰液黏稠不易咳出时,可遵医嘱行雾化吸入,每天2~3次,以清除呼吸道分泌物,防止肺内感染。

（6）肢体功能障碍的护理指导;肢体感觉障碍的护理指导。

（7）协助患者生活护理,如洗脸、刷牙、喂饭、大小便等。

（8）指导患者预防便秘。

（9）指导并协助患者定时床上轴式翻身(做好压疮风险评估),应注意颈部制动,保护受压皮肤,预防压疮,保证患者的舒适。

2.术后第4天至出院日

（1）拔除引流管后,注意观察患者的生命体征、意识、瞳孔等变化,切口敷料有无渗血、渗液及皮下积液等,每1~2小时巡视患者,如有异常及时通知医师。

（2）指导患者多饮水,进行有效的咳嗽,保持呼吸道通畅。痰液黏稠不易咳出时,可遵医嘱行雾化吸入,每天2~3次,以清除呼吸道分泌物,防止肺内感染。

（3）拔除留置导尿管后,指导患者听流水声、温毛巾敷下腹及按摩腹部,诱导自行排尿。排尿后,指导患者多饮水,以稀释尿液,起到自然冲洗尿道的作用,预防尿路感染。观察患者有无尿路刺激征,如有不适,应及时通知医师。

（4）若患者病情允许,可戴颈托在病室内进行离床活动。应告知患者避免头部过伸或大幅度转头,不要剧烈活动颈部,防止颈枕部关节脱位及损伤,避免损伤延髓,危及生命。离床活动时要有家属专人陪同,防止跌倒。

（5）肢体功能障碍的护理指导;肢体感觉障碍的护理指导。

（6）协助患者生活护理,如洗脸、刷牙、喂饭、大小便等。

（7）了解患者的心理活动,向患者讲解疾病相关知识。关心、体贴患者,尤其是有肢体功能障碍的患者,应鼓励和协助患者进行肢体功能锻炼,疏导焦虑、失落的情绪,增强战胜疾病、恢复生活自理能力的信心。

（8）根据医嘱进行治疗、处置,观察用药后反应。

**（五）出院指导**

（1）防止患者受伤,对有痛、温觉消失的患者,应防烫伤及冻伤,禁用热水袋及冰袋,冬天注意保暖;对有步态不稳者,应卧床休息,下床活动时有人陪护。

（2）指导缓解疼痛的方法，翻身时需注意卧位舒适，必要时使用止痛剂，但要防止产生依赖性。

（3）步态不稳者，采取预防跌倒的安全措施，家属24小时陪护。

（4）功能锻炼术应尽早进行，减轻肌肉萎缩、促进血液循环、防止静脉血栓。

**（于文娟）**

# 第三节　颅内压增高与脑疝

## 一、颅内压增高患者的护理

### （一）概述

颅内压是指颅腔内容物（脑组织、脑脊液和血液）对颅腔内壁所产生的压力。一般以侧卧时腰椎穿刺测得的脑脊液压或直接穿刺脑室测定脑脊液静水压来表示，还可以采用颅内压监护系统进行动态观察。颅腔与脑组织、脑脊液和血液是颅内压形成的物质基础。当颅缝闭合后，成人颅腔容积固定不变，为 $1\,400\sim1\,500$ mL。颅腔的内容物使颅内维持一定的压力。成人的正常颅内压为 $0.7\sim2.0$ kPa（$70\sim200$ mmH$_2$O），儿童的正常颅内压为 $0.5\sim1.0$ kPa（$50\sim100$ mmH$_2$O）。

当颅腔内容物体积增加或颅腔容积减少，超过颅腔可代偿的容量，导致成人颅内压持续高于 $2.0$ kPa（$200$ mmH$_2$O），儿童高于 $1.0$ kPa（$100$ mmH$_2$O），出现头痛、呕吐和视盘水肿三大病症，伴有意识、瞳孔、生命体征及肢体活动改变时，称为颅内压增高。如不能及时诊断和去除引起颅内压增高的病因，患者很可能引发脑疝危象而死亡。

### （二）病因

1.颅腔内容物的体积或量增加

（1）脑体积增大：最常见的原因是脑水肿。脑组织损伤、炎症、缺血缺氧、中毒等均可导致脑水肿。

（2）脑脊液增多：脑脊液分泌过多、吸收障碍或脑脊液循环障碍导致脑积水。

（3）脑血流量增加：高碳酸血症时二氧化碳分压增高，引起脑血管扩张、静脉窦血栓所致颅内静脉回流受阻、过度灌注等均可使脑血流量增多。

2.颅腔容积或颅内空间变小

（1）先天性畸形：狭颅症、颅底凹陷症等使颅腔容积变小。

（2）颅内空间相对变小：外伤致大片凹陷性颅骨骨折；颅内占位性病变如颅内血肿、脑肿瘤、脑脓肿和脑寄生虫病等使颅内空间缩小。

### （三）护理评估

1.健康史

（1）健康史：评估患者姓名、年龄、家庭住址、职业等一般资料。婴幼儿颅缝未闭合，幼儿的颅缝融合尚未牢固，老年人脑萎缩都可使颅腔内代偿能力增加，从而延缓病变的发展。

（2）颅内压增高因素与相关因素：了解患者有无颅脑外伤史，颅内肿瘤、炎症病史；有无引起腹内压、胸膜腔内压增高的因素如便秘、咳嗽等；有无高热、癫痫病史，是否合并有其他系统疾病,如肝性脑病,尿毒症等。此类疾病均为加重颅内压增高的因素,或引起颅内压升高的相关因素。

2.身体状况

(1)症状。①头痛:最常见、最主要的症状。因增高的颅内压使脑膜血管和神经受牵拉和刺激所致。头痛时间晨晚较重,头痛部位额颞多发,可从颈枕部向前方放射至眼眶。头痛性质以胀痛和撕裂样痛多见。随颅内压的持续增高而进行性加重,在用力、咳嗽、打喷嚏、弯腰或低头活动时加重。②呕吐:剧烈头痛时可伴有恶心,呕吐。呕吐多呈喷射状,因迷走神经受刺激所致。虽与进食无直接关系,但常见于餐后,呕吐后头痛可缓解。严重呕吐可致电解质紊乱。③视盘水肿:视盘水肿是颅内压增高重要的客观体征之一。因视神经受压、眼底静脉回流受阻所致。表现为眼底视网膜静脉曲张,视神经乳头(视盘)充血、水肿、边缘模糊不清,中央凹变浅或消失。严重者视神经乳头周围可见片状或火焰状出血。若水肿长期存在,则视盘颜色苍白,继而视力下降、视野向心缩小,出现视神经继发性萎缩。严重者视力恢复困难,甚至失明。头痛、呕吐、视盘水肿,合称颅内压增高的“三主征”,是颅内压增高患者最典型的临床表现。三主征各自出现的时间并不一致,可以其中一项为首发症状。④意识障碍:急性颅内压增高患者意识障碍呈进行性发展;慢性者则表现为神志淡漠,反应迟钝或时轻时重。⑤脑疝:脑疝是颅内压增高最严重的并发症(具体叙述见“脑疝”内容)。

(2)体征。①库欣综合征:早期代偿时,表现为血压增高尤其是收缩压增高,脉压增大,脉搏慢而有力,呼吸深慢(即“两慢一高”);后期失代偿时,血压下降,脉搏细快,呼吸浅快不规则,甚至呼吸停止,终因呼吸循环衰竭而死亡。此种生命体征的变化称为库欣反应。②其他:小儿可有头颅增大、头皮静脉曲张、囟门饱满、颅缝增宽。头颅叩诊时呈破罐音。成人可出现阵发性黑蒙、头晕、猝倒,头颅一侧或双侧外展神经麻痹,可出现复视。

(3)辅助检查。

影像学检查:①CT、MRI。目前CT是诊断颅内占位性病变的首选检查。CT和MRI检查能显示病变的位置,大小和形态,均能较准确地定位诊断并可帮助定性诊断。加之无创伤性特点,易于被患者接受。MRI检查时间较长,对颅骨骨质显像差。②脑造影检查。包括数字减影血管造影、脑血管造影、脑室造影等。其中数字减影血管造影,安全性高,图像清晰,疾病的检出率高。对怀疑脑血管畸形或血运丰富的颅脑肿瘤,可提供定位和定性诊断。③头颅X线摄片。X线对颅骨骨折有重要诊断价值。颅内压增高时,可见脑回压迹增多,蛛网膜颗粒压迹增大,鞍背骨质稀疏及蝶鞍扩大等。小儿可见颅缝分离。但单独作为诊断颅内占位性病变的辅助检查手段现已少用。

腰椎穿刺:腰椎穿刺可以直接测量颅内压力,同时取脑脊液做生化指标检查。但对有明显颅内压增高症状和体征者应禁用,有引起脑疝的危险。

颅内压监测:临床需要监测颅内压者,可置入颅内压力传感器,进行持续监测。

眼科检查:可通过眼底检查、光学相关断层扫描等观察视盘形状、边缘清晰度、色泽变化,视网膜动静脉直径和比例等。

3.心理、社会状况

了解患者有无因头痛、呕吐等不适所致的烦躁不安、焦虑等心理反应。了解患者及家属对疾病的认知和适应程度、家庭经济状况,以及家属对患者的关心和支持程度。

（四）常见护理诊断/问题

1.疼痛:头痛

与颅内压增高有关。

2.有脑组织灌注无效的危险

与颅内压增高、脑疝有关。

3.有体液不足的危险

与颅内压增高引起频繁呕吐,不能进食和脱水治疗等有关。

4.有受伤的危险

与颅内压增高引起视力障碍、复视、意识障碍等有关。

5.潜在并发症

脑疝。

（五）护理措施

1.治疗原则

(1)非手术治疗。①一般治疗:对于颅内压增高的患者应留院观察,密切观察生命体征变化及意识和瞳孔变化,及时掌握病情发展;有条件可做颅内压监测;不能进食的患者应当补液,注意水电解质和酸碱平衡;避免患者用力排便,可用缓泻剂;保持呼吸道通畅,对昏迷患者及咳痰困难者行气管切开等。②脱水治疗:脱水药物可使脑组织水分向血液循环内转移,缩小脑体积,达到降低颅内压的作用。常用的药物有渗透性脱水剂(20%甘露醇等)和利尿性脱水剂(氢氯噻嗪、呋塞米等)。长期脱水需警惕水和电解质紊乱,休克及心,肾功能障碍,或颅内有活动性出血而无立即手术条件者,禁用脱水剂。③糖皮质激素治疗:糖皮质激素可降低毛细血管通透性,稳定血-脑屏障,预防和缓解脑水肿,并通过加速消退水肿和减少脑脊液生成,降低颅内压。常用药物有地塞米松、氢化可的松、泼尼松等。治疗中应注意防止并发高血糖,应激性溃疡和感染。④亚低温冬眠疗法:临床上一般采用轻度低温(33～35 ℃)或中度低温(28～32 ℃)降温方法,统称为亚低温。亚低温冬眠疗法是应用药物和物理方法使患者处于亚低温状态,以降低脑耗氧量和脑代谢率,减少脑血流量,改善细胞膜通透性、增加脑对缺血缺氧的耐受力、减轻脑水肿,从而降低颅内压。⑤辅助过度换气:目的是使体内 $CO_2$ 排出,当 $PaCO_2$ 每下降 $0.1$ kPa($1$ mmHg)时,可使脑血流量递减 $2\%$,从而使颅内压相应下降。但脑血流量减少会加重脑缺氧,故应行血气分析监测。⑥脑脊液体外引流术:有颅内压监护条件时,行脑室穿刺缓慢引流脑脊液,可缓解颅内压增高。⑦抗生素治疗:控制颅内感染或预防感染。⑧对症治疗:头痛者给予镇痛剂,但禁用吗啡和哌替啶,以免抑制呼吸中枢;呕吐者应禁食,并注意维持水,电解质及酸碱平衡;对高热者进行有效降温,减少脑缺氧;有抽搐发作者,给予抗癫痫药物治疗。

(2)手术治疗:手术去除病因是最根本和有效的治疗手段。对无手术禁忌的颅内占位性病变,首先考虑手术切除病变。非功能区的良性病变,争取根治性切除,难以根治的,可做大部切除,部分切除或减压术。有脑积水者行脑脊液分离术,即将脑室内液体经特殊导管分流入蛛网膜下腔、心房或腹腔。颅内压增高引起脑疝者,应进行紧急抢救或手术处理。

2.非手术治疗护理/术前护理

(1)一般护理。①休息与体位:指导患者卧床休息,保持情绪稳定,抬高床头 $15°～30°$,利于颅内静脉回流,减轻脑水肿。②饮食与营养:控制液体摄入量。神志清醒者,给予普食,但需限制钠盐摄入。不能进食者,成人每天补液量不超过 $2\,000$ mL,其中等渗盐水不超过 $500$ mL,保持

24 小时尿量不少于 600 mL。控制输液速度,防止短时间内输入大量液体,加重脑水肿。维持水电解质及酸碱平衡。③心理护理:通过加强护患沟通,了解患者的心理状态,对患者给予精神鼓励与支持,消除紧张、恐惧心理,使其更好配合检查与治疗。

(2)病情观察:密切观察患者意识、生命体征及瞳孔的变化。观察患者有无肢体活动障碍和癫痫发作,警惕颅内高压危象的发生,有条件时可做颅内压监护,以掌握病情发展的动态并指导治疗。

意识状态:意识反映大脑皮质和脑干的功能状态。意识障碍程度的评定,目前主要采用意识状态分级法(表 8-1),将意识分为清醒、模糊、浅昏迷、昏迷和深昏迷五级。格拉斯哥昏迷计分法,依据患者睁眼、语言及运动反应进行评分,三项相加累计得分,最高分为 15 分,8 分以下为昏迷,最低分为 3 分,分数越低,表示意识障碍越严重(表 8-2)。

表 8-1　意识状态分级

| 意识状态 | 语言刺激反应 | 痛刺激反应 | 生理反应 | 大小便自理 | 配合检查 |
|---|---|---|---|---|---|
| 清醒 | 灵敏 | 灵敏 | 正常 | 能 | 能 |
| 模糊 | 迟钝 | 不灵敏 | 正常 | 有时不能 | 尚能 |
| 浅昏迷 | 无 | 迟钝 | 正常 | 不能 | 不能 |
| 昏迷 | 无 | 无防御 | 减弱 | 不能 | 不能 |
| 深昏迷 | 无 | 无 | 无 | 不能 | 不能 |

表 8-2　格拉斯哥昏迷计分

| 睁眼反应 | 计分 | 语言反应 | 计分 | 运动反应 | 计分 |
|---|---|---|---|---|---|
| 自动睁眼 | 4 | 回答正确 | 5 | 遵命动作 | 6 |
| 呼唤睁眼 | 3 | 回答错误 | 4 | 痛觉定位 | 5 |
| 刺痛睁眼 | 2 | 含混不清 | 3 | 疼痛躲避 | 4 |
| 不能睁眼 | 1 | 有声无语 | 2 | 肢体屈曲 | 3 |
|  |  | 不能发音 | 1 | 肢体过伸 | 2 |
|  |  |  |  | 无动作 | 1 |

瞳孔改变:正常瞳孔等大,等圆,在自然灯光下直径 3～4 mm,直接,间接对光反射灵敏。严重颅内压增高继发脑疝时,患侧初期瞳孔缩小,对光反射迟钝。后期随病情进展动眼神经麻痹,患侧瞳孔逐渐扩大,直接或间接对光反射消失。观察瞳孔时应注意患者是否应用过散瞳或缩瞳剂,是否有白内障等疾病。

生命体征改变:注意观察呼吸的频率和深度,脉搏频率,节律及强度、血压和脉压的变化。血压上升,脉搏缓慢有力,呼吸深而慢,同时有进行性意识障碍,是颅内压增高所致的代偿性生命体征变化。

肢体功能:病变对侧肢体肌力有无减弱和麻痹,是否存在双侧肢体自主活动消失,有无阳性病理征。

颅内压监护:可动态观察患者颅内压的变化。颅内压进行性增高提示有引发脑疝的可能;颅内压持续增高提示预后较差。监护过程应严格无菌操作,预防感染,监护时间不宜超过一周。

(3)预防颅内压骤升。①休息:保持病室安静,避免情绪激动。尽量减少搬运患者。清醒患者不要用力坐起、提重物、弯腰、低头及用力活动等。②保持呼吸道通畅:呼吸道梗阻,患者呼吸用力,胸腔压力升高,加重颅内压增高。及时清理呼吸道分泌物,防止窒息。昏迷患者有舌根后坠者,可托起其下颌,开放气道,放置口咽通气管,必要时配合医师进行气管切开术;加强基础护理,按时为患者翻身、叩背,防止肺部并发症的发生。③避免剧烈咳嗽和便秘:剧烈咳嗽和用力排便可加重颅内压增高。及时控制呼吸道感染,防止剧烈咳嗽、打喷嚏。鼓励患者多吃蔬菜和水果等富含纤维素食物,并给缓泻剂以防止发生便秘。对已有便秘者,予以开塞露或低压小剂量灌肠。必要时戴手套,把干硬粪块抠出来,禁忌高压及大量液体灌肠。④及时控制癫痫发作:癫痫发作可加重脑缺氧及脑水肿,注意观察有无癫痫症状出现,遵医嘱定时定量给予抗癫痫药物;一旦发作应协助医师及时给予抗癫痫及降颅压处理。

(4)对症护理。①疼痛:遵医嘱使用高渗性脱水剂,必要时给予镇痛剂,但禁用吗啡和哌替啶,以免抑制呼吸中枢。②呕吐:应禁食和维持水,电解质及酸碱平衡。及时清除呕吐物,防止误吸,观察并记录呕吐物的量和性状。③高热:进行有效降温,减少脑缺氧。必要时行冬眠低温疗法。④躁动:寻找原因,遵医嘱给予镇静药物,切忌强行约束。

(5)脱水治疗的护理:①遵医嘱使用高渗性和利尿性脱水剂。常用20%甘露醇250 mL,在30分钟内快速静脉滴注,输注后10~20分钟颅内压开始下降,维持4~6小时,可重复使用。同时静脉注射利尿剂呋塞米20~40 mg,降低颅内压效果更好。②脱水治疗期间应观察血压,脉搏、尿量变化。给药后1小时内不要大量喝水,记录24小时出入量,尤其尿量,注意用药反应及有无血容量不足,水电解质失衡等不良反应。③使用脱水药物时应严格按医嘱定时,反复使用,停药前逐渐减量或延长给药间隔时间,防止颅内压增高的反跳现象。严密观察其输注速度及治疗效果,特别是对于老年人、儿童及心肺功能不良患者。

(6)激素治疗的护理:常用地塞米松5~10 mg,每天1~2次静脉注射,治疗期间应注意高血糖、感染和应激性溃疡的发生。

(7)亚低温冬眠疗法的护理:适用于各种原因引起的严重脑水肿、中枢性高热患者。儿童和老年人慎用。休克、全身衰竭或有房室传导阻滞者禁用。①环境和物品准备:将患者安置于一个安静、光线宜暗的单间,室温在18~20 ℃。室内备氧气、冬眠药物,水温计,冰袋或冰毯、吸痰装置、急救药物及器械和护理记录单等,由专人护理。②降温方法:遵医嘱给予足量冬眠药物,常用的有冬眠Ⅰ号(氯丙嗪、异丙嗪、哌替啶)和冬眠Ⅱ号(异丙嗪、哌替啶、双氢麦角碱),待自主神经被充分阻滞,患者进入昏睡状态,御寒反应消失,方可加用物理降温措施。降温速度以每小时下降1 ℃为宜,体温降至肛温32~34 ℃,腋温31~33 ℃较为理想。冬眠药物最好经静脉滴注,物理降温方法可采用头部戴冰帽或在体表大动脉(颈动脉、腋动脉、肱动脉、股动脉)等放置冰袋。此外,还可通过降低室温,减少被盖,体表覆盖冰毯或冰水浴巾等方法,使患者体温维持在治疗要求的范围内。③病情观察:严密观察生命体征、意识,瞳孔变化和神经系统病症,做好记录。冬眠低温治疗期间,若脉搏超过100次/分,收缩压低于13.3 kPa(100 mmHg),呼吸次数减少或不规则时,应及时通知医师处理。④饮食:冬眠低温疗法治疗期间患者机体代谢率降低,能量及水分的需求相对减少。每天液体入量不宜超过1 500 mL。鼻饲食物要与体温相同。观察患者胃排空情况,防止反流和误吸。⑤预防并发症:冬眠低温疗法治疗期间患者昏睡、卧床、体温低,容易发生并发症。加强呼吸道管理预防肺部并发症;加强皮肤护理,防止压疮和冻伤的发生;注意眼睛的保护,避免发生暴露性角膜炎。⑥复温的护理:冬眠低温治疗时间一般为3~5天。缓慢复温,先停止物理降温,然后停冬眠药物,注意保暖,为患者加盖被毯,让体温自然回升。必要时使用电热毯,温度应适宜,避免烫伤。

(8)辅助过度换气的护理:辅助过度换气,通过降低 $PaCO_2$ 来减少脑血流,从而降低颅内压,故应监测血气分析。治疗期间维持 $PaO_2$ 在 12.0~13.0 kPa(90~100 mmHg),$PaCO_2$ 在 3.3~4.0 kPa(25~30 mmHg)水平为宜,且治疗持续时间不宜超过 24 小时,以免引起脑缺血。

(9)脑室引流的护理:①严格无菌操作,妥善固定引流装置;引流管的开口高于侧脑室平面 10~15 cm。每天定时更换引流袋,搬动患者和更换引流袋时夹闭引流管,防止空气进入或脑脊液反流,引起颅内感染。②控制引流速度及量:每天引流量不超过 500 mL。可适当抬高或降低引流袋位置,以控制速度和流量。术后早期适当提高引流袋的位置,减缓速度。过多过快引流脑脊液可能导致颅内压急剧下降引起脑疝等意外。颅内感染患者脑脊液分泌增多,引流量可以适当增加,但同时需注意补液。③保持引流的通畅:应避免引流管受压、扭曲,成角、折叠,适当限制患者的头部活动以免牵拉引流管。引流管内有液体流出且引流管内液面随患者呼吸,脉搏而上下波动,则提示引流管通畅。④观察并记录脑脊液颜色、性状和量:正常脑脊液无色透明,无沉淀。手术后 1~2 天可略呈血性,以后变淡。若脑脊液中有较多血液或血色渐加深,提示脑室内出血,若引流液混浊,呈毛玻璃状或有絮状物则提示颅内感染。应及时报告医师。⑤拔管:持续引流时间通常不超过 1 周;开颅术后一般引流 3~4 天。拔管前应试行夹管或者抬高引流袋 24 小时,观察有无头痛,呕吐等颅内压增高现象。若患者出现上述症状应立即开放引流。若未出现上述症状,可拔管。拔管时,先夹闭引流管,以免管内液体逆流入脑室引起感染。拔管后加压包扎,嘱患者卧床休息,减少活动,若切口处有脑脊液漏出应告知医师妥善处理,避免颅内感染。

3.术后护理

(1)颅内占位性病变术后护理:参见本章颅内肿瘤患者的护理相关内容。

(2)脑脊液分流术的护理:严密观察病情变化,防治并发症的发生,如脑室-腹腔引流易引起腹部并发症、脑室心房分流术可引起心血管并发症等,如有异常,及时通知医师并协助处理。

4.健康教育

(1)向患者及其家属介绍疾病相关知识,防止剧烈咳嗽、便秘、用力等诱发颅内压骤升的因素,避免脑疝发生。

(2)指导患者及家属学习和掌握康复知识和技能,循序渐进地进行多方面训练,最大限度恢复生活自理能力。

(3)复诊指导指导患者若出现头痛进行性加重伴呕吐,需及时就诊,以明确诊断。

## 二、脑疝患者的护理

### (一)概述

脑疝是指颅腔内某分腔有占位性病变时,各分腔之间压力不平衡,脑组织从高压区向低压区移位,使脑组织、血管、神经等重要结构受压或移位,被挤到附近的生理孔隙(大脑镰下间隙、小脑幕裂孔、枕骨大孔等)或病理性孔隙或孔道中,从而出现一系列严重的临床症状。脑疝是颅内压增高的危象和引起死亡的主要原因。

### (二)病因

脑内任何部位占位性病变发展到一定程度均可导致颅内各分腔因压力不均衡而诱发脑疝。

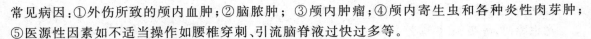

常见病因:①外伤所致的颅内血肿;②脑脓肿; ③颅内肿瘤;④颅内寄生虫和各种炎性肉芽肿;⑤医源性因素如不适当操作如腰椎穿刺、引流脑脊液过快过多等。

**(三)护理评估**

1.健康史

主要评估患者既往健康状况,有无引起颅内压增高的疾病,如颅内肿瘤等。颅内压增高患者有无剧烈咳嗽、用力排便、提重物等引起颅内压急剧增高的诱因。最近有颅脑外伤史的患者,了解其受伤过程,判断有无脑损伤,有无其他合并伤等。

2.症状与体征

(1)小脑幕切迹疝。

症状:①颅内压增高。进行性加重的剧烈头痛和与进食无关的频繁呕吐伴烦躁不安,视盘水肿可有可无。②进行性意识障碍。由于脑干网状上行激动系统受累,患者随脑疝进展出现嗜睡、浅昏迷至深昏迷。

体征:①生命体征改变。患者早期可出现库欣综合征;当病情恶化,患者可出现血压忽高忽低,呼吸浅不规则,脉搏快而弱,体温过高或不升,最后可因呼吸、心跳停止而死亡。②瞳孔改变:初期因患侧动眼神经受刺激导致瞳孔缩小,对光反射迟钝,后期随病情进展动眼神经麻痹,患侧瞳孔逐渐扩大,直接或间接对光反射消失,伴有患侧上睑下垂、眼球外斜。晚期中脑受压出现脑干供血障碍,脑内动眼神经核功能丧失,双侧瞳孔均散大固定,对光反射消失。③运动障碍:表现为病变对侧肢体肌力减弱或麻痹,肌张力增高,腱反射亢进,病理征阳性。随病情发展可致双侧自主活动减少或消失,严重者可出现去大脑强直发作,这是脑干严重受损的表现。

(2)枕骨大孔疝:多见于幕下占位性病变,或行腰椎穿刺放出脑脊液过快过多所致。由于颅后窝容积小,对颅内压代偿能力小,病情变化快。表现为:①剧烈头痛和频繁呕吐;②颈项强直、强迫头位;③生命体征改变迅速,意识障碍和瞳孔改变出现较晚。由于延髓直接受压,患者可突发呼吸,心跳停止而死亡。

3.辅助检查

(1)头颅CT:目前最常用检查技术,安全,可靠。小脑幕切迹疝时可见基底池(鞍上池)、环池、四叠体池变形或消失。

(2)MRI:分辨率高于CT。可观察脑疝时脑池的变形、消失情况,直接观察到沟回,海马旁回、间脑、脑干及小脑扁桃体等脑内结构。

4.心理、社会状况

评估患者及家属是否了解疾病的相关知识,以及患者及其家属对疾病的恐惧、焦虑程度;了解患者的经济承受能力等。

**(四)常见护理诊断/问题**

1.疼痛:头痛

与颅内压增高、脑疝有关。

2.有脑组织灌注量无效的危险

与颅内压增高、脑疝有关。

3.有体液不足的危险

与颅内压增高引起剧烈呕吐及使用脱水剂等有关。

**4.潜在并发症**

意识障碍,呼吸、心搏骤停。

**(五)护理措施**

**1.治疗原则**

脑疝是由于急性颅内压增高造成的危象,一旦出现脑疝的典型症状,应立即快速静脉输注高渗性脱水剂,降低颅内压,缓解病情,争取时间。确诊后尽快手术去除病因,切除颅内肿瘤或清除颅内出血。一时难以确诊或已确诊但病因无法直接去除时,可以做侧脑室穿刺引流术,脑脊液分流术,减压术等姑息性手术,以降低颅内压,抢救脑疝。

**2.脑疝急救护理**

(1)立即脱水治疗:患者一旦出现脑疝症状,应立即静脉输注高渗药物以降低颅内压。首选20%甘露醇200~500 mL静脉滴注,并快速静脉滴注地塞米松10 mg,呋塞米(速尿)40 mg静脉推注,暂时缓解病情,同时观察脱水效果,做好手术前准备。

(2)保持呼吸道通畅,吸氧,准备气管插管及呼吸机。患者取平卧位,头偏向健侧,抬高床头15°~30°,以利静脉回流,减轻脑水肿。昏迷时间较长的患者应取侧卧位,以防止舌后坠及呼吸道分泌物增多,引起窒息。保持呼吸道通畅,并为患者吸氧,以维持适当血氧浓度。发生呼吸骤停者,立即进行气管插管和辅助呼吸。

(3)密切观察病情变化:严密观察患者生命体征、瞳孔、意识及肢体活动等,及早发现情况,及时处理。

(4)做好紧急手术准备。

(于文娟)

# 第四节　颅　骨　骨　折

颅骨骨折是指暴力作用于颅骨,引起颅骨结构的改变。颅骨骨折的严重性并不在于骨折本身,而在于骨折同时并发的颅内血肿、脑膜、血管及脑神经的损伤。

## 一、颅盖骨折

颅盖骨折是指发生在颅盖部分的骨折。当暴力作用于头部,颅骨的变形超过其弹性限度时,则可发生骨折。以顶骨最多见,额骨次之。颅盖骨折分为线性骨折和凹陷性骨折两种,其中前者发生率最高,骨折处可有头皮挫伤或头皮血肿,常伴骨膜下血肿。凹陷性骨折在骨折处常有头皮肿胀与血肿,可合并脑挫伤,骨折片伤及静脉窦时可合并颅内血肿。

**(一)护理评估**

**1.健康史**

重点评估受伤原因、受伤过程,判断有无脑损伤,有无其他合并伤。了解现场急救情况,用药情况及止血、止痛措施。了解有无重要疾病史,如高血压、癫痫等。

**2.身体状况**

(1)症状与体征。①线性骨折:局部压痛、肿胀;并常伴局部骨膜下血肿。应警惕合并脑损伤

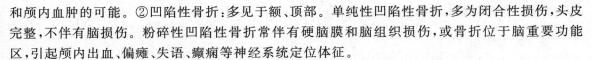

和颅内血肿的可能。②凹陷性骨折:多见于额、顶部。单纯性凹陷性骨折,多为闭合性损伤,头皮完整,不伴有脑损伤。粉碎性凹陷性骨折常伴有硬脑膜和脑组织损伤,或骨折位于脑重要功能区,引起颅内出血、偏瘫、失语、癫痫等神经系统定位体征。

(2)辅助检查。①X线平片:颅盖骨折时,X线平片可帮助了解有无骨折片陷入及陷入的深度和有无合并脑损伤。②头部CT:可确诊骨折情况,并有助于脑损伤的诊断。

3.心理、社会状况

了解患者因颅盖骨折而引起的焦虑、恐惧心理反应的程度,对疾病知识的了解程度及家属对患者的关心程度和支持能力。

**(二)常见护理诊断/问题**

1.疼痛

与损伤和颅内压增高有关。

2.焦虑/恐惧

与颅骨骨折的诊断及担心疗效有关。

3.潜在并发症

骨膜下血肿、颅内压增高、癫痫。

**(三)护理措施**

1.治疗原则

单纯的线性骨折或凹陷性骨折下陷较轻,范围不大者可观察,一般无须特殊处理。若凹陷深度>1 cm;位于重要功能区;合并脑损伤,大面积的骨折片陷入颅腔引起颅内压增高者或并发脑疝者;骨折片刺入脑内;骨折片压迫脑组织引起神经系统体征或癫痫者需手术整复或摘除陷入的骨片。

2.非手术治疗/术前护理

(1)一般护理。①休息与体位:如有颅盖凹陷性骨折,应绝对卧床休息,抬高床头 15°～30°,有利于颅内静脉回流。②饮食与营养;遵医嘱补充液体与电解质,维持水,电解质及酸碱平衡。鼓励患者合理饮食,加强营养,以利疾病恢复。③心理护理:评估患者的心理状态,给予精神鼓励和支持,帮助患者减轻焦虑,恐惧程度,向患者及家属介绍治疗方法、给予必要的健康教育。

(2)病情观察:密切观察生命体征,观察有无头痛、呕吐、意识障碍等颅内压增高表现,警惕硬膜外血肿的发生。观察有无偏瘫、失语,视野缺损等局灶症状与体征,警惕凹陷性骨折压迫脑组织。发现异常及时通知医师进行处置。

(3)对症护理。①缓解疼痛:对剧烈疼痛者,可遵医嘱给予止痛剂。②预防感染:常规使用破伤风抗毒素和抗生素抗感染。③并发症的护理。骨膜下血肿:线性骨折常伴有骨膜下血肿,注意观察血肿范围和出血量,遵医嘱给予止血、镇痛药。颅内压增高和脑疝:参见本章相关内容。癫痫:凹陷性骨折患者可因脑组织受压出现癫痫,遵医嘱使用抗癫痫药物,注意观察病情和药物作用。

3.健康教育

(1)指导有颅骨缺损患者,避免局部碰撞,以免造成脑组织损伤。嘱患者伤后 6 个月左右可做颅骨成形术。

(2)对颅盖骨折后有癫痫发作史者,指导其按医嘱服用抗癫痫药物,不能自行停药或减量,指导其家属关于癫痫发作时的急救措施。

## 二、颅底骨折

颅底骨折是由强烈间接暴力所致或由颅盖骨折延伸而来,多为线性骨折。因颅底部的硬脑膜与颅骨贴合紧密,颅底骨折易撕裂硬脑膜,出现脑脊液外漏成为开放性骨折。颅底骨折按其解剖部位可以分为颅前窝骨折,颅中窝骨折和颅后窝骨折。

**(一)护理评估**

1.健康史

评估患者致伤原因、致伤强度及作用部位;了解现场急救情况,用药情况及止血、止痛措施;了解伤后表现、有无耳、鼻出血或流液,局部有无瘀斑,有无脑神经受损症状;了解有无重要疾病史,高血压、癫痫等。

2.身体状况

(1)症状与体征:损伤部位不同,其临床表现各异(表 8-3)。

表 8-3　颅底骨折的临床表现

| 骨折部位 | 脑脊液漏 | 瘀斑位置 | 可能累及的脑神经及相应症状 |
| --- | --- | --- | --- |
| 颅前窝 | 鼻漏 | 眶周(熊猫眼征)、球结膜下(兔眼征) | 嗅神经-嗅觉障碍<br>视神经-视觉减退或失明 |
| 颅中窝 | 鼻漏和耳漏 | 乳突区(Battle 征) | 面神经-周围性面瘫<br>听神经-耳鸣,听力障碍 |
| 颅后窝 | 无 | 乳突部、枕下部、咽后壁 | 偶有 IX～XII 对脑神经损伤 |

(2)辅助检查。①实验室检查:耳、鼻流出液做葡萄糖定量检测,有助于明确有无脑脊液漏并可与鼻腔分泌物鉴别。②影像学检查:X 线检查对颅底骨折意义不大。CT 扫描可清楚显示骨折的部位,有助于眼眶及视神经管骨折的诊断,还可了解有无脑损伤,故有重要价值。

3.心理、社会状况

评估患者对疾病的了解程度,对治疗及其配合事项的知情情况,由于疾病治疗时间较长,注意评估患者及家属的焦虑、恐惧,无助等心理反应及程度,并给予及时的疏导和鼓励。

**(二)常见护理诊断/问题**

1.知识缺乏

缺乏脑脊液外漏的护理知识。

2.有感染的危险

与脑脊液外漏有关。

3.潜在并发症

颅内压增高、颅内低压综合征、颅内出血等。

**(三)护理措施**

1.治疗原则

颅底骨折本身无须特殊处理,重点是预防颅内感染。脑脊液漏属于开放性损伤,需给予破伤风抗毒素及抗生素治疗,以预防感染。多数脑脊液漏能在 1～2 周自愈,持续 4 周以上未愈合者应及时进行硬脑膜修补,封闭漏口。若骨折片或血肿压迫视神经或面神经,应尽早行手术减压。

2.非手术治疗护理/术前护理

(1)一般护理。①休息与体位:脑脊液外漏时,需绝对卧床休息,取头高位,头部抬高 15°～30°,头偏向患侧,借重力作用使脑组织移至颅底,促使脑膜粘连以利漏口封闭。②饮食与营养:进食高蛋白质,易消化、营养丰富的食物,避免刺激性和坚硬、需用力咀嚼的食物。多吃蔬菜、水果等,以保持大便通畅,防止便秘,呕吐剧烈者禁食。③心理护理:患者颅底骨折出现脑脊液漏,颅神经损伤症状时,大都十分紧张;加之住院期间需长期卧床,日常活动受到限制,治疗费用高,患者可出现焦虑、烦躁情绪,要针对以上情况做好知识宣教,使患者了解颅底骨折的相关知识,保持良好心态,积极配合治疗。

(2)病情观察:①观察有无体温升高、脑膜刺激征等颅内感染征象,及时发现和处理。②明确有无脑脊液外漏并估计外漏量。观察并询问患者是否经常有腥味液体流至咽部。颅脑外伤后,若有淡红色液体自患者鼻腔,外耳道流出,可疑为脑脊液漏,但需与血性渗液区分。脑脊液漏还需与鼻腔分泌物进行鉴别。在鼻前庭或外耳道口松松放置干棉球,随湿随换,观察 24 小时浸湿棉球数,估计并记录脑脊液外漏量。③警惕颅内低压综合征,详见"并发症的观察与护理"相关内容。

(3)脑脊液漏的护理:当有脑脊液外漏时,应加强耳、鼻,呼吸道护理,预防颅内感染。①体位:绝对卧床休息,取头高位,头部抬高 15°～30°,头偏向患侧,借重力作用使脑组织移至颅底,促使脑膜粘连以利漏口封闭。②局部清洁消毒,保持外耳道,鼻腔和口腔清洁:颅底骨折出现脑脊液漏时,头部垫消毒治疗巾,污染时及时更换。每天 2 次清洁,消毒鼻前庭或外耳道内的血迹和污垢,防止液体引流受阻而逆流。在鼻前庭或外耳道口松松放置干棉球,随湿随换,观察 24 小时浸湿棉球数,估计并记录脑脊液外漏量。③严禁从鼻腔吸痰和放置胃管;禁止严堵深塞鼻腔和外耳道;禁止耳鼻滴药和冲洗;禁忌腰椎穿刺。④避免用力咳嗽、打喷嚏、擦鼻涕;避免用力排便,以免颅内压的骤然变化导致脑脊液反流。⑤用药护理:遵医嘱给予抗生素和破伤风抗毒素治疗。

(4)并发症的观察与护理。①颅内感染:做好脑脊液漏护理,是预防颅内感染的关键。保持局部清洁,每天清洁外耳道、鼻腔、口腔,防止逆行感染;遵医嘱应用抗生素预防感染,并注射破伤风抗毒素。②颅内低压综合征:若脑脊液外漏过多,颅内压过低可导致颅内血管扩张,出现剧烈头痛、眩晕、呕吐、厌食,反应迟钝、脉搏细弱、血压偏低等症状。头痛立位时加重,卧位时缓解。一旦发生应取平卧位,头稍抬高,以防脑脊液外漏过多;遵医嘱补充大量水分以缓解症状。

3.健康教育

(1)指导有颅骨缺损的患者,避免局部碰撞,以免造成脑组织损伤。嘱患者伤后 6 个月左右可做颅骨成形术。

(2)有剧烈头痛、眩晕,呕吐等不适时及时到医院就诊。

（于文娟）

# 第五节 脑 脓 肿

## 一、概述

脑脓肿是指化脓性病原体侵入脑内引起的化脓性炎症和局限性脓肿。主要病原体是化脓性细菌,其次是真菌及原虫。

可发生于任何年龄,以青、中年多见,脑脓肿可发生在脑内任何部位,可单发或多发。

## 二、病因

耳源性脑脓肿最常见,继发于慢性化脓性中耳炎或乳突炎;血源性脑脓肿多为多发性小脓肿,致病菌经血液循环进入脑组织;其他还有外伤性、鼻源性和原因不明的隐源性脑脓肿。

## 三、护理评估

### (一)健康史
了解其他部位有无感染病史及有无颅脑外伤手术史等。

### (二)身体状况
1.症状

(1)局限性脑炎或脑膜炎:起病早期主要表现为畏寒、发热、头痛、呕吐及轻度的脑膜刺激征。

(2)中毒性症状:脓肿形成期可出现发热或体温正常或低于正常,食欲缺乏,全身乏力等。

(3)颅内压增高及局部脑受压症状:表现为持续性剧烈头痛,夜间加剧;与饮食无关的喷射状呕吐,意识障碍;与体温不一致的徐缓脉搏;以及打呵欠,频繁的无意识动作及性格行为改变等。

(4)脑疝形成和脓肿破溃:随病情发展,颅内压增高可致脑疝、昏迷、呼吸和循环衰竭而死亡;接近脑表面或脑室的脓肿,若突然破溃,可使病情迅速恶化,患者出现高热、昏迷、抽搐、角弓反张,如不及时救治,可迅速死亡。

2.体征

脑脓肿位于半球者可见对侧肢体偏瘫,对侧肢体强直性痉挛,同侧瞳孔散大,出现对侧锥体束征;脓肿位于小脑者可表现为强迫头位、眼球震颤、步态不稳,共济失调和同侧肢体肌张力降低,眼底检查可见眼底静脉曲张、出血。

3.辅助检查

(1)实验室检查。①血常规检查:白细胞计数和中性粒细胞数增加。②脑脊液检查:脑脊液蛋白质含量增高,并有白细胞计数轻度增加,血沉加快。

(2)影像学检查:CT 和 MRI 扫描可以确定脓肿的部位、大小,数目,形态,是诊断的首选方法。

### (三)心理、社会状况
评估患者及家属的心理状况,对疾病相关知识的了解程度及对治疗和护理的配合程度。

## 四、常见护理诊断/问题

### (一)体温过高

与颅内感染有关。

### (二)脑组织灌注异常

与颅内压增高有关。

### (三)潜在并发症

颅内压增高、脑疝。

## 五、护理措施

### (一)治疗原则

1.非手术治疗

(1)控制感染:在脓肿未完全局限前,应积极抗感染,选择致病菌敏感的抗生素,使用抗生素要及时,剂量要充足,抗菌谱全面,一般脓肿切除术后应用抗生素不少于2周。

(2)降低颅内压:采用甘露醇等高渗溶液快速,静脉滴注,防治因脑水肿而引起颅内压增高。

2.手术治疗

在脓肿形成后,手术是其唯一有效的治疗方法。穿刺抽脓术,简单易行,常作为紧急救治的措施。对于外伤性脑脓肿,感染或颅内有异物存留可行切开引流术。对脓肿包膜形成好,位于非重要功能区者,可行脓肿切除术。

### (二)非手术治疗护理/术前护理

1.一般护理

(1)休息与体位:脓肿形成期应绝对卧床休息,保证充足睡眠,减少机体损耗,提高抗病能力。小脑脓肿术后取侧卧位或侧俯卧位,大脑脓肿术后取平卧或头高位,避免局部受压,同时有利于减轻脑水肿。

(2)饮食与营养:脑脓肿患者病程长、频繁呕吐,体质消耗大,应给予营养丰富的高蛋白质、高热量,易消化饮食;对昏迷者给予鼻饲流质软食,改善其营养状态;术后麻醉清醒后6小时,可根据具体情况先给予少量流质饮食,以后逐渐改为半流质、软食。

(3)心理护理:向患者讲解该病的发病机制,疾病过程,避免不良刺激,帮助患者消除消极的心理,增加战胜疾病的勇气,保持情绪稳定,积极配合治疗和护理。

2.病情观察

严密观察生命体征变化及呼吸、头痛等变化。如患者突然出现高热、昏迷、抽搐、颈部强直等症状,应考虑脓肿破溃,立即通知医师并配合处理。

3.用药护理

遵医嘱给予抗菌药物控制感染。若出现高热,及时给予药物及物理降温。

4.对症护理

(1)高热的护理:脑脓肿形成期可有高热.脓肿形成后体温多正常或低于正常,少数患者体温可轻度升高,手术治疗后可有短时间体温升高后恢复正常。对持续高热者可采用人工冬眠疗法与物理降温。

(2)便秘的护理:避免用力排便以免引起颅内压增高,便秘时应用缓泻剂或低压灌肠。

（3）防止意外受伤：有癫痫发作、意识障碍的患者，应使用床栏，约束带，防止坠床。有癫痫发作者连续服药，控制癫痫大发作。

（4）脑疝的护理：参见本章相关内容。待生命体征稳定后应行颅骨钻孔穿刺抽脓。

**（三）术后护理**

1.用药护理

遵医嘱使用抗菌药物控制感染。

2.做好脓腔的引流

（1）协助患者取舒适体位，脓腔引流管置于脓腔的中心部位，至少低于脓腔 30 cm，以充分引流。

（2）术后 24 小时后，当创口周围粘连形成时才可用生理盐水低压囊内冲洗，冲洗完后注入抗菌药物，再夹闭引流管 2～4 小时。

（3）保持引流管局部敷料的干燥固定，头部敷料渗湿时应查明原因并通知医师更换。

（4）每 24 小时在无菌技术条件下更换引流袋，在更换时，先关闭引流管，再用 0.5％碘伏消毒，然后连接引流管，防止气体进入颅内造成颅内积气。

（5）当引流液清亮、血常规指标接近正常、头颅 CT 复查示中线结构复位及脓腔闭合时，可行拔管。

**（四）健康教育**

（1）对遗留偏瘫、失语的患者，要多说鼓励的语言，增加战胜疾病的信心，制订合理目标，指导康复训练，训练患者的语言及听觉功能；对偏瘫患者的瘫痪肢体要经常按摩，以促进局部的血液循环，并进行被动运动和主动运动，防止肌肉萎缩。指导患者瘫痪肢体要保持功能位置，并配合高压氧、针灸、理疗提高机体的修复能力。

（2）定期来院复诊，如患者出现头痛、高热、呕吐、昏迷，抽搐要考虑脑脓肿复发，应立即来院就医治疗。

（于文娟）

<h1 align="center">第六节　颅内肿瘤</h1>

**一、疾病概述**

**（一）概念**

1.垂体腺瘤

垂体位于颅内蝶鞍窝内，周围有硬脑膜包围，上面以鞍膈与颅腔隔开。垂体又分前后两叶，前叶为腺垂体，后叶为神经垂体；垂体前叶分泌多种激素，如促肾上腺皮质激素（ACTH）、生长激素（GH）、泌（催）乳激素（PRL）、黄体生成激素（LH）、卵泡刺激素（FSH）和促甲状腺激素。垂体后叶主要储存下丘脑分泌的血管升压素（ADH）和缩宫素。垂体腺瘤是颅内最常见的肿瘤之一，大多为良性肿瘤，生长缓慢，好发于青壮年，约占 85％。人口发病率一般为 1/10 万。垂体激素分泌异常，对患者的生长、发育、劳动能力、生育功能有严重的损害，并造成一系列社会心理影响。

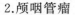

2.颅咽管瘤

颅咽管瘤起源于原始口腔外胚层形成的颅咽管残余上皮细胞,占颅内肿瘤的5%,是常见的颅内先天性肿瘤。各年龄均可发病,但以青少年多见,约半数为儿童,是儿童最常见的鞍区肿瘤。肿瘤多发于鞍上,可向下丘脑、鞍旁、鞍内、第三脑室、额底、脚间前池发展。压迫视交叉、垂体,影响脑脊液循环。肿瘤多数为囊性或部分囊性,完全实质性者较少见。肿瘤囊壁由肿瘤结缔组织基质衍化而来,表面光滑,囊壁内面可见小点状钙化灶。

3.听神经瘤

听神经瘤起源于第Ⅷ脑神经的鞘膜,而且绝大多数起源于前庭神经的鞘膜,起于耳蜗神经者极少。大多发生于一侧,少数双侧发病,多为神经纤维瘤病的一个局部表现。听神经瘤是颅内常见的良性肿瘤之一,占8%~10%,年发病率1/10万。位于脑桥小脑角区。

4.松果体区肿瘤

松果体位于颅腔正中,前部为第三脑室后壁,后部为小脑幕切迹游离缘、大脑镰和小脑幕结合处,上部达胼胝体压部,下部为中脑四叠体和中脑导水管。松果体区肿瘤主要指来源于第三脑室后部和松果体的恶性肿瘤,文献报道约占颅内肿瘤的2%,多见于男性青少年,且松果体生殖细胞瘤最为常见,其次为胶质瘤和畸胎瘤。

5.神经胶质瘤

神经胶质瘤是由神经外胚叶衍化而来的胶质细胞发生的一大类原发肿瘤的总称,是最常见的恶性颅内肿瘤。从神经外胚叶中衍化而来的胶质细胞有星形胶质细胞、少枝胶质细胞和室管膜细胞等。WHO中枢神经系统肿瘤分类中依照其病理组织学类型分为Ⅰ~Ⅱ级为低级别,Ⅲ级和Ⅳ级称为高级别胶质瘤,占所有胶质瘤的77.5%,发病部位以大脑半球最多,其次为蝶鞍区、小脑、脑室及脑干。一般不向颅外转移,在颅内直接向邻近正常脑组织浸润扩散。

6.脑膜瘤

脑膜瘤是成人常见的颅内良性肿瘤,占颅内原发肿瘤的14.3%~19%,发病率仅次于胶质瘤。发病的年龄高峰为45岁左右,脑膜瘤有完整的包膜。常见发生部位包括矢状窦旁、半球凸面、鞍结节、蝶骨嵴、嗅沟、大脑镰、侧脑室、小脑幕、颅中窝、眼眶、小脑脑桥角、斜坡和枕骨大孔。60%~70%沿大脑镰(包括矢状窦旁)、蝶骨嵴(包括鞍结节)生长。脑膜瘤周围脑血管呈包绕状移位,血运非常丰富,肿瘤同时接受来自颈外、颈内动脉或椎动脉系统的双重供血。

**(二)相关病理生理**

1.垂体腺瘤

垂体腺瘤分为嗜酸性、嗜碱性、嫌色性及混合性细胞腺瘤。根据超微结构又可分为:①催乳素细胞腺瘤;②生长激素细胞腺瘤;③促肾上腺皮质激素细胞腺瘤;④促甲状腺素细胞腺瘤;⑤促性腺激素腺瘤;⑥内分泌功能细胞腺瘤;⑦无内分泌功能细胞腺瘤;⑧恶性垂体腺瘤。

2.颅咽管瘤

颅咽管瘤大多数是囊性的,囊壁光滑并有钙化,囊液机油样。

3.听神经瘤

听神经干或分支被肿瘤推移到瘤包膜下,肿瘤呈实质、囊变、脂肪变或者出血。

4.松果体区肿瘤

50%以上的松果体区肿瘤是生殖细胞瘤,呈浸润性生长,可有出血、坏死、囊性变及钙化。

5.神经胶质瘤

肿瘤呈浸润方式生长,边界模糊,可见结节、局部钙化,周边脑组织坏死、水肿。

6.脑膜瘤

有一层由结缔组织形成的包膜,瘤表面血管盘曲,瘤质地坚韧。

**(三)病因与诱因**

神经系统肿瘤发病原因并不明确。有关病因学调查归纳为环境因素和宿主因素两类。某些颅内肿瘤的发生具有家族背景或遗传因素。

**(四)临床表现**

1.颅内压增高症状

头痛:约有 2/3 患者有头痛症状,主要位于眶后、前额和双颞部,程度较轻,呈间歇性发作。呕吐:严重的颅内压增高引起呕吐,尤其是中线结构受压,脑脊液循环通路受阻患者,呕吐出现早而且严重。

2.视力视野障碍

因压迫视交叉而致不同视觉功能障碍,患者表现为视物模糊、视野缺损。多见于蝶鞍区肿瘤如垂体瘤、颅咽管瘤、视交叉肿瘤等。

3.内分泌功能紊乱

催乳素腺瘤表现为闭经、溢乳、不育;生长激素腺瘤表现为巨人症、肢端肥大、多饮多尿;甲状腺刺激素细胞腺瘤患者有甲亢的症状和特征;促性腺激素细胞腺瘤早期无症状,晚期患者有性功能减低、闭经、不育、阳痿、睾丸萎缩;无功能性垂体腺瘤症状出现较晚,主要表现为视神经压迫症状,可有视力下降、视野缺损、尿崩症、性欲降低等。颅咽管瘤患者垂体功能低下,发育迟缓。松果体区生殖细胞肿瘤破坏了松果体腺的正常分泌,儿童多表现为性早熟,而起源于松果体实质细胞的肿瘤患者主要表现为性征发育迟缓或停滞。

4.其他神经和脑损害

听神经瘤患者表现为耳鸣、耳聋和平衡障碍"三联征"。肿瘤较大时出现面神经功能障碍,表现为患侧周围性面瘫和味觉改变,后组脑神经(第Ⅸ、Ⅹ、Ⅺ对脑神经)功能障碍,表现为声音嘶哑、饮水呛咳和吞咽困难等。海绵窦区肿瘤压迫神经可发生第Ⅲ、Ⅳ、Ⅴ、Ⅵ对脑神经麻痹,患者眼球运动障碍,眼睑下垂等。

**(五)辅助检查**

1.影像学检查

CT 或 MRI 是首选,能够确定肿瘤的位置、大小及瘤周组织的情况。是否因肿瘤压迫产生梗阻性脑积水。

2.激素测定

对于垂体瘤、颅咽管瘤、松果体区肿瘤患者,内分泌激素测定可以帮助诊断并分类。

**(六)治疗原则**

1.手术治疗

手术切除是绝大部分颅内肿瘤治疗首选。

2.非手术治疗

(1)药物治疗:有溴隐亭、生长抑制素等,是垂体微腺瘤首选。

(2)放射疗法:生殖细胞肿瘤、转移瘤多选用放射治疗。

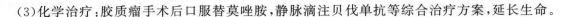

（3）化学治疗：胶质瘤手术后口服替莫唑胺，静脉滴注贝伐单抗等综合治疗方案，延长生命。

## 二、护理评估

### （一）一般评估

#### 1.生命体征

颅内压增高症状严重者血压升高，脑干肿瘤、松果体区肿瘤及颅后窝巨大占位导致慢性脑疝，呼吸不规则、浅慢，需要紧急抢救。颅咽管瘤、下丘脑肿瘤患者可能有中枢性高热，巨大垂体腺瘤导致垂体功能低下，患者四肢厥冷需要保暖。

#### 2.患者主诉

头痛、疲倦、乏力、视力视野障碍等症状的严重程度。头痛的部位、性质、持续时间，与体位是否相关。下肢肌力弱行走困难、平衡感失调，有无跌倒。

#### 3.相关记录

体重、骨骼发育特征、激素测定结果、尿量、既往服药等。老年患者有无糖尿病、高血压等其他器质性疾病。女性患者生理期不能进行手术。

### （二）身体评估

身体方面的系统回顾项目及内容见表8-4。

表 8-4　身体方面的系统回顾项目及内容

| 项目 | 内容 |
| --- | --- |
| 一般健康状况 | 有无疲乏无力、发热、出汗、睡眠障碍及体重改变等 |
| 头颅及其器官 | 有无视力障碍、耳聋、耳鸣、眩晕、鼻出血、压痛、牙龈出血、咽喉痛、声音嘶哑 |
| 呼吸系统 | 有无咳嗽、咳痰、咯血、胸痛、呼吸困难 |
| 循环系统 | 有无心悸、活动后气短、心前区疼痛、端坐呼吸、血压增高、晕厥、下肢水肿 |
| 消化系统 | 有无食欲减退、吞咽困难、腹痛、腹泻、恶心、呕吐、呕血、便血、便秘、黄疸 |
| 泌尿生殖系统 | 有无尿频、尿急、尿痛、血尿、排尿困难、颜面水肿、尿道或阴道异常分泌物 |
| 内分泌与代谢系统 | 有无多饮、多尿、多食、怕热、多汗、怕冷、乏力、显著肥胖或消瘦、色素沉着、闭经 |
| 造血系统 | 有无皮肤苍白、头晕眼花、乏力、皮肤出血点、瘀斑、淋巴结肿大、肝脾大 |
| 肌肉与各关节系统 | 有无疼痛、关节红肿、关节畸形、运动障碍、肌肉萎缩、肢体无力 |
| 神经系统与精神状态 | 有无头痛、头晕、眩晕、记忆力减退、意识障碍、抽搐、瘫痪，以及幻觉、妄想、定向力障碍、情绪异常等 |

### （三）心理-社会评估

#### 1.感知能力

视、听、触、嗅等感觉功能有无异常，有无错觉、幻觉等。

#### 2.认知能力

有无定向力、记忆力、注意力、语言能力等障碍。

#### 3.情绪状态

有无焦虑、抑郁、失望、沮丧、恐惧、愤怒等情绪。

#### 4.自我概念

对自己充满信心或者是觉得自己无能为力、毫无希望并成为他人的累赘等。

**5.生活与居住环境**

生活与居住环境包括卫生状况、家庭人口构成、家庭关系是否融洽、患者在家庭中的地位、病后对家庭的影响。

**6.其他**

受教育的情况、职业及工作环境,经济负担给患者带来心理压力。

**(四)症状与体征评估**

**1.头痛**

头痛是指头、颈项、面部及枕部的疼痛。反复发作或持续的头痛,可能是脑肿瘤、脑血管病、蛛网膜下腔出血等。根据病因的不同而具有以下特点。

(1)发病情况:急性起病并有发热者常为感染性疾病所致;急剧的头痛持续不减,并有不同程度的意识障碍而无发热者,提示颅内血管性疾病;长期的反复发作的头痛可呈搏动性头痛,多为血管灶性头痛,女性偏头痛常与月经有关。慢性进行性头痛并有颅内高压症状应考虑颅内占位性病变,头痛往往清晨加剧。

(2)头痛部位:了解头痛部位是单侧、双侧或枕部、局部或弥散、颅内或颅外对病因的诊断有重要价值。如血管性偏头痛多位于一侧;颅内占位病变的头痛常为深在性且较弥散,多向病灶同侧放射。

(3)头痛的程度与性质:三叉神经痛、偏头痛、出血后脑膜刺激的疼痛最为剧烈;脑肿瘤的头痛多为中度或轻度;表浅的针刺样锐痛多为颅表神经痛;高血压性、血管性及发热性疾病的头痛,往往带有搏动性。

(4)诱发和缓解因素:剧烈咳嗽、打喷嚏、晃头、突然俯身可使颅内压增高,头痛加剧。

**2.抽搐**

抽搐是指全身或局部成群骨骼肌非自主性的抽动或强烈收缩,常可引起关节运动和强直。抽搐类型如下述。

(1)全身性抽搐:全身性抽搐以全身骨骼肌痉挛为主要表现,典型者为癫痫大发作,表现为患者突然意识模糊或意识丧失,可出现尖叫声、全身强直、呼吸急促或暂停、面色发绀,继而四肢发生阵挛性抽搐,呼吸不规则,可有大小便失禁,发作约半分钟自行停止,停止后不久意识恢复,醒后有头痛、全身乏力、肌肉酸痛等症状。

(2)局限性抽搐:局限性抽搐以身体某一局部连续性肌肉收缩,大多见于口角、眼睑、手足等。而手足搐搦症则表现为间歇性双侧强直性肌痉挛,以双侧上肢手部同时痉挛为鉴别。

**3.肌力**

肌力是指肌肉运动时的最大收缩力。

(1)评估方法:先观察自主活动时肢体动作,再用做对抗动作的方式测试上、下肢伸肌和屈肌的肌力、双手的握力和分指力等。

(2)评估内容:评估肌力的记录方法见表8-5。

**(五)辅助检查阳性结果评估**

应用内分泌放射免疫超微量法直接测定脑垂体的多种激素,对应患者主诉,确定哪一类型的垂体瘤。由垂体瘤生长方向和大小确定手术方式。颅后窝巨大占位病变首选MRI检查,发现慢性枕骨大孔疝患者,安排在密切观察的范围内。

表 8-5　评估肌力的记录方法

| 肌力分级 | 临床意义 |
| --- | --- |
| 0 级 | 完全瘫痪 |
| 1 级 | 有肌肉收缩而无肢体运动 |
| 2 级 | 肢体能在床面移动而不能抬起 |
| 3 级 | 肢体可离开床面,但不能抵抗外界阻力 |
| 4 级 | 能抵抗部分阻力 |
| 5 级 | 正常肌力 |

**(六)治疗效果评估**

1.非手术治疗效果评估

溴隐亭适用于催乳素腺瘤,降低血清催乳素;奥曲肽适用于生长激素腺瘤,可使瘤体缩小;如果肿瘤继续生长导致神经功能障碍必须手术治疗。

2.手术治疗效果评估

肿瘤切除后最大限度保存神经功能或恢复功能,没有严重并发症或并发症得到及时处理,患者安全。

## 三、主要护理诊断(问题)

**(一)舒适的改变**

头痛:与颅内压增高或肿瘤压迫垂体周围组织有关。

**(二)焦虑**

与担心疾病预后有关。

**(三)有体液不足的危险**

与呕吐、尿崩症和禁食有关。

**(四)疼痛**

与开颅手术有关。

**(五)有受伤的危险**

与意识程度的改变、视野障碍、共济失调等有关。

**(六)体温过高**

与术后吸收热或颅内感染有关。

**(七)自理缺陷**

与肿瘤压迫导致肢体瘫痪、开颅手术后长时间卧床有关。

**(八)潜在并发症**

1.颅内压增高、脑疝

与颅内出血有关。

2.脑脊液鼻漏

与颅底手术操作有关。

3.尿崩

与下丘脑反应有关。

4.面瘫

与颅神经功能障碍有关。

5.颅内感染

与开颅手术有关。

## 四、主要护理措施

### (一)术前护理

1.心理支持

责任护士掌握术前诊断、手术必要性及手术方式,向患者及其家属告知围术期注意事项,根据患者不同的心理要求,针对性地进行安慰、解释和鼓励,认真解答其想知道的问题。

2.术前宣教

(1)指导患者术前停止吸烟。

(2)锻炼张口呼吸(对经鼻蝶入路内镜下切除垂体瘤)。

(3)正确的咳嗽和咳痰方法。

(4)在床上大小便。

3.提供充分的热量

对于呕吐频繁或限期手术的患者,通过口服或静脉途径,补充蛋白质和维生素,提高患者对手术的耐受力。有水、电解质失调的患者术前得以纠正。

4.补充激素

应用口服的氢化可的松等激素,调节内分泌功能,预防垂体功能低下。使患者症状得到基本控制。

5.备血和血交叉试验

遵医嘱做好血型和交叉配合试验,备好成分血;对血运丰富的脑膜瘤患者更要备足一定数量。

6.禁食禁水

术前8~12小时开始禁食,术前4小时开始禁止饮水,以防因麻醉或手术过程中的呕吐而引起窒息或吸入性肺炎。

7.备皮

术前1天协助患者沐浴、洗头、修剪指甲,更换清洁衣服。男性患者需剔除胡须。会阴部备皮。经鼻蝶入路内镜下手术患者剪除鼻腔鼻毛。术晨剃头。

8.其他

术晨责任护士全面检查术前准备情况,测量生命体征,若发现患者有体温、血压升高或女性患者月经来潮,及时通知医师,必要时延期手术。

### (二)术后护理

1.重症监护

开颅手术患者尽可能住专科 ICU 或综合 ICU 监护。根据病情遵医嘱镇痛镇静,密切观察患者意识、瞳孔、呼吸、心率、血压、体温、肌力和肌张力情况。瞳孔变化,可因动眼神经、视神经以

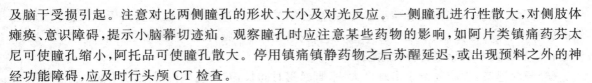

及脑干受损引起。注意对比两侧瞳孔的形状、大小及对光反应。一侧瞳孔进行性散大,对侧肢体瘫痪、意识障碍,提示小脑幕切迹疝。观察瞳孔时应注意某些药物的影响,如阿片类镇痛药芬太尼可使瞳孔缩小,阿托品可使瞳孔散大。停用镇痛镇静药物之后苏醒延迟,或出现预料之外的神经功能障碍,应及时行头颅 CT 检查。

2.体位护理

幕上开颅术后患者应卧向健侧,避免切口受压。幕下开颅术后早期宜无枕侧卧或侧俯卧位;经口鼻蝶窦入路术后患者取半卧位,以利于伤口引流。后组脑神经受损、吞咽功能障碍者只能取侧卧位,以免口咽部分泌物误吸入气管。体积较大的肿瘤切除术后,因颅腔留有较大空隙,24 小时内手术区应保持高位,以免突然翻身时发生脑和脑干移位,引起大脑上静脉撕裂、硬脑膜下出血。搬动患者或为患者翻身时,应有人扶持头部,使头颈部成一直线,防止头颈部过度扭曲。

3.饮食护理

手术后患者完全清醒后可进食流质或半流质饮食。颅后窝手术或听神经瘤手术后因舌咽、迷走神经功能障碍而发生吞咽困难、饮水呛咳者,应严格禁食禁饮,采用鼻饲管供给营养。

4.伤口及引流护理

颅内肿瘤切除术后 48 小时内留置引流管,目的是引流手术残腔内的血性液体,避免局部积血。密切注意引流的速度及量,引流液的颜色,引流管高度由医师确定,不可随意放低引流瓶(袋)。

5.并发症护理

(1)颅内出血:出血是颅脑手术后最危险的并发症。多发生在术后 24～48 小时内。患者往往有意识改变,表现为意识清楚后又逐渐嗜睡、反应迟钝甚至昏迷,或者苏醒延迟。颅前窝、颅中窝手术后出血常有幕上血肿表现,或出现颞叶钩回疝征象;颅后窝手术后出血具有幕下血肿特点,常有呼吸抑制甚至枕骨大孔疝表现;脑室内术后出血可有高热、抽搐、昏迷及生命体征紊乱。患者呼吸道不畅、二氧化碳蓄积、躁动不安等引起颅内压骤然增高也可造成再次出血。因此术后应严密观察,根据病情酌情采用镇痛镇静治疗;一旦发现患者有颅内出血征象,立即及时报告医师,并做好再次手术止血的准备。

(2)癫痫发作:皮质运动区及其附近区域手术的患者,术前常规给予抗癫痫药物。术后癫痫多发生在 2～4 天脑水肿高峰期,手术中和手术当天需静脉输注抗癫痫药物,手术后第 3 天患者可进食后口服抗癫痫药。癫痫发作时吸氧,注意保护患者避免意外受伤;观察发作时表现,并详细记录。手术前有癫痫病史的患者,手术后抗癫痫治疗至少 3 个月,无癫痫发作者可逐渐减少药量,直到停止用药。

(3)脑脊液鼻漏:脑脊液漏可通过皮肤切口、鼓膜裂口(耳漏)、咽鼓管(鼻漏)发生。对经鼻蝶入路手术、颅底手术患者,术后有脑脊液鼻漏的可能。术后患者取头高位,出现脑脊液漏卧床 2～3 周,一般可自愈。密切观察漏液或引流液量、颜色,漏液不止患者取平卧位,防止气颅和低颅压综合征发生。

(4)尿崩:主要发生于鞍上手术后,如垂体腺瘤、颅咽管瘤等手术涉及下丘脑影响血管升压素分泌所致。患者出现多尿、多饮、口渴,每天尿量大于 4 000 mL,或每小时超过 250 mL,持续 1～2 小时,尿比重低于 1.005,可诊断尿崩症。在给予血管升压素(如垂体后叶素、去氨加压素)治疗时,应准确记录出入液量,根据尿量的增减和血清电解质含量调节用药剂量和补液种类。尿量增多期间,须注意补钾。

(5)面瘫:脑桥小脑角区肿瘤手术患者,患侧第Ⅴ、Ⅶ脑神经不同程度受到干扰,患者出现同侧面部麻木、鼻唇沟变浅、眼睑闭合不全,注意观察第Ⅴ、Ⅶ脑神经,甚至第Ⅸ、Ⅹ、Ⅺ(后组)脑神经症状。滴眼药水或涂眼膏保护角膜。

(6)颅内感染:颅脑复杂手术难度大,术野暴露时间长,有发生颅内感染的可能。注意观察患者体温,患者发冷、寒战,体温持续超过39 ℃,腰椎穿刺测脑脊液白细胞总数超出正常值,即可诊断。遵医嘱调整抗生素,配合腰大池引流和鞘内注射。同时记录引流液量、颜色和性状,保持引流管通畅。

### (三)用药护理

甘露醇是快速脱水剂,遵医嘱定时输注。手术后使用抗生素必须定时定量。胶质瘤手术后同步放疗、化疗,口服替莫唑胺安排在睡前,减少恶心、呕吐等药物不良反应。

### (四)心理护理

大多是良性肿瘤患者恢复快,手术6～12个月后复查CT,恶性肿瘤(胶质瘤)按照同步放化疗方案执行,接受恶性病理结果患者和家属需要时间。在整个治疗过程中要关注患者的心理变化。

### (五)健康教育

围术期健康教育按流程分几个阶段:入院、特殊检查前、手术前、住重症病房告知、保护性约束告知、手术后并发症预见与处理、腰椎穿刺注意事项、出院带药等指导。每一个阶段有具体详尽的教育内容,患者和家属配合医疗,更有利于患者的康复。

## 五、护理效果评估

(1)术前准备充分,健康教育落实到位。

(2)手术前预知主要的并发症,有完善的计划和措施。

(3)严密观察病情变化,及时发现及时处理赢得时机。

(4)围术期为发生与护理相关的并发症。

(5)患者获得精神支持,情绪稳定,自愿配合治疗。

**(于文娟)**

# 第九章

# 普外科护理

## 第一节　肝脓肿

### 一、细菌性肝脓肿患者的护理

当全身性细菌感染,特别是腹腔内感染时,细菌侵入肝脏,如果患者抵抗力弱,可发生细菌性肝脓肿。细菌可以从下列途径进入肝脏。①胆道:细菌沿着胆管上行,是引起细菌性肝脓肿的主要原因。包括胆结石、胆囊炎、胆道蛔虫、其他原因所致胆管狭窄与阻塞等。②肝动脉:体内任何部位的化脓性病变,细菌可经肝动脉进入肝脏。如败血症、化脓性骨髓炎、痈、疖等。③门静脉:已较少见,如坏疽性阑尾炎、细菌性痢疾等,细菌可经门静脉入肝。④肝开放性损伤:细菌可直接经伤口进入肝,引起感染而形成脓肿。细菌性肝脓肿的致病菌多为大肠埃希菌、金黄色葡萄球菌、厌氧链球菌等。肝脓肿可以是单个脓肿,也可以是多个小脓肿,数个小脓肿可以融合成为一个大脓肿。

#### (一)护理评估

**1.健康史**

注意询问有无胆道感染和胆道疾病,有无全身其他部位的化脓性感染特别是肠道的化脓性感染,有无肝脏外伤病史,是否有肝脓肿病史,是否进行过系统治疗。

**2.身体状况**

本病通常继发于某种感染性先驱疾病,起病急,主要症状为骤起寒战、高热、肝区疼痛和肝大。体温可高达 $39\sim40$ ℃,多表现为弛张热,伴有大汗、恶心、呕吐、食欲缺乏。肝区疼痛多为持续性钝痛或胀痛,有时可伴有右肩牵涉痛,右下胸及肝区叩击痛,增大的肝有压痛。肝前下缘比较表浅的脓肿,可有右上腹肌紧张和局部明显触痛。巨大的肝脓肿可使右季肋区呈饱满状态,甚至可见局限性隆起,局部皮肤可出现凹陷性水肿。严重时或并发胆道梗阻者,可出现黄疸。

**3.心理-社会状况**

细菌性肝脓肿起病急剧,症状重,如果治疗不彻底容易反复发作转为慢性,并且细菌性肝脓肿极易引起严重的全身性感染,导致感染性休克,患者产生焦虑。

4.辅助检查

(1)血液检查:化验检查白细胞计数及中性粒细胞增多,有时出现贫血。肝功能检查可出现不同程度的损害和低蛋白血症。

(2)X线胸腹部检查:右叶脓肿可见右膈肌升高,运动受限;肝影增大或局限性隆起;有时伴有反应性胸膜炎或胸腔积液。

(3)B超:在肝内可显示液平面,可明确其部位和大小,阳性诊断率在96%以上,为首选的检查方法。必要时可做CT检查。

(4)诊断性穿刺:抽出脓液即可证实本病。

(5)细菌培养:脓液细菌培养有助于明确致病菌,选择敏感的抗生素,并与阿米巴肝脓肿相鉴别。

5.治疗要点

(1)全身支持疗法:给予充分营养,纠正水和电解质及酸碱平衡失调,必要时少量多次输血和血浆以纠正低蛋白血症,增强机体抵抗力。

(2)抗生素治疗:应使用大剂量抗生素。由于肝脓肿的致病菌以大肠埃希菌、金黄色葡萄球菌和厌氧性细菌最为常见,在未确定病原菌之前,可首选对此类细菌有效的抗生素,然后根据细菌培养和抗生素敏感试验结果选用有效的抗生素。

(3)经皮肝穿刺脓肿置管引流术:适用于单个较大的脓肿。在B超引导下进行穿刺。

(4)手术治疗:对于较大的单个脓肿,估计有穿破可能,或已经穿破胸、腹腔;胆源性肝脓肿;位于肝左外叶脓肿,穿刺易污染腹腔;慢性肝脓肿,应施行经腹切开引流。病程长的慢性局限性厚壁脓肿,也可行肝叶切除或部分肝切除术。多发性小脓肿不宜行手术治疗,但对其中较大的脓肿,也可行切开引流。

**(二)护理诊断及合作性问题**

1.营养失调

低于机体需要量,与高代谢消耗或慢性消耗病程有关。

2.体温过高

其与感染有关。

3.急性疼痛

其与感染及脓肿内压力过高有关。

4.潜在并发症

急性腹膜炎、上消化道出血、感染性休克。

**(三)护理目标**

患者能维持适当营养,维持体温正常,疼痛减轻,无急性腹膜炎休克等并发症发生。

**(四)护理措施**

1.术前护理

(1)病情观察,配合抢救中毒性休克。

(2)高热护理:保持病室空气新鲜、通风、温湿度合适;物理降温;衣着适量,及时更换汗湿衣。

(3)维持适当营养:对于非手术治疗和术前的患者,给予高蛋白、高热量饮食,纠正水、电解质平衡失调和低蛋白血症。

(4)遵医嘱正确应用抗生素。

2.术后护理

(1)经皮肝穿刺脓肿置管引流术术后护理:术前做术区皮肤准备,协助医师进行穿刺部位的准确定位。术后向医师询问术中情况及术后有无特殊观察和护理要求。患者返回病房后,观察引流管固定是否牢固,引流液性状,引流管道是否密闭。术后第二天或数天开始进行脓腔冲洗,冲洗液选用等渗盐水(或遵医嘱加用抗生素)。冲洗时速度缓慢,压力不宜过高,估算注入液与冲出液的量。每次冲洗结束后,可遵医嘱向脓腔内注入抗生素。待到引流出或冲洗出的液体变清澈,B超检查脓腔直径<2 cm即可拔管。

(2)切开引流术术后护理:切开引流术术后护理遵循腹部手术术后护理的一般要求。除此之外,每天用生理盐水冲洗脓腔,记录引流液量<10 mL或脓腔容积<15 mL,即考虑拔除引流管,改凡士林纱布引流,致脓腔闭合。

3.健康指导

为了预防肝脓肿疾病的发生,应教育人们积极预防和治疗胆道疾病,及时处理身体其他部位的化脓性感染。告知患者应用抗生素和放置引流管的目的和注意事项,取得患者的信任和配合。术后患者应加强营养和提高抵抗力,定期复查。

(五)护理评价

患者是否能维持适当营养,体温是否正常,疼痛是否减轻,有无急性腹膜炎、上消化道出血、感染性休克等并发症发生。

## 二、阿米巴肝脓肿患者的护理

阿米巴肝脓肿是阿米巴肠病的并发症,阿米巴原虫从结肠溃疡处经门静脉血液或淋巴管侵入肝内并发脓肿,常见于肝右叶顶部,多数为单发性。原虫产生溶解酶,导致肝细胞坏死、液化组织和血液、渗液形成脓肿。

(一)护理评估

1.健康史

注意询问有无阿米巴肠病病史。

2.身体状况

阿米巴肝脓肿有着与细菌性肝脓肿相似的表现,两者的区别详见表9-1。

表 9-1 细菌性肝脓肿与阿米巴肝脓肿的鉴别

| 鉴别要点 | 细菌性肝脓肿 | 阿米巴肝脓肿 |
|---|---|---|
| 病史 | 继发于胆道感染或其他化脓性疾病 | 继发于阿米巴肠病后 |
| 症状 | 病情急骤严重,全身中毒症状明显,有寒战、高热 | 起病较缓慢,病程较长,可有高热,或不规则发热、盗汗 |
| 血液化验 | 白细胞计数及中性粒细胞可明显增加。血液细菌培养可阳性 | 白细胞计数可增加,如无继发细菌感染液细菌培养阴性。血清学阿米巴抗体检查阳性 |
| 粪便检查 | 无特殊表现 | 部分患者可找到阿米巴滋养体或结肠溃疡面(乙状结肠镜检)黏液或刮取涂片可找阿米巴滋养体或包囊 |
| 脓液 | 多为黄白色脓液,涂片和培养可发现细菌 | 大多为棕褐色脓液,无臭味,镜检有时可到阿米巴滋养体。若无混合感染,涂片和培养无细菌 |
| 诊断性治疗 | 抗阿米巴药物治疗无效 | 抗阿米巴药物治疗有好转 |
| 脓肿 | 较小,常为多发性 | 较大,多为单发,多见于肝右叶 |

3.心理-社会状况

由于病程长、忍受较重的痛苦、担忧预后或经济拮据等原因,患者常有焦虑、悲伤或恐惧反应。

4.辅助检查

基本同细菌性肝脓肿。

5.治疗要点

阿米巴肝脓肿以非手术治疗为主。应用抗阿米巴药物、加强支持疗法、纠正低蛋白和贫血等,无效者穿刺置管闭式引流或手术切开引流,多可获得良好的疗效。

**(二)护理诊断及合作性问题**

(1)营养失调:低于机体需要量,与高代谢消耗或慢性消耗病程有关。

(2)急性疼痛:与脓肿内压力过高有关。

(3)潜在并发症:合并细菌感染。

**(三)护理措施**

1.非手术疗法和术前护理

(1)加强支持疗法:给予高蛋白、高热量和高维生素饮食,必要时少量多次输新鲜血、补充丙种球蛋白,增强抵抗力。

(2)正确使用抗阿米巴药物,注意观察药物的不良反应。

2.术后护理

除继续做好非手术治疗护理外,重点做好引流的护理。宜用无菌水封瓶闭式引流,每天更换消毒瓶,接口处保持无菌,防止继发细菌感染。如继发细菌感染,需使用抗生素。

**(庄晓丽)**

# 第二节 胆 道 感 染

胆道感染是指胆囊和/或胆囊壁受到细菌的侵袭而发生炎症反应,胆汁中有细菌生长。胆道感染与胆石症互为因果关系。胆石症可引起胆道梗阻,梗阻可造成胆汁淤滞、细菌繁殖而致胆道感染;胆道反复感染又是胆石形成的致病因素和促发因素。胆道感染为常见疾病,按发病部位可分为胆囊炎和胆管炎。

## 一、胆囊炎

**(一)疾病概述**

1.概念

胆囊炎是指发生在胆囊的细菌性和/或化学性炎症。根据发病的缓急和病程的长短分为急性胆囊炎、慢性胆囊炎和慢性胆囊炎急性发作 3 类。约 95% 的急性胆囊炎患者合并胆囊结石,称为急性胆石性胆囊炎;未合并胆囊结石者称为急性非结石性胆囊炎。胆囊炎的发病率很高,仅次于阑尾炎。年龄多见于 35 岁以后,以 40～60 岁为高峰。女性发病率约为男性的 4 倍,肥胖者多于其他体型者。

2.病因

(1)急性胆囊炎:是外科常见急腹症,其发病率居于炎性急腹症的第二位,仅次于急性阑尾炎,女性居多。急性胆囊炎的病因复杂,胆囊结石和细菌感染是引发急性胆囊炎的两大重要因素,主要包括以下几点。①胆道阻塞:由于结石阻塞或嵌顿于胆囊管或胆囊颈,导致胆汁排出受阻,胆汁潴留,其中水分吸收而胆汁浓缩,胆汁中的胆汁酸刺激胆囊黏膜而引起水肿、炎症,甚至坏死。90%~95%的急性胆囊炎与胆石有关,在少数情况下,胰液从胰管和胆总管共同的腔道中反流,也可进入胆囊产生化学性刺激。结石亦可直接损伤受压部位的胆囊黏膜引起炎症。此外,胆囊颈或胆囊管腔的狭窄,或受到管外肿块的压迫也可以导致阻塞。胆管和胆囊颈结石嵌塞是引起急性胆囊炎重要的诱因。②细菌入侵:急性胆囊炎时胆囊胆汁的细菌培养阳性率可高达80%~90%,包括需氧菌与厌氧菌感染,其中大肠埃希菌最为常见。细菌多来源于胃肠道,致病菌通过胆道逆行、直接蔓延或经血液循环和淋巴途径入侵胆囊。结石压迫局部囊壁的静脉,使静脉回流受阻而淤血、出血,以致坏死而引起炎症。③化学性刺激:胆汁酸、逆流的胰液和溶血卵磷脂对细胞膜有毒性作用和损伤作用。④病毒感染:乙肝病毒可以侵犯许多组织和器官,可以在胆管上皮中复制,对胆道系统有直接的侵害作用。⑤胆囊的血流灌注量不足:如休克和动脉硬化等,可引起胆囊黏膜的局灶性坏死。⑥其他:严重创伤、烧伤后、严重过敏、长期禁食或与胆囊无关的大手术等导致的内脏神经功能紊乱时发生急性胆囊炎。

(2)慢性胆囊炎:大多继发于急性胆囊炎,是急性胆囊炎反复发作的结果。有较多的病例直接由化学刺激引起。胆囊结石或有阻塞常伴有慢性胆囊炎,这些原因不去除,浓缩胆汁长期刺激可造成慢性炎症。结石和慢性胆囊炎的关系尤为密切,约95%的慢性胆囊炎有胆石存在和反复急性发作的病史。

3.病理生理

(1)急性胆囊炎。①急性结石性胆囊炎:当结石致胆囊管梗阻时,胆汁淤积,胆囊内压力升高,胆囊肿大,黏膜充血、水肿,渗出增多;镜下可见血管扩张和炎性细胞浸润,称为急性单纯性胆囊炎。若梗阻未解除或炎症未控制,病情继续发展,病变可累及胆囊壁的全层,胆囊壁充血、水肿加重,出现瘀斑或脓苔,部分黏膜坏死脱落,甚至浆膜液有纤维素和脓性渗出物;镜下可见组织中有广泛的中性粒细胞浸润,黏膜上皮脱落,即为急性化脓性胆囊炎;还可引起胆囊积脓。若梗阻仍未解除,胆囊内压力继续升高,胆囊壁张力增高,导致血液循环障碍时,胆囊组织除上述炎性改变外,整个胆囊呈片状缺血坏死;镜下见胆囊黏膜结构消失,血管内、外充满红细胞,即为急性坏疽性胆囊炎。若胆囊炎症继续加重,积脓增多,胆囊内压力增高,在胆囊壁的缺血、坏死或溃疡处极易造成穿孔,会引起胆汁性腹膜炎,穿孔部位常在颈部和底部,如胆囊坏疽穿孔发生过程较慢,周围粘连包裹,则形成胆囊周围脓肿。②急性非结石性胆囊炎:病理过程与急性结石性胆囊炎基本相同,但急性非结石性胆囊炎更容易发生胆囊坏疽和穿孔,约75%的患者发生胆囊坏疽,15%的患者出现胆囊穿孔。

(2)慢性胆囊炎:是胆囊炎症和结石的反复刺激,胆囊壁炎性细胞浸润和纤维组织增生,胆囊壁增厚,可与周围组织粘连,甚至出现胆囊萎缩,失去收缩和浓缩胆汁的功能。可分为慢性结石性胆囊炎和慢性非结石性胆囊炎两大类,前者占本病的70%~80%,后者占20%~30%。

4.临床表现

(1)急性胆囊炎的临床表现有以下几点。

症状。①腹痛:多数患者有上腹部疼痛史,表现为右上腹阵发性绞痛,常在饱餐、进食油腻食物后或夜间发作,疼痛可放射至右肩及右肩胛下。②消化道症状:患者腹痛发作时常伴恶心、呕吐、厌食等消化道症状。③发热或中毒症状:根据胆囊炎症反应程度的不同,患者可出现不同程度的体温升高和脉搏加速。

体征。①腹部压痛:早期可有右上腹压痛或叩痛。胆囊化脓坏疽时可扪及肿大的胆囊,可有不同程度和不同范围的右上腹压痛,或右季肋部叩痛,墨菲(Murphy)征常为阳性,伴有不同程度的肌紧张,如胆囊张力大时更加明显。腹式呼吸可因疼痛而减弱,常呈吸气性抑制。②黄疸:10%～25%的患者可出现轻度黄疸,多见于胆囊炎症反复发作合并 Mirizzi 综合征的患者。

(2)慢性胆囊炎:临床症状常不典型,主要表现为上腹部饱胀不适、厌食油腻和嗳气等消化不良的症状,以及右上腹和肩背部隐痛。多数患者曾有典型的胆绞痛病史。体检可发现右上腹胆囊区压痛或不适感,Murphy 征可呈弱阳性,如胆囊肿大,右上腹肋下可触及光滑圆形肿块。在并发胆道急性感染时,可有寒战、发热等。

5.辅助检查

(1)急性胆囊炎。①实验室检查:血常规检查可见血白细胞计数和中性粒细胞比例升高;部分患者可有血清胆红素、转氨酶、碱性磷酸酶和淀粉酶升高。②影像学检查:B 超检查可显示胆囊肿大、胆囊壁增厚,大部分患者可见胆囊内有结石光团。

(2)慢性胆囊炎:B 超检查是慢性胆囊炎首选的辅助检查方法,可显示胆囊增大、胆囊壁增厚、胆囊腔缩小或萎缩,排空功能减退或消失,并可探知有无结石。此外,CT、MRI、口服胆囊造影、腹部 X 线平片等也是重要的检查手段。

6.主要处理原则

主要为手术治疗,手术时机和手术方式取决于患者的病情。

(1)非手术治疗,如下所述。

适应证:诊断明确、病情较轻的急性胆囊炎患者;老年人或伴有严重心血管疾病不能耐受手术的患者。在非手术治疗的基础上积极治疗各种并发症,待患者一般情况好转后再考虑择期手术治疗。作为手术前准备的一部分。

常用的非手术治疗措施:主要包括禁饮食和/或胃肠减压、纠正水电解质和酸碱平衡紊乱、控制感染、使用消炎利胆及解痉止痛药物、全身支持、对症处理,还可以使用中药、针刺疗法等。在非手术治疗期间,若病情加重或出现胆囊坏疽、穿孔等并发症,应及时进行手术治疗。

(2)手术治疗,如下所述。

急诊手术适应证:①发病在48～72小时以内者。②经非手术治疗无效且病情加重者。③合并胆囊穿孔、弥漫性腹膜炎、急性梗阻性化脓性胆管炎、急性坏死性胰腺炎等严重并发症者。④其余患者可根据具体情况择期手术。

手术方式。①胆囊切除术:根据病情选择开腹或腹腔镜行胆囊切除术。手术过程中遇到下列情况应同时做胆总管切开探查＋T 管引流术:患者有黄疸史;胆总管内扪及结石或术前 B 超提示肝总管、胆总管结石者;胆总管扩张,直径＞1 cm 者;胆总管内抽出脓性胆汁或有胆色素沉淀者;合并有慢性复发性胰腺炎者。②胆囊造口术:目的是减压和引流胆汁。主要用于年老体弱,合并严重心、肺、肾等内脏器官功能障碍不能耐受手术的患者,或局部炎症水肿、粘连严重导致局部解剖不清者。待病情稳定、局部炎症消退后再根据患者情况决定是否行择期手术治疗。

（二）护理评估

1.术前评估

（1）健康史及相关因素。①一般情况：患者的年龄、性别、职业、居住地及饮食习惯等。②发病的病因和诱因：腹痛的病因和诱因，腹痛发生的时间，是否与饱餐、进食油腻食物及夜间睡眠改变体位有关。③腹痛的性质：是否为突发性腹痛，疼痛的性质是绞痛、隐痛、阵发性或持续性疼痛，有无放射至右肩背部或右肩胛下等。④既往史：有无胆石症、胆囊炎、胆道蛔虫病史；有无胆道手术史；有无消化性溃疡及类似疼痛发作史；有无用药史、过敏史及腹部手术史。

（2）身体评估。①全身：患者有无寒战、发热、恶心、呕吐；有无面色苍白等贫血现象；有无黏膜和皮肤黄染等；有无体重减轻；有无意识及神经系统的其他改变等。②局部：腹痛的部位是位于右上腹还是剑突下，有无全腹疼痛；有无压痛、肌紧张及反跳痛；能否触及胆囊及胆囊肿大的程度，Murphy征是否阳性等。③辅助检查：血常规检查中白细胞计数及中性粒细胞比例是否升高；血清胆红素、转氨酶、碱性磷酸酶及淀粉酶有无升高；B超是否观察到胆囊增大或结石影；心、肺、肾等器官功能有无异常。

（3）心理-社会评估：了解患者及其家属在疾病治疗过程中的心理反应与需求、家庭及社会支持情况、心理承受程度及对治疗的期望等，引导患者正确配合疾病的治疗与护理。

2.术后评估

（1）手术中情况：了解手术的方式和手术范围，如是胆囊切除还是胆囊造口术，是开腹还是腹腔镜；术中有无行胆总管探查，术中出血量及输血、补液情况；有无留置引流管及其位置和目的。

（2）术后病情：术后生命体征及手术切口愈合情况；T管及其他引流管引流情况，包括引流液的量、颜色、性质等；对老年患者尤其要评估其呼吸及循环功能等状况。

（3）心理-社会评估：患者及其家属对术后和术后康复的认知和期望。

（三）主要护理诊断（问题）

（1）疼痛：与胆囊结石突然嵌顿、胆汁排空受阻致胆囊强烈收缩或继发胆囊感染、术后伤口疼痛有关。

（2）有体液不足的危险：与恶心、呕吐、不能进食和手术前后需要禁食有关。

（3）潜在并发症：胆囊穿孔、感染等。

（四）护理措施

1.减轻或控制疼痛

根据疼痛的程度，采取非药物或药物方法止痛。

（1）卧床休息：协助患者采取舒适体位，指导其有节律的深呼吸，达到放松和减轻疼痛的效果。

（2）合理饮食：病情较轻且决定采取非手术治疗的急性胆囊炎患者，指导其清淡饮食，忌食油腻食物；病情严重需急诊手术的患者予以禁食和胃肠减压，以减轻腹胀和腹痛。

（3）药物止痛：对诊断明确的剧烈疼痛者，可遵医嘱通过口服、注射等方式给予消炎利胆、解痉或止痛药，以缓解疼痛。

（4）控制感染：遵医嘱及时合理应用抗生素。通过控制胆囊炎症，减轻胆囊肿胀和胆囊压力，达到减轻疼痛的效果。

2.维持体液平衡

对于禁食患者，根据医嘱经静脉补充足够的热量、氨基酸、维生素、水、电解质等，以维持水、电解质及酸碱平衡。对能进食、进食量不足者,指导和鼓励其进食高蛋白、高碳水化合物、高维生素和低脂饮食,以保持良好的营养状态。

3.并发症的预防和护理

(1)加强观察:严密观察患者的生命体征变化,了解腹痛的程度、性质,发作的时间、诱因及缓解的相关因素,以及腹部体征的变化。若腹痛进行性加重,且范围扩大,出现压痛、反跳痛、肌紧张等,同时伴有寒战、高热的症状,提示胆囊穿孔或病情加重。

(2)减轻胆囊内压力:遵医嘱应用敏感抗菌药,以有效控制感染,减轻炎性渗出,达到减少胆囊内压力、预防胆囊穿孔的目的。

(3)及时处理胆囊穿孔:一旦发生胆囊穿孔,应及时报告医师,并配合做好紧急手术的准备。

**(五)护理评价**

(1)患者腹痛得到缓解,能叙述自我缓解疼痛的方法。

(2)患者在禁食期间得到相应的体液补充。

(3)患者没有发生胆囊穿孔或能及时发现和处理已发生的胆囊穿孔。

(4)疾病愈合良好,无并发症发生。

(5)患者对疾病的心理压力得到及时的调适与干预。依从性较好,并对疾病的治疗和预防有一定的了解。

## 二、急性梗阻性化脓性胆管炎

**(一)疾病概述**

1.概念

急性梗阻性化脓性胆管炎又称急性重症胆管炎,是在胆道梗阻基础上并发的急性化脓性细菌感染,急性胆管炎和急性梗阻性化脓性胆管炎是同一疾病的不同发展阶段。

2.病因

(1)胆道梗阻:最常见的原因为胆道结石性梗阻。此外,胆道蛔虫、胆管狭窄、吻合口狭窄、胆管及壶腹部肿瘤等亦可引起胆道梗阻而导致急性化脓性炎症。胆道发生梗阻时,胆盐不能进入肠道,易造成细菌移位。

(2)细菌感染:胆道内细菌多来源于胃肠道,其感染途径可经十二指肠逆行进入胆道,或小肠炎症时,细菌经门静脉系统入肝到达胆道引起感染。可以是单一菌种感染,也可是两种以上的菌种感染。以大肠埃希菌、变形杆菌、克雷伯杆菌、铜绿假单胞菌等革兰阴性杆菌多见。近年来,厌氧菌及革兰阳性杆菌在胆道感染中的比例有增高的趋势。

3.病理生理

急性梗阻性化脓性胆管炎的基本病理改变是胆管梗阻、肝实质和胆道系统胆汁淤滞及胆管内化脓性感染。胆管梗阻及随之而来的胆道感染造成梗阻以上胆管扩张、胆管壁黏膜肿胀,使梗阻进一步加重并趋向完全性;胆管内压力升高,胆管壁充血、水肿、炎性细胞浸润及溃疡形成,管腔内逐渐充满脓性胆汁或脓液,使胆管内压力继续升高,当胆管内压力超过3.9 kPa(40 cmH$_2$O)时,肝细胞停止分泌胆汁,胆管内脓性胆汁及细菌逆流,引起肝内胆管及肝细胞化脓性感染;若感染进一步加重,可使肝细胞发生大片坏死;胆小管破溃后形成胆小管与肝动脉或门静脉瘘,可在肝内形成多发性脓肿及胆道出血;大量细菌和毒素还可经肝静脉进入人体循环引起全身化脓性感染和多器官功能损害,甚至引起全身脓毒血症或感染性休克,严重者可导致多器官功能障碍综合征或多器官功能衰竭。

**4.临床表现**

多数患者有胆道疾病史,部分患者有胆道手术史。本病发病急骤,病情进展迅速,除了具有急性胆管炎的 Charcot 三联征(腹痛、寒战高热、黄疸)外,还有休克及中枢神经系统受抑制的表现,即 Reynolds 五联征。

(1)症状。①腹痛:患者常表现为突发的剑突下或右上腹持续性疼痛,可阵发性加重,并向右肩胛下及腰背部放射。腹痛及其程度可因梗阻的部位不同而有差异。肝内梗阻者疼痛较轻,肝外梗阻时症状明显。②寒战、高热:体温持续升高达 39～40 ℃ 或更高,呈弛张热。③胃肠道症状:多数患者伴恶心、呕吐、黄疸。

(2)体征。①腹部压痛或腹膜刺激征:剑突下或右上腹部可有不同程度和不同范围的压痛或腹膜刺激征,可有肝大及肝区叩痛,可扪及肿大的胆囊。②黄疸:多数患者可出现不同程度的黄疸,若仅为一侧胆管梗阻,可不出现黄疸。③神志改变:主要表现为神志淡漠、烦躁、谵妄或嗜睡、神志不清,甚至昏迷,病情严重者可在短期内出现感染性休克表现。④休克表现:呼吸急促、出冷汗、脉搏细速,可达 120 次/分以上,血压在短时间内迅速下降,可出现全身发绀或皮下瘀斑。

**5.辅助检查**

(1)实验室检查:血常规检查可见白细胞计数升高,可超过 $20×10^9/L$;中性粒细胞比例明显升高;细胞质内可出现中毒颗粒;凝血酶原时间延长;血生化检查可见肝功能损害、电解质紊乱和血尿素氮增高等;血气分析检查可提示血氧分压降低和代谢性酸中毒的表现。尿常规检查可发现蛋白及颗粒管型。寒战时做血培养,多有细菌生长。

(2)影像学检查:B超是主要的辅助检查方法。B超检查可显示肝和胆囊肿大,胆囊壁增厚。肝、内外胆管扩张及胆管内结石光团伴声影。必要时可行 CT、经内镜逆行胰胆管成像、磁共振胰胆管成像、经皮穿刺肝胆道成像等检查,以了解梗阻部位、程度、结石大小和数量等。

**6.主要处理原则**

紧急手术解除胆道梗阻并引流,尽早而有效降低胆管内压力,积极控制感染和抢救患者生命。

(1)非手术治疗:既是治疗手段又是手术前准备。在严密观察下进行,若非手术治疗期间症状不能缓解或病情进一步加重,则应紧急手术治疗。主要措施:①禁食、持续胃肠减压及解痉止痛。②抗休克治疗:建立通畅的静脉输液通道,加快补液扩容,恢复有效循环血量;及时应用肾上腺皮质激素,必要时使用血管活性药物;纠正水、电解质及酸碱平衡紊乱。③抗感染治疗:联合应用足量、有效、广谱并对肝、肾毒性小的抗菌药物。④其他:包括吸氧、降温、支持治疗等,以保护重要内脏器官功能。⑤引流:非手术方法进行胆管减压引流,如经皮肝穿刺胆道引流术、经内镜鼻胆管引流术等。

(2)手术治疗:主要目的是解除梗阻、胆道减压、挽救患者生命。手术力求简单而有效。多采用胆总管切开减压加 T 管引流术。术中注意肝内胆管是否引流通畅,以防形成多发性肝脓肿。若病情无改善,应及时手术治疗。

**(二)护理评估**

**1.术前评估**

(1)健康史及相关因素。①发病情况:是否为突然发病,有无表现为起病急、症状重、进展快的特点。②发病的病因和诱因:此次发病与饮食、活动的关系,有无肝内、外胆管结石或胆囊炎反复发作史,有无类似疼痛史等。③病情及其程度:是否表现为急性病容,有无神经精神症状,是否为短期内即出现感染性休克的表现。④既往史:有无胆道手术史;有无用药史、过敏史及腹部手术史。

(2)身体状况。①全身:患者是否在发病初期即出现畏寒发热,体温持续升高至39~40 ℃或更高;有无伴呼吸急促、出冷汗、脉搏细速及血压在短时间内迅速下降等;患者有无巩膜、皮肤黄染,以及黄染的程度;有无神志改变的表现,如神志淡漠、谵妄或嗜睡、神志不清甚至昏迷等;有无感染、中毒的表现,如全身皮肤湿冷、发绀和皮下瘀斑等。②局部:腹痛的部位、性质、程度及有无放射痛等;肝区有无压痛、叩击痛;腹膜刺激征是否为阳性;腹部有无不对称性肿大等。

(3)辅助检查:血常规检查白细胞计数升高及中性粒细胞比例是否明显升高;细胞质内是否出现中毒颗粒;尿常规检查有无异常;凝血酶原时间有无延长;血生化检查是否提示肝功能损害、电解质紊乱、代谢性酸中毒及血尿素氮增高等;血气分析检查是否提示血氧分压降低。B超及其他影像学检查是否提示肝和胆囊肿大,肝、内外胆管扩张和结石。心、肺、肾等器官功能有无异常。

(4)心理和社会支持状况:了解患者和家属对疾病的认知、家庭经济状况、心理承受程度及对治疗的期望。

2.术后评估

(1)手术中情况:了解术中胆总管探查及解除梗阻、胆道减压、胆汁引流情况;术中患者生命体征是否平稳;肝内、外胆管结石清除及引流情况;有无多发性肝脓肿及处理情况;各种引流管放置位置和目的等。

(2)术后病情:术后生命体征及手术切口愈合情况;T 管及其他引流管引流情况等。

(3)心理-社会评估:患者及其家属对术后康复的认知和期望程度。

**(三)主要护理诊断(问题)**

(1)疼痛:与胆道梗阻、胆管扩张及手术后伤口疼痛有关。

(2)体液不足:与呕吐、禁食、胃肠减压及感染性休克有关。

(3)体温过高:与胆道梗阻并继发感染有关。

(4)低效性呼吸困难:与感染中毒有关。

(5)潜在并发症:胆道出血、胆瘘、多器官功能障碍或衰竭。

**(四)护理措施**

1.减轻或控制疼痛

根据疼痛的程度,采取非药物或药物方法止痛。

(1)卧床休息:协助患者采取舒适体位,指导其有节律的深呼吸,达到放松和减轻疼痛的效果。

(2)合理饮食:病情较轻且决定采取非手术治疗的急性胆囊炎患者,指导其清淡饮食,忌食油腻食物;病情严重需急诊手术的患者,予以禁食和胃肠减压,以减轻腹胀和腹痛。

(3)解痉镇痛:诊断明确的剧烈疼痛者,可遵医嘱通过口服、注射等方式给予消炎利胆、解痉或止痛药,以缓解疼痛。

(4)控制感染:遵医嘱及时合理应用抗生素。通过控制胆囊炎症,减轻胆囊肿胀和胆囊压力,达到减轻疼痛的效果。

2.维持体液平衡

(1)加强观察:严密观察患者的生命体征和循环功能,如脉搏、血压、中心静脉压和每小时尿量等,及时准确记录出入量,为补液提供可靠依据。

(2)补液扩容:休克患者应迅速建立静脉输液通路,补液扩容,尽快恢复血容量。遵医嘱及时给予肾上腺皮质激素,必要时应用血管活性药物,以改善和保证组织器官的血流灌注及供氧。

(3)纠正水、电解质、酸碱平衡紊乱:根据病情、中心静脉压、胃肠减压及每小时尿量等情况,确定补液的种类和输液量,合理安排输液的顺序和速度,维持水、电解质及酸碱平衡。

3.降低体温

(1)物理降温:温水擦浴、冰敷等物理方法。

(2)药物降温:在物理降温的基础上,根据病情遵医嘱通过口服、注射或其他途径给予药物降温。

(3)控制感染:遵医嘱联合应用足量有效的广谱抗生素,以有效控制感染,使体温恢复正常。

4.维持有效呼吸

(1)加强观察:密切观察患者的呼吸频率、节律和深浅度;动态监测血氧饱和度的变化,定期进行动脉血气分析检查,以了解患者的呼吸功能状况。若患者呼吸急促、血氧饱和度下降、氧分压降低,提示患者呼吸功能受损。

(2)采取合适体位:协助患者卧床休息,减少耗氧量。非休克患者取半卧位,使腹肌放松、膈肌下降,有助于改善呼吸和减轻疼痛。半卧位还可促使腹腔内炎性渗出物局限于盆腔,减轻中毒症状。休克患者应取头低足高位。

(3)禁食和胃肠减压:禁食可减少消化液的分泌,减轻腹部胀痛。通过胃肠减压,可吸出胃内容物,减少胃内积气和积液,从而达到减轻腹胀、避免膈肌抬高和改善呼吸功能的效果。

(4)解痉镇痛:对诊断明确的剧烈疼痛患者,可遵医嘱给予消炎利胆、解痉或止痛药,以缓解疼痛,利于平稳呼吸,尤其是腹式呼吸。

(5)吸入氧气:根据患者呼吸的频率、节律、深浅度及血气分析情况,选择给氧的方式和确定氧气流量和浓度,如可通过鼻导管、面罩、呼吸机辅助等方法给氧,以维持患者正常的血氧饱和度及动脉血氧分压,改善缺氧症状,保证组织器官的氧气供给。

5.营养支持

(1)术前:不能进食或禁食及胃肠减压的患者,可从静脉补充能量、氨基酸、维生素、水、电解质等,以维持和改善营养状况。凝血机制障碍的患者,遵医嘱给予维生素 $K_1$ 肌内注射。

(2)术后:在患者恢复进食前或进食量不足时,仍需从胃肠外途径补充营养素;当患者恢复进食后,应鼓励患者从清淡饮食逐步转为进食高蛋白、高碳水化合物、高维生素和低脂饮食。

6.并发症的预防和护理

(1)加强观察:包括神志、生命体征、每小时尿量、腹部体征及引流液的量、颜色、性质,同时注意血常规、电解质、血气分析和心电图等检查结果的变化。若 T 管引流液呈血性,伴腹痛、发热等症状,应考虑胆道出血;若腹腔引流液呈黄绿色胆汁样,应警惕胆瘘的可能;若患者出现神志淡漠、黄疸加深、每小时尿量减少或无尿、肝和肾功能异常、血氧分压降低或代谢性酸中毒,以及凝血酶原时间延长等,提示多器官功能障碍或衰竭,应及时报告医师,并协助处理。

(2)加强腹壁切口、引流管和 T 管护理。

(3)加强支持治疗:患者发生胆瘘时,在观察并准确记录引流液的量、颜色的基础上,遵医嘱补充水、电解质及维生素,以维持水、电解质平衡;鼓励患者进食高蛋白、高碳水化合物、高维生素和低脂易消化饮食,防止因胆汁丢失影响消化吸收而造成营养障碍。

(4)维护器官功能:一旦出现多器官功能障碍或衰竭的征象,应立即与医师联系,并配合医师采取相应的急救措施。

**(五)护理评价**

(1)患者补液及时,体液代谢维持平衡。

(2)患者感染得到有效控制,体温恢复正常。

(3)患者能维持有效呼吸,没有发生低氧血症或发生后得到及时发现和纠正。

(4)患者的营养状况得到改善或维持。

(5)患者没有发生胆道出血、胆瘘及多器官功能障碍或衰竭等并发症,或发生后得到及时发现和处理。

(庄晓丽)

# 第三节 胆 石 症

胆石症是指胆道系统任何部位发生的结石,包括发生在胆囊和胆管内的结石,是胆道系统的最普遍疾病。其发病率随年龄增长而增高。在我国,胆石症的患病率为 0.9%～10.1%,平均为 5.6%,男女比例为 1:2.57。近年来,随着影像学(B 超、CT 及 MRI 等)检查的普及,在自然人群中,胆石症的发病率达 10%左右,国内尸检结果报道,胆石症的发生率为 7%。随着生活水平的提高及饮食习惯的改变,胆石症的发生率有逐年增高的趋势,我国的胆结石以胆管的胆色素结石为主逐渐转变为以胆囊的胆固醇结石为主。

## 一、胆囊结石

**(一)定义**

胆囊结石是指发生在胆囊内的结石,常与急性胆囊炎并存。胆囊结石是胆道系统的常见病、多发病。在我国,其患病率为 7%～10%,其中 70%～80%的胆囊结石为胆固醇结石,约 25%为胆色素结石。多见于女性,男女比例为 1:(2～3)。40 岁以后发病率随着年龄增长呈增高的趋势,随着年龄增长性别差异逐渐缩小,老年男女发病比例基本相等。

**(二)临床表现**

部分单发或多发的胆囊结石,在胆囊内自由存在,不易发生嵌顿,很少产生症状,被称为无症状胆囊结石。约 30%的胆囊结石患者可终身无临床症状。仅于体检或手术时发现的结石称为静止性结石。单纯性胆囊结石未合并梗阻或感染时,在早期常无临床症状,大多数是在常规体检、手术或尸体解剖中偶然发现,或仅有轻微的消化系统症状被误认为是胃病而没有及时就诊。当结石嵌顿时,则可出现明显症状和体征。

1.症状

(1)胆绞痛:为典型的首发症状,表现为突发的右上腹、阵发性剧烈绞痛。临床症状也可在几小时后自行缓解。常发生于饱餐、进食油腻食物后或睡眠时,是由于油腻饮食后胆囊素大量分泌,胆囊平滑肌痉挛,收缩功能增强,引起胆囊内压力增高;加之胆汁酸刺激胆囊黏膜,胆囊壁充血、水肿、炎性物质渗出,导致急性胆囊炎发生;或由于睡眠时体位改变,导致结石移位并嵌顿于胆囊颈部,胆汁不能通过胆囊颈和胆囊管排出,导致胆囊内压力增高,胆囊强烈收缩所致。有部分患者可以在几小时后临床症状自行缓解。如果胆囊结石嵌顿持续不缓解,胆囊继续增大、积液,甚至合并感染,从而进展为急性胆囊炎。如果治疗不及时,少部分患者可以进展为急性化脓性胆囊炎或胆囊坏疽,严重时可发生胆囊穿孔,临床后果严重。多数患者有右肩部、肩胛部或背部放射性疼痛,常伴有恶心、呕吐、厌油、腹胀等消化不良症状。

(2)消化道症状:主要表现为上腹部或右上腹部闷胀不适、饱胀、嗳气、恶心、呕吐、厌食、呃逆等非特异性的消化道症状。大多数患者仅在进食后,特别是进食油腻食物后,胃肠道症状更明显,服用治胃病药物多可缓解,易被误诊。

2.体征

(1)腹部体征:有时可在右上腹部触及肿大的胆囊。可有右上腹胆囊区压痛,若继发感染,右上腹部可有明显压痛、肌紧张或反跳痛。检查者将左手平放于患者右肋部,拇指置于右腹直肌外缘于肋弓交界处,嘱患者缓慢深吸气,使肝脏下移,若患者因拇指触及肿大的胆囊引起疼痛而突然屏气,称为 Murphy 征阳性。

(2)黄疸:胆囊结石形成 Mirizzi 综合征时黄疸明显。黄疸时常有尿色变深、粪色变浅。

## 二、胆管结石

### (一)定义

胆管结石为发生在肝内、外胆管的结石,又分为原发性和继发性胆管结石。原发于胆囊的结石迁徙到肝外胆管,称继发性胆管结石;不是来自胆囊,而是直接在肝外胆管生成的结石,称原发性胆管结石。因此,凡是不伴有胆囊结石者,可确认为原发性胆管结石。但伴有胆囊结石的胆管结石是原发性还是继发性,要具体分析。肝内胆管结石无论是否合并胆囊结石,均为原发性胆管结石。

### (二)临床表现

临床表现取决于胆道有无梗阻、感染及其程度。当结石阻塞胆道并继发感染时,典型的表现是反复发作的腹痛、寒战高热和黄疸,称为 Charcot 三联征。

1.肝外胆管结石

(1)腹痛:多为剑突下或右上腹部阵发性绞痛,或持续性疼痛、阵发性加剧,呈阵发性刀割样疼痛,疼痛常向右肩背部放射。这是由于结石下移嵌顿于胆总管下端或壶腹部,刺激胆管平滑肌,引起奥迪括约肌痉挛收缩和胆道高压所致。

(2)寒战、高热:是结石阻塞胆管并继发感染后引起的全身性中毒症状。由于胆道梗阻,胆管内压升高,感染随胆管逆行扩散,细菌和毒素通过肝窦入肝静脉进入体循环,引起菌血症或毒血症。多发生于剧烈腹痛后,体温可高达 39~40 ℃,呈弛张热,伴有寒战。

(3)黄疸:是胆管梗阻后胆红素逆流入血所致。胆管结石嵌于 Vater 壶腹部不缓解,1~2 天后即可出现黄疸。患者首先表现为尿黄,接着出现巩膜黄染,然后出现皮肤黄染伴瘙痒。黄疸的程度取决于梗阻的程度及是否继发感染。若梗阻不完全或结石有松动,则黄疸程度轻,且呈波动性;若为完全性梗阻,则黄疸呈进行性加深。若梗阻性黄疸长期未得到解决,将会导致严重的肝功能损害。部分患者结石嵌顿不重,阻塞的胆管近端扩张,胆石可漂移上浮,或小结石通过壶腹部排入十二指肠,使上述症状缓解。间歇性黄疸是肝外胆管结石的特点。

(4)消化道症状:多数患者有恶心、腹胀、嗳气、厌食油腻食物等。

2.肝内胆管结石

肝内胆管结石常与肝外胆管结石并存,其临床表现与肝外胆管结石相似。一般没有肝外胆管结石那样典型和严重。位于周围胆管的小结石平时可无症状。当胆管梗阻和感染仅发生在部分肝叶、肝段胆管时,患者可无症状或仅有轻微的肝区和患侧背部胀痛。位于Ⅱ、Ⅲ级胆管的结石,平时只有肝区不适或轻微疼痛。结石位于Ⅰ、Ⅱ级胆管或整个肝内胆管充满结石,患者会有肝区胀痛,常无胆绞痛,一般无黄疸。若一侧肝内胆管结石合并感染而未能及时治疗,并发展为胆管积脓或肝脓肿时,则出现寒战、高热、轻度黄疸,甚至休克,称为急性梗阻性化脓性胆管炎。

## 三、护理评估

### (一)一般评估

1.生命体征

胆石症患者如与细菌感染并存,可出现体温偏高,疼痛刺激可能会导致心率加快、呼吸频率加快、血压上升,应监测生命体征的变化。还要注意评估患者的神志、皮肤色泽、肢端循环、尿量等,以判断有无休克的发生。

2.患者主诉

腹痛、腹胀、恶心等不适症状,发病及诊治经过等。

3.相关记录

体重、体位、饮食、面容与表情、皮肤、出入量等。

### (二)身体评估

1.视诊

面部表情、皮肤黏膜颜色(黄疸、贫血)、体态、体位、腹部外形等。

2.触诊

(1)腹部触诊:腹壁紧张度、压痛与反跳痛、腹腔内包块。

(2)胆囊触诊:胆囊肿大、Murphy征等。

3.叩诊

胆囊叩击痛(胆囊炎的重要体征)。

4.听诊

一般无特殊。

### (三)心理-社会评估

患者在疾病治疗过程中的心理反应与需求,家庭及社会支持情况,引导患者正确配合疾病的治疗与护理。

### (四)辅助检查阳性结果评估

1.实验室检查

胆管结石血常规检查可见血白细胞计数和中性粒细胞比例明显升高;血清胆红素、转氨酶和碱性磷酸酶升高,凝血酶原时间延长。尿液检查显示尿胆红素升高,尿胆原降低甚至消失,粪便检查显示粪中尿胆原减少。

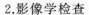

2.影像学检查

胆囊结石 B 超检查可显示胆囊内结石影;胆管结石可显示胆管内结石影,近端胆管扩张。经皮穿刺肝胆道成像、经内镜逆行胰胆管成像或磁共振胰胆管成像等检查可显示梗阻部位、程度、结石大小和数量等。

**(五)治疗效果的评估**

1.非手术治疗评估要点

生命体征平稳、疼痛缓解。

2.手术治疗评估要点

(1)患者自觉症状:有无腹痛、恶心、呕吐的情况。

(2)生命体征稳定,无腹部疼痛(术后伤口疼痛除外)。

(3)腹部及全身体征:腹部无阳性体征,肠鸣音恢复正常,皮肤无黄染及瘙痒等不适。

(4)伤口愈合情况:一期愈合。

(5)T 管引流的评估:引流液色泽正常、引流量逐渐减少。

(6)结合辅助检查:如胆道造影无结石残留或结合 B 超检查判断。

## 四、主要护理问题

**(一)疼痛**

疼痛与胆囊结石突然嵌顿、胆汁排空受阻致胆囊强烈收缩及手术后伤口疼痛有关。

**(二)体温过高**

体温过高与细菌感染致急性胆囊炎或胆管结石梗阻导致急性胆管炎有关。

**(三)知识缺乏**

知识缺乏与缺乏胆石症和腹腔镜手术相关知识、引流管及饮食保健知识有关。

**(四)有体液不足的危险**

有体液不足的危险与恶心、呕吐及感染性休克有关。

**(五)营养失调**

低于机体需要量与胆汁流动途径受阻有关。

**(六)焦虑**

焦虑与手术及不适有关。

**(七)潜在并发症**

(1)术后出血与术中结扎血管线脱落、肝断面渗血及凝血功能障碍有关。

(2)胆瘘与胆管损伤、胆总管下端梗阻、T 管引流不畅等有关。

(3)胆道感染与腹部切口及多种置管(引流管、尿管、输液管)有关。

(4)胆道梗阻与手术及引流不畅有关。

(5)水、电解质平衡紊乱与患者恶心、呕吐、体液补充不足有关。

(6)皮肤受损与胆管梗阻、胆盐沉积致皮肤黄疸、瘙痒及术后胆汁渗漏有关。

## 五、主要护理措施

**(一)减轻或控制疼痛**

根据疼痛的程度,采取非药物或药物方法止痛。

1.加强观察

观察疼痛的程度、性质;发作的时间、诱因及缓解的相关因素;与饮食、体位、睡眠的关系;腹膜刺激征及 Murphy 征是否阳性等,为进一步治疗和护理提供依据。

2.卧床休息

协助患者采取舒适体位,指导其有节律的深呼吸,达到放松和减轻疼痛的效果。

3.合理饮食

根据病情指导患者进食清淡饮食,忌食油腻食物;病情严重者予以禁食、胃肠减压,以减轻腹胀和腹痛。

4.药物止痛

对诊断明确的剧烈疼痛者,可遵医嘱通过口服、注射等方式给予消炎利胆、解痉或止痛药,以缓解疼痛。

**(二)降低体温**

根据患者的体温情况,采取物理降温和/或药物降温的方法尽快降低患者的体温。遵医嘱应用足量有效的抗菌药,以有效控制感染,恢复患者正常体温。

**(三)营养支持**

对于梗阻未解除的禁食患者,通过胃肠外途径补充足够的热量、氨基酸、维生素、水、电解质等,以维持良好的营养状态。对梗阻已解除、进食量不足者,指导和鼓励患者进食高蛋白、高碳水化合物、高维生素和低脂饮食。

**(四)皮肤护理**

1.提供相关知识

胆道结石患者常因胆道梗阻致胆汁淤滞、胆盐沉积而引起皮肤瘙痒等,应告知患者相关知识,不可用手抓挠,防止抓破皮肤。

2.保持皮肤清洁

可用温水擦洗皮肤,减轻瘙痒。瘙痒剧烈者,遵医嘱使用外用药物和/或其他药物治疗。

3.注意引流管周围皮肤的护理

若术后放置引流管,应注意其周围皮肤的护理。若引流管周围见胆汁样渗出物,应及时更换被胆汁浸湿的敷料,局部皮肤涂氧化锌软膏,防止胆汁刺激和损伤皮肤。

**(五)心理护理**

关心体贴患者,使患者保持良好情绪,减轻焦虑,使患者安心接受治疗与护理。

**(六)并发症的预防与护理**

1.出血的预防和护理

术后早期出血的原因多由于术中结扎血管线脱落、肝断面渗血及凝血功能障碍所致,应加强预防和观察。

(1)卧床休息:肝部分切除术后的患者,术后应卧床 3～5 天,以防过早活动致肝断面出血。

(2)改善和纠正凝血功能:遵医嘱予以维生素 K 110 mg 肌内注射,每天 2 次,以纠正凝血机制障碍。

(3)加强观察:术后早期若患者腹腔引流管内引流出血性液体增多,每小时 100 mL,持续 3 小时以上,或患者出现腹胀、腹围增大,伴面色苍白、脉搏细速、血压下降等表现时,提示患者可能有腹腔内出血,应立即报告医师,并配合医师进行相应的急救和护理。如经积极的保守治疗效果不佳,则应及时采用介入治疗或手术探查止血。

2.胆瘘的预防和护理

胆管损伤、胆总管下端梗阻、T管引流不畅等均可引起胆瘘。

(1)加强观察:术后患者若出现发热、腹胀、腹痛等腹膜炎的表现,或患者腹腔引流液呈黄绿色胆汁样,常提示患者发生胆瘘。应及时与医师联系,并配合进行相应处理。

(2)妥善固定引流管:无论是腹腔引流管还是 T 管,均应用缝线或胶布将其妥善固定于腹壁,避免将管道固定在床上,以防患者在翻身或活动时被牵拉而脱出,T管引流袋挂于床旁,应低于引流口平面。躁动及不合作的患者,应采取相应的防护措施,防止脱出。

(3)保持引流通畅:避免腹腔引流管或 T 管扭曲、折叠及受压,定期从引流管的近端向远端挤捏,以保持引流通畅,术后 5~7 天内,禁止加压冲洗引流管。

(4)观察引流情况:定期观察并记录引流管引出胆汁的量、颜色及性质。正常成人每天分泌胆汁的量为 800~1 200 mL,呈黄绿色,清亮、无沉渣、有一定黏性。术后 24 小时内引流量为 300~500 mL,恢复进食后,每天可有 600~700 mL,以后逐渐减少至每天 200 mL 左右。术后 1~2 天胆汁的颜色可呈淡黄色、混浊状,以后逐渐加深、清亮。若胆汁突然减少甚至无胆汁引出,提示引流管阻塞、受压、扭曲、折叠或脱出,应及时查找原因和处理;若引出胆汁量较多,常提示胆管下端梗阻,应进一步检查,并采取相应的处理措施。

3.感染的预防和护理

(1)采取合适体位:病情允许时应采取半坐或斜坡卧位,以利于引流和防止腹腔内渗液积聚于膈肌下而发生感染;平卧时引流管的远端不可高于腋中线,坐位、站立或行走时不可高于腹部手术切口,以防止引流液和/或胆汁逆流而引起感染。

(2)加强皮肤护理:每天清洁、消毒腹壁引流管口周围皮肤,并覆盖无菌纱布,保持局部干燥,防止胆汁浸润皮肤而引起炎症反应。

(3)加强引流管护理:定期更换引流袋,并严格执行无菌技术操作。

(4)保持引流通畅:避免腹腔引流管或 T 管扭曲、折叠和滑脱,以免胆汁引流不畅、胆管内压力升高而致胆汁渗漏和腹腔内感染。

**(七)T 管拔管的护理**

若 T 管引流出的胆汁色泽正常,且引流量逐渐减少,可在术后 10 天左右,试行夹管 1~2 天,夹管期间应注意观察病情,患者若无发热、腹痛、黄疸等症状,可经 T 管做胆道造影,如造影无异常发现,在持续开放 T 管 24 小时充分引流造影剂后,再次夹管 2~3 天,患者仍无不适时即可拔管。拔管后残留窦道可用凡士林纱布填塞,1~2 天可自行闭合。若胆道造影发现有结石残留,则需保留 T 管 6 周以上,再做取石或其他处理。

## 六、健康指导

(1)告诉患者手术可能放置引流管及其重要性,带 T 管出院的患者解释 T 管的重要性,告知出院后注意事项。

(2)指导饮食,告诉患者理解低脂肪饮食的意义并能够执行。

(3)避免暴饮暴食,劳逸结合,保持良好心态。

(4)不适随诊,告诉患者胆囊切除术后常有大便次数的增多,数周、数月后逐渐减少。由于胆管结石复发率高,若出现腹痛、发热、黄疸等不适时应及时来医院复诊。

### 七、护理评价

(1)疼痛得到有效控制,无疼痛的症状和体征。

(2)体温恢复正常,感染得到有效控制。

(3)水、电解质、酸碱平衡紊乱纠正。

(4)心态平稳,能配合治疗和护理。

(5)营养改善,饮食、消化功能良好。

**(庄晓丽)**

# 第四节 小 肠 破 裂

### 一、概述

小肠是消化管中最长的一段肌性管道,也是消化与吸收营养物质的重要场所。人类小肠全长3~9 m,平均5~7 m,个体差异很大。其分为十二指肠、空肠和回肠三部分,十二指肠属上消化道,空肠及其以下肠段属下消化道。

各种外力的作用所致的小肠穿孔称为小肠破裂。小肠破裂较常见,多见于交通事故、工矿事故、生活事故,如坠落、挤压、刀伤和火器伤。小肠可因穿透性与闭合性损伤造成肠管破裂或肠系膜撕裂。小肠占满整个腹部,又无骨骼保护,因此易受到损伤。由于小肠壁厚,血运丰富,故无论是穿孔修补或肠段切除吻合术,其成功率均较高,发生肠瘘的机会少。

### 二、护理评估

#### (一)健康史

了解患者腹部损伤的时间、地点及致伤源、伤情、就诊前的急救措施、受伤至就诊之间的病情变化,如果患者神志不清,应询问目击人员。

#### (二)临床表现

小肠破裂后在早期即产生明显的腹膜炎的体征,这是因为肠管破裂使肠内容物溢出至腹腔所致。症状以腹痛为主,程度轻重不同,可伴有恶心、呕吐,腹部检查肠鸣音消失,腹膜刺激征明显。

小肠损伤初期一般均有轻重不等的休克症状,休克的深度除与损伤程度有关外,主要取决于内出血的多少,表现为面色苍白、烦躁不安、脉搏细速、血压下降、皮肤发冷等。若为多发性小肠损伤或肠系膜撕裂大出血,可迅速发生休克并进行性恶化。

#### (三)辅助检查

1.实验室检查

白细胞计数升高说明腹腔炎症;血红蛋白含量取决于内出血的程度,内出血少时变化不大。

2.X线检查

行X线透视或摄片检查有无气腹与肠麻痹的征象,因为一般情况下小肠内气体很少,且损伤后伤口很快被封闭,不但膈下游离气体少见,且一部分患者早期症状隐匿。因此,阳性气腹有诊断价值,但阴性结果也不能排除小肠破裂。

3.腹部 B 超检查

对小肠及肠系膜血肿、腹水均有重要的诊断价值。

4.CT 或磁共振检查

对小肠损伤有一定诊断价值,而且可对其他脏器进行检查,有时可能发现一些未曾预料的损伤,有助于减少漏诊。

5.腹腔穿刺

有混浊的液体或胆汁色的液体说明有肠破裂,穿刺液中白细胞计数、淀粉酶含量均升高。

**(四)治疗原则**

小肠破裂一旦确诊,应立即进行手术治疗。手术方式以简单修补为主。肠管损伤严重时,则应做部分小肠切除吻合术。

**(五)心理、社会因素**

小肠损伤大多在意外情况下突然发生,加之伤口、出血及内脏脱出的视觉刺激和对预后的担忧,患者多表现为紧张、焦虑、恐惧。应了解其患病后的心理反应,对本病的认知程度和心理承受能力,家属及亲友对其支持情况、经济承受能力等。

## 三、护理问题

**(一)有体液不足的危险**

这与创伤致腹腔内出血、体液过量丢失、渗出及呕吐有关。

**(二)焦虑、恐惧**

这与意外创伤的刺激、疼痛、出血、内脏脱出的视觉刺激及担心疾病的预后等有关。

**(三)体温过高**

这与腹腔内感染毒素吸收和伤口感染等因素有关。

**(四)疼痛**

这与小肠破裂或手术有关。

**(五)潜在并发症**

腹腔感染、肠瘘、失血性休克。

**(六)营养失调,低于机体需要量**

这与消化道的吸收面积减少有关。

## 四、护理目标

(1)患者体液平衡得到维持,生命体征稳定。

(2)患者情绪稳定,焦虑或恐惧减轻,主动配合医护工作。

(3)患者体温维持正常。

(4)患者主诉疼痛有所缓解。

(5)护士密切观察病情变化,如发现异常,及时报告医师,并配合处理。

(6)患者体重不下降。

## 五、护理措施

### (一)一般护理

1.伤口处理

开放性腹部损伤者,应妥善处理伤口,及时止血和包扎固定。若有肠管脱出,可用消毒或清洁器皿覆盖保护后再包扎,以免肠管受压、缺血而坏死。

2.病情观察

密切观察生命体征的变化,每15分钟测定脉搏、呼吸、血压1次。重视患者的主诉,若主诉心慌、脉快、出冷汗等,及时报告医师。不注射止痛药(诊断明确者除外),以免掩盖伤情。不随意搬动伤者,以免加重病情。

3.腹部检查

每30分钟检查1次腹部体征,注意腹膜刺激征的程度和范围变化。

4.禁食和灌肠

禁食和灌肠可避免肠内容物进一步溢出,造成腹腔感染或加重病情。

5.补充液体和营养

注意纠正水、电解质及酸碱平衡失调,保证输液通畅。对伴有休克或重症腹膜炎的患者可进行中心静脉补液,这不仅可以保证及时大量的液体输入,而且有利于中心静脉压的监测。根据患者具体情况,适量补给全血、血浆或人血清蛋白,尽可能补给足够的热量、蛋白质、氨基酸及维生素等。

### (二)心理护理

关心患者,加强交流,讲解相关病情、治疗方式及预后,使患者了解自己的病情,消除患者的焦虑和恐惧,保持良好的心理状态,并与其一起制定合适的应对机制,鼓励患者,增加治疗的信心。

### (三)术后护理

1.妥善安置患者

麻醉清醒后取半卧位,有利于腹腔炎症的局限,改善呼吸状态。了解手术的过程,查看手术的部位,对引流管、输液管、胃管及氧气管等进行妥善固定,做好护理记录。

2.监测病情

观察患者血压、脉搏、呼吸、体温的变化。注意腹部体征的变化。适当应用止痛药,减轻患者的不适。若切口疼痛明显,应检查切口,排除感染。

3.引流管的护理

腹腔引流管保持通畅,准确记录引流液的性状及量。腹腔引流液应为少量血性液,若为绿色或褐色渣样物,应警惕腹腔内感染或肠瘘的发生。

4.饮食

继续禁食、胃肠减压,待肠功能逐渐恢复、肛门排气后,方可拔除胃肠减压管。拔除胃管当天可进清流质饮食,第2天进流质饮食,第3天进半流质饮食,逐渐过渡到普食。

5.营养支持

维持水、电解质和酸碱平衡,增加营养。维生素主要是在小肠被吸收,小肠部分切除后,要及时补充维生素C、维生素D、维生素K和复合维生素B等维生素,以及钙、镁等微量元素,可经静脉注射、肌内注射或口服进行补充,预防贫血,促进伤口愈合。

**(四)健康教育**

(1)注意饮食卫生,避免暴饮暴食,进食易消化食物,少食刺激性食物,避免腹部受凉和饭后剧烈活动,保持排便通畅。

(2)注意适当休息,加强锻炼,增加营养,特别是回肠切除的患者,要长期、定时补充维生素 $B_{12}$ 等营养素。

(3)定期门诊随访。若有腹痛、腹胀、停止排便及伤口红、肿、热、痛等不适,应及时就诊。

(4)加强社会宣传,增进劳动保护、安全生产、安全行车、遵守交通规则等知识,避免损伤等意外的发生。

(5)普及各种急救知识,在发生意外损伤时,能进行简单的自救或急救。

(6)无论腹部损伤的轻重,都应经专业医务人员检查,以免贻误诊治。

(庄晓丽)

# 第十章

# 骨 科 护 理

## 第一节　颈椎间盘突出症

### 一、概述

颈椎间盘突出症(LDH)是指颈椎间盘的髓核和相应破裂的纤维环突向椎管内,而引起的颈髓后神经根受压的一系列临床表现,致压物是单纯的椎间盘组织。它与颈椎病属于不同病理变化的颈椎疾病。颈椎间盘突出症临床上并不少见,是较为常见的脊柱疾病之一,发病率仅次于腰椎间盘突出。严重时可发生高位截瘫危及生命。

颈椎间盘突出临床多见于 20~40 岁的青壮年,约占患者人数的 80%。有一定的职业倾向性例如长期保持固定姿势的人群:办公室职员、教师、手术室护士、长期观看显微镜者、油漆工等较易发生。颈椎间盘突出男性明显多于女性,农村多于城市。女性多发于孕产后,往往是突然发生的腰痛异常剧烈,活动有障碍。另外长期生活、工作在潮湿及寒冷环境中的人也较易发生。

### 二、分类

#### (一)根据病程分类

1.急性颈椎间盘突出症

有明确的外伤史,伤前无临床症状,伤后出现。影像学检查证实有椎间盘破裂或突出而无颈椎骨折或脱位,并有相应临床表现。

2.慢性颈椎间盘突出症

无明显诱因缓慢发病或因为颈部姿势长期处于非生理位置,如长期持续低头工作者,不良嗜睡姿势者或强迫性屈曲头颈者等。

#### (二)根据症状分类

1.神经根型

颈神经受累所致。

2.脊髓型

脊髓型是椎间盘突出压迫脊髓引起的一系列症状,临床此类型多见。

3.混合型

同时表现以上两种症状。

**(三)根据颈椎间盘向椎管内突出的位置不同分类**

1.侧方突出型

突出部位在后纵韧带的外侧,钩椎关节的内侧。该处是颈脊神经经过的地方,因此突出的椎间盘可压迫脊神经根而产生根性症状。

2.旁中央突出型

突出部位偏向一侧而在脊髓与脊神经之间,因此可以同时压迫二者而产生单侧脊髓及神经根症状。

3.中央突出型

突出部位在椎管中央,因此可压迫脊髓双侧腹面而产生双侧症状。

## 三、病因机制

椎间盘是人体各组织中最早最易随年龄发生退行性改变的组织,椎间盘的退变多开始于20岁以后,随着年龄的增长退变程度不断加重,以 $C_5 \sim C_6$ 的退变最常见,其次是 $C_6 \sim C_7$,两者占颈椎间盘突出症的90%。颈椎间盘突出症常由颈部创伤、退行性变等因素导致。致伤原因主要是突然遭受到意外力量作用或颈椎突然快速屈伸旋转运动,使髓核突破纤维环,造成脊髓或神经根受压,出现急性发病,多见于交通事故或体育运动。临床还有部分患者呈慢性发病。

## 四、临床表现

颈椎间盘前部较高较厚,正常髓核位置偏后,且纤维环后方薄弱,故髓核容易向后方突出或脱出,而椎间盘的后方有脊髓、神经根等重要结构,因此突出的髓核容易刺激或压迫脊髓或神经根,产生临床症状。

**(一)症状**

症状呈现多样性:颈部不适、疼痛,并肩部酸痛、疲劳。单侧上肢及手部放射性疼痛、麻木、无力。双侧手麻木无力,跨步无力,步态不稳,腿有打软踩棉花感,容易跌倒,病重者可出现瘫痪等。

**(二)一般体征**

当椎间盘突出压迫颈神经根时,颈部可出现颈肌痉挛,颈发僵,生理前凸减小或消失,部分节段棘突有压痛,上肢可查出受压神经根分布区的痛觉过敏或麻木,肌肉力量减弱,肌萎缩,肌腱反射减退或消失。压迫脊髓时可表现为四肢肌张力增高,腹壁反射、提睾反射减退或消失,病理反射多呈阳性。当脊髓半侧受压时可出现典型 Brown-Sequard 征(即末梢性麻痹、与病变脊髓分节相应的皮肤区域感觉消失)。

**(三)特殊体检**

1.颈椎间孔挤压试验

颈椎间孔挤压试验为患者取坐位,头颈后仰并向侧方旋转,检查者立于背后,用双手按压患者额头顶部,出现上肢放射痛或麻木者为阳性。对症状轻者可采用头顶叩击法检查。

2.神经根牵拉试验

神经根牵拉试验为患者端坐,检查者一手轻推患侧头颈部,另一手握住患侧腕部,对抗牵拉,可诱发上肢放射痛或麻木。

## 五、治疗

对颈椎间盘突出症诊断明确;对保守治疗无效、顽固性疼痛、神经根或脊髓压迫症状严重者应采取手术治疗。

**(一)前路椎间盘切除融合**

适用于中央型和旁中央型椎间盘突出症患者,对原有退变者应同时去除增生的骨赘,以免残留可能的致压物。

**(二)后路椎间盘切除术**

适用于侧方型颈椎间盘突出症或多节段受累、伴椎管狭窄或后纵韧带骨化者。单纯的椎间盘突出可采用半椎板及部分关节突切除术,通过减压孔摘除压迫神经根的椎间盘组织。若伴有椎管狭窄或后纵韧带骨化则可采用全椎板减压术。

**(三)经皮椎间盘切除术**

具有创伤小,出血少等优点,国内尚未广泛开展。

**(四)经皮激光椎间盘减压术**

首先用于治疗腰椎间盘突出症,近年来国内外学者将其用于颈椎间盘突出症的治疗。

**(五)融核术**

年轻患者,经非手术治疗数周无效则可选用此法。虽有不少学者报道该法疗效不亚于外科手术治疗,但诸多因素限制其广泛应用:①该法采用颈前路穿刺途径,而颈前方解剖结构密集,如血管神经束、气管食管束等,增加了穿刺的难度和危险性;②使用木瓜凝乳蛋白酶有损伤脊髓的潜在危险性。

## 六、护理

**(一)术前护理**

1.术前健康宣教

为保证患者术前训练质量和有一个良好的状态,积极配合治疗并安全渡过围术期,减少术后并发症,护理人员须做好患者的术前健康教育,以配合手术治疗的顺利开展,内容应包括以下几点。

(1)首先护理人员要有一个认真的工作态度、良好的精神面貌和熟练的操作技术;在对待患者及家属时要热情和蔼,以取得他们的信任。

(2)对术前准备的具体内容、术后需要进行监测的设备、管道及术后可能出现的一些状况,例如切口疼痛、渗血,以及因麻醉、插管造成的咽喉部疼痛、痰多、痰中带血,恶心、呕吐等情况仔细向患者和家属进行交代,消除因未知带来的恐惧、不安情绪,使在精神上、心理上都有所准备,以良好的心态迎接手术。

(3)护士应在医护观点一致的前提下进行健康教育。在进行术前健康教育时,不可将该手治疗效果绝对化,避免引起患者的误解,成为引发医疗纠纷的隐患。另外患者也经常通过护理人员来了解手术医师的情况,患者非常注重主刀医师的技术与经验,担心人为因素增加手术的危险性。提示在进行术前健康教育时,可将同病种术后效果好的患者介绍给术前患者,让其现身说法,增加患者对术者的信赖。

2.心理护理

颈椎手术部位特殊,靠近脊髓,危险性大,患者对手术抱有恐惧心理,顾虑大,思想负担重。因此满足其心理需求是必要的,要通过细心观察,与患者及时沟通,缓解心理压力。

3.指导训练

术前训练项目较为重要且不易掌握动作要领,医护人员要在训练中给予指导,并对训练效果给予评价,以减少患者自行训练所致效果偏差而影响手术。

(1)气管食管推移训练:主要用于颈前路手术。要求在术前3~5天即开始进行。方法是:患者自己或护理人员用手的2~4指插入一侧颈部的内脏鞘与血管鞘间隙,持续向对侧牵拉;或用大拇指推移,循序渐进,开始时每次持续1~2分钟,逐渐增加至15~30分钟,每天2~3次。要求每次推拉气管过中线,以适应手术时对气管的牵拉,减轻不适感,注意要保护皮肤,勿损伤。

(2)有效咳嗽排痰训练。方法是:嘱患者先缓慢吸气,同时上身向前倾,咳嗽时将腹壁内收,一次吸气连续咳三声,停止咳嗽将余气尽量呼出,再缓慢吸气,或平静呼吸片刻后,再次进行咳嗽练习。时间一般控制在5分钟以内,避免餐后、饮水后进行,以免引起恶心。患者无力咳痰时,可用右手示指和中指按压气管,以刺激咳嗽,或用双手压迫患者上腹部或下腹部,增加膈肌反弹力,帮助患者咳嗽咳痰。同时要向患者解释通过有效咳嗽可预防肺部感染,并告知患者术后咳嗽可能会有些不舒服或疼痛,但不影响伤口愈合。对于接受能力较弱的老年患者和儿童,可通过指导其进行吹气球的练习方法来达到增加肺活量的目的。具体方法:准备一些普通气球,练习时每次将气球吹得尽可能大,然后放松5~10秒,重复以上动作,每次10~15分钟,每天3次。

(3)体位训练:颈椎前路手术时患者的体位是仰卧时颈部稍稍地过伸,因此术前患者需要练习去枕平卧或颈部稍稍地处于过伸仰卧位,以坚持2~3小时为宜,以免术中长期处于这一固定体位而产生不适感;俯卧位的练习,主要用于颈后路手术患者,患者俯卧在床上,胸部用高枕头或叠好的被子垫高20~30 cm,额部垫一硬的东西例如书本等,以保持颈部屈曲的姿势,坚持时间应超过手术所需的时间,一般以能坚持3~4小时为宜。

(4)床上大小便及肢体功能锻炼:强调其对手术及术后康复的积极意义,使患者在术前两日学会床上解大小便;教会患者术后如何在床上进行四肢的主动活动;讲解轴线翻身的配合要点和重要性。

4.感染的预防

住院患者要保持口腔清洁,经常用含漱液含漱;有吸烟习惯的患者应在入院时即劝其停止吸烟,以减少呼吸道的刺激及分泌物,对痰多黏稠者应给予雾化吸入,或使用祛痰药。指导患者训练深呼吸运动,可增加肺通气量,也有利于排痰,避免发生坠积性肺炎。

5.手术前日准备

(1)药敏试验:包括抗生素试验、碘过敏试验(手术中拟行造影者)。如过敏试验呈阳性者,及时通知医师,并做好标记。

(2)交叉配血:及时抽取血标本,送血库,做好血型鉴定和交叉配血试验。

(3)皮肤准备:按照手术要求常规备皮,范围分别为颈椎前路(包括下颌部、颈部、上胸部)、颈椎后路(要理光头,包括颈项部、肩胛区);若需要取自体移植,供骨区(多为髂骨区)同时准备。另外,还要修剪指甲、沐浴、更换清洁衣裤。

（4）选配颈托：为达到充分减压的目的术中需切除椎间盘组织及部分椎体骨质，并进行植骨，颈椎稳定性受到一定影响，因此术后需佩戴颈托进行保护。目前多采用前后两片式颈托，松紧可自由调节，根据患者个体选择不同的型号，术前试戴一段时间，达到既能控制颈部活动，又无特别不适为宜。让患者立、卧位试戴均合适，便于术后佩戴，预防术后并发症，因此要求护士应详细讲解颈托的佩戴、脱取、使用、保养等方法，并要求患者及家属能正确复述且能在护士指导下正确操作。佩戴颈托松紧适宜，维持颈椎的生理曲度，过松影响制动效果，过紧颈托边缘易压伤枕骨处皮肤，并影响呼吸；颈托勿直接与患者皮肤接触，因其材料为优质泡沫，吸汗性能差，故颈托内应垫棉质软衬垫，有利于汗液吸收，每天更换内衬垫 1～2 次，确保颈部舒适、清洁；佩戴期间，保持颈托清洁，必要时用软刷蘸洗洁精清洗干净，毛巾擦干，置阴凉处晾干；加强颈部皮肤护理，向患者及家属详细讲解佩戴颈托期间皮肤护理的重要性，指导、协助并教会家属定时检查颈托边缘及枕部皮肤情况，并定时按摩。

（5）胃肠道准备：术前一天以半流质或流质为佳，对于择期手术患者、大便功能障碍导致便秘及排便困难的患者，为了防止麻醉后肛门松弛，不能控制粪便的排出，增加污染的机会或避免术后腹胀及术后排便的痛苦，易在术前晚及术日晨用 0.1%～0.2% 的肥皂水各清洁灌肠一次。

6.手术当日的护理

（1）观察：夜班护士要观察患者的情绪，精神状况、生命体征、禁食禁饮情况；若患者体温突然升高、女性患者月经来潮及其他异常情况要及时与医师联系，择期手术的患者应推迟手术日期。

（2）饮食：术日晨患者禁食禁水，术前禁食 12 小时以上，禁饮 4～6 小时，防止麻醉或手术过程中呕吐而致窒息或吸入性肺炎。但抗结核药、降糖药、降血压药应根据情况服用。

（3）用物准备：准备好带往手术室的各种用物，包括颈托、术中用药、影像学资料、病历等并全面检查术前各项准备工作是否完善，应确认所有术前医嘱、操作及医疗文书均已完成。

（4）着装准备：要求患者仅穿病员服，里面不穿任何内衣。告知患者不要化妆、涂口红、指甲油，以免影响术中对皮肤颜色的观察。请患者取下佩戴的饰物、义齿、手表、隐形眼镜等，贵重物品交由家属保管。

（5）交接患者：向接病员的手术室工作人员交点术中用物、病历等，扶患者上平车，转运期间把患者的安全放在首位。并仔细核对确认患者为拟行手术的患者。

（6）病床准备：患者进入手术室后，病床更换清洁床单、被套等物，准备输液架、氧气装置、吸引器、气管切开包、监护仪、两个沙袋及其他必需用物。

**（二）术后护理**

1.体位

患者术后返回病房，搬运时至少有 3 人参与，当班护士应协助将患者抬上病床，手术医师负责头颈部，搬运时必须保持脊柱水平位，头颈部置于自然中立位，局部不弯曲，不扭转，动作轻稳，步调一致，尽量减少震动，注意保护伤口，如有引流管、输液管要防止牵拉脱出。因术后均戴有颈托，将患者放置适当体位后，需摘下颈托，头颈部两侧各放一沙袋以固定并制动，局部制动不仅可减少出血，还可以防止植骨块或内固定的移位。交接输血、输液及引流管情况。

2.密切观察病情变化

术后进行心电监护，术后 6 小时内监测血压、脉搏、呼吸、血氧饱和度每 15～30 分钟 1 次，病情平稳后改为1~2小时1次。因手术过程中刺激脊髓导致脊髓、神经根水肿,可造成呼吸肌麻痹;牵拉气管、食管、喉上、喉返神经可出现呼吸道分泌物增多、声嘶、呛咳、吞咽和呼吸困难等异常情况,应重点观察呼吸的频率、节律、深浅、面色的变化、四肢皮肤感觉、运动和肌力情况。低流量给氧12~24小时。用醋酸地塞米松、硫酸庆大霉素或盐酸氨溴索加入生理盐水行超声雾化每天2~3次。鼓励患者咳嗽,促进排痰,必要时使用吸痰器,保持呼吸道通畅。如出现憋气、呼吸表浅、口唇及四肢末梢发绀,血氧饱和度降低,应立即报告医师并协助处理。

3.观察伤口敷料情况有无渗出

如有渗出及时更换潮湿的敷料,并观察渗出液的量和色;妥善固定引流管并保持通畅,一般术后24~48小时,引流量少于50 mL,且色淡即可拔管。并注意观察有无脑脊液漏。

4.皮肤护理

避免皮肤长时间受压,注意保持床单位清洁、平整,协助翻身、拍背每2小时1次。更换体位时脊柱保持中立位,防止颈部过屈、过伸及旋转。

5.预防肺部、泌尿系统感染

卧床期间给予口腔护理每天2次,术后第2天即可嘱患者做深呼吸及扩胸运动。每天1:5 000呋喃西林或生理盐水500 mL密闭式冲洗膀胱2次,会阴擦洗2次,每天更换尿袋,定时放尿,并嘱其多饮水,每天不少于2 500 mL。

6.活动护理

下床时先坐起,逐渐移至床边,双足垂于床下,适应片刻,无头晕、眼花等感觉时,再站立行走,防止因长时间卧床后突然站立导致直立性低血压而摔倒。

7.加强锻炼

术后第一天协助患者做肢体抬高、关节被动活动及肌肉按摩等,第二天嘱患者练习握拳、抬臂,伸、曲髋、膝、肘各关节,每天2~3次,每天15~30分钟,循序渐进,以患者不疲劳为主。

(三)出院指导

(1)嘱患者术后3个月内继续佩戴颈托保护颈部,避免颈部屈伸和旋转运动。

(2)术后继续佩戴颈托3个月,保持颈托清洁,松紧适中,内垫小毛巾或软布确保舒适,防止皮肤压伤;始终保持颈部置中立位,平视前方,卧位时去枕平卧或仅垫小薄枕,保持颈椎正常曲度;禁止做低头、仰头、旋转动作;避免长时间看电视、电脑、看书报、防颈部过度疲劳;避免用高枕,保持颈部功能位,有利于康复,特殊情况遵医嘱。

(3)继续加强功能锻炼,保持正常肌力,加大关节活动度。持之以恒,促进颈部肌肉血液循环,防止颈背肌失用性萎缩。

(4)术后3个月门诊复查随访。若颈部出现剧烈疼痛或吞咽困难,有梗塞感,应及时来院复查,可能为植骨块、内固定松动、移位、脱落。

(5)6个月后可恢复工作,工作中注意不能长时间持续屈颈,保持颈椎正常曲度防复发;术后3个月内禁抬重物。

(6)营养神经药物应用1~3个月。

(孔凡梅)

# 第二节　颈椎管狭窄症

## 一、概述

颈椎管狭窄症是指组成颈椎椎管的诸解剖结构因先天性或继发性因素引起一个或多个平面管腔狭窄,而导致脊髓或神经根受压并出现一系列的临床症状。其发病率仅次于腰椎管狭窄症。颈椎管狭窄症多见于40岁以上的中老年人,起病隐匿,发展较缓慢,很多在创伤后出现症状,以下颈椎为好发部位,$C_4 \sim C_6$ 最多见。本病常与颈椎病并存。

## 二、病因和分类

颈椎管狭窄症包括先天性椎管狭窄和继发性椎管狭窄两类,根据病因将颈椎管狭窄症分为4类。

### (一)发育性颈椎管狭窄症

发育性颈椎管狭窄症是指个体在发育过程中,椎弓发育障碍,颈椎椎管矢状径较正常发育狭小,致使椎管内容积缩小,而致脊髓或神经根受到刺激或压迫,并出现一系列的临床症状。发育性颈椎管狭窄具有家族遗传倾向,其确切病因尚不清楚。

早期或未受到外伤时,可不出现症状,但随着脊柱的退变或者在某些继发性因素作用下,例如头颈部的外伤、椎节不稳、骨刺形成、髓核突出或脱出、黄韧带肥厚等均可使椎管进一步狭窄,导致脊髓受压的一系列临床表现。矢状径越小,症状越重。

### (二)退变性颈椎管狭窄症

退变性颈椎管狭窄症是最常见的一种类型。退变发生的时间和程度与个体差异、职业、劳动强度、创伤等因素有关。颈椎活动较多,且活动范围大,因此中年以后容易发生颈椎劳损。此时如遭遇外伤,很容易破坏椎管内的骨性或纤维结构,迅速出现颈脊髓受压的表现,退行变的椎间盘更易受损而发生破裂。

### (三)医源性颈椎管狭窄症

医源性颈椎管狭窄症主要由于手术所引起,在临床上有增多的趋势。其主要原因:①椎板切除过多或范围过大,未行融合固定,导致颈椎不稳,引起继发性创伤和纤维结构增生性改变;②手术创伤或出血,形成瘢痕组织与硬脊膜粘连,缩小了椎管容积,造成脊髓压迫;③颈椎前路减压植骨后,骨块突入椎管,使椎管容积迅速减小或直接压迫脊髓;颈后路手术后植骨块更易突入椎管内形成新的压迫源;④椎管成型失败,如椎管成形术时铰链处断裂,使回植的椎板对脊髓造成压迫。

### (四)其他病变

如颈椎病、颈椎间盘突出症、颈椎后纵韧带骨化症、颈椎肿瘤和结核等因素,造成椎管容积的减小,可出现椎管狭窄的表现。

### 三、临床表现

**(一)感觉障碍**

出现较早,并比较明显,表现为四肢麻木、疼痛或过敏。大多数患者上肢为始发症状,临床亦可见一侧肢体先出现症状者。另外也有患者主诉胸部束带感,严重者可出现呼吸困难。感觉障碍出现后,一般持续时间较长,可有阵发性加剧。

**(二)运动障碍**

大多在感觉障碍后出现,表现为锥体束征,四肢无力,活动不便,僵硬,多数先有下肢无力,行走有踩棉花感,重者站立不稳,步态蹒跚,严重者可出现四肢瘫痪。

**(三)大小便功能障碍**

一般出现较晚,早期以尿频、尿急、便秘多见,晚期出现尿潴留、大小便失禁。

**(四)其他表现**

1.自主神经症状

约35%的患者可出现,以胃肠和心血管症状居多,包括心慌、失眠、头晕、耳鸣等,严重者可出现 Horner 征。

2.局部症状

患者颈部可有疼痛、僵硬感,颈部常保持自然仰伸位,惧怕后仰。因颈椎伸屈位椎管容积有相应变化,多数患者可前屈。椎节后缘有骨刺形成者,亦惧前屈。

### 四、护理

颈椎手术风险较大,术中术后可能发生各种意外,并且患者常因担心手术风险及效果而有很大心理压力。因此,护士应在充分评估患者的基础上,术前给予最佳的照顾和指导,提高手术耐受力,确保患者以最佳的身心状态接受手术;并在术后给予妥善的护理,预防和减少术后并发症,促进早日康复。所以,重视并加强围术期护理对颈椎手术成功的实施极为重要。

**(一)术前护理**

1.术前健康宣教

为使患者能有一个良好的状态,积极配合治疗并安全渡过围术期,护理人员须做好患者的术前健康教育,以配合手术治疗的顺利开展,内容应包括以下几点。

(1)首先护理人员要有一个认真的工作态度、良好的精神面貌和熟练的操作技术;在对待患者及家属时要热情和蔼,以取得他们的信任。

(2)对术前准备的具体内容、术后需要进行监测的设备、管道及术后可能出现的一些状况,例如切口疼痛、渗血,以及因麻醉、插管造成的咽喉部疼痛、痰多、痰中带血,恶心、呕吐等情况仔细向患者和家属进行交代,消除因未知带来的恐惧、不安情绪,使在精神上、心理上都有所准备。

(3)护士应在医护观点一致的前提下进行健康教育。在进行术前健康教育时,不可将该手术的治疗效果绝对化,避免引起患者的误解,成为引发医疗纠纷的隐患。另外患者也经常通过护理人员来了解手术医师的情况,他们非常注重主刀医师的技术与经验,担心人为因素增加手术的危险性。提示在进行术前健康教育时,可将同病种术后效果好的患者介绍给术前患者,让其现身说法,增加患者对术者的信赖。

(4)心理护理:颈椎手术部位特殊,靠近脊髓,危险性大,患者顾虑大,思想负担重,对手术抱有恐惧心理。因此要通过细心观察,与患者及时沟通,缓解心理压力。

2.指导训练

(1)气管食管推移训练:主要用于颈前路手术,要求术前 3～5 天即开始进行。方法:患者自己或护理人员用手的 2～4 指插入一侧颈部的内脏鞘与血管鞘间隙,持续向对侧牵拉;或用手大拇指推移,循序渐进,开始时每次持续 1～2 分钟,逐渐增加至 15～30 分钟,要求每次推拉气管过中线,以适应手术时对气管的牵拉,减轻不适感,注意要保护皮肤,勿损伤。

(2)有效咳嗽排痰训练。方法:嘱患者先缓慢吸气,同时上身向前倾,咳嗽时将腹壁内收,一次吸气连续咳三声,停止咳嗽将余气尽量呼出,再缓慢吸气,或平静呼吸片刻后,再次咳嗽练习。时间一般控制在5 分钟以内,避免餐后、饮水后进行,以免引起恶心。患者无力咳痰时,可用右手示指和中指按压气管,以刺激咳嗽,或用双手压迫患者上腹部或下腹部,增加膈肌反弹力,帮助患者咳嗽咳痰。同时要向患者解释通过有效咳嗽可预防肺部感染,并告知患者术后咳嗽可能会有些不舒服或疼痛,但不影响伤口愈合。

对于接受能力较弱的老年患者和儿童,可通过指导其进行吹气球的练习方法来达到增加肺活量的目的。具体方法:准备一些普通气球,练习时每次将气球吹得尽可能大,然后放松 5～10 秒,重复以上动作,每次 10～15 分钟,每天 3 次。

(3)体位训练:颈椎前路手术时患者的体位是仰卧时颈部稍稍地过伸,因此术前患者需要练习去枕平卧或颈部稍稍地处于过伸仰卧位,以坚持 2～3 小时为宜,以免术中长期处于这一固定体位而产生不适感;俯卧位的练习,主要用于颈后路手术患者,患者俯卧在床上,胸部用高枕头或叠好的被子垫高 20～30 cm,额部垫一硬的东西例如书本等,以保持颈部屈曲的姿势,坚持时间应超过手术所需的时间,一般以能坚持 3～4 小时为宜;另外还有床上大小便训练等。必须反复向患者强调术前训练的重要性,并准确的教会患者和家属训练的方法、内容、要求和目标。

3.感染的预防

住院患者要保持口腔清洁,经常用含漱液含漱;有吸烟习惯的患者应在入院时即劝其停止吸烟,以减少呼吸道的刺激及分泌物,对痰多黏稠者应给予雾化吸入,或使用祛痰药。指导患者训练深呼吸运动,可增加肺通气量,也有利于排痰,避免发生坠积性肺炎。

4.手术前日准备

(1)药敏试验:包括抗生素试验、碘过敏试验(手术中拟行造影者)。如过敏试验呈阳性者,及时通知医师,并做好标记。

(2)交叉配血:及时抽取血标本,送血库,做好血型鉴定和交叉配血试验。

(3)皮肤准备:按照手术要求常规备皮,范围分别为颈椎前路(包括下颌部、颈部、上胸部)、颈椎后路(要理光头,包括颈项部、肩胛区);若需要取自体移植,供骨区(多为髂骨区)同时准备。另外,还要修剪指甲、沐浴、更换清洁衣裤。

(4)选配颈托:为达到充分减压的目的术中需切除椎间盘组织及部分椎体骨质,并进行植骨,颈椎稳定性受到一定影响,因此术后需佩戴颈托进行保护。目前多采用前后两片式颈托,松紧可自由调节,根据患者个体选择不同的型号,术前试戴一段时间,达到既能控制颈部活动,又无特别不适为宜。让患者立、卧位试戴均合适,便于术后佩戴,预防术后并发症,因此要求护士应详细讲解颈托的佩戴、脱取、使用、保养等方法,并要求患者及家属能正确复述且能在护士指导下正确操作。佩戴颈托松紧适宜,维持颈椎的生理曲度,过松会影响制动效果,过紧颈托边缘易压伤枕骨处皮肤,并影响呼吸;颈托勿直接与患者皮肤接触,因其材料为优质泡沫,吸汗性能差,故颈托内应垫棉质软衬垫,有利于汗液吸收,每天更换内衬垫1～2次,确保颈部舒适、清洁;佩戴期间,保持颈托清洁,必要时用软刷蘸洗洁精清洗干净,毛巾擦干,置阴凉处晾干;加强颈部皮肤护理,向患者及家属详细讲解佩戴颈托期间皮肤护理的重要性,指导、协助并教会家属定时检查颈托边缘及枕部皮肤情况,并定时按摩。

(5)胃肠道准备:术前1天以半流质或流质为佳,对于择期手术患者、大便功能障碍导致便秘及排便困难的患者,为了防止麻醉后肛门松弛,不能控制粪便的排出,增加污染的机会或避免术后腹胀及术后排便的痛苦,易在术前晚及术日晨用0.1%～0.2%的肥皂水各清洁灌肠一次。

5.手术当日的护理

(1)观察:夜班护士要观察患者的情绪,精神状况、生命体征、禁食禁饮情况;若患者体温突然升高、女性患者月经来潮及其他异常情况要及时与医师联系,择期手术的患者应推迟手术日期。

(2)饮食:术日晨患者禁食禁水,术前禁食12小时以上,禁饮4～6小时,防止麻醉或手术过程中呕吐而致窒息或吸入性肺炎。但抗结核药、降糖药、降血压药应根据情况服用。

(3)用物准备:准备好带往手术室的各种用物,包括颈托、术中用药、影像学资料、病历等并全面检查术前各项准备工作是否完善,应确认所有术前医嘱、操作及医疗文书均已完成。

(4)着装准备:要求患者仅穿病员服,里面不穿任何内衣。告知患者不要化妆、涂口红、指甲油,以免影响术中对皮肤颜色的观察。请患者取下佩戴的饰物、义齿、手表、隐形眼镜等,贵重物品交由家属保管。

(5)交接患者:向接病员的手术室工作人员,交点术中用物、病历等,扶患者上平车,转运期间把患者的安全放在首位。并仔细核对确认患者为拟行手术的患者。

(6)病床准备:患者进入手术室后,病床更换清洁床单、被套等物,准备输液架、氧气装置、吸引器、气管切开包、监护仪、两个沙袋及其他必需用物。

**(二)术后护理**

1.术后搬运与体位

患者术后返回病房,搬运时要十分谨慎,至少有3人参与,当班护士应协助将患者抬上病床,此时手术医师负责头颈部的体位与搬动,搬运时必须保持脊柱水平位,头颈部置于自然中立位,局部不弯曲,不扭转,动作轻稳,步调一致,尽量减少震动,注意保护伤口,如有引流管、输液管要防止牵拉脱出。因术后均带有颈托,将患者放置适当体位后,需摘下颈托,头颈部两侧各放一沙袋以固定并制动,局部制动不仅可减少出血,还可以防止植骨块或内固定的移位。病房护士与手术室护士交接输血、输液及引流管情况,并迅速连接好血压、血氧饱和度等监测仪器,观察患者的一般情况,调整好输血输液的滴速。如有异常变化及时处理。

2.保持呼吸道通畅

术后可取去枕平卧位或垫枕侧卧位,保持颈椎平直及呼吸道通畅,低流量吸氧。如有呕吐及时吸出呕吐物,防止误吸;保持有效地分泌物引流,及时清除口腔、咽喉部的黏痰。若患者烦躁不安、发绀、呼吸困难、颈部增粗、四肢感觉运动障碍进行性加重,应考虑颈部血肿压迫气管、颈脊髓的可能,立即通知医师采取紧急措施,在床旁剪开缝线,清除积血,待呼吸改善后,急送手术室清创、消毒、寻找出血点。不伴有颈部肿胀的呼吸困难者,多系喉头水肿所致。主要是由于术中牵拉与刺激气管所致,此时应在吸氧的同时,静脉滴注醋酸地塞米松5～10 mg。并做好气管切开的准备。

3.全身情况的观察

术后定时观察患者的生命体征、面色、表情、四肢运动和感觉及引流等情况。全麻未清醒前,每15～30分钟巡视一次,观察血压、脉搏、血氧饱和度等并作好记录,连续6小时。如病情稳定,可2～4小时一次。术后由于机体对手术损伤的反应,患者体温可略升高,一般不超过38℃,临床上称为外科热,不需特殊处理。若体温持续不退,或3天后出现发热,应检查伤口有无感染或其他并发症。

4.翻身的护理

为防止压疮的发生,应每2小时翻身一次,并对受压的骨突处按摩5～10分钟,翻身时一般由3人共同完成,并准备2个翻身用的枕头。如果将患者由仰卧位翻身至左侧,其中2人分别站在病床的两侧,第1人站在右侧靠床头的位置,负责扶住患者的颈部与头部,位于床左侧的第2人用双手向自己一侧扒住患者的右侧肩背部及腰臀部,与第1人同步行动,将患者的躯干呈轴线向左侧翻转,并保持颈部与胸腰椎始终成一直线,不可使颈部左右偏斜、扭转。位于床右侧的第3人则迅速用枕头顶住患者的右侧肩部和腰臀部,同时垫高头颈部的枕头,使之适合于侧卧,侧卧时枕头高度同一侧肩宽,并在两侧置沙袋以制动。双下肢屈曲,两膝间放一软枕,增加舒适感。翻身时可用手掌拍打背部,力量要适中,不可过猛,可协助排痰,预防肺部并发症。同法翻至右侧。

5.饮食的护理

术后第一天给予流质或半流质,1周后视病情改为普食,给高蛋白、高热量、高维生素、易消化食物,如鱼类、蛋类、蔬菜、水果等,促进康复。

6.引流管的护理

引流的目的是及时引出可能成为细菌生长温床的血液和渗液,在术后恢复过程中虽然出血的危险逐渐减少,但在引流部位则仍可能发生。因此应密切观察和记录引流液的量、色和性状,避免引流管打折;妥善固定,确保引流管有效引流;每天更换引流袋并严格无菌操作;注意引流管内有无血块、坏死组织填塞;一般24～48小时拔除引流管。遵医嘱给氧,提高血氧饱和度,观察给氧效果,给氧时间超过24小时应常规更换湿化瓶、给氧导管、鼻塞;准确记录尿量,随时调节输液速度。

**(三)术后并发症的预防及护理**

1.喉头痉挛水肿

喉头痉挛水肿表现为声音嘶哑或失声,吞咽困难。预防处理措施包括以下几点。

(1)术前向患者强调气管推移训练的重要性,并检查推移效果,根据情况给予指导。

(2)控制水肿。颈椎术后1周水肿期,应加强监护,遵医嘱常规使用醋酸地塞米松或甲泼尼龙和甘露醇静脉滴注,以脱水消炎。

(3)由于伤口疼痛引起吞咽困难,为防止呛咳和误吸,术后宜小口进食,少量多餐,并禁食生硬瓜果。

(4)遵医嘱给予缓解喉头痉挛的药物,并以醋酸地塞米松和庆大霉素雾化吸入。

2.神经损伤

神经损伤表现为双下肢无力并进行性加重;声音嘶哑,发音不清;饮水或进食时呛咳。预防处理措施如下。

(1)注意观察患者双下肢感觉、运动情况,让患者自主活动脚趾,如发现异常及时报告。

(2)及早鼓励并指导患者做抗阻力肌肉锻炼,及时给予按摩,促进局部血液循环,防止失用性萎缩。

(3)嘱患者尽量少说话,使损伤的喉返神经及早恢复功能。

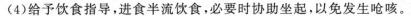

(4)给予饮食指导,进食半流饮食,必要时协助坐起,以免发生呛咳。

3.脑脊液漏

表现为切口引流管中引流液持续增多,每小时引流量＞8 mL,呈淡红色或类似于血浆;患者有头痛、恶心、呕吐等低颅压症状。主要护理有以下几点。

(1)心理护理:向患者及家属说明外渗脑脊液身体每天可自行产生,少量漏出不会影响伤口愈合,也无后遗症。经医师妥善处理,伤口可以痊愈。

(2)体位护理:采取头低脚高位,床尾抬高 15～20 cm,抬高床尾可减低脊髓腔内脑脊液压力,增加颅腔脑脊液压力,改善颅腔与脊髓腔之间的脑脊液压力上的动力学变化。该姿势有利于减少脑脊液漏出,促进裂口愈合。患者如不能耐受长时间俯卧者,可与侧卧位交替。脑脊液漏未愈前禁止患者下床活动。

(3)伤口护理:保持切口敷料清洁干燥,敷料被污染后随时更换,严格遵守无菌操作规程。必要时伤口局部加压包扎或加密缝合。保持床单清洁、干燥,加强皮肤护理。同时保持病室空气通畅,温、湿度适宜。

(4)饮食护理:鼓励患者进食营养丰富易消化饮食,适量食用含纤维素多的食物,保持大便通畅,以降低腹内压,促进脑脊液漏的愈合。

4.呼吸道并发症

表现为咽干、咽痛、咽部异物感;呼吸困难、发绀、烦躁等,血氧饱和度＜90％。随时可导致呼吸道阻塞引起窒息甚至死亡。主要护理措施如下。

(1)超声雾化吸入:地塞米松 5 mg、庆大霉素 8 万 U、加入生理盐水雾化吸入每天 2 次,以减轻呼吸道水肿、炎症。可嘱患者多次少量饮水,减轻呼吸道干燥。

(2)保持呼吸道通畅:术后严密观察患者呼吸频率、节律及面色的变化,必要时及时吸出呼吸道分泌物,保持气道通畅,防止坠积性肺炎的发生。同时保证充分有效地供氧。

(3)密切观察:颈椎术后 1 周为水肿期,术后 1～2 天为水肿形成期,4～5 天为水肿高峰期。在此期间密切观察患者呼吸情况。肥胖及打鼾者、应加强夜间观察,注意有无呼吸抑制或睡眠呼吸暂停综合征的发生。

(4)药物治疗:常规遵医嘱静脉滴注甘露醇、醋酸地塞米松等药物,防止喉头水肿及控制血肿对脊髓的压迫。

5.颈部血肿

术后用力咳嗽、呕吐、过度活动或谈话是出血的诱因。表现为:颈部增粗、发音改变,严重时可出现呼吸困难,口唇发绀,鼻翼翕动等症状。护理上主要应注意以下几点。

(1)颈部血肿多发生在术后 24～48 小时。所以术后严密观察切口渗血情况,倾听患者主诉,经常询问患者有无憋气、呼吸困难等症状。如患者颈部明显增粗,进行性呼吸困难,考虑有血肿可能。一旦发生血肿压迫,立即拆开颈部缝线,清除血肿,必要时行气管切开。

(2)保持引流通畅,妥善固定。正常情况下,术后引流量 24 小时内应少于 100 mL,若引流液过多,色鲜红,应及时报告医师。

(四)出院指导

1.出院护送

防止颈部外伤,尤其汽车急刹车时的惯性原理致颈部前后剧烈活动,导致损伤,所以出院乘车回家需平卧为妥;如无法平卧,取侧坐位。

### 2.头颈的位置与制动

术后继续佩戴颈托 3 个月,保持颈托清洁,松紧适中,内垫小毛巾或软布确保舒适,防止皮肤压伤;始终保持颈置中立位,平视前方,卧位时去枕平卧或仅垫小薄枕,保持颈椎正常曲度;禁止做低头、仰头、旋转动作;避免长时间看电视、电脑、看书报,防颈部过度疲劳;避免用高枕,保持颈部功能位,有利于康复,特殊情况遵医嘱。

### 3.锻炼

循序渐进加强肢体及各关节的锻炼,保持正常肌力,加大关节活动度。术后 8 周开始在颈托保护下做项背肌的抗阻训练,每次用力 5 秒,休息 5 秒,每组做 20～30 次,每 2 小时做 1 组,持之以恒,促进颈部肌肉血液循环,防止颈背肌失用性萎缩。

### 4.复查

一般要求 3 个月内每个月复查 1 次,如伤口有红肿、疼痛、渗液等及时复诊,3 个月后每 6 个月复查 1 次。

### 5.注意事项

6 个月后可恢复工作,工作中注意不能长时间持续屈颈,保持颈椎正常曲度防复发;术后 3 个月内禁抬重物。

**（孔凡梅）**

# 第三节　腰椎间盘突出症

## 一、概述

腰椎间盘突出症是指因腰椎间盘变性、破裂后髓核组织向后方或突至椎板内,致使相邻组织遭受刺激或压迫而出现的一系列临床症状。腰椎间盘突出症为临床上最为常见的疾病之一,多见于青壮年,虽然腰椎各节段均可发生,但以 $L_4 \sim L_5$、$L_5 \sim S_1$ 最为多见。

## 二、病因

### (一)退行性变

腰椎间盘突出症的危险因素(又称诱发因素)有很多,其中腰椎间盘退行性变是根本原因。椎间盘的生理退变从 20 岁即开始,30 岁时退变已很明显。此时,在组织学方面可见到软骨终板柱状排列的生长层消失,其关节层逐渐钙化,并伴有骨形成和血管的侵入。

### (二)职业特性

腰椎间盘突出有明显的职业特性。从业有反复举重物、垂直震动、扭转等特点者,腰椎间盘突出症的发病率高。腰椎间盘长期受颠簸震荡,产生慢性压应力,使椎间盘退变和突出。长期弯腰工作者,尤其是蹲位或坐位如铸工和伏案工作者,髓核长期被挤向后侧,纤维环后部长期受到较大的张应力,再加之腰椎间盘后方纤维环较薄弱,易发生突出,所以并非重体力劳动者是腰椎间盘突出的高危人群。

**（三）外伤**

外伤是腰椎间盘突出的重要因素,特别是儿童与青少年的发病与之关系密切。

**（四）遗传因素**

腰椎间盘突出有家族性发病的报道,而有些人种的发病率较低。

**（五）腰骶先天异常**

腰骶椎畸形可使发病率增高,包括腰椎骶化、骶椎腰化、半椎体畸形等。

**（六）体育运动**

很多体育活动虽能强身健体,但也可增加腰椎间盘突出发生的可能性,如跳高、跳远、高山滑雪、体操、足球、投掷等,这些活动都能使椎间盘在瞬间受到巨大的压应力和旋转应力,纤维环受损的可能性大大增加。

**（七）其他因素**

寒冷、酗酒、腹肌无力、肥胖、多产妇和某些不良站、坐姿,也是腰椎间盘突出症的危险因素。

## 三、临床表现

**（一）疼痛**

腰痛是最早的症状。由于腰椎间盘突出是在腰椎间盘退行性变的基础上发展起来的,所以在突出以前的椎间盘退行性变即可出现腰腿痛。腰部的疼痛多数是由慢性肌肉失衡、姿势不当或情绪紧张引起。椎间关节引起的牵涉性疼痛是由椎旁肌肉、韧带、关节突关节囊、椎间盘或硬膜囊受损引起,疼痛在腰骶部或患侧下肢。若是腰部的肌肉慢性劳损,其疼痛一般局限于腰骶部,不向下肢放射。神经根引起的牵涉性疼痛,其支配的皮节易出现刺痛、麻木感,若前根的运动神经受压,可出现支配肌肉的力量下降和萎缩。

**（二）下肢放射痛、麻木**

主要是因为突出的椎间盘对脊神经根造成化学性和机械性刺激,表现为腰部至大腿及小腿后侧的放射性疼痛或麻木感。肢体麻木多与下肢放射痛伴发。麻木是突出的椎间盘压迫本体感觉和触觉纤维引起的。有少数患者自觉下肢发凉、无汗或出现下肢水肿,这与腰部交感神经根受到刺激有关。中央型巨大突出者,可出现会阴部麻木、刺痛、排便及排尿困难,男性阳痿,双下肢坐骨神经疼痛。

**（三）肌肉萎缩**

腰椎间盘突出较重者,常伴有患下肢的肌萎缩,以踇趾背屈肌力减弱多见。

**（四）活动范围减小**

腰椎间盘突出常引起腰椎的活动度受限,前屈受限病变多在上腰椎,侧屈受限有神经根受刺激的情况存在,伸展受限多有关节突关节的病损。

**（五）马尾神经症状**

主要表现为会阴部麻木和刺痛感,排便和排尿困难。

**（六）体格检查**

可发现腰椎生理曲度改变,腰背部压痛和叩痛,步态异常,直腿抬高试验阳性等。

## 四、诊断

### (一)病史

详细了解与患病有关的情况,例如有无外伤,从事何种职业,治疗经过等。

### (二)体格检查

观察患者步态,是否跛行,腰椎生理曲线,脊柱是否出现侧突,直腿抬高试验等。

### (三)辅助检查

摄腰椎正侧位、斜位 X 线片,CT、MRI 检查,对有马尾神经损伤者行肌电图检查。

## 五、治疗

### (一)非手术治疗

首次发病者、较轻者、诊断不清者及全身及局部情况不宜手术者。方法包括卧床休息,卧床休息加牵引,支具固定,推拿、理疗、按摩,封闭、髓核溶解术。

### (二)手术治疗

(1)诊断明确,病史超过半年,经过严格保守治疗至少 6 周无效;或保守治疗有效,经常复发且疼痛较重者影响工作和生活者。

(2)首次发作的腰椎间盘突出症疼痛剧烈,尤以下肢症状者,患者因疼痛难以行动及睡眠,被迫处于屈髋屈膝侧卧位,甚至跪位。

(3)出现单根神经麻痹或马尾神经受压麻痹,表现为肌肉瘫痪或出现直肠、膀胱症状。

(4)病史虽不典型,经脊髓造影或其他影像学检查,显示硬脊膜明显充盈缺损或神经根压迫征象,或示巨大突出。

(5)椎间盘突出并有腰椎管狭窄。

## 六、护理

### (一)术前护理

1.心理护理

腰椎间盘突出症患者大多病程长,反复发作、痛苦大,给生活及工作带来极大不便,心理负担重,故深入病房与患者交流谈心,了解患者所思所虑,给予正确疏导解除患者各种疑虑。针对自身疾病转归不了解的患者,护理人员应根据患者的年龄、性别、文化背景、职业、性格特点,耐心向患者介绍疾病的病因、解剖知识、临床症状、体征,使患者对自己和疾病有一概括的了解,且能正确描述自己的症状,掌握本病的基本知识,能配合治疗及护理。对担心手术不成功及预后的患者,要向患者介绍主管医师技术水平及可靠性,简明扼要介绍手术过程、注意事项及体位的要求,介绍本病区同种疾病成功患者现身说法,增强患者对手术信心,使患者身心处于最佳状态接受手术。

2.术前检查

本病患者年龄一般较大,故术前应认真协助患者做好各项检查,了解患者全身情况,是否有心脏病、高血压、糖尿病等严重全身疾病,如有异常给予相应的治疗,使各项指标接近正常,减少术后并发症的发生。

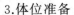

3.体位准备

术前 3～5 天,指导患者在床上练习大小便,防止术后卧床期间因体位改变而发生尿潴留或便秘。

4.皮肤准备

术前 3 天嘱患者洗澡清洁全身,活动不便的患者认真擦洗手术部位,术前 1 天备皮、消毒,注意勿损伤皮肤。

**(二)术后护理**

1.生命体征观察

术后监测体温、脉搏、血压、呼吸及面色等情况,持续心电监护,每 1 小时记录 1 次,发现异常立即报告医师。观察患者双下肢运动、感觉情况及大小便有无异常,及时询问患者腰腿痛和麻木的改善情况。如发现患者体温升高同时伴有腰部剧烈疼痛是椎间隙感染的征兆,应及时给予处理。

2.切口引流管的护理

观察伤口敷料外观有无渗血及脱落或移位,伤口有无红肿、缝线周围情况。术后一般需在硬膜外放置负压引流管,观察并准确记录引出液的色、质、量。保持引流通畅,防止引流管扭曲、受压、滑出。第 1 天引流量应小于 400 mL,第 3 天应小于 50 mL,此时即可拔除引流管,一般术后 48～72 小时拔管。若引流量大,色淡,且患者出现恶心、呕吐、头痛等症状,应警惕脑脊液漏,及时报告医师。有资料报道腰椎间盘突出症术后并发脑脊液漏的发生率为 2.65%。

3.体位护理

术后仰卧硬板床 4～6 小时,以减轻切口疼痛和术后出血,以后则以手术方法不同可以侧卧或俯卧位。翻身按摩受压部位,必要时加铺气垫床,避免压疮发生,翻身时保持脊柱平直勿屈曲、扭转,避免拖、拉、推等动作。

4.饮食护理

术后给予清淡易消化富有营养的食物,如蔬菜、水果、米粥、汤类。禁食辛辣油腻易产气的豆类食品及含糖较高食物,待大便通畅后可逐步增加肉类及营养丰富的食物。

5.尿潴留及便秘的护理

了解患者产生尿潴留的原因,给予必要的解释和心理安慰,给患者创造良好排便环境,让患者听流水声及用温水冲洗会阴部,必要时用穴位按摩排尿或导尿解除尿潴留。指导患者掌握床上大便方法,术后3 天禁食辛辣及含糖较高的食物,多食富含粗纤维蔬菜、水果。按结肠走向按摩腹部,每天早晨空腹饮淡盐水 1 杯。必要时用缓泻剂灌肠解除便秘。

6.并发症的护理

(1)脑脊液漏:由多种原因引起,如锐利的骨刺、手术时硬膜损伤。表现为恶心、呕吐和头痛等,伤口负压引流量大,色淡。予以去枕平卧,伤口局部用 1 kg 沙袋压迫,同时减轻引流球负压。遵医嘱静脉输注林格液。必要时探查伤口,行裂口缝合或修补硬膜。

(2)椎间隙感染:是椎节深部的感染,多见于椎间盘造影、髓核化学溶解或经皮椎间盘切除术后。表现为背部疼痛和肌肉痉挛,并伴有体温升高,MRI 是可靠的检查手段。一般采用抗生素治疗。

## 七、健康教育

(1)向患者说明术后功能锻炼对恢复腰背肌的功能及防止神经根粘连的重要性。因为虽然手术摘除了突出的髓核,解除了对神经根的压迫和粘连,但受压后(尤其是病程较长者)所出现的神经根症状及腰腿部功能恢复,仍需一个较长的过程,而手术又不可避免地引起不同程度的神经根粘连;进行功能锻炼对防止神经根粘连,增加疗效起着重要作用,科学合理的功能锻炼,可促进损伤组织的修复,使肌肉恢复平衡状态,改善肌肉萎缩,肌力下降等病理现象,有利于纠正不良姿势。功能锻炼的原则:先少量活动,以后逐渐增加运动量,以锻炼后身体无明显不适为度、持之以恒。

(2)直腿抬高锻炼:术后 2～3 天,指导患者做双下肢直腿抬高锻炼,每次抬高应超过 40°,持续 30 秒～1 分钟,2～3 次/天,15～30 次/分,高度逐渐增加,以能耐受为限。

(3)腰背肌功能锻炼:术后应尽早锻炼以恢复腰背肌的功能,缩短康复过程。腰背肌功能锻炼时应严格掌握锻炼时间及强度,遵循循序渐进、持之以恒的原则。一般开窗减压,半椎板切除术患者术后 1 周,全椎板切除术 3～4 周,植骨融合术后 6～8 周开始。具体锻炼方法为:五点支撑法,患者先仰卧位,屈肘伸肩,然后屈膝伸髋,同时收缩背伸肌,以双脚双肘及头部为支点,使腰部离开床面,每天坚持锻炼数十次。1～2 周后改为三点支撑法,患者双肘屈曲贴胸,以双脚及头枕为三支点,使整个身体离开床面,每天坚持数十次,最少持续 4～6 周。飞燕法:先俯卧位,颈部向后伸,稍用力抬起胸部离开床面,两上肢向背后伸,两膝伸直,再从床上抬起双腿,以腹部为支撑点,身体上下两头翘起,3～4 次/天,20～30 次/分。功能锻炼应坚持锻炼半年以上。

## 八、出院指导

### (一)日常指导

保持心情愉快,注意饮食起居,劳逸结合。要注意保证正常食饮,防止因饮食不当引起便秘,少吃或忌吃辛辣,多吃蔬菜、水果。注意腰部及下肢的保暖、防寒、防潮。避免因咳嗽、打喷嚏等而增加腹压。

### (二)休息

指导患者出院后继续卧硬板床休息,3 个月内尽可能多卧床。

### (三)正确的姿势

说明正确的身体力学原理及规则,保持正确姿势的坐、走、站及举物的正确姿势运动的重要性。包括日常生活中指导患者站立时挺胸、脊背挺直,收缩小腹;坐位时两脚平踏地面,背部平靠椅背,臀部坐满整个椅背面;仰卧时,双膝下置一软枕;捡东西时尽量保持腰背部平直,以下蹲弯曲膝部代替弯腰,物体尽量靠近身体;取高处物品时,用矮凳垫高,勿踮脚取物;起床时,先将身体沿轴线翻向一侧,用对侧上肢支撑床铺,使上半身保持平直起床;另外,半年内禁止脊柱弯曲、扭转、提重物等活动或劳动。

### (四)功能锻炼

继续进行腰背肌功能锻炼指导,指导患者根据自己的体力在原有锻炼基础上,增加锻炼的强度,做到循序渐进,持之以恒。

(孔凡梅)

## 第四节　腰椎管狭窄症

### 一、概述

腰椎管狭窄症是指由各种原因引起的骨质增生或纤维组织增生肥厚,导致椎管或神经根管的矢状径较正常者狭窄,刺激或压迫由此通过的脊神经根或马尾神经而引起的一系列临床症状。它是导致腰痛或腰腿痛的最常见原因之一。腰椎管狭窄包括 3 个部分,即主椎管、神经根管及椎间孔狭窄。发育性腰椎管狭窄症发病大多在中年以后,而退变所致者多见于老年。本病男性多于女性。

### 二、病因

#### (一)先天性椎管狭窄
系先天发育过程中,腰椎弓根短而致椎管矢径短小。此种情况临床甚为少见。

#### (二)退变性椎管狭窄
临床最为多见,系腰椎退变的结果,随年龄增长,退行变性表现如下。

(1)腰椎间盘首先退变。

(2)椎体唇样增生。

(3)后方小关节也增生、肥大、内聚、突入椎管,上关节突肥大增生时,在下腰椎($L_4$、$L_5$ 或 $L_3$、$L_4$、$L_5$)由上关节突背面与椎体后缘间组成的侧隐窝发生狭窄,该处为神经根所通过,从而可被压迫。

(4)椎板增厚。

(5)黄韧带增厚,甚至骨化,这些均占据椎管内一定空间,合起来成为退变性腰椎管狭窄。

#### (三)其他原因所致的椎管狭窄
(1)腰椎滑脱:该平面椎管矢状径减小。

(2)中央型腰椎间盘突出,占据腰椎管的空间,可产生椎管狭窄症状。此两种情况均有明确诊断,临床上并不称其为腰椎管狭窄。

(3)继发性,例如全椎板切除之后,形成的瘢痕,再使椎管狭窄,或椎板融合之后,椎板相对增厚,致局部椎管狭窄。此种情况均很少见。

(4)腰椎爆裂骨折,椎体向椎管内移位,急性期休息,无症状,起床活动后或活动增加后,可出现椎管狭窄症状。

### 三、临床表现

(1)间歇性跛行表现为患者行走后,出现一侧或双侧腰酸、腰痛、下肢麻木无力,甚至跛行;但若蹲下或坐下休息片刻,症状即可缓解或消失,患者继续行走,上述症状又会出现。

(2)腰部后伸受限及疼痛。

(3)腰骶痛伴单侧或双侧臀部、大腿外侧胀痛、感觉异常或下肢无力。

（4）主诉多而体征少患者均有许多主诉，但体格检查时多无阳性所见，直腿抬高试验常为阴性。

## 四、诊断

### （一）病史

详细了解与患病有关的情况，如有无先天性脊柱发育不良，腰椎有否外伤及手术史等。

### （二）体格检查

本病阳性体征少，有时表现为膝反射、跟腱反射减弱。

### （三）辅助检查

X线片表现椎管矢状径小，小关节增生，椎板间隙狭窄；CT扫描检查能清晰显示腰椎各横截面的骨性和软组织结构，MRI检查可显示腰段椎管情况，硬膜后方受压节段黄韧带肥厚，腰椎间盘膨出或突出或脱出，马尾有无异常等。

## 五、治疗

### （一）非手术治疗

腰椎管狭窄症系慢性疾病，有急性加重者常因走路过多、负重或手提重物、劳累而引起，腰椎管内软组织及马尾神经根可能有水肿，对此应卧床休息；腰部理疗，按摩等有助于水肿消退；而慢性腰椎管狭窄症者，可练习腹肌，使腰椎管生理前突得到暂时减轻，从而缓解症状，此仅对早期病例有效，如伴有急性腰椎间盘突出症，除休息外，可行牵引治疗，需知单独腰椎管狭窄症，牵引并无效果。

### （二）手术治疗

适应证包括：①经较正规的非手术治疗无效；②自觉症状明显并持续加重，影响正常生活和工作；③明显的神经根痛和明确的神经功能损害，尤其是严重的马尾神经损害；④进行性加重的滑脱、侧凸伴相应的临床症状和体征。

## 六、护理

### （一）术前护理

#### 1.心理护理

该病多发生于中老年，病情较重，病程长，发病后不但影响工作，生活难以自理，且易反复发作，逐渐加重，易出现焦虑、悲观情绪，又由于缺乏医学知识，对手术持怀疑态度，担心手术安全及术后肢体康复程度，劳动能力是否丧失，表现为紧张焦虑。护士要针对患者不同的心理特点，多与患者交谈，给患者以关心、理解和安慰，向患者讲解腰椎管狭窄症的有关知识、手术疗效及目前对此病的治疗水平，以典型病例作现身说法，让患者与术后患者交流，了解手术的可靠性，消除患者紧张焦虑情绪，使患者增加战胜疾病的信心，以最佳的心理状态配合手术。

#### 2.床上排便训练

以防术后因创伤、姿势、体位的改变不习惯卧位排便，导致尿潴留、排便困难，术前需要在床上进行排便训练。所以术前2～3天要指导患者在床上练习大小便，同时要向患者讲解术前在床上训练大小便的重要性，使其自觉的接受，以减少术后便秘和排尿困难的发生。

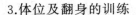

**3.体位及翻身的训练**

腰椎管狭窄术中多采用俯卧位,术前2～3天要指导患者在床上练习俯卧位,练习3～4次/天,时间从1小时延长至3～4小时,使全身肌肉放松,呼吸平稳。同时术前要指导患者练习轴位翻身,翻身时脊柱成一直线,不可扭转,以适应术后翻身需要。

**4.一般术前护理**

完善术前各项检查,如肝功能、血糖、心电图等,对于老年患者的常见病如糖尿病、高血压病、心脏病等,应积极进行治疗,排除不利手术的因素。指导术前禁烟禁酒,教会患者做深呼吸和有效地咳嗽,预防肺部感染,加强营养支持,以增强体质。术前备皮、交叉配血、抗生素过敏试验,术前晚予灌肠。

**(二)术后护理**

**1.生命体征监测**

术后予心电监护,密切观察患者生命体征变化,每0.5～1小时测量血压、脉搏、呼吸及血氧饱和度1次,做好记录,同时应注意观察患者的神志、面色、口唇颜色、尿量,询问患者有何不适,予氧气吸入。每4小时测体温1次。

**2.脊髓神经功能观察**

腰椎管狭窄症若在融合时应用内固定,神经根损伤较常见;而伤口负压引流不畅,血留于伤口内致血凝块压迫神经根或硬脊膜,亦加重术后粘连;术中因神经牵拉,可致术后神经根水肿。因此术后应密切观察神经功能恢复情况,全身麻醉清醒后,以钝形针尖如回形针尖轻触患者双下肢或趾尖皮肤,观察有否知觉或痛觉,早期发现神经功能异常非常重要,脊髓功能恢复与症状出现的时间有直接关系。

**3.切口引流管的护理**

应保持切口敷料干燥完整,注意观察切口敷料渗血情况,如渗血较多,要及时通知医师,更换敷料,观察切口有无红肿,警惕感染的可能。术后切口处放置负压引流管,目的是为了防止切口内形成血肿压迫硬脊膜造成再手术的危险,并防止血肿感染、机化、粘连。在放置引流管期间,应确保引流管的固定、畅通,一般术后6小时每30分钟挤管1次,以后每1～2小时挤管1次,以防血块堵塞,并观察记录引流液的性质、颜色和量。引流液应为暗红色血性液,术后当天100～300 mL,24小时后引流液明显减少或无引流液,最多20～40 mL,如引流液24小时多于500 mL,呈粉红色,患者诉头痛头晕应警惕脑脊液漏,首先应把负压引流改为一般引流,并协助患者取去枕平卧位或适当抬高床尾10°～20°,同时报告医师给予及时恰当的处理。一般引流管放置24～48小时,48小时后引流液逐渐减少,可拔除引流管。

**4.体位护理**

一般手术回病房后予去枕平卧6小时,头偏向一侧,以利于后路手术切口压迫止血和预防全身麻醉术后呕吐,过早翻身会引起伤口活动性出血。由护士协助患者,一手置患者肩部,一手置患者臀部,两手同时用力,作滚筒式翻身,动作应稳而准,避免拖、拉、推动作。翻身时要保持整个脊柱平直,勿屈曲扭转,避免脊柱过度扭曲造成伤口出血,一般平卧2～3小时,侧卧15～30分钟,左右侧卧及平卧交替使用。

**5.排泄的护理**

术后向患者讲明及时排便可消除腹胀、尿潴留,减轻腹内压以减少切口出血,有利于切口愈合,术后4～6小时,要督促者自行排尿,1～3天排大便1次,不能自行排尿者,可按摩下腹部、听流水声等诱导排尿,无效者采用无菌导尿术保留尿管,采取间断夹闭尿管定时放尿,以训练膀胱功能,要用碘伏棉球擦洗外阴,2次/天,以预防泌尿系统感染,3天无大便者要及时通知医师,采用开塞露塞肛或番泻叶泡茶饮,同时指导患者进食高热量、高蛋白易消化富含纤维素的饮食。

6.并发症的护理

(1)硬膜外血肿:脊柱手术创面大、剥离深,术后渗血较多,若引流不畅,易造成硬膜外血肿。术后密切观察双下肢感觉、运动情况及双下肢肌力,如发现双下肢感觉、运动功能较术前减弱或出现障碍应及时报告医师。予以 CT 及 MRI 检查,如诊断明确,应立即再次手术行血肿清除术。

(2)脑脊液漏:脑脊液漏在腰椎管狭窄手术时发生率约5%,临床表现为切口敷料渗出增多,渗出液颜色为淡红或淡黄色,患者自觉头痛、头晕、恶心。一旦出现脑脊液漏,立即报告医师,患者去枕平卧位,将负压引流改为普通引流,或者减低负压球负压,必要时拔除引流管,加强换药,保持切口敷料清洁,并用消毒棉垫覆盖后沙袋加压,保持床单清洁干燥,静脉应用抗生素及等渗盐水,必要时抽吸切口皮下脑脊液,探查伤口,行裂口缝合或修补硬膜。

**(三)健康教育**

1.术后功能锻炼

向患者说明术后功能锻炼对防止神经根粘连及恢复腰背肌的功能的重要性,以争取患者的积极配合。术后第 1 天练习股四头肌收缩及直腿抬高训练,以防脊神经根粘连。方法是膝关节伸直,踝关节为功能位,下肢抬起坚持 5～10 秒,两腿重复此动作,锻炼次数以患者能耐受为宜。术后 1 周进行腰背肌功能训练,提高腰背肌肌力,增加脊柱的稳定性。指导患者仰卧做腰背肌功能锻炼,根据病情及患者体质,循序渐进,由腰背半弓直至全弓,由五点支撑到三点、四点支撑,还可采用飞燕法:患者取俯卧位,颈部后伸,稍用力后抬起胸部离开床面,两上肢向背后伸,形似飞燕点水。术后 12～14 天在支具保护下床活动。

2.出院指导

指导患者出院后卧硬板床休息 1 个月,尽量少做弯腰及扭腰动作、注意腰部保暖,避免受凉。应用人体力学的原理来指导患者的坐、立、行、卧及持重的姿势。指出患者不正确的姿势和活动方法,指导其生活和工作中保持正确的姿势和习惯,身体不能过早和过度负重,并应避免腰部长时间保持同一种姿势和直体弯腰动作,同时积极参加适当体育锻炼,尤其是注意腰背肌功能锻炼,以增加脊柱的稳定性,同时加强营养,以减缓机体组织和器官的退行性变。

(孔凡梅)

# 第五节 骨盆骨折

## 一、基础知识

在多发性损伤中,骨盆骨折多见。除颅脑损伤外,骨盆骨折也是常见的致死原因,其死亡率可高达 20%。其主要致死原因是由血管损伤引起的难以控制的大出血,以及并发的脂肪栓塞;

或由于腹内脏器、泌尿生殖道损伤和腹膜血肿继发感染所产生的严重败血症和毒血症。骨盆骨折合并神经损伤，日后也可能影响患者的肢体、膀胱、直肠功能和性功能。故骨折脱位的早期复位固定，辅以正确的护理，不仅有助于控制出血，减少并发症，也有利于功能康复。

### (一)解剖生理

#### 1.骨盆

骨盆是由骶骨、尾骨和两侧髋骨(髂骨、耻骨和坐骨)连接而成的坚强骨环，形如漏斗。两髂骨与骶骨构成骶髂关节，髋臼与股骨头构成髋关节，两侧耻骨借纤维软骨构成耻骨联合，三者均有坚强的韧带附着。骨盆是躯干与下肢连接的桥梁，有承上启下、保护盆腔脏器和传递重力的功能。骨盆分为前后两部，后方有两个负重的主弓：一是在站立位时由两侧髋臼斜行向上通过髂骨增厚部到达骶髂关节与对侧相交而成，称骶股弓(图10-1)，此弓站立时支持体重；二是由两侧坐骨结节向上经髋骨后部至骶髂关节与对侧相交而成，称骶坐弓(图10-2)，在直立位或坐位时承受体重。此二弓较坚固，不易骨折。前方上下各有1个起约束稳定作用的副弓，称连接弓，由双侧耻骨相连合，上束弓经耻骨体及耻骨上支，防止骶股弓分离；下束弓经耻骨下支及坐骨下支，支持骶坐弓，防止骨盆向两侧分开。副弓远不如主弓坚强有力，受外伤时副弓必会先分离或骨折。当负重主弓骨折时，副弓大多同时骨折(耻骨联合分离时可无骨折)。

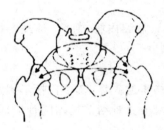

图 10-1　骶股弓

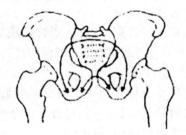

图 10-2　骶坐弓

#### 2.骨盆外围

骨盆外围是上身与下肢诸肌的起止处，如后方有臀部肌肉附着(臀大、中、小肌)；坐骨结节处有二头肌、半腱肌、半膜肌附着；缝匠肌起于髂前上棘，股直肌抵止于髂前下棘；在耻骨支、坐骨支及坐骨结节处有内收肌群附着；骨盆的上方，在前侧有腹直肌、腹内斜肌、腹横肌分别抵止于耻骨联合及耻骨结节和髂嵴上；在后侧有腰方肌抵止于髂嵴。这些肌肉的急骤收缩均可引起附着点的撕脱骨折，同时也是骨盆骨折发生移位的因素之一。

#### 3.盆腔内

盆腔内的主要血管与骨盆的关系密切，耻骨上支前后方各有髂外动、静脉及闭孔动、静脉经过，耻骨下支、坐骨支内缘有阴部内动、静脉经过，当耻骨、坐骨骨折或耻骨联合分离时，上述血管由于贴近骨面易受损伤；髋臼窝处有闭孔动、静脉经过，髋臼骨折或中心型脱位时可伤及此血管；骨盆后段的骶髂关节周围有髂内动、静脉及其主要分支，如臀上动、静脉经坐骨切迹到髂骨后面，骶外侧动脉走在骶骨前面，髂腹动、静脉越过骶髂关节到髂骨前面，髂内动、静脉壁支紧靠盆壁行走，此段血管排列稠密，骨折时常引起损伤，若伴骶髂关节脱位则髂腰动、静脉的分支最易撕裂；骨盆对盆腔内的内脏器官和组织(如膀胱、直肠、输尿管、性器、血管和神经)有保护作用，严重的骨盆骨折除影响负重功能外，常引起血管神经的损伤，尤其是大量出血会造成休克；盆腔脏器破裂可造成腹膜炎而危及生命。

**（二）病因**

骨盆骨折多由强大的外力所致，也可通过骨盆环传达暴力而发生他处骨折，如车轮碾轧碰撞、房屋倒塌、矿井塌方、机械挤压等外伤所造成。由于暴力的性质、大小和方向的不同，常可引起各种形式的骨折或骨折脱位。

（1）前后方向的暴力主要作用于骶骨和耻骨，在外力作用下，骨盆前倾，既增加了负重弓前份的宽度，又使骶髂关节接触面更加紧密，加之其后部有非常坚强的韧带，故常造成耻骨下支双侧骨折、耻骨联合分离，并发骶髂关节脱位、骶骨骨折和髂骨骨折等，引起膀胱和尿道损伤。

（2）侧方暴力挤压骨盆，可造成耻骨单侧上下支骨折或坐骨上下支骨折、耻骨联合分离、骶髂关节分离、骶骨纵形骨折、髂骨翼骨折。

（3）间接传导暴力经股骨头作用于髋臼时，还可引起髋臼骨折，甚至发生髋关节中心型脱位，与骶髂关节平行的剪式应力则可导致该关节的后上脱位。

（4）牵拉伤，如急剧的跑跳，肌肉强力收缩，则会引起肌肉附着点撕脱性骨折，常发生在髂前上棘和坐骨结节处。

（5）直接暴力，如由高处坠落，滑倒臀部着地，可引起尾骨骨折或脱位、骶骨横断骨折。

**（三）分类**

骨盆骨折的严重性，取决于骨盆环的破坏程度及是否伴有盆腔内脏、血管、神经的损伤。因此，在临床上可将骨盆骨折分为两大类：即稳定型和不稳定型。

**1.稳定型骨折**

稳定型骨折指骨折线走向不影响负重，骨盆整个环形结构未遭破坏，其中包括不累及骨盆环的骨折如髂骨翼骨折，一侧耻骨支或坐骨支骨折，髂前上、下棘或坐骨结节处撕脱骨折，骶骨裂纹骨折或尾骨骨折脱位（图 10-3）。

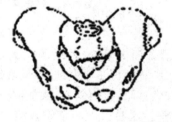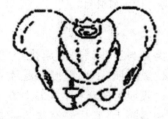

图 10-3　稳定性骨折

**2.不稳定型骨折与脱位**

不稳定型骨折与脱位指骨盆环的连接性遭到破坏，至少有前后两处骨折或骶髂关节松弛、脱位、骨折错位、骨盆变形，如耻骨或坐骨上、下支骨折伴耻骨联合分离，耻骨或坐骨上、下支骨折伴骶髂关节错位，耻骨联合分离并伴骶髂关节错位等（图 10-4）。上述骨折共同的特点是不稳定性。骨折同时发生在耻骨及髂骨部，将骨盆纵向分裂为两半，半侧骨盆连同下肢向后上移位，造成畸形和肢体短缩，导致晚期活动和负重功能严重障碍，而且常伴有其他骨折或内脏损伤，尤以尿道、膀胱损伤多见。也可发生盆腔大血管或肠道损伤，产生严重后果。治疗时需要针对不同情况进行处理。

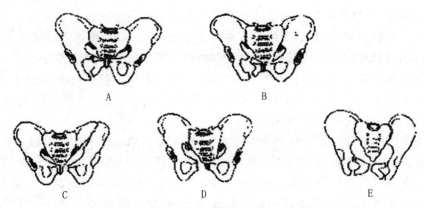

**图 10-4  骨盆不稳定型骨折与脱位**

A.一侧耻骨上下支骨折合并耻骨联合分离;B.一侧耻骨上下支骨折合并同
侧骶髂关节脱位;C.髂骨翼骨折合并耻骨联合分离;D.单侧骶髂关节脱位
合并耻骨联合分离;E.双侧耻骨上下支骨折合并骶髂关节脱位

### (四)临床表现

有明显的外伤史,伤后局部疼痛、肿胀、瘀斑。骨盆骨折多由强大暴力造成,可合并有膀胱、尿道、直肠及血管神经损伤而造成大出血。因此,常有不同程度的休克表现。单处骨折骨盆环保持完整者,除局部有压痛外,多无明显症状。其他较重的骨折,如骨盆环的完整性被破坏,患者多不能翻身、坐起或站立,下肢移动时疼痛加重,局部肿胀、皮下瘀斑及压痛明显。在骶髂关节脱位时,患侧髂后上棘较健侧明显凸起,并较健侧为高,与棘突侧间距离也较健侧缩短,从脐到内踝的长度也是患侧缩短。交叉量诊对比测量两侧肩峰至对侧髂前上棘之间的距离,可发现变短的一侧骶髂关节错位或耻骨联合分离,或骨折向上移位。骨盆挤压试验和分离试验时,在骨折处出现疼痛。尾骨骨折或脱位可有异常活动和纵向挤压痛,肛门指诊能摸到向前移位的尾骨。X 线检查可显示骨折类型和移位情况,可摄左、右 45°斜位片及标准前后位片,必要时做 CT 检查。

## 二、治疗原则

### (一)稳定性骨盆骨折的治疗

1.单纯前环耻骨支、坐骨支骨折

不论单侧或双侧,除个别骨折块游离突出于会阴部皮下,需手法推挤到原位,以免影响坐骑之外,一般不需整复。卧硬板床休息,对症治疗,3～4 周即可下床活动。

2.撕脱性骨折

需改变体位,松弛牵拉骨折块的肌肉,有利于骨折块的稳定和愈合。如髂前上、下棘撕脱骨折,可在屈膝屈髋位休息,3～4 周即可下床活动。坐骨结节骨折,可在伸髋屈膝位休息,4～6 周下床锻炼。

3.尾骨骨折移位

可通过肛门内整复,如遗留疼痛或影响排便者,可进行切除术。

### (二)不稳定性骨折的治疗

对不稳定性骨折的治疗,关键在于整复骶髂关节脱位和骨盆骨折的变位,最大限度地恢复骨盆环的原状。治疗方法应根据骨折脱位的不同类型,采取相应手法,配合单相或双相牵引,或用外固定架、石膏短裤、沙袋垫挤等综合措施来保证复位后的稳定和愈合。

(1)单纯耻骨联合分离,分离轻者用侧方对挤法使之复位,两侧髂骨翼外侧放置沙袋保持固定。分离宽者,用上法复位后再用布兜悬吊以维持对位,或用多头带固定即可。

(2)骶髂关节脱位合并骶骨骨折或髂骨翼骨折,半侧骨盆向上移位而无髂翼内、外翻者,可在牵拉下手法复位,并配合同侧髁上牵引或皮牵引,重量10~15 kg。维持牵引重量不宜过早减轻,以免错位。8周后拆除牵引,下床锻炼。

(3)骶髂关节脱位并伴髂翼骨折外翻变位者,手法复位后给单向下肢牵引即可。

(4)髂翼骨折外翻变位伴耻骨联合分离,骶髂关节往后上脱位者,可用骨盆夹固定;耻骨上、下支或坐骨上、下支骨折伴同侧骶髂关节错位,或耻骨联合分离并一侧骶髂关节错位者,复位后多不稳定,除用多头带固定外,患肢需用皮牵引或骨牵引,床尾抬高;如错位严重进行骨牵引者,健侧需用一长石膏裤做反牵引,一般牵引时间为6~8周。

(5)髋臼骨折伴股骨头中心型脱位,采用牵伸扳拉复位法和牵引复位法。牵引固定6~8周方可解除。

## 三、护理

### (一)护理要点

(1)骨盆骨折一般出血较多,且多伴有休克征象。急诊入院时,病情急,变化快。接诊人员首先应迅速、敏捷、沉着冷静地配合抢救,及时测量血压、脉搏以判断病情,同时输氧、建立静脉通道,并备好手套、导尿包、穿刺针等,以便待病情稳定后配合医师检查腹部、尿道、会阴及肛门。若有膀胱、尿道、直肠、血管损伤需要紧急手术处理者,护士应迅速做好术前准备:备皮、留置尿管、配血、抗休克、补充血容量、做各种药物过敏试验。操作时动作要轻柔,以免加重损伤,同时要给患者以心理安慰,解除其紧张恐惧情绪。对病情较轻者,除密切观察生命体征的变化外,还要注意腹部、排尿、排便等情况,警惕隐匿性内脏损伤发生。

(2)牵引治疗期间,要观察患者的体位、牵引重量和肢体外展角度,保证牵引效果,要将患者躯干、骨盆、患肢的体位联系起来观察。要求躯干要放直,骨盆要摆正,脊柱与骨盆要垂直。同时要注意倾听患者的主诉,如牵引针眼疼痛、牵引肢体麻木、足部背伸无力等,警惕因循环障碍而导致的缺血性痉挛,或因腓总神经受压而致的足下垂发生。

(3)预防并发症:长期卧床患者要加强基础护理,预防压疮及呼吸、泌尿系统并发症发生。尤其是年老体弱者,长期卧床,呼吸变浅,分泌物不易排出,容易引起坠积性肺炎及排尿不全、尿渣沉淀。因此要鼓励患者加强深呼吸,促进血液循环。病情允许者,可利用牵引架向上牵拉抬起上身,有助于排净膀胱中尿液。

### (二)护理问题

(1)有腹胀、排便困难或便秘的可能。

(2)有发生卧床并发症的可能。

(3)活动受限,自理能力下降。

(4)有骨折再移位的可能。

(5)患者体质下降。

(6)不了解功能锻炼方法。

**（三）护理措施**

（1）由于腹膜后血肿的刺激，造成肠麻痹或自主神经功能紊乱，可导致腹胀、排便困难或便秘，加之患者长期卧床，肠蠕动减弱，也可引起便秘。具体措施：①鼓励患者多食富含粗纤维的蔬菜、水果，必要时服用麻仁润肠丸、果导片等缓泻剂。②在排除内出血情况下，可进行腹部热敷，并做环形按摩，以促进肠蠕动。按摩时动作要轻柔，不可用力过猛过重。③通过暂禁食，肛管排气，必要时进行胃肠减压以减轻肠胀气，逐步恢复胃肠功能。

（2）骨盆骨折后需要牵引、固定，故卧床时间长，易发生压疮、肺部及泌尿系统感染等并发症，应予以积极预防。

（3）由于骨折的疼痛或因牵引固定，患者活动功能明显受到限制，给生活起居带来诸多不便。具体措施：①对于轻患者或有急躁情绪者，应讲明卧床制动的重要性和必要性，以及过早活动的危害，取得患者的配合。②主动关心患者，帮助患者解决饮食、生活起居所需，鼓励患者要安心养病。

（4）预防骨折再移位的发生。具体措施：①每天晨晚间护理时，检查患者的卧位与牵引装置，及时调整患者因重力牵引而滑动的体位、外展角度，保证脊柱放直，骨盆摆正，肢体符合牵引力线。②指导并教会患者床上排便的方法，避免因抬臀坐便盆而致骨折错位。③告知患者保持正确卧位的重要性，以及扭动、倾斜上身的危害，以取得配合。

（5）因出血量多，卧床时间长，气虚食少，营养不足而致患者体质下降。具体措施：①做好饮食指导，给高热量、高营养饮食，早期宜食清淡的牛奶、豆腐、大枣米汤，水果和蔬菜，后期给予鸡汤、排骨汤、牛羊肉、核桃、桂圆等。②每天做口腔护理2次，以增进食欲。③病情稳定后，可指导患者床上练功活动，如扩胸、举臂等上肢活动，以促进血液运行，增强心肺功能；每天清晨醒后做叩齿、鼓漱、咽津，以刺激胃肠蠕动。

（6）指导功能锻炼。①无移位骨折。单纯耻骨支或髂骨无移位骨折又无合并伤，仅需卧床休息者，取仰卧与侧卧交替（健侧在下）。早期可在床上做股四头肌舒缩和提肛训练及患侧踝关节跖屈背伸活动。伤后1～2周可指导患者练习半坐位，做屈膝屈髋活动。三周后可根据患者情况下床站立、行走，并逐渐加大活动量。四周后经拍片证明临床愈合者可练习正常行走及下蹲。②对耻骨上、下支骨折合并骶髂关节脱位，髂骨翼骨折或骶髂关节脱位合并耻骨联合分离者，仰卧硬板床。早期可根据情况活动上肢，忌盘腿、侧卧，以防骨盆变形。2周后可进行股四头肌等长收缩及踝关节的跖屈背伸活动，每天2次推拿髌骨，以防关节强直。4周后可做膝、髋关节的被动伸屈活动，动作要缓慢，幅度由小到大，逐渐过渡到主动活动。6～8周去除固定后，可先试行扶拐不负重活动，经X线摄片显示骨折愈合后，可逐渐练习扶拐行走。

**（四）出院指导**

（1）轻症无移位骨折回家疗养者，要告知患者卧床休息的重要性，禁止早期下床活动，防止发生移位。

（2）对耻骨联合分离而要求回家休养的患者，要教会其家属正确使用骨盆兜，或掌握沙袋对挤的方法及皮肤护理和会阴部清洁的方法，防止压疮和感染，禁止侧卧。

（3）临床愈合后出院的患者，要继续坚持功能锻炼。

（4）加强营养，以补虚弱之躯，促进早日康复。

（孔凡梅）

# 第六节 关节脱位

## 一、肩关节脱位

### (一)疾病概述

**1.概念**

肩关节脱位最常见,占全身关节脱位的45%,多发生于青壮年,男性多于女性。肩关节由肩胛骨的关节盂和肱骨头构成,属球窝关节,关节盂面积小而浅,肱骨头相对大而呈球形,其面积为关节盂的4倍,关节囊薄而松弛,周围韧带较薄弱,关节结构不稳定,运动范围大,故易于发生脱位。

**2.相关病理生理**

创伤性关节脱位后,主要表现为构成关节的骨端移位、关节囊破裂、关节腔周围积血。血肿机化后,形成肉芽组织,继而发展成为纤维组织,与关节周围组织粘连。脱位可伴关节附近韧带、肌和肌腱损伤,也可伴撕脱性骨折及周围血管、神经损伤。

**3.病因和分类**

创伤是肩关节脱位的主要原因,多由间接暴力引起。当身体侧位跌倒时,手掌撑地,肩关节呈外展外旋位,肱骨头在外力作用下突破关节囊前壁,滑出肩胛盂而致脱位;也可由于上臂过度外展外旋后伸时,肱骨颈或肱骨大结节抵触于肩峰时构成杠杆支点,使肱骨头向盂下滑出发生脱位。直接暴力可致肩关节后方直接受到撞伤,使肱骨头向前脱位。

肩关节脱位分为前脱位、后脱位、下脱位和盂上脱位。由于肩关节前下方组织薄弱,因此以前脱位多见。因脱位后肱骨头所在的位置不同,前脱位又分为喙突下脱位、盂下脱位和锁骨下脱位。脱位后常合并肱骨大结节骨折和肩袖的撕裂,严重者可合并肱骨外科颈骨折及臂丛神经损伤。

**4.临床表现**

(1)症状:肩关节脱位后,患肩肿胀、疼痛、主动和被动活动受限。患肢呈弹性固定于轻度外展内旋位,肘关节屈曲,患肢较对侧长,常以健侧手托住患侧前臂、头和躯干向患侧倾斜。

(2)体征:肩关节脱位后,关节盂空虚,肩峰突出,肩部失去原有圆隆曲线,呈方肩畸形;肩胛盂处有空虚感;在腋窝、喙突下或锁骨下可触及移位的肱骨头;搭肩试验(Dugas)阳性,即肩关节脱位后,患侧手掌搭到健侧肩部时,患肘部不能贴近胸壁;患侧肘部紧贴胸部时,患侧手掌不能搭到健肩。

**5.辅助检查**

X线检查可明确脱位的类型、移位方向、有无合并肱骨大结节撕脱性及肱骨外科颈骨折。对怀疑有肱骨头骨折者可行CT扫描。

**6.治疗原则**

(1)非手术治疗:①手法复位,脱位后要尽快复位,选择臂丛神经麻醉或全身麻醉,使肌肉松弛,在无痛下进行复位。常用手牵足蹬法(Hippocrates法)和悬垂法(Stimson法)。②固定,单纯肩关节前脱位,复位后腋窝处垫棉垫,用三角巾悬吊上肢,保持肘关节屈曲90°;关节囊破损明显或仍有肩关节半脱位者,应将患侧手置于对侧肩上,上肢贴靠胸壁,腋下垫棉垫,用绷带将患肢固定于胸壁前,固定于内收内旋位。肩关节后脱位,复位后用人字石膏或外展架固定在外展、后伸、外旋位。一般固定3~4周,合并大结节骨折者适当延长1~2周;40岁以上的患者,固定时间可相应缩短,因为年长患者关节制动时间越长,越容易发生关节僵硬。有习惯性脱位病史的年轻人适当延长固定期。③功能锻炼,固定期间活动腕部和手指,并做上臂、前臂肩关节肌群的收缩运动;疼痛肿胀缓解后,可指导患者用健侧手缓慢推动患肢外展与内收活动,活动范围以不引起患侧肩部疼痛为限;3周后,指导患者进行弯腰、垂臂、甩肩锻炼。具体方法:患者弯腰90°,患肢自然下垂,以肩为顶点作圆锥形环转,范围由小到大;4周后,指导患者做手指爬墙外展、爬墙上举、滑车带臂上举、举手摸顶锻炼,使肩关节功能完全恢复。

(2)手术治疗:手术切开复位术适用于肩关节新鲜脱位合并肱骨颈、肱骨干骨折,或肩盂骨折块嵌入关节内,或肱二头肌长头嵌于关节间,或合并血管、神经损伤的患者;习惯性肩关节脱位;儿童及青年人的陈旧性脱位等。

**(二)护理评估**

**1.一般评估**

(1)健康史:一般情况,如年龄、出生时情况、对运动的喜好等;外伤史:评估患者有无突发外伤史、受伤后的症状和疼痛的特点、受伤后的处理方法;既往史:患者以前有无类似外伤病史、有无关节脱位习惯、既往脱位后的治疗及恢复情况等。

(2)生命体征(T、P、R、BP):创伤性脱位合并血管损伤时,可能导致血压下降等,观察有无休克。

(3)患者主诉:脱位原因、时间;有无外伤史;导致脱位的外力方式、性质;脱位后处理措施;疼痛性质及程度。

(4)相关记录:疼痛评分、全身皮肤及其他部位外伤情况。

**2.身体评估**

(1)术前评估。①视诊:患者有无被迫性体位;脱位关节有无肿胀、皮下瘀斑、畸形;有无血管及神经受压的表现、皮肤有无受损。②触诊:有无压痛、是否触及脱出的关节头及空虚的关节盂、患肢动脉搏动的情况、有无感觉异常。③叩诊:患肢神经反射是否正常。④动诊:脱位关节活动能力,患肢肌力。⑤量诊:患肢有无短缩、双侧肢体周径大小、关节活动度。⑥特殊检查:Dugas征(肩关节脱位)。

术前准备评估:术前实验室检查结果评估如血常规及血生化、胸片、心电图等;术区皮肤、饮食、肠道、用药准备;评估患者对手术过程的了解程度,有无过度焦虑或者担忧;对预后的期望值等。

(2)术后评估:了解麻醉和手术方法、手术经过是否顺利、术中出血情况;了解术后生命体征、切口及引流情况等;观察有无并发血管、神经损伤。①视诊:手术切口有无红肿;术区敷料有无渗血、渗液;患肢的颜色及有无肿胀。②触诊:患肢动脉搏动是否可扪及;患肢感觉有无异常。③动诊:观察患肢关节主动活动及被动活动情况,有无关节僵硬。④量诊:使用疼痛评分尺进行疼痛评分;使用皮尺及量角器分别测量患肢肿胀度及关节活动度。

(3)心理-社会评估:评估患者的心理状况,了解患者及家属对疾病、治疗及预后的认知程度,家庭的经济承受能力,对患者的支持态度及其他社会支持系统情况。

(4)辅助检查阳性结果评估:X线检查结果,确定脱位类型及骨折情况。

(5)治疗效果评估:①非手术治疗效果评估要点包括评估外固定是否有效,松紧度是否适宜,患肩是否固定于关节功能位,有无相关并发症,如皮肤压疮、关节僵硬等;评估患肢末梢血运感觉、患肢动脉搏动是否可扪及;肢端活动是否正常;皮温是否正常;有无异常感觉,如麻木等;评估患者功能锻炼情况,如肌力、关节活动范围等,锻炼进程有无按计划进行。②手术治疗效果评估要点包括生命体征的评估:是否能维持生命体征的平稳;体位评估:是否采取正确的体位,以保持关节功能位及舒适为标准;手术切口评估:敷料是否干洁、固定,弹性绷带包扎松紧是否适宜;术肢末梢血运评估:术肢桡动脉搏动是否可扪及;手指活动是否正常;术肢皮温是否正常;有无异常感觉,如麻木等;功能锻炼程度评估:患者是否按计划进行康复训练,效果如何;相关并发症评估:关节僵硬、臂丛神经损伤(肩关节脱位)等。

**(三)护理诊断(问题)**

1.疼痛

疼痛与关节脱位引起局部组织损伤及神经受压有关。

2.躯体活动障碍

躯体活动障碍与关节脱位、疼痛、制动有关。

3.知识缺乏

知识缺乏与缺乏有关复位后继续治疗及正确功能锻炼的知识有关。

4.焦虑

焦虑与担忧预后有关。

5.潜在并发症

(1)关节僵硬:与关节脱位后复位需固定关节有关。

(2)血管、神经受损。

**(四)主要护理措施**

1.术前护理

(1)休息与体位:急性期患者应适当休息、抬高患肢,促进局部血液回流和减轻肿胀;保持患肩于功能位,以预防关节畸形及病理性脱位;关节脱位复位后外固定时间一般为3~4周,合并骨折者适当延长外固定时间。

(2)饮食:易消化食物,多进含蛋白质、维生素、钙、铁丰富的食物;预防便秘者选用富含植物纤维食物,如粗粮、蔬菜、水果等;多饮水,每天饮水量大于3 000 mL,防止粪便干燥;多食酸奶,以促进肠蠕动;避免食用刺激性食物,如辣椒等。

(3)用药护理:遵医嘱及时用药,观察药效及不良反应,及时记录及处理。

(4)专科护理。①疼痛的护理:评估患者疼痛程度,及时合理给予非药物止痛,如早期局部冷疗、心理疗法等,疼痛评分为4分以上者,按需予药物止痛。及时评估用药后的疼痛缓解情况。②肿胀的护理:早期冷敷,减轻损伤部位的出血和水肿;24小时后热敷,以减轻肌肉的痉挛;后期理疗,改善血液循环,促进渗出液的吸收。③外固定的护理:密切观察固定位置有无移动,保持有效固定;有无局部压迫症状及皮肤情况;让患者了解固定时限。④患肢末梢血运观察:注意观察肢端末梢血运、运动、感觉情况。如发现肢体远端苍白、厥冷、发绀、疼痛、感觉减退及麻木等异常情况,应及时通知医师妥善处理。

2.术后护理

(1)生命体征的测量:术后 24 小时内,密切观察生命体征的变化,进行床边心电监护,每30 分钟至 1 小时记录 1 次,观察有无因术中出血、麻醉等引起血压下降。

(2)体位的护理:全身麻醉术后应去枕平卧 6 小时,6 小时后可予适当摇高床头或取半卧位,术后1～2 天可根据患者情况考虑起床活动;术后患肢用三角巾悬吊于胸前,保持肘关节屈曲 90°。

(3)切口的观察:保持切口敷料清洁干燥,一旦被血液渗透应及时更换,以防止切口感染。

(4)患肢肢端血液循环的观察:密切观察患肢桡动脉搏动及手指的感觉活动情况,注意有无血管神经的损伤,出现异常时及时通知医师处理。

3.术后并发症护理

(1)肩关节僵硬的护理:循序渐进进行康复训练。固定期间行肌肉等长缩,如前臂肌肉收缩、股四头肌收缩训练;远端关节早期活动,如手指抓捏、握拳活动、前臂伸展运动等,促进血液循环;去除外固定后,练习脱位关节的活动及关节周围肌力训练,以主动锻炼为主,以不引起剧烈疼痛为度,切忌粗暴进行被动活动。

(2)血管、神经受损的护理:肩关节脱位或术后发生神经损伤并不多见,但如果出现患肢无力,肩外展功能丧失,要考虑有臂丛神经损伤,应及时通知医师,给予神经营养药物,局部理疗,加强手指各关节及腕关节的主、被动活动,防止肌肉萎缩和关节僵硬。一般采用非手术治疗可恢复,观察 3 个月,如无恢复迹象应行手术探查。

4.心理护理

关节脱位多由意外事故造成,患者常焦虑、恐惧及自信心不足等,在生活上给予帮助,加强沟通,耐心开导,使之心情舒畅,从而愉快地接受配合治疗及康复。

5.健康教育

向患者及家属讲解肩关节脱位治疗和康复的知识。说明复位后固定的目的、方法、重要意义及注意事项,使其充分了解固定的重要性、必要性及复位后必须固定的时限。讲述功能锻炼的重要性和必要性,并指导其进行康复锻炼,使患者能自觉按计划实施。固定期间进行肌肉舒缩活动及邻近关节主动活动,切忌被动运动;固定拆除后,逐步进行肢体的全范围功能锻炼,防止关节粘连和肌萎缩。习惯性反复脱位者,须保持有效固定并严格遵医嘱坚持功能锻炼,避免各种导致再脱位的原因。

**(五)护理效果评估**

(1)患者疼痛是否得到有效控制,疼痛主诉减少。

(2)患者是否掌握关节功能康复训练相关知识,关节功能恢复程度,能否满足日常活动需要。

(3)有无血管、神经损伤或发生时能否及时发现和护理。

(4)手术切口能否保持清洁干燥,有无切口感染的发生。

(5)有无相关并发症发生。

## 二、髋关节脱位

**(一)疾病概述**

1.概念

髋关节由股骨头和髋臼构成,是杵臼关节。髋臼为半球形,深而大,周围有坚韧带与肌群,结构相当稳定,故往往只有强大暴力才能导致髋关节脱位;约50%髋关节脱位同时合并有骨折。

**2.相关病理生理**

创伤性关节脱位后,主要表现为构成关节的骨端移位,关节囊破裂,关节腔周围积血。血肿机化后,形成肉芽组织,继而发展成为纤维组织,与关节周围组织粘连。脱位可伴关节附近韧带、肌和肌腱损伤,也可伴撕脱性骨折及周围血管、神经损伤。

**3.病因和分类**

髋关节脱位根据股骨头的位置可分为以下3种脱位。

(1)髋关节后脱位:髋关节于屈曲、内收位时,股骨头顶在髋臼后上缘,若暴力由前向后冲击膝部,并经股骨干纵轴传递到股骨头,使股骨头冲破关节囊后上部分而发生脱位。如撞车、高处坠落或弯腰姿势时重物打击于腰背部时。

(2)髋关节前脱位:髋关节处于过度外展外旋位时,遭到外展暴力使大转子顶端与髋臼上缘相撞击,使股骨头冲破前方关节囊而脱出到闭孔或耻骨处,也称闭孔部脱位或耻骨部脱位。

(3)髋关节中心脱位:当暴力作用于大转子外侧时,使股骨头冲击髋臼底部,引起髋臼底部骨折,如外力继续作用,股骨头连同髋臼骨折片一齐向盆腔内移位时,为中心脱位。

后脱位最常见,占全部髋关节脱位的85%～90%。脱位时常造成关节囊撕裂、髋臼后缘或股骨头骨折。有时合并坐骨神经挫伤或牵拉伤。

**4.临床表现**

(1)症状:患侧髋关节疼痛,主动活动功能丧失,被动活动时引起剧烈疼痛。

(2)体征:①髋关节后脱位时,患肢呈屈曲、内收、内旋或缩短畸形。臀部可触及脱出的股骨头,大粗隆上移。髋部疼痛、关节功能障碍明显,肿胀不明显;可合并坐骨神经损伤,大多为挫伤,主要原因为股骨头压迫。表现为大腿后侧、小腿后侧及外侧和足部全部感觉消失,膝关节的屈肌,小腿和足部全部肌瘫痪,足部出现神经营养性改变。②髋关节前脱位时,患肢呈轻度屈髋、过度外展、外旋畸形。耻骨脱位时患肢极度外旋90°畸形,髋外侧较平,患肢屈髋15°～20°外展畸形,腹股沟区可触及股骨头;会阴部脱位时在会阴部可触及股骨头。③髋关节中心脱位时,如股骨头移位不多者只有局部疼痛、肿胀及活动障碍,无特殊体位畸形;股骨头移位严重者患肢有轻度缩短畸形,大转子因内移而不易摸到。

**5.辅助检查**

X线检查可了解脱位的类型及有无合并髋臼或股骨头骨折。

**6.治疗原则**

(1)非手术治疗:①手法复位,髋关节脱位后宜尽早复位,最好在24小时内,超过24小时后再复位,十分困难。髋关节前脱位,常用的复位方法为提拉法(Allis)。②固定,复位后,用持续皮牵引或穿丁字鞋固定患肢,保持患肢于伸直、外展位,防止髋关节屈曲、内收、内旋,禁止患者坐起。一般固定2～3周。③功能锻炼,固定期间患者可进行股四头股收缩锻炼,患肢距小腿关节的活动及其余未固定关节的活动;3周后开始活动关节;4周后,去除皮牵引,指导患者扶双拐下地活动;3个月内,患肢不负重,以免发生股骨头缺血性坏死或因受压而变形;3个月后,经X线检查证实股骨头血液供应良好者,可尝试去拐步行,进行步态训练。

(2)手术治疗:对手法复位失败者或髋臼后上缘有大块骨片复位不良或不稳者,应选择早期髋关节切开复位内固定术。

（二）护理评估

1.一般评估

（1）健康史：评估患者受伤的原因、时间；受伤的姿势；外力的方式、性质；脱位的轻重程度；评估患者受伤时的身体状况及病情发展情况；了解伤后急救处理措施。

（2）生命体征（T、P、R、BP）：评估意识等，观察有无休克。

（3）患者主诉：外伤史及脱位的原因、时间；疼痛的程度。

（4）相关记录：疼痛评分、全身皮肤及其他部位外伤情况。

2.身体评估

（1）术前评估。①视诊：患者有无被迫性体位；患肢有无短缩、屈曲、内收内旋或外展外旋畸形；脱位关节有无肿胀、皮下瘀斑；有无血管及神经受压的表现、皮肤有无受损。②触诊：有无压痛、是否触及脱出的关节头；患肢足背动脉搏动的情况、有无感觉异常。③叩诊：患肢神经反射是否正常。④动诊：脱位关节活动能力，患肢肌力。⑤量诊：患肢有无短缩、双侧肢体周径大小、关节活动度。术前准备评估：术前实验室检查结果评估：血常规及血生化、胸片、心电图等；术区皮肤、饮食、肠道、用药准备；评估患者对手术过程的了解程度，有无过度焦虑或者担忧；对预后的期望值等。

（2）术后评估：了解麻醉和手术方法、手术经过是否顺利、术中出血情况；了解术后生命体征、切口及引流情况等；观察有无并发血管神经损伤。①视诊：手术切口有无红肿；术区敷料有无渗血、渗液；患肢的颜色及有无肿胀。②触诊：患肢动脉搏动是否可扣及；患肢感觉有无异常。③动诊：观察患肢关节主动活动及被动活动情况，有无关节僵硬。④量诊：使用疼痛评分尺进行疼痛评分；使用皮尺及量角器分别测量患肢肿胀度及关节活动度。

3.心理-社会评估

评估患者的心理状况，了解患者及家属对疾病、治疗及预后的认知程度，家庭的经济承受能力，对患者的支持态度及其他社会支持系统情况。

4.辅助检查阳性结果评估

X线检查结果，确定脱位类型及骨折情况，并与股骨颈骨折鉴别。

5.治疗效果评估

（1）非手术治疗效果评估要点：①评估外固定是否有效，松紧度是否适宜，患髋是否固定于关节功能位，有无相关并发症，如皮肤压疮、下肢深静脉血栓形成等。②评估患肢末梢血运感觉，患肢动脉搏动是否可扣及；肢端活动是否正常；皮温是否正常；有无异常感觉，如麻木、感觉消退等。③评估患者功能锻炼情况，如肌力、关节活动范围等，锻炼进程有无按计划进行。

（2）手术治疗效果评估要点。①生命体征的评估：是否能维持生命体征的平稳，有无发生出血性休克等。②体位评估：是否采取正确的体位，以保持关节功能位及舒适为标准。③手术切口评估：敷料是否干洁固定，弹性绷带包扎松紧是否适宜。④术肢末梢血运评估：术肢桡动脉搏动是否可扣及；足趾活动是否正常；术肢有无肿胀，皮温是否正常；有无异常感觉，如麻木、感觉消退等。⑤功能锻炼程度评估：患者是否按计划进行康复训练，效果如何。⑥相关并发症评估：便秘、压疮、下肢深静脉血栓形成、坠积性肺炎等。

（三）护理诊断（问题）

1.疼痛

疼痛与关节脱位引起局部组织损伤及神经受压有关。

2.身体活动障碍

身体活动障碍与关节脱位、疼痛、制动有关。

3.知识缺乏

知识缺乏与缺乏有关复位后继续治疗及正确功能锻炼的知识有关。

4.焦虑

焦虑与担忧预后有关。

5.潜在并发症

便秘、压疮、下肢深静脉血栓形成、坠积性肺炎、血管神经受损。

**(四)主要护理措施**

1.术前护理

(1)体位:髋关节后脱位患者固定于轻度外展,前脱位固定于内收、内旋、伸直位,中心脱位固定于外展位。抬高患肢并保持患肢于关节功能位,以利静脉回流,减轻肿胀。

(2)缓解疼痛:①局部冷热敷,受伤24小时内局部冷敷,达到消肿止痛的目的;受伤24小时后,局部热敷以减轻肌肉痉挛引起的疼痛。②避免加重疼痛的因素,进行护理操作或移动患者时,托住患肢,动作轻柔,避免不适活动加重疼痛。③镇痛,应用心理暗示、转移注意力或松弛疗法等非药物镇痛方法缓解疼痛,必要时遵医嘱应用镇痛剂。

(3)外固定护理:使用石膏固定或牵引的患者,密切观察固定是否有效,固定物压迫处皮肤有无受损;患肢末梢血运感觉情况。

(4)皮肤护理:髋关节脱位固定后需长期卧床的患者,鼓励其经常更换体位,保持床单整洁,预防压疮产生。对于皮肤感觉功能障碍的肢体,防止烫伤和冻伤。

2.术后护理

(1)生命体征的测量:术后24小时内,密切观察生命体征的变化,进行床边心电监护,每30分钟～1小时记录1次,观察有无因术中出血、麻醉等引起血压下降。

(2)体位的护理:全身麻醉术后应去枕平卧6小时,6小时后可予适当摇高床头或取半卧位,保持患肢外展中立位。

(3)切口的观察:保持切口敷料清洁干燥,一旦被血液渗透应及时更换,以防止切口感染。

(4)患肢肢端血液循环的观察:密切观察患肢足背动脉搏动及足趾的感觉活动情况,注意有无血管神经的损伤,出现异常时及时通知医师处理。

3.术后并发症护理

(1)便秘:重建正常排便形态:定时排便,注意便意,食用促进排泄的食物,如粗粮、蔬菜、水果、豆类及其他粗糙食物;摄取充足水分,进行力所能及的活动等;必要时使用甘油栓、开塞露等塞肛或进行灌肠。

(2)压疮。①预防压疮:原则是防止组织长时间受压,改善营养及血液循环情况;重视局部护理;加强观察,对发生压疮危险度高的患者进行预防。②护理措施:采用Braden评分法来评估发生压疮的危险程度,评分值越小,说明器官功能越差,发生压疮的危险性越高;间歇性解除压迫,卧床患者每2～3小时翻身1次,有条件者可使用减压贴、气垫床等;保持皮肤清洁和完整;加强营养,补充丰富蛋白质、足量热量、维生素C和维生素A及矿物质。③发生压疮后,评估压疮分期,进行对应处理。

(3)下肢深静脉血栓。①评估危险因素:手术种类、创伤程度、手术时间及术后卧床时间;年龄,年龄越大,发病率明显升高;制动时间,固定姿势;既往史,既往有静脉血栓形成史者的发病率为无既往史者的5倍;恶性肿瘤;其他,如肥胖、血管内插管等。②预防措施:活动,卧床者至少每2～3小时翻身1次;手术患者术后抬高患肢高于心脏水平,利于静脉回流;鼓励尽早床上行踝泵运动、股四头肌舒缩运动等;鼓励早期下床活动;穿弹力长袜或弹性绷带包扎,可减少静脉瘀滞和增加回流,降低末端腓肠静脉血栓;使用间歇外部回压装置,增加血流速度;尽量避免下肢血管穿刺;遵医嘱使用抗凝药物,如低分子肝素钙、利伐沙班片等。③下肢深静脉血栓形成后处理:绝对卧床休息,抬高患肢20°～30°;床上活动时避免动作过大,禁止患肢按摩,避免用力排便,以防血栓脱落而致肺栓塞;观察患肢肿胀程度、末梢循环等变化;遵医嘱使用抗凝、溶栓药物,并观察有无出血倾向,监测凝血功能;警惕肺栓塞的形成,临床无症状肺栓塞多见,一般在血栓形成1～2周内发生,且多发生在久卧开始活动时,当下肢深静脉血栓患者出现气促、咳嗽、呼吸困难、咯血样泡沫痰等症状时应及时处理。

(4)坠积性肺炎:鼓励患者有效咳嗽及咳痰;翻身叩击背部每2小时1次;痰液黏稠不易咳出时行雾化吸入,以稀释痰液,利于引流;指导行深呼吸训练等。

4.心理护理

关节脱位多由意外事故造成,患者常焦虑、恐惧及自信心不足等,在生活上给予帮助,加强沟通,耐心开导,使之心情舒畅,从而愉快地接受配合治疗及康复。

5.健康教育

向患者及家属讲解髋关节脱位治疗和康复的知识。说明复位后固定的目的、方法、重要意义及注意事项,使其充分了解固定的重要性、必要性及复位后必须固定的时限。讲述功能锻炼的重要性和必要性,并指导其进行康复锻炼,使患者能自觉按计划实施。固定期间进行肌肉舒缩活动及邻近关节主动活动,切忌被动运动;固定拆除后,逐步进行肢体的全范围功能锻炼,防止关节粘连和肌萎缩。

**(五)护理效果评价**

(1)患者疼痛是否得到有效控制,疼痛主诉减少。

(2)患者是否掌握关节功能康复训练相关知识,关节功能恢复程度,能否满足日常活动需要。

(3)患者有无发生血管神经损伤,能否得到及时发现及处理。

(4)手术切口能否保持清洁干燥,有无感染的发生。

(5)有无发生相关并发症。

## 三、肘关节脱位

**(一)疾病概述**

1.概念

肘关节脱位发病率仅次于肩关节,多发生于10～20岁青少年,男性多于女性,多为运动损伤。

2.相关病理生理

脱位后局部肿胀明显,如不及时复位,易导致前臂缺血性挛缩。

3.病因和分类

脱位多由间接暴力引起。根据脱位的方向可分为后脱位、前脱位、侧方脱位。后脱位为最常见的肘关节脱位,当肘关节处于伸直位,前臂旋后位跌倒时,暴力经前臂传递至尺、桡骨上端,在尺骨鹰嘴处产生杠杆作用,导致前方关节囊撕裂,使尺、桡骨近端同时脱向肱骨远端的后方,发生肘关节后脱位;当肘关节处于内翻或外翻位时遭受暴力,可发生尺侧或桡侧侧方脱位;当肘关节处于屈曲位时,肘后方受到直接暴力作用,可产生尺骨鹰嘴骨折和肘关节前脱位,此类相对少见。

4.临床表现

(1)症状:肘关节局部疼痛、肿胀、弹性固定,功能受限。肘关节处于半屈近于伸直位,患者以健手支托患肢前臂。

(2)体征:脱位后,肘部变粗后突,前臂短缩,肘后凹陷,鹰嘴后突显著,肘后三角关系失常。鹰嘴突高出内外髁,可触及肱骨下端。若局部明显肿胀,则可能出现正中神经或尺神经损伤,亦可出现动脉受压的临床表现。

(3)后脱位时,可合并正中神经或尺神经损伤,偶尔可损伤肱动脉。

正中神经损伤表现为拇指、示指、中指的感觉迟钝或消失,不能屈曲,拇指不能外展和对掌,形成典型的"猿手"畸形。

尺神经损伤主要表现为手部尺侧皮肤感觉消失、小鱼际肌及骨间肌萎缩、掌指关节过伸、拇指不能内收、其他四指不能外展及内收,呈"爪状手"畸形。

动脉受压可出现患肢血液循环障碍,主要表现为患肢苍白、发冷、大动脉搏动减弱或消失等。

5.辅助检查

X线检查可明确脱位的类型、移位情况及有无合并骨折。对于陈旧性关节脱位,能明确有无骨化性肌炎或缺血性骨坏死。

6.治疗原则

(1)非手术治疗方法。①复位:一般情况下,通过闭合方法可完成脱位关节的复位。复位方法为助手配合沿畸形关节方向行前臂和上臂牵引和反牵引,术者从肘后用双手握住肘关节,以指推压尺骨鹰嘴向前下,同时矫正侧方移位,助手在复位过程中维持牵引并逐渐屈肘,出现弹跳感表示复位成功。②固定:复位后,用超过关节夹板或长臂石膏托固定于屈肘90°位,再用三角巾悬吊于胸前,一般固定2~3周。③功能锻炼:固定期间,可做伸掌、握拳、手指屈伸等活动,同时在外固定保护下做肩、腕关节、手指活动。去除固定后,练习肘关节的屈伸、前臂旋转活动及锻炼肘关节周围肌力,通常需要3~6个月方可恢复。

(2)手术治疗方法:手法复位失败时,不可强行复位,应采取手术复位。合并有神经损伤者,手术时先探查神经,在保护神经的前提下进行手术复位。

(二)护理评估

1.一般评估

(1)健康史:评估患者的一般情况,如年龄、性别;评估患者受伤的原因、时间;受伤的姿势;外力方式、性质;评估患者受伤时的身体状况及病情发展情况;了解伤后急救处理措施。

(2)生命体征(T、P、R、BP):创伤性脱位合并血管损伤时,可能导致血压下降等,观察有无休克。

(3)患者主诉:脱位原因、时间;有无外伤史;导致脱位的外力方式、性质;脱位后处理措施;疼痛性质及程度。

(4)相关记录:疼痛评分、全身皮肤及其他外伤情况。

2.身体评估

(1)术前评估。①视诊:患肢局部情况,脱位关节有无肿胀、皮下瘀斑、畸形。②触诊:有无压痛、是否触及脱出的关节头及空虚的关节盂、患肢动脉搏动的情况、有无感觉异常。③叩诊:患肢神经反射是否正常。④动诊:脱位关节活动能力,患肢肌力。⑤量诊:患肢有无短缩、双侧肢体周径大小、关节活动度。

术前准备评估:术前实验室检查结果评估:血常规及血生化、胸片、心电图等;术前术区皮肤、饮食、肠道、用药准备。患者准备:评估患者对手术过程的了解程度,有无过度焦虑或者担忧;对预后的期望值等。

(2)术后评估:了解麻醉和手术方法、手术经过是否顺利、术中出血情况;了解术后生命体征、切口及引流情况等;观察有无并发血管神经损伤。①视诊:手术切口有无红肿;术区敷料有无渗血、渗液;患肢的颜色及有无肿胀。②触诊:患肢动脉搏动是否可扪及;患肢感觉有无异常。③动诊:观察患肢关节主动活动及被动活动情况,有无关节僵硬。④量诊:使用疼痛评分尺进行疼痛评分;使用皮尺及量角器分别测量患肢肿胀度及关节活动度。

3.心理-社会评估

评估患者有无恐惧、紧张心理;家庭及社会支持情况;患者对预后的认知程度等,引导患者正确配合疾病的治疗与护理。

4.辅助检查阳性结果评估

X线检查结果,确定脱位类型及骨折情况。

5.治疗效果的评估

(1)非手术治疗效果评估要点:①评估外固定(夹板、石膏)是否有效,松紧度是否适宜,有无相关并发症,如皮肤压疮、前臂缺血性坏死、关节僵硬等。②评估患肢末梢血运感觉,患肢桡动脉搏动是否可扪及;肢端活动是否正常;皮温是否正常;有无异常感觉,如麻木等。③评估患者功能锻炼情况,如肌力、关节活动范围等,锻炼进程有无按计划进行。

(2)手术治疗评估要点。①生命体征的评估:能否维持生命体征平稳。②术区切口评估:敷料是否干洁固定,弹性绷带包扎松紧是否适宜。③术肢末梢血运评估:术肢桡动脉搏动是否可扪及;手指活动是否正常;术肢皮温是否正常;有无异常感觉,如麻木等。④体位评估:是否采取正确的体位,以保持关节功能位及舒适为标准。⑤功能锻炼程度评估:患者是否按计划进行康复训练,效果如何。⑥相关并发症评估:关节僵硬、前臂缺血性坏死等。

(三)护理诊断(问题)

1.疼痛

疼痛与关节脱位引起局部组织损伤及神经受压有关。

2.躯体活动障碍

躯体活动障碍与关节脱位、疼痛,制动有关。

3.知识缺乏

知识缺乏与缺乏有关复位后继续治疗及正确功能锻炼的知识有关。

4.焦虑

焦虑与担忧预后有关。

5.潜在并发症

(1)前臂缺血性坏死:与肘关节脱位外固定装置压迫血管、神经等有关。

(2)关节僵硬:与关节脱位后复位需固定关节有关。

**（四）主要护理措施**

1.术前护理

（1）休息：急性期患者应适当休息、抬高患肢，促进局部血液回流和减轻肿胀；保持患肢于功能位，以预防关节畸形及病理性脱位。

（2）饮食：易消化食物，多进含蛋白质、维生素、钙、铁丰富的食物。

（3）体位：肘关节脱位复位后肘关节固定于90°，前臂固定于旋前、旋后中间位，用三角巾或前臂吊带固定患侧肩，避免前臂下垂。

（4）用药护理：遵医嘱及时用药，观察药效及不良反应，及时记录及处理。

（5）专科护理。①疼痛的护理：评估患者疼痛程度，及时合理给予非药物以止痛如早期局部冷疗、心理疗法等，疼痛评分为4分以上者，按需予以药物止痛。及时评估用药后的疼痛缓解情况。②肿胀的护理：早期冷敷，减轻损伤部位的出血和水肿；24小时后热敷，以减轻肌肉的痉挛；后期理疗，改善血液循环，促进渗出液的吸收。③外固定的护理：根据外固定方式（夹板、石膏等）进行对应护理；密切观察固定位置有无移动，保持有效固定；有无局部压迫症状及皮肤情况；让患者了解固定时限（一般为4周，如合并骨折可适当延长时间），若固定时间过长易发生关节僵硬，过短，损伤的关节囊、韧带得不到充分修复，易发生再脱位。④患肢末梢血运观察：注意观察肢端末梢血运、运动、感觉情况。如发现肢体远端苍白、厥冷、发绀、疼痛、感觉减退及麻木等异常情况，应及时通知医师妥善处理。

2.术后护理

（1）生命体征的测量：术后24小时内，密切观察生命体征的变化，进行床边心电监护，每30分钟至1小时记录1次，观察有无因术中出血、麻醉等引起血压下降。

（2）体位的护理：全身麻醉术后应去枕平卧6小时，6小时后可予适当摇高床头或取半卧位，保持患肢抬高位，利于血液回流，减轻肿胀。

（3）切口的观察：保持切口敷料清洁干燥，一旦被血液渗透，应给予及时更换，以防止切口感染。

（4）患肢肢端血液循环的观察：密切观察患肢桡动脉搏动及手指的感觉活动情况，注意有无血管神经的损伤，出现异常时及时通知医师处理。

3.术后并发症护理

（1）前臂缺血性坏死的护理：密切观察外固定装置的松紧度，随时调整，避免前臂血管、神经受压；密切观察手的感觉、运动和循环情况，出现麻木、疼痛、皮温凉时，及时报告医师处理。

（2）关节僵硬的护理：循序渐进进行康复训练。固定期间行肌肉等长收缩，如前臂肌肉收缩，远端关节早期活动，如手指抓捏、握拳活动、前臂伸展运动等，促进血液循环；去除外固定后，练习脱位关节的活动及关节周围肌力训练，以主动锻炼为主，以不引起剧烈疼痛为度，切忌粗暴进行被动活动，以免引起骨化性肌炎而加重肘关节僵硬。

4.心理护理

关节脱位多由意外事故造成，患者常焦虑、恐惧及自信心不足等，在生活上给予帮助，加强沟通，耐心开导，使之心情舒畅，从而愉快地接受配合治疗及康复。

5.健康教育

向患者及家属讲解肘关节脱位治疗和康复的知识。说明复位后固定的目的、方法、重要意义及注意事项，使其充分了解固定的重要性、必要性及复位后必须固定的时限。讲述功能锻炼的重要性和必要性,并指导其进行康复锻炼,使患者能自觉按计划实施。固定期间进行肌肉舒缩活动及邻近关节主动活动,切忌被动运动;固定拆除后,逐步进行肢体的全范围功能锻炼,防止关节粘连和肌萎缩。

（孔凡梅）

# 第七节　骨与关节结核

骨与关节结核曾经是很常见的感染性疾病,常继发于肺结核(约90％),少数继发于消化道或淋巴结结核。好发于儿童及青少年,30岁以下患者占80％以上。好发部位为脊柱,其次为膝、髋及肘关节。随着科技的进步、抗结核药物的出现,骨与关节结核的发病率明显下降。但是由于流动人口的大量增加及耐药菌的出现,骨与关节结核的发病率又有所回升,应引起重视。

## 一、脊柱结核

在骨关节结核病中,脊柱受累占50％左右,脊柱结核中,以椎体结核占绝大多数(约99％),其中腰椎为最高,胸椎、胸腰段其次,颈椎及骶尾椎较少见,但颈椎结核致残率较高。男性比女性略多见;儿童、成人均可发生,应引起注意。

### (一)病因与发病机制

人型结核分枝杆菌是主要病原菌。主要继发于肺或胃肠道结核。当机体抵抗力下降时,潜伏的结核菌引起感染。椎体承重大、骨松质多、肌肉附着少、血液供应容易被感染。

### (二)病理变化

椎体被破坏以后出现脓肿并伴干酪样物质,因缺乏急性化脓性感染的红、热,形成寒性脓肿,有两种表现。①椎旁脓肿:脓液多汇集椎体两侧和前方。脓液可沿着韧带间隙向上下蔓延,使几个椎体的边缘都出现骨侵蚀,进入椎管内可压迫脊髓和神经根。②流注脓肿:椎旁脓液积聚至一定量后可穿破骨膜,向下方流动,在远离病灶的部位出现脓肿。下胸椎及腰椎病变所致的椎旁脓肿穿破骨膜后,形成腰大肌脓肿。浅层腰大肌脓肿向下流动积聚在髂窝内,成为髂窝脓肿。还可形成腹股沟深部脓肿。甚至脓液还可下流至膝上部位。

椎体结核可分为中心型和边缘型两种(图10-5)。①中心型椎体结核:多见于儿童,好发于胸椎。病变进展快,一般只侵犯一个椎体,椎体被压缩成楔形。可穿透椎间盘累及邻近椎体。②边缘型椎体结核:多见于成人,好发于腰椎。病变部位局限在椎体的上下缘,很快侵犯椎间盘和相邻的椎体。本病的特征是椎间盘破坏、椎间隙变窄。

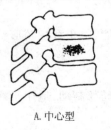
A. 中心型

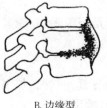
B. 边缘型

图 10-5　椎体结核

（三）临床表现

1.症状

起病缓慢,早期症状不明显,可有低热、自汗、消瘦、食欲缺乏、全身不适等。病变部位钝痛,休息时减轻,劳累时加重。

2.体征

局部肌痉挛和脊柱活动受限,患者可有姿势异常,如拾物试验阳性、托马斯试验阳性、颈椎结核时抬头困难。可伴有脊柱后凸、侧凸,腰椎生理前凸消失、胸椎后凸可引起驼背等畸形。

寒性脓肿和窦道的形成,脓肿破溃后出现窦道与体外相通,可有干酪样分泌物排出。结核的脓液、干酪样坏死、死骨、被破坏的椎体和椎间盘都可压迫脊髓,出现截瘫。其中以胸椎和颈椎结核截瘫发生率高。此外,颈椎结核还有上肢麻木等神经根受刺激的表现,有咽后壁脓肿者出现呼吸与吞咽困难,胸椎结核有背痛症状,而下胸椎病变引起的疼痛表现为腰骶部疼痛。

（四）实验室及其他检查

1.影像学检查

（1）X线检查:早期表现为骨质变薄。随着病情的发展,表现为骨质破坏和椎间隙变窄,与化脓性脊柱炎相似。前方椎体多个节段受累,椎体被侵蚀为扇贝状。中央型的病变与肿瘤类似,表现为椎体中央变薄和骨质破坏,接着出现椎体塌陷。偶见小死骨,椎体呈楔状改变。边缘型的骨质破坏集中在椎体上缘或下缘,椎间隙变窄或消失,脊柱各段结核可见寒性脓肿的阴影。

（2）CT检查:清晰显示软组织病灶的界限、骨质破坏的程度及小脓肿。

（3）MRI检查:在多个切面水平上显示骨和软组织的病变,以及脊髓受压情况,另外增强的MRI可以区别脓肿与肉芽组织。

2.结核菌素试验

在机体免疫力严重低下时可为阴性。

3.血常规检查

仅约10%的患者有血白细胞升高。血沉可检测病变是否静止和活动。活动期明显增快,静止期一般正常。

4.脓肿穿刺或病变部位的组织学检查

脓肿穿刺或病变部位的组织学检查是结核感染确诊的重要途径。通过培养或组织学检查,70%～90%的病例可以确诊,但混合性感染时结核杆菌培养阳性率极低。

（五）诊断要点

根据上述临床表现及影像学检查,结合患者血沉增快、结核菌素试验阳性,应考虑本病。确诊需要做椎体病灶或软组织的活检。CT引导下的细针穿刺活检非常有诊断价值。皮下脓肿穿刺发现病原菌,可不必再做脊柱活检。

（六）治疗要点

脊柱结核治疗的目标是根除感染、恢复神经功能、防止脊柱畸形。抗结核药物化疗是治疗脊柱结核的重要部分。

1.非手术治疗

（1）一般处理:改善全身营养状况,加强休息。局部制动:适用于病变静止而脊柱尚不够稳定者,如颅骨牵引、石膏背心、腰围等。

（2）抗结核药物治疗:异烟肼、利福平、链霉素、对氨基水杨酸钠、乙胺丁醇等一线抗结核药物

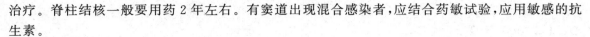

治疗。脊柱结核一般要用药 2 年左右。有窦道出现混合感染者,应结合药敏试验,应用敏感的抗生素。

2.手术治疗

手术适应证为死骨、脓肿较大不易吸收和窦道经久不愈;结核病灶压迫脊髓出现症状;晚期结核引起的迟发性瘫痪。

(1)病灶清除术:结核病灶的彻底清除是控制感染的关键。把死骨和干酪样坏死物完全清除,直至露出正常松质骨。

(2)脊柱功能重建:通过植骨或结合内固定。早期重建的效果主要通过内固定维持,后期(一般 1 年以后)主要依靠植骨融合完成。自体骨植骨可靠并且愈合率高。

(七)护理要点

1.术前及非手术治疗的护理

包括局部制动、遵医嘱抗结核、加强营养和休息。

(1)用药护理:可同时使用 2～3 种抗结核药物,密切观察用药反应,定期监测血常规。

(2)体位的护理:严格平卧硬板床,选择适合石膏固定或牵引,石膏或牵引带内面加垫小毛巾,保证患者舒适,防止局部长期受压,产生压疮。为患者翻身时,注意要有 2 人以上合作,保证其颈、胸、腰椎的平直,预防脊柱的再损伤。

(3)术前训练:训练床上大小便、有效咳嗽、深呼吸,为手术后适应做好准备。

2.术后护理

(1)体位:术后 6～8 小时可翻身,翻身时应防止脊柱扭曲,3 人协助患者轴式翻身。

(2)病情监测:脊柱结核患者椎管狭窄,椎管内神经易受压,术后 24 小时内应密切观察上下肢感觉、有无异常,运动、排尿有无障碍。

3.健康指导

(1)主动活动:腰椎结核患者术后第一天,可做双下肢直腿抬高训练,每天 3～5 次,每次 10 分钟。可指导患者 1 周后做床上抬臀运动以锻炼腰背肌,预防神经根粘连。

(2)被动活动:颈椎结核截瘫患者,对四肢肌肉进行向心按摩,做上、下肢各关节的被动活动,以防肌肉萎缩。

(3)出院指导:出院在家仍需要卧硬板床,可平卧或侧卧;颈椎结核者,避免头颈用力转动,腰椎胸椎结核者,避免久坐,防止胸腰部屈曲或极度扭曲;行骨融合术者,在植骨融合时可下床活动,骨融合一般颈椎术后 3 个月,腰椎术后需 4～5 个月。

## 二、膝关节结核

膝关节结核发病率占全身骨与关节结核的第二位,仅次于脊柱结核。患者多为儿童及青壮年。

(一)病因与发病机制

膝关节病变以滑膜结核多见,滑膜结核发病缓慢,症状轻微,很多患者就诊时滑膜已完全被结核性肉芽组织破坏,关节面软骨、骨质受到不同程度的侵犯和破坏,发展为全关节结核。形成死骨、空洞。脓液可侵入髌上囊、腘窝或膝关节两侧,后期形成脓肿。若脓肿破溃,继发混合感染,可形成经久不愈的窦道。儿童膝关节结核骨骺遭到破坏后,影响下肢的发育,可引起明显肢体短缩畸形。病变累及关节韧带时,可出现膝关节病理性半脱位或脱位,病变静止后,可有膝关节挛缩畸形。

**(二)临床表现**

1.全身症状

起病缓慢,有低热、乏力、疲倦、食欲缺乏、消瘦、贫血、夜间自汗等全身症状。血沉可增快。

2.局部症状

(1)关节弥漫性肿胀是早期单纯滑膜结核的症状,局部疼痛多不明显。由于膝关节位置表浅,肿胀和积液通常很明显。检查可发现膝部肿胀饱满,浮髌试验阳性。

(2)单纯骨结核的局部症状轻微,仅有病灶周围肿胀和压痛,关节功能多不受限。

(3)全关节结核症状明显,肿胀、疼痛和关节功能受限都比较明显。脓肿破溃,继发混合感染,形成窦道。晚期股四头肌萎缩,关节肿胀、骨质破坏和韧带松弛,可发生膝外翻畸形。骨骺破坏后,骨生长受到影响,致使患肢发生短缩畸形。

**(三)实验室及其他检查**

1.X线检查

(1)单纯性滑膜结核放射学表现常不典型。仅病程较长者可见软组织肿胀和骨组织疏松。

(2)在单纯骨结核中,中心型表现为骨质模糊,呈磨砂玻璃样,后期可形成死骨及空洞;边缘型则表现为边缘骨质被侵蚀破坏。

(3)在全关节结核,表现为骨质广泛疏松,骨质被侵蚀破坏,关节间隙变窄。窦道长期不愈可出现骨硬化。

2.CT、MRI检查

可较早地发现局部小脓肿、软组织增厚、死骨块等,对关节内早期病变有诊断价值。

3.关节镜检查

对诊断早期膝关节滑膜结核有重要价值,可取关节液培养做组织活检,也可进行滑膜切除术。

**(四)诊断要点**

根据结核接触史、患病史、临床表现、X线检查、关节镜及实验室检查可明确诊断。

**(五)治疗要点**

1.局部制动

十分重要,无论是手术或非手术治疗,固定时间一般不少于3个月。

2.抗结核治疗

单纯滑膜结核者,多可以通过应用全身抗结核药治愈,并能够保留基本正常的关节功能。

3.局部治疗

(1)抽出关节积液并注入抗结核药物。

(2)若治疗无效,可施行滑膜切除术。

(3)单纯骨结核当骨质破坏较重时,应施行病灶清除术,病灶清除后可用松质骨填充。术后管型石膏固定3个月。

(4)对全关节结核,15岁以下的患者仅做病灶清除术;15岁以上者在清除病灶后,可同时行膝关节加压融合术,术后4周拔除加压钢针,改用管型石膏固定2个月。

**(六)护理要点**

1.术前及非手术患者护理

(1)心理护理:因为病程长,患者心理负担重,医护人员要鼓励患者及家属正确认识疾病,增加战胜疾病的信心,积极配合治疗。

(2)局部制动:肿胀、疼痛明显者,可用石膏托固定。固定期间,石膏托可以每天解下1～2次,并适当活动膝关节,以防关节粘连,肌肉萎缩。可在伸膝位做股四头肌收缩训练。

2.术后护理

(1)制动:患者术后回病室时要注意平稳搬移,防止石膏变形或折断。

(2)伤口引流护理:观察伤口渗血及引流管的通畅情况,防止引流管脱落及管内引流液倒流,注意无菌操作。记录引流液的颜色、性质、量,发现异常及时通知医师并妥善处理。引流液正常为淡红色,每天引流液≤200 mL。引流管持续引流24～48小时后,引流液≤50 mL,可拔管。

(3)术后用软枕抬高患肢20°～30°,以促进血液循环,减轻肿胀。密切观察患肢血液循环、皮肤温度、神经感觉情况,并与健侧进行比较。发现问题及时处理。

(4)行关节加压融合术者,应注意保持关节夹的松紧度,预防加压针眼感染。

3.健康指导

(1)预防深静脉血栓形成:手术第一天,可行健侧肢体和患侧踝关节的主动运动。

(2)指导肢体活动:滑膜切除术后,皮牵引1～2周后可在床上练习屈伸膝关节,一个月后可下床拄双拐活动;单纯骨结核清除病灶松质骨填充术后,石膏固定2～3周,早期行股四头肌静力收缩,一个月后拄双拐练习行走;全关节结核行关节加压融合术后,4周可除去石膏和关节夹,在床上练习肢体抬高,35天后可拄双拐下地活动。

(3)出院后嘱患者继续加强患肢的功能锻炼,劳逸结合,避免过早负重。定期复查。

# 三、髋关节结核

髋关节结核发病率在骨与关节结核中居第三位,仅次于脊柱和膝关节。多为单侧发病,多见于儿童和青少年。

**(一)病因与发病机制**

早期髋关节结核以单纯滑膜结核和单纯骨结核多见。大多发展成全关节结核。单纯骨结核的病灶常位于髋臼上缘、股骨头和靠近骺板处的股骨颈。病灶处骨质破坏,出现死骨和空洞,易形成脓肿。随着病变发展,可穿破关节面软骨,进入关节腔,造成全关节感染。股骨头部分被破坏、吸收后可发生病理性脱位,多为后脱位。髋臼结核产生的脓液可向周围流注,向后常形成臀部脓肿。穿破骨盆内壁,形成盆腔内脓肿。

**(二)临床表现**

1.全身症状

起病缓慢,可有低热、自汗、食欲缺乏、消瘦、乏力、倦怠、贫血等。

2.局部症状

(1)典型的临床表现有跛行和放射至膝的患髋疼痛。

(2)早期仅表现为跛行和患髋不适感。患儿常有"夜啼",因为熟睡后髋部保护性肌痉挛消失,患髋移动时引起疼痛所致。髋关节活动因疼痛而受限,托马斯征阳性。

(3)可出现髋关节屈曲、内收、内旋畸形,患肢短缩,于腹股沟或臀部可出现肿胀或肿块,有压痛。患肢及臀部肌萎缩。

**(三)实验室及其他检查**

1.X 线检查

X 线片早期显示有局限性的骨质疏松,疾病后期,全关节结核可见关节间隙变宽,出现空洞和死骨。严重者股骨头几乎完全消失,可出现病理性脱位。

2.CT 与 MRI 检查

有助于早期诊断,可清楚显示髋关节内积液量和微小的骨破坏病灶。

**(四)诊断要点**

髋关节结核的早期诊断极为重要,根据病史、症状、体征和 X 线检查,不难诊断。骨盆正位片对两侧髋关节进行反复比较,仔细观察,关节间隙轻度狭窄应引起注意,以防漏诊。

**(五)治疗要点**

1.全身支持疗法

休息,增加营养以增强机体抵抗力,改善患者的全身状况。

2.局部处理

(1)单纯滑膜结核:早期行关节穿刺抽液并注入抗结核药物,对患肢进行皮牵引、石膏固定。无效者行滑膜切除术。术后用皮牵引和"丁字鞋"制动 3 周。

(2)单纯骨结核:有死骨或无效腔者,应尽早行病灶清除术,清除死骨、清理无效腔,遗留的空腔可用松质骨充填,术后皮牵引或髋人字石膏固定 4～6 周。

(3)全关节结核:早期及时进行病灶清除术,术后皮牵引 3～4 周。晚期则行病灶清除术,同时作关节植骨融合术,术后髋人字石膏固定 3～6 个月。病情稳定者可选择全髋关节置换术。

**(六)护理要点**

1.术前及非手术治疗的护理

(1)关节腔抽液、注入抗结核药物时,要严格执行无菌操作。

(2)关节疼痛皮牵引时,保持患肢外展 30°中立位。严格卧床休息,预防病理性骨折。

2.术后护理

(1)注意观察生命体征的变化,必要时进行心电监护。

(2)由于髋关节手术后出血较多,要注意观察伤口敷料渗血情况,保持引流管的通畅。

(3)对于石膏固定者,观察患肢血液循环情况,倾听患者主诉,如有肢体远端苍白、厥冷、疼痛、麻木等异常及时通知医师妥善处理。行石膏"人"字形固定者,注意保护石膏周围的皮肤,尤其是女患者会阴部皮肤的清洁干燥。

(4)定时翻身、按摩皮肤防治压疮。指导有效咳嗽,经常深呼吸,预防肺感染、肺不张。

3.健康指导

(1)术后第 1 天,上肢、健侧下肢的主动活动,以防深静脉血栓形成。术后 2～3 天可进行股四头肌等长收缩,但要避免主动屈髋练习。

(2)皮牵引 3～4 周可去除,患者可进行髋、膝关节的主动锻炼。石膏固定 6～8 周后,拍 X 线片复查,病变愈合,可拆除石膏,持双拐下床练习行走,但患肢不能负重。

(3)指导患者及家属正确用药、合理饮食、有计划的功能锻炼、定期复查。

(孔凡梅)

# 第八节 骨 肿 瘤

## 一、骨软骨瘤

骨软骨瘤是指骨表面被覆软骨帽的骨性突起物,来源于软骨,是常见的良性骨肿瘤。多发生于青少年,随人体发育增大,当骨骺线闭合后,其生长也停止。多见于 10～20 岁青少年,男性多于女性。骨软骨瘤可分为单发性与多发性两种,以单发性骨软骨瘤多见,也叫外生骨疣,约有1‰的单发性骨软骨瘤可恶变;多发性骨软骨瘤也叫骨软骨瘤病,多数有家族遗传病史,具有恶变倾向。多见于长骨干骺端,如股骨远端、胫骨近端和肱骨近端。

### (一)护理评估

1.一般评估

(1)健康史。①一般情况:了解患者的职业、工作环境和生活习惯,有无外伤史和骨折史。②既往史:既往有无其他部位肿瘤史,家中有无类似病史者。

(2)生命体征(T、P、R、BP):按护理常规监测生命体征。

(3)患者主诉:发现局部包块。

(4)相关记录:包块部位、大小、质地、皮温、边界、有无压痛、与周围组织有无粘连、关节活动度等。X线拍片及实验室检查等结果记录。

2.身体评估

(1)术前评估。①视诊:包块部位、肢体有无畸形。②触诊:包块质地、皮温、边界、有无压痛、与周围组织有无粘连。③动诊:关节活动度。④量诊:包块周径大小,肢体周径大小。

(2)术后评估。①视诊:伤口愈合情况、局部有无突起。②触诊:局部皮温、有无压痛。③动诊:关节活动度。④量诊:肢体周径大小。

3.治疗效果的评估

(1)非手术治疗评估要点:定期复查,严密观察肿块有无增大,有无影响相关部位生理功能。

(2)手术治疗评估要点:肿块的部位、大小及其与周围组织的关系。

### (二)护理措施

1.休息

以卧床休息为主,避免患肢负重,防止病理性骨折。

2.饮食

鼓励患者进食高热量、高蛋白、高维生素食物。

3.心理护理

患者一旦被诊断为患了肿瘤,心理会受到严重的刺激,常表现为焦虑、恐惧、悲观的心理,主动与患者沟通,了解其产生焦虑、恐惧的具体原因。解释骨软骨瘤属良性骨肿瘤,无症状者,无须治疗;有症状者,可手术切除,向患者介绍治疗方法。

4.缓解疼痛

为患者提供安全舒适的环境,并与其讨论疼痛的原因和缓解方法。指导患者应用非药物方法缓解疼痛,若疼痛不能控制,可遵医嘱应用镇痛药物,观察镇痛药物的效果,注意其不良反应。

5.提供术后康复的相关知识

术后抬高患肢,预防肿胀,观察敷料有无渗血,肢体远端有无感觉和运动异常,若发现异常,应立即配合医师处理并采取相应护理措施。骨软骨瘤手术一般对关节功能的影响较小,术后伤口愈合后即可下地开始功能锻炼。

6.并发症护理

(1)预防病理性骨折:提供无障碍环境,教会患者正确使用拐杖等助行器,避免肢体负重,预防病理性骨折。

(2)防止医源性神经损伤:肿瘤分离和切除时易损伤神经,麻醉清醒后密切观察神经症状和体征,下肢手术者,注意观察小腿处有无疼痛、麻木,嘱咐患者活动足趾及踝关节,以观察踝关节的背伸、跖屈、伸趾功能并与术前比较。上肢手术者,观察手指及腕关节活动、麻木情况。尽早发现医源性神经损伤的表现,及时处理。

7.健康教育

(1)功能锻炼:上肢手术者,可行用力握拳、伸指运动。下肢手术者,指导行踝关节背伸、股四头肌等长收缩活动及主动伸屈各关节。

(2)出院指导:讲解康复期功能锻炼的重要性,避免摔倒,术后定期复查 X 线,以了解肿瘤切除部位的骨修复及早期发现有无肿瘤原位局部复发。

**(三)护理效果评估**

(1)患者伤口恢复良好,未影响生活质量及生理功能。

(2)患者未发生相关并发症。

## 二、骨巨细胞瘤

骨巨细胞瘤是较常见的原发性骨肿瘤,以往认为骨巨细胞瘤是介于良、恶性之间的溶骨性肿瘤,后来发现其复发率较高且有低转移率,故认为本病属于潜在恶性或低度恶性肿瘤。发病年龄多在 20～40 岁,女性多于男性,好发部位为股骨远端和胫骨近端,其次为肱骨近端和桡骨远端。

**(一)护理评估**

1.一般评估

(1)健康史。①一般情况:了解患者的职业、工作环境和生活习惯,特别注意有无长期接触化学致癌物质、放射线等,有无外伤史和骨折史。评估患者的肢体疼痛的性质、程度。②既往史:既往有无其他部位肿瘤史,家中有无类似病史者。

(2)生命体征(T、P、R、BP):按护理常规监测生命体征。

(3)患者主诉:局部疼痛、肿胀,关节活动受限。

(4)相关记录:疼痛的部位及性质、持续时间,肿块部位、大小、质地、皮温、边界、有无压痛、与周围组织有无粘连、关节活动度等。X 线拍片及实验室检查等结果记录。

2.身体评估

(1)术前评估。①视诊:肢体的肿胀部位及程度、肢体有无畸形。②触诊:包块质地、皮温、边界、有无压痛、与周围组织有无粘连。③动诊:关节活动度。④量诊:包块周径大小,肢体周径大小。

(2)术后评估。①视诊:伤口愈合情况、肢体肿胀程度。②触诊:局部皮温、有无压痛。③动诊:关节活动度。④量诊:肢体周径大小。

3.治疗效果的评估

(1)非手术治疗评估要点:定期复查,严密观察肿块有无增大、恶变,有无影响相关部位生理功能。

(2)手术治疗评估要点:肿块的部位、大小及其与周围组织的关系,有无转移。

**(二)护理措施**

1.心理护理

骨巨细胞瘤为潜在恶性肿瘤,患者担心手术和预后。多与患者沟通,建立良好的护患关系,了解患者的问题所在,有针对性地予以指导,耐心解答问题,消除不良心理,保持患者情绪稳定,能接受并配合治疗。

2.减轻疼痛

保持病房安静,指导患者保持舒适体位,转移患者的注意力。疼痛较轻者可采用放松疗法、理疗等;对疼痛严重者,可遵医嘱应用芬太尼、哌替啶等止痛药物,以减轻疼痛。尽量减少护理操作中的疼痛,避免不必要的搬动。

3.增强舒适感

抬高患肢 20°～30°,避免腘窝受压。鼓励患者进行功能锻炼,预防肌萎缩和关节僵硬。协助生活护理。

4.并发症的护理

防止病理性骨折,对骨破坏严重者,应用小夹板或石膏固定患肢;对股骨近端骨质破坏严重者,除固定外,还应同时牵引,以免关节畸形。为避免骨折的发生,需告知患者避免跑、跳等剧烈运动,护理上要求搬运患者要轻柔,避免暴力,活动不便者应协助翻身。一旦发生骨折,应按骨折患者进行护理。

5.健康教育

(1)功能锻炼:鼓励患者进行功能锻炼,预防肌萎缩和关节僵硬。术后病情平稳即可开始患肢肌的等长收缩和足趾活动;术后 1～2 周逐渐开始关节活动。人工髋关节置换者练习外展运动,术后 2 周扶拐下地,训练站立负重;人工膝关节置换者练习伸屈运动;异体骨与关节移植者,根据愈合程度,逐渐增加活动量,以防异体骨发生骨折。

(2)出院指导:讲解康复期功能锻炼的重要性及意义,使患者出院后能自觉地坚持功能锻炼。除住院期间注意的问题外,出院后还要注意在练习行走时不可跌倒,术后定期复查 X 线,以了解肿瘤切除部位的骨修复及早期发现有无肿瘤复发。

**(三)护理效果评估**

(1)患者情绪稳定,积极乐观地配合治疗。

(2)患者疼痛减轻或消失。

(3)肢体的活动功能得到最大程度的促进,以及在此期间无病理性骨折发生。

(4)患者能复述患肢功能锻炼和放疗的相关知识。

# 三、骨肉瘤

骨肉瘤是最常见的原发性恶性骨肿瘤,其组织学特点是瘤细胞直接形成骨样组织或未成熟骨。瘤体一般呈梭形,恶性程度高,预后差。可累及骨膜、骨皮质及髓腔,病灶切面呈鱼肉状,棕红或灰白色。骨肉瘤最多发于 10～20 岁青少年,40 岁以上发病多为继发性,男性多于女性。好发部位为股骨远端、胫骨近端和肱骨的干骺端。病因不明,研究显示与遗传学因素、病毒感染、放射线损伤相关。

**(一)护理评估**

1.一般评估

(1)健康史。①一般情况:了解患者的职业、工作环境和生活习惯,特别注意有无长期接触化学致癌物质、放射线等,有无外伤史和骨折史。评估患者的肢体疼痛的性质、程度。②既往史:既往有无其他部位肿瘤史,家中有无类似病史者。

(2)生命体征(T、P、R、BP):按护理常规监测生命体征。

(3)患者主诉:呈进行性加重的疼痛,局部可触及肿块。

(4)相关记录:疼痛的部位及性质、持续时间,肿块部位、大小、质地、皮温、边界、有无压痛、与周围组织有无粘连、表浅静脉曲张等。肢体有无畸形,关节活动是否受限。患者有无消瘦、体重下降、营养不良等恶病质表现,重要脏器功能是否正常,能否耐受手术和化疗。

2.身体评估

(1)术前评估。①视诊:肢体的肿胀部位及程度、肢体有无畸形。②触诊:包块质地、皮温、边界、有无压痛、与周围组织有无粘连。③动诊:关节活动度。④量诊:包块周径大小,肢体周径大小。

(2)术后评估。①视诊:伤口愈合情况、肢体肿胀程度。②触诊:局部皮温、有无压痛。③动诊:关节活动度。④量诊:肢体周径大小。

3.治疗效果的评估

(1)非手术治疗评估要点。①化疗前评估:做好解释工作,了解患者的心理承受能力;测量体重,由于化疗药物大多是按体重计算,应严格准确测量体重。②化疗中评估:评估化疗所带给患者的不良反应,如胃肠道反应、心脏毒性、肾脏毒性、骨髓抑制、皮肤毒性、脱发等。③化疗后评估:严密观察白细胞、血小板及肝、肾功能的变化,做好防护措施。

(2)手术治疗评估要点。①影像资料评估:观察肿块的大小、了解肿瘤有无与周围组织粘连、了解有无肿瘤转移。②病理检查评估:确认肿瘤穿刺活检结果。

**(二)护理措施**

1.休息

肿瘤对骨质的破坏大,易发生病理性骨折,故应卧硬板床,避免下地负重等。

2.疼痛护理

卧床休息,采取舒适的体位。观察疼痛的程度、性质、时间,并进行疼痛评分,指导患者采用转移注意力、听音乐等放松技巧,操作时动作轻柔,按医嘱予止痛药。可采用三阶梯止痛法。

3.改善营养状况

鼓励患者进食高蛋白、高热量、高维生素、易消化饮食,多饮水,饮食应清淡,避免进食辛辣、煎炸、腌制食品,多吃水果蔬菜。必要时可遵医嘱提供肠内或肠外营养。

4.增强舒适感

观察患肢肢端感觉、活动、血液循环情况,抬高患肢 20°～30°,避免腘窝受压,协助患者每2 小时轴线翻身。鼓励患者进行功能锻炼,预防肌萎缩和关节僵硬。协助生活护理,满足患者日常生活需要。

**5.促进患者对自我形象的认可**

向患者解释脱发只是暂时现象,停药后再生,也可以戴假发或帽子修饰。

**6.化疗护理**

(1)**化疗前**:向患者解释化疗的目的、可能出现反应及预防措施,取得患者的配合。

(2)**化疗中**:了解患者检验、检查结果,如血常规、血生化、胸片等;观察化疗药物的不良反应,如骨髓抑制、胃肠道反应、口腔溃疡、心脏毒性、肾脏毒性、皮肤毒性、脱发等。如白细胞计数$<4\times10^9$/L或血小板计数$<6\times10^9$/L应暂停化疗。观察尿量,24小时尿量$>3\,500$ mL。观察体温的变化,病房每天紫外线灯消毒,减少探视。

(3)**化疗后**:定时检查血常规及血生化的变化,避免去人多聚集的地方。进食清淡、富有营养的饮食,增强体质。

**7.并发症的护理**

(1)**防止病理性骨折**:骨肉瘤患者多伴患处局部肿块,关节功能活动受限等,使患者行走不便,易造成病理性骨折。为避免骨折的发生,需告知患者避免跑、跳等剧烈运动,护理上要求搬运患者要轻柔,避免暴力,活动不便者应协助翻身,对已有骨折的患者在给予石膏固定或牵引后按常规护理。

(2)**防止深静脉血栓**:深静脉血栓形成是下肢手术常见的并发症,由于术后卧床、肢体制动,使下肢静脉血流缓慢,密切观察患肢皮肤的颜色、温度、活动、感觉、肿胀、疼痛等情况。抬高患肢,早期指导患者行踝泵运动、股四头肌等长收缩,并采用气压治疗、穿抗血栓压力袜或使用抗凝剂,可有效地防止深静脉血栓。

(3)**防止医源性神经损伤**:肿瘤分离和切除时易损伤神经,麻醉清醒后密切观察神经症状和体征,下肢手术者,注意观察小腿处有无疼痛、麻木,嘱咐患者活动足趾及踝关节,以观察踝关节的背伸、跖屈、伸趾功能并与术前比较。上肢手术者,观察手指及腕关节活动、麻木情况。尽早发现医源性神经损伤的表现,及时处理。

**8.截肢术后护理**

(1)**体位**:术后24～48小时应抬高患肢,预防肿胀。下肢截肢者,每3～4小时俯卧20～30分钟,并将残肢予枕头支托,压迫向下;仰卧位时,不可抬高患肢,以免造成膝关节的屈曲挛缩。

(2)**观察和预防术后出血**:由于术中止血不彻底,组织处理不妥当,血管断端结扎线脱落,残端受到意外创伤,均可造成残端大出血。注意观察截肢术后肢体残端的渗血情况,创口引流液的性质和量。对于渗血较多者,可用棉垫加弹性绷带加压包扎;若出血量较大,应立即扎止血带止血,并告知医师,配合处理。故截肢术后患者床边应常规放置止血带,以备急用。

(3)**幻肢痛**:绝大多数截肢患者在术后相当长的一段时间内感到已切除的肢体仍然在疼痛或其他异常感觉,称为幻肢痛。这是由于术前肿瘤侵袭压迫附近组织造成剧烈的疼痛,对皮质中枢刺激形成兴奋灶,术后未能一时消失,疼痛多为持续性,尤以夜间为甚,属精神因素性疼痛。引导患者注视残肢,接受截肢的现实。应用放松疗法等心理治疗手段逐渐消除幻肢感。对于持续时间长的患者,可轻叩残端,或用理疗、封闭、神经阻断的方法消除幻肢痛。

(4)**残端护理**:观察残端伤口的皮肤愈合情况,注意有无压痛。术后两周开始用弹性绷带每天反复包扎,均匀压迫残端,促进软组织收缩;残端按摩、拍打及蹬踩,增加残端的负重能力。指导患者每天用中性肥皂清洗残端,但不能浸泡或在残端上涂擦冷霜或油,以免软化残端的皮肤,也不可擦乙醇,以免皮肤干裂。制作临时义肢,鼓励患者拆线后尽早使用,可消除水肿,促进残端成熟,为安装义肢做准备。

9.心理护理

护士理解患者的心理变化,给予心理安慰和支持,消除害怕和焦虑,使患者情绪稳定,耐心向患者解释病情,根据患者的心理状态,注意保护性医疗措施。解释治疗措施尤其是手术治疗对于挽救生命、防止复发和转移的重要性。通过语言、表情、举止和态度给患者良性刺激,使患者乐观的对待疾病和人生。

**(三)护理效果评估**

(1)患者安全度过化疗期。

(2)患者疼痛缓解,无疼痛症状和体征。

(3)患者肌肉、关节功能得以恢复,能满足日常活动需要。

(4)患者能正确面对自我形象改变。

(5)保肢治疗患者,假体关节活动良好,患者可下床活动。

(6)截肢治疗患者,残端愈合塑形好,利于安装义肢。

（潘　炯）

# 第十一章

# 产 科 护 理

## 第一节 正 常 分 娩

影响分娩的 4 个因素包括产力、产道、胎儿及待产妇的精神心理因素。若各因素均正常并能相互适应,胎儿顺利经阴道自然娩出,称为正常分娩。从规律宫缩开始,至胎儿及胎盘完全娩出为止的全过程称为总产程。临床上分为 3 个产程。

### 一、第一产程妇女的护理

第一产程又称宫颈扩张期。从规律宫缩到宫口开全。初产妇需 11～12 小时,经产妇需 6～8 小时。

#### (一)临床表现

1.一般情况

体温、脉搏、呼吸无明显异常。宫缩时血压可能上升 0.5～1.3 kPa(4～10 mmHg)。

2.子宫收缩

产程开始时,子宫收缩力弱,持续时间较短(约 30 秒)、间歇时间较长(5～6 分钟)。随着产程进展,宫缩强度不断增加,持续时间不断延长(50～60 秒),间歇期逐渐缩短(2～3 分钟)。当宫口近开全时,宫缩持续时间可长达 1 分钟或以上,间歇期仅 1～2 分钟。随着宫缩的加强,产妇有腰酸、腰骶部和腹部胀痛、疼痛的感觉逐渐加重。

3.宫颈扩张和胎头下降

由于子宫肌纤维的缩复作用,子宫颈管逐渐缩短直至展平,宫口逐渐扩张,宫口近开全时(10 cm),仅能摸到部分子宫颈边缘,开全后则摸不到子宫颈边缘。随产程进展,胎头沿产道下降。

4.胎膜破裂

随着产程的进展,子宫收缩力的增强,子宫羊膜腔内压力升高,当压力升高到一定程度时胎膜自然破裂,破膜多发生在宫口临近开全时。

5.焦虑、恐惧

第一产程的初产妇由于产程长,环境陌生及宫缩所致的疼痛,产妇可能出现焦虑或者恐惧心理,表现为不能放松、哭泣、急躁、喊叫、不配合等。家属也随着产程的进展焦急不安。

**(二)护理措施**

**1.入院护理**

介绍环境,采集病史,测量生命体征,了解宫缩情况、胎位、胎心、有无破膜、子宫颈口扩张及胎先露下降程度、骨软产道情况等。在评估中如遇异常情况,以及时与医师联系。

**2.促进舒适**

(1)提供良好环境:尽量采用自然光线,室内保持安静或播放轻音乐,避免操作时发出金属碰撞声,减少不良刺激。

(2)饮食:鼓励和帮助产妇少量多次进食,可给予高热量、易消化、清淡而富有营养的饮食,保证液体的摄入量,以适应分娩时的体力消耗。

(3)活动与休息:宫缩不强且未破膜者,可在室内活动,有助于产程进展。如初产妇宫口近开全或经产妇宫口扩张 4 cm 时,胎位异常或有合并症时应卧床休息,协助产妇经常改变体位,以促进身体舒适和放松。

(4)排尿及排便:临产后每 2～4 小时排尿 1 次,以免膀胱充盈影响宫缩及胎头下降,如排尿困难者,应考虑有无头盆不称,必要时导尿。鼓励产妇排便,但要注意与宫口开全产生的排便感相鉴别。

(5)清洁卫生:协助产妇擦汗、更衣、更换床单等,保持外阴清洁,增进产妇的舒适感。

(6)减轻疼痛:采用非药物性或药物性分娩镇痛方法,减轻分娩的疼痛。

**3.产程中的观察**

(1)生命体征:每 4～6 小时测量脉搏、呼吸、血压 1 次,对有高血压及子痫患者应增加测量次数,有异常通知医师并给予相应处理。

(2)胎心:用胎心多普勒仪或听诊器于宫缩间歇期听胎心,每 1～2 小时 1 次,宫缩频繁时应每 15～30 分钟 1 次,每次听 1 分钟,并注意心率、心律、心音强弱,做好记录。如胎心率超过 160 次/分或低于 120 次/分,提示胎儿窘迫,立即给产妇吸氧并通知医师做进一步处理。可使用胎心监护仪,将探头放于胎心音最响亮的部位并固定,观察胎心音的变化及与宫缩、胎动的关系。

(3)子宫收缩:用腹部触诊或胎儿监护仪观察宫缩。一般需连续观察至少 3 次收缩,观察子宫收缩持续时间、间歇时间、强度及频率,认真记录。

(4)宫颈扩张和胎头下降程度:根据宫缩情况和产妇的临床表现,适当地增减肛查的次数,一般临产初期每 4 小时查 1 次,经产妇及宫缩频者缩短检查时间。每次检查的结果应记录。目前,多采用产程图来连续描记和反映宫口扩张程度及先露下降程度。

(5)胎膜破裂:一旦胎膜破裂应马上听胎心,观察羊水颜色、性状及流出量,有无脐带脱垂的征象,记录破膜时间。破膜后,要注意保持外阴清洁,超过 12 小时尚未分娩者,给予抗生素预防感染。

**4.心理护理**

护理人员应安慰产妇,以亲切的语言、良好的态度向产妇讲解分娩是自然的生理过程,向产妇介绍医师、护理人员及产房的环境,消除对环境的陌生感;以支持者、照顾者、信息提供者的角色与产妇建立良好的护患关系,与产妇一起完成分娩;教会产妇减轻疼痛的方法,用语言或者非语言的沟通技巧对产妇的行为加以赞赏,树立阴道分娩的信心。

## 二、第二产程妇女的护理

第二产程又称胎儿娩出期。从宫口开全到胎儿娩出。初产妇需 1~2 小时,经产妇通常数分钟即可完成。

### (一)临床表现

**1.子宫收缩增强**

第二产程中,宫缩的强度及频率都达到高峰,宫缩持续约 1 分钟甚至更长时间,间隔仅 1~2 分钟。此时胎头抵达盆底,压迫肛提肌,产妇于宫缩时不由自主地向下屏气用力,主动增加腹压,使胎儿下降直至娩出。

**2.胎儿下降及娩出**

随着产程进展,会阴渐膨隆变薄,胎头在宫缩时露出阴道口,在间歇时又缩回阴道内,称为"拨露"。如胎头双顶径已越过骨盆出口,宫缩间歇时胎头不回缩,称为"着冠"。产程继续进展,胎头枕骨于耻骨弓下露出,随后胎头仰伸、复位、外旋转,肩与身体娩出,并伴有后羊水排出。

**3.产妇心理表现**

在第二产程中,产妇的恐惧、急躁情绪比第一产程加剧,表现为烦躁不安、精疲力竭。

### (二)护理措施

**1.心理护理**

第二产程期间助产士应陪伴在产妇身旁,提供信息,给予产妇安慰和支持,缓解或消除其紧张和恐惧,做好饮食、清洁等生活护理。

**2.观察产程进展**

密切监测胎心,观察有无胎儿急性缺氧情况,每 5~10 分钟测听 1 次胎心或用胎儿监护仪持续监护。若有异常及时通知医师,尽快结束分娩,避免胎头长时间受压。

**3.指导产妇正确使用腹压**

宫口开全后,指导产妇双腿屈曲,双足蹬在产床上,两手分别拉住产床旁把手,宫缩时,先深吸一口气,然后缓慢持久地向下屏气用力以增加腹压,宫缩间歇时,双手和全身肌肉放松,安静休息。

**4.接产准备**

经产妇宫口开大 4 cm 或初产妇宫口开全时应做好接产的准备工作,给予产妇外阴清洁和消毒,铺消毒巾于臀下。接产者洗手、戴手套、穿手术衣、打开产包、铺消毒巾,准备接产。

**5.接产**

注意保护会阴,协助胎头俯屈、仰伸、复位、外旋转,正确地娩出胎肩,指导产妇与接产者密切配合,必要时行会阴切开术。双肩娩出后,右手方可离开会阴,双手协助胎体及下肢娩出,记录胎儿娩出时间。

## 三、第三产程妇女的护理

第三产程又称胎盘娩出期。从胎儿娩出到胎盘娩出。需 5~15 分钟,不应超过 30 分钟。

### (一)临床表现

(1)胎盘剥离:胎儿娩出后,宫底降至脐部,产妇感到轻松,宫缩暂停数分钟后又重出现。由于子宫腔容积明显缩小,胎盘不能相应的缩小与子宫壁发生错位而剥离。剥离面出血形成血肿。随着子宫收缩,不断增大剥离面积,直至完全剥离后排出。

(2)子宫收缩及阴道流血:胎儿娩出以后宫缩暂停数分钟后再次出现,宫底降至脐下 1～2 cm。收缩好的子宫硬,似球形。正常分娩阴道流血量一般不超过 300 mL,出血多者可能由宫缩乏力或软组织损伤引起。

(3)产妇的心理:胎儿娩出后,产妇一般会有如释重负的轻松感,情绪稳定。如果新生儿有异常或性别、健康、外形不理想,产妇不能接纳自己的孩子则会产生焦虑、烦躁,甚至憎恨的情绪。

(4)新生儿娩出、啼哭。

**(二)护理措施**

1.协助胎盘娩出

接产者切忌在胎盘尚未完全剥离时牵拉脐带,以免胎盘部分剥离出血或拉断脐带。当确认胎盘已完全剥离时,于子宫收缩时左手握住宫底并按压,右手轻拉脐带,使胎盘娩出。当胎盘娩出至阴道口时,接产者用双手垫纱布托住胎盘,向一个方向旋转同时向外牵拉,直至胎膜全部娩出。若胎膜有部分断裂,用血管钳夹住胎膜断端,继续向同一方向旋转,直至完全娩出。立即检查胎盘、胎膜是否完整。胎盘娩出后按摩子宫使其收缩,减少出血,同时观察并测量出血量。

2.预防产后出血

胎盘娩出后 2 小时内应注意子宫底的高度、子宫的硬度及会阴切口状况,观察血压、脉搏等。如在产房观察 2 小时无异常者,将产妇送回母婴同室。

3.新生儿护理

(1)清理呼吸道:尽量在胎儿啼哭前进行。胎儿一娩出,立即用吸痰管将咽部、鼻腔的黏液和羊水吸出,避免引起新生儿吸入性肺炎。对呼吸道黏液已吸出而未啼哭的新生儿应进行足底刺激。

(2)Apgar 评分:新生儿评分 7 分以上只需进行一般处理,低于 7 分的新生儿应进行抢救。4～7 分缺氧较严重,需进行清理呼吸道、人工呼吸、吸氧、用药;4 分以下需在喉镜直视下气管内插管并给氧。

(3)脐带处理:在胎儿娩出后 1～2 分钟内断扎脐带,距脐带根部约 15 mm 处分别用两把止血钳夹住脐带,在两钳之间剪断脐带,用 20% 高锰酸钾溶液烧灼脐带断端,脐带可选用丝线、气门芯、脐带夹等方法结扎。药液不可接触新生儿皮肤,以免发生皮肤灼伤。处理脐带时应注意新生儿保暖。脐带处理后,让产妇看清新生儿的性别。

(4)新生儿身份标记:擦干皮肤,擦净足底胎脂,将足印印于新生儿病历上,为新生儿戴上能识别身份的腕带、胸带。腕带、胸带上应记录母亲的姓名、住院号、新生儿的出生时间和性别等内容。

(5)早接触、早吸吮:新生儿如果无异常在半小时内将其抱给母亲,进行皮肤接触和乳房的早吸吮,以增进母子感情,促进母乳喂养的成功。

(安艳萍)

# 第二节 早 产

早产是指妊娠满 28 周至不足 37 周(196～258 天)间分娩者。此时娩出的新生儿称为早产儿,体重为 1 000～2 499 g。各器官发育尚不够健全,出生孕周越小,体重越轻,预后越差。国内早产占分娩总数的 5%～15%。约 15% 早产儿于新生儿期死亡。近年由于早产儿治疗学及监护手段的进步,其生存率明显提高,伤残率下降,国外学者建议将早产定义时间上限提前到妊娠 20 周。

## 一、病因

诱发早产的常见原因有:①胎膜早破、绒毛膜羊膜炎最常见,30%～40% 早产与此有关;②下生殖道及泌尿道感染,如 B 族溶血性链球菌、沙眼衣原体、支原体感染、急性肾盂肾炎等;③妊娠并发症与并发症,如妊娠期高血压疾病、妊娠期肝内胆汁淤积症,妊娠合并心脏病、慢性肾小球肾炎、病毒性肝炎、急性肾盂肾炎、急性阑尾炎、严重贫血、重度营养不良等;④子宫过度膨胀及胎盘因素,如羊水过多、多胎妊娠、前置胎盘、胎盘早剥、胎盘功能减退等;⑤子宫畸形,如纵隔子宫、双角子宫等;⑥宫颈内口松弛;⑦每天吸烟>10 支,酗酒。

## 二、临床表现

早产的主要临床表现是子宫收缩,最初为不规则宫缩,常伴有少许阴道流血或血性分泌物,以后可发展为规则宫缩,其过程与足月临产相似,胎膜早破较足月临产多见。宫颈管先逐渐消退,然后扩张。妊娠满 28 周至不足 37 周出现至少 10 分钟 1 次的规则宫缩,伴宫颈管缩短,可诊断先兆早产。妊娠满 28 周至不足 37 周出现规则宫缩(20 分钟≥4 次,或 60 分钟≥8 次,持续>30 秒),伴宫颈缩短≥80%,宫颈扩张 1 cm 以上。诊断为早产临产。部分患者可伴有少量阴道流血或阴道流液。以往有晚期流产、早产史及产伤史的孕妇容易发生早产。诊断早产一般并不困难,但应与妊娠晚期出现的生理性子宫收缩相区别。生理性子宫收缩一般不规则、无痛感,且不伴有宫颈管消退和宫口扩张等改变。

## 三、处理原则

若胎膜未破,胎儿存活、无胎儿窘迫,无严重妊娠并发症及并发症时,应设法抑制宫缩,尽可能延长孕周;若胎膜已破,早产不可避免时,应设法提高早产儿存活率。

## 四、护理

### (一)护理评估
1.病史
详细评估可致早产的高危因素,如孕妇以往有流产、早产史或本次妊娠期有阴道流血史,则发生早产的可能性大,应详细询问并记录患者既往出现的症状及接受治疗的情况。

2.身心诊断

妊娠晚期者子宫收缩规律(20分钟≥4次),伴以宫颈管消退≥75％,以及进行性宫颈扩张2 cm以上时,可诊断为早产者临产。

早产已不可避免时,孕妇常会不自觉地把一些相关的事情与早产联系起来而产生自责感;由于孕妇对结果的不可预知,恐惧、焦虑、猜测也是早产孕妇常见的情绪反应。

3.辅助检查

通过全身检查及产科检查,结合阴道分泌物的生化指标检测,核实孕周,评估胎儿成熟度、胎方位等;观察产程进展,确定早产的进程。

**(二)可能的护理诊断**

1.有新生儿受伤的危险

有新生儿受伤的危险与早产儿发育不成熟有关。

2.焦虑

焦虑与担心早产儿预后有关。

**(三)预期目标**

(1)新生儿不存在因护理不当而产生的并发症。

(2)患者能平静地面对事实,接受治疗及护理。

**(四)护理措施**

1.预防早产

孕妇良好的身心状况可减少早产的发生,突发的精神创伤亦可诱发早产。因此,应做好孕期保健工作,指导孕妇加强营养,保持平静心情。避免诱发宫缩的活动,如抬举重物、性生活等。高危孕妇必须多卧床休息,以左侧卧位为宜,以增加子宫血液循环,改善胎儿供氧,慎做肛查和引导检查等,积极治疗并发症。宫颈内口松弛者应于孕14～18周或更早些时间做预防性宫颈环扎术,防止早产的产生。

2.药物治疗的护理

先兆早产的主要治疗为抑制宫缩,与此同时,还要积极控制感染治疗并发症和并发症。护理人员应能明确具体药物的作用和用法,并能识别药物的不良反应,以避免毒性作用的发生,同时,应对患者做相应的健康教育。常用抑制宫缩的药物有以下几类。

(1)β肾上腺素受体激动素:其作用为激动子宫平滑肌β受体,从而抑制宫缩。此类药物的不良反应为心跳加快、血压下降、血糖增高、血钾降低、恶心、出汗、头痛等。常用药物有利托君、沙丁胺醇等。

(2)硫酸镁:镁离子直接作用于肌细胞,使平滑肌松弛,抑制子宫收缩。一般采用25％硫酸镁20 mL加于5％葡萄糖液100～250 mL中,在30～60分钟缓慢静脉滴注,然后用25％硫酸镁10～20 mL加于5％葡萄糖液100～250 mL中,以每小时1～2 g的速度缓慢静脉滴注,直至宫缩停止。

(3)钙通道阻滞剂:阻滞钙离子进入细胞而抑制宫缩。常刚硝苯地平5～10 mg,舌下含服,每天3次。用药时必须密切注意孕妇及血压的变化,若合并使用硫酸镁时更应慎重。

(4)前列腺素合成酶抑制剂:前列腺素有刺激子宫收缩和软化宫颈的作用,其抑制剂则有减少前列腺素合成的作用,从而抑制宫缩。常用药物有吲哚美辛及阿司匹林等。但此类药物可抑制胎儿前列腺素的合成和释放,使胎儿体内前列腺素减少,而前列腺素有药物可通过胎盘抑制胎儿前列腺素的合成和释放,使胎儿体内前列腺素减少,而前列腺素有维持胎儿动脉导管开放的作用,缺乏时导管可能过早关闭而致胎儿血液循环障碍。因此,临床已较少应用,必要时仅能短期(不超过1周)服用。

3.预防新生儿并发症的发生

在保胎过程中,应每天行胎心监护,教会患者自数胎动,有异常时及时采用应对措施。在分娩前按医嘱给孕妇糖皮质激素如地塞米松、倍他米松等,可促胎肺成熟,是避免发生新生儿呼吸窘迫综合征的有效步骤。

4.为分娩做准备

如早产已不可避免,应尽早决定合理分娩的方式,如臀位、横位,估计胎儿成熟度低:而产程又需较长时间者,可选用剖宫产术结束分娩;经阴道分娩者,应考虑使用产钳和会阴切开术以缩短产程,从而减少分娩过程中对胎头的压迫。同时,充分做好早产儿保暖和复苏的准备,临产后慎用镇静药,避免发生新生儿呼吸抑制的情况;产程中应给孕妇吸氧;新生儿出生后,立即结扎脐带,防止过多母血进入胎儿循环,造成循环系统负荷过载。

5.为孕妇提供心理支持

安排时间与孕妇进行开放式的讨论,让患者了解早产的发生并非她的过错,有时甚至是无缘由的。也要避免为减轻孕妇的负疚感而给予过于乐观的保证。由于早产是出乎意料的,孕妇多没有精神和物质准备,对产程的孤独无助感尤为敏感,因此,丈夫、家人和护士在身旁提供支持较足月分娩更显重要,并能帮助孕妇重建自尊,以良好的心态承担早产儿母亲的角色。

**(五)护理评价**

(1)患者能积极配合医护措施。

(2)母婴顺利经历全过程。

**(安艳萍)**

# 第三节 胎 儿 窘 迫

胎儿窘迫是指孕妇、胎儿、胎盘等各种原因引起的胎儿宫内缺氧,影响胎儿健康甚至危及生命。胎儿窘迫是一种综合征,主要发生在临产过程。也可发生在妊娠后期。发生在临产过程者,可以是妊娠后期的延续和加重。

## 一、病因

胎儿窘迫的病因涉及多方面,可归纳为3类。

**(一)母体因素**

妊娠妇女患有高血压疾病、慢性肾小球肾炎、妊娠高血压综合征、重度贫血、心脏病、肺源性心脏病、高热、吸烟、产前出血性疾病和创伤、急产或子宫不协调性收缩、缩宫素使用不当、产程延长、子宫过度膨胀、胎膜早破等;或者产妇长期仰卧位,镇静药、麻醉药使用不当等。

**(二)胎儿因素**

胎儿心血管系统功能障碍、胎儿畸形,如严重的先天性心血管疾病、母婴血型不合引起的胎儿溶血、胎儿贫血、胎儿宫内感染等。

### (三)脐带、胎盘因素

脐带因素有长度异常、缠绕、打结、扭转、狭窄、血肿、帆状附着；胎盘因素有植入异常、形状异常、发育障碍、循环障碍等。

## 二、病理生理

胎儿窘迫的基本病理生理变化是缺血、缺氧引起的一系列变化。缺氧早期或者一过性缺氧时。机体主要通过减少胎盘和自身耗氧量代偿，胎儿则通过减少对肾与下肢血供等方式来保证心脑血流量，不产生严重的代偿障碍及器官损害。缺氧严重则可引起严重的并发症。缺氧初期通过自主神经反射兴奋交感神经，使肾上腺儿茶酚胺及皮质醇分泌增多，引起血压上升及心率加快。此时胎儿的大脑、肾上腺、心脏及胎盘血流增加，而肾、肺、消化系统等血流减少，出现羊水减少、胎儿发育迟缓等。若缺氧继续加重，则转为兴奋迷走神经，血管扩张，有效循环血量减少，主要器官的功能由于血流不能保证而受损，于是胎心率减慢。缺氧继续发展下去可引起严重的器官功能损害，尤其可以引起缺血缺氧性脑病甚至胎死宫内。此过程基本是低氧血症至缺氧，然后至代谢性酸中毒，主要表现为胎动减少、羊水少、胎心监护基线变异差、出现晚期减速甚至呼吸抑制。由于缺氧时肠蠕动加快，肛门括约肌松弛引起胎粪排出。此过程可以形成恶性循环，更加重母体及胎儿的危险。不同原因引起的胎儿窘迫表现过程可以不完全一致，所以应加强监护、积极评价、及时发现高危征象并积极处理。

## 三、临床表现

胎儿窘迫的主要表现为胎心音改变、胎动异常及羊水胎粪污染或羊水过少，严重者胎动消失。根据其临床表现，胎儿窘迫可以分为急性胎儿窘迫和慢性胎儿窘迫。急性胎儿窘迫多发生在分娩期，主要表现为胎心率加快或减慢；宫缩应激试验或者缩宫素激惹试验等出现频繁的晚期减速或变异减速；羊水胎粪污染和胎儿头皮血 pH 下降，出现酸中毒。羊水胎粪污染可以分为三度：Ⅰ度羊水呈浅绿色；Ⅱ度羊水呈黄绿色，浑浊；Ⅲ度羊水呈棕黄色，稠厚。慢性胎儿窘迫发生在妊娠末期，常延续至临产并加重，主要表现为胎动减少或消失、应激试验基线平直、胎儿发育受限、胎盘功能减退、羊水胎粪污染等。

## 四、处理原则

急性胎儿窘迫者，应积极寻找原因并给予及时纠正。若宫颈未完全扩张、胎儿窘迫情况不严重者，给予吸氧，嘱产妇左侧卧位，若胎心率变为正常，可继续观察；若宫口开全、胎先露部已达坐骨棘平面以下3 cm者，应尽快助产经阴道娩出胎儿；若因缩宫素使宫缩过强造成胎心率减慢者，应立即停止使用，继续观察，病情紧迫或经上述处理无效者立即剖宫产结束分娩。慢性胎儿窘迫者，应根据妊娠周、胎儿成熟度和窘迫程度决定处理方案。首先应指导妊娠妇女采取左侧卧位，间断吸氧，积极治疗各种并发症或并发症，密切监护病情变化。若无法改善，则应在促使胎儿成熟后迅速终止妊娠。

## 五、护理评估

### (一)健康史

了解妊娠妇女的年龄、生育史、内科疾病史如高血压疾病、慢性肾小球肾炎、心脏病等；本次

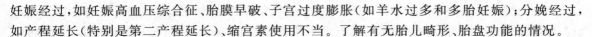

妊娠经过,如妊娠高血压综合征、胎膜早破、子宫过度膨胀(如羊水过多和多胎妊娠);分娩经过,如产程延长(特别是第二产程延长)、缩宫素使用不当。了解有无胎儿畸形、胎盘功能的情况。

**(二)身心状况**

胎儿窘迫时,妊娠妇女自感胎动增加或停止。在窘迫的早期可表现为胎动过频(每 24 小时大于20 次);若缺氧未纠正或加重,则胎动转弱且次数减少,进而消失。胎儿轻微或慢性缺氧时,胎心率加快(＞160 次/分);若长时间或严重缺氧。则会使胎心率减慢。若胎心率＜100 次/分则提示胎儿危险。胎儿窘迫时主要评估羊水量和性状。

孕产妇夫妇因为胎儿的生命遭遇危险而产生焦虑,对需要手术结束分娩产生犹豫、无助感。对于胎儿不幸死亡的孕产妇夫妇,其感情上受到强烈的创伤,通常会经历否认、愤怒、抑郁、接受的过程。

**(三)辅助检查**

1.胎盘功能检查

出现胎儿窘迫的妊娠妇女一般 24 小时尿 $E_3$ 值急骤减少 30％～40％,或于妊娠末期连续多次测定在每 24 小时 10 mg 以下。

2.胎心监测

胎动时胎心率加速不明显,基线变异率＜3 次/分,出现晚期减速、变异减速等。

3.胎儿头皮血气分析

pH＜7.20。

## 六、护理诊断/诊断问题

**(一)气体交换受损(胎儿)**

气体交换受损(胎儿)与胎盘子宫的血流改变、血流中断(脐带受压)或血流速度减慢(子宫-胎盘功能不良)有关。

**(二)焦虑**

焦虑与胎儿宫内窘迫有关。

**(三)预期性悲哀**

预期性悲哀与胎儿可能死亡有关。

## 七、预期目标

(1)胎儿情况改善,胎心率在 120～160 次/分。

(2)妊娠妇女能运用有效的应对机制控制焦虑。

(3)产妇能够接受胎儿死亡的现实。

## 八、护理措施

(1)妊娠妇女左侧卧位,间断吸氧。严密监测胎心变化,一般每 15 分钟听 1 次胎心或进行胎心监护,注意胎心变化。

(2)为手术者做好术前准备,如宫口开全、胎先露部已达坐骨棘平面以下 3 cm 者,应尽快阴道助产娩出胎儿。

(3)做好新生儿抢救和复苏的准备。

(4)心理护理：①向孕产妇提供相关信息,包括医疗措施的目的、操作过程、预期结果及孕产妇需做的配合;将真实情况告知孕产妇,有助于其减轻焦虑,也可帮助产妇面对现实。必要时陪伴产妇,对产妇的疑虑给予适当的解释。②对于胎儿不幸死亡的父母亲,护理人员可安排一个远离其他婴儿和产妇的单人房间,陪伴他们或安排家人陪伴他们,勿让其独处;鼓励其诉说悲伤,接纳其哭泣及抑郁的情绪,陪伴在旁提供支持及关怀;若他们愿意,护理人员可让他们看看死婴并同意他们为死产婴儿做一些事情,包括沐浴、更衣、命名、拍照或举行丧礼,但事先应向他们描述死婴的情况,使之有心理准备。解除"否认"的态度而进入下一个阶段,提供足印卡、床头卡等作为纪念,帮助他们使用适合自己的压力应对技巧和方法。

## 九、结果评价

(1)胎儿情况改善,胎心率在 120～160 次/分。
(2)妊娠妇女能运用有效的应对机制来控制焦虑,叙述心理和生理上的感受。
(3)产妇能够接受胎儿死亡的现实。

(安艳萍)

# 第十二章

# 儿科护理

## 第一节　儿科常用护理技术

### 一、体温、脉搏、呼吸测量法

**(一)目的**

测量生命体征,了解病情,协助诊断治疗。

**(二)用物**

试表篮、体温计、液状石蜡或凡士林、听诊器、纱布或卫生纸、有秒针的表、记录本和笔。

**(三)操作步骤**

1.体温测量法

(1)直肠测量法:用于新生儿、婴幼儿。①方法:将患儿屈膝仰卧或侧卧,若在门诊可使小孩趴在大人的腿上测量最为方便,避免站立测温。用液状石蜡或凡士林润滑肛表,将水银端轻轻插入肛门 2.5～3 cm,一只手靠在臀部固定肛表,3 分钟取出,用纱布或卫生纸擦净肛表及肛周,协助患儿卧于舒适位置,读出表上度数并记录。②注意事项:测温前检查体温表是否完整,是否甩至 35 ℃以下;插体温表时手法要轻柔,避免损伤肛门和直肠;女患儿测量时,勿将肛表插入阴道;坐浴或灌肠后,须待 30 分钟后方可测肛温;腹泻或肛周疾病患儿不可测肛温。

(2)腋下测温法:用于婴幼儿、年长儿。①方法:解开衣扣,将体温计前端放于腋窝中央紧贴皮肤,嘱家长帮助患儿屈肘过胸夹紧体温计,测温时间 5 分钟。②注意事项:出汗时测量前应先擦干腋下汗液。

(3)口腔测温法:用于神志清楚合作良好的年长儿。将口表放于患儿舌下,嘱患儿闭口 3 分钟勿用牙咬。

(4)耳温测量法。①方法:将测量侧耳郭轻轻向后上方拉,暴露外耳道,把耳温计探头轻轻插入耳道并向下压,按下测量开关,3 秒左右,听到仪器发出提示音,取出耳温计,读取数值并记录。②注意事项:探头放置位置必须正确,测量时先将耳郭向后上拉,然后将探头妥善插入耳道;要保持耳温机探头窗口的清洁、干燥、无破损;保证耳内无堵塞物;对患中耳炎、外耳道感染的患儿不宜采用此法。

2.测脉搏、呼吸

（1）方法：用示指、中指指端轻轻按压桡动脉或股动脉，默数 1 分钟脉搏跳动的次数并记录。测脉搏后，护士的手仍放在原处，观察小儿胸腹部的起伏，默数呼吸 1 分钟。若手按脉搏有困难，可用听诊器听心率及呼吸音，所获得的数据更为准确。

（2）注意事项：应在小儿安静状态下测量脉搏、呼吸；测量脉搏或心率时，当婴幼儿有异常者应数满 1 分钟，并观察注意频率、节律和强度的变化，发现异常及时报告医师；测量呼吸时除观察频率外，还要注意呼吸形态、节律、深浅度，胸廓两侧是否对称，有无呼吸困难等体征。

## 二、新生儿沐浴

**（一）目的**

（1）新生儿沐浴使患儿清洁舒适。

（2）新生儿沐浴促进血液循环，帮助皮肤排泄和散热，活动肌肉和肢体。

**（二）适应证**

新生儿沐浴适应所有病情稳定的新生儿。

**（三）用物**

（1）护理篮一只（内有 3% 过氧化氢溶液、5% 聚维酮碘、消毒纱布、棉签、胶布、小镊子、呋锌油、眼药水）。

（2）清洁衣服、包被、尿布、干净浴巾、小毛巾 1 条、一次性垫巾、沐浴露、爽身粉、污衣筐、尿布桶、围裙、袖套、磅秤。

**（四）操作步骤**

（1）关上门窗，调节室温至 26～28 ℃。

（2）工作人员加穿围裙、袖套。

（3）从下往上依次放好干净包被、衣服、尿布及浴巾于操作台上。澡盆海绵垫上铺好一次性垫巾。

（4）核对腕带上姓名与住院号，抱婴儿至洗澡间。

（5）打开包被，脱去衣服盖在新生儿身上保暖，撤去尿布。

（6）试水温（用手前臂试水温，以温暖不烫为宜），拿开衣服包被将婴儿放至洗澡盆垫子上。

（7）洗眼（从内到外），洗脸，冲湿全身。

（8）揩沐浴露从头发—颈部—腋下—上肢—胸腹—后背—下肢—会阴、臀部均匀涂抹，轻轻按摩。

（9）冲洗用水冲净操作者手上的沐浴露，依次冲净婴儿全身，从头—左侧（捂耳）—右侧（捂耳）—颈部—左腋—左上肢—右腋—右上肢—胸腹—后背—会阴—臀部—左下肢—右下肢。

（10）将婴儿抱出，放干净浴巾上从上到下揩干全身。注意保暖。

（11）称体重核对磅秤，称体重并记录。

（12）将婴儿放清洁衣被上。

（13）脐部护理先用 3% 过氧化氢溶液，后用 5% 聚维酮碘自内向外涂擦，直径 3 cm。

（14）扑粉于护士手心，轻轻涂抹于颈、腋下、肘、腹股沟、腘窝。

（15）根据情况，臀部涂呋锌油。

（16）包尿布、穿衣。

(17)耳朵护理,必要时行眼和口腔护理。

(18)抱回原位,核对腕带。

(19)整理用物。

(20)做好洗澡记录。

**(五)注意事项**

(1)洗澡前后注意核对腕带。

(2)动作轻快,减少暴露,注意保暖,避免受凉。

(3)洗澡水温 38~40 ℃,严防烫伤。

(4)注意安全,防止婴儿滑落或碰撞。

(5)头皮有皮脂结垢时可涂液状石蜡,待次日轻轻梳出结痂后再清洗。切不可用力剥除以防出血。

(6)冲洗头部时耳郭向前折叠避免水进入耳内,并注意防止水溅入口鼻、眼内。

(7)洗净会阴部,女婴应将阴唇分开,从上至下轻轻擦洗,男婴将包皮往上推沿环形沟轻轻清洗。

(8)脐残端未愈合前沐浴时尽量避免水弄湿脐部,沐浴后立即做好脐部护理,保持脐部清洁干燥。

(9)洗澡同时对全身及皮肤进行检查,发现异常及时处理并记录。

(10)重病患儿待病情稳定后洗澡。

(11)注意防止交叉感染。

## 三、婴儿抚触

婴儿抚触是指通过对婴儿非特定部位肌肤温和的触摸刺激,使婴儿身心受到抚慰,消除孤独、焦虑、恐惧等不良情绪,引起婴儿全身如神经、内分泌及免疫等系统一系列的良性反馈,从而促进婴儿身心的健康发育。

**(一)目的**

(1)促进婴儿体重增长。

(2)改变睡眠节律,增加睡眠。

(3)提高应激能力。

(4)促进婴儿识别能力、运动能力和社交能力的发展。

(5)提高免疫力,促进疾病康复,减少并发症和后遗症。

(6)母婴接触,促进母乳量的增加,有助于母乳喂养。

**(二)用物**

婴儿润肤油、清洁衣服、包被及尿布、大毛巾、按摩桌及柔软桌垫或辐射床、椅子、放送音乐设备。

**(三)操作步骤**

(1)关上门窗,调节室温至 28 ℃。

(2)工作人员去除手表、手链,修剪指甲,洗手,温暖双手。

(3)脱去婴儿衣服、尿布,将其放在按摩桌上,婴儿身下垫大毛巾。

(4)工作人员掌心倒润肤油揉搓后,对以下各部位进行按摩。

头面部:①用两手拇指从前额中央向两侧滑动。②用两手拇指从下颌中央向外侧、向上滑动。③两手掌从前额发际向上、后滑动,至后发际,并停止于两耳后乳突处,轻轻按压。

胸部:操作者两手分别放在两侧肋缘,右手向上滑至婴儿右肩→复原;左手向上滑至左肩→复原,通过交叉滑动,在婴儿的胸部划成一个大的交叉。

腹部:①按顺时针方向按摩腹部。②用左手在婴儿右腹由上向下画一个英文字母"I",用右手由右至左划一个倒的"L"(love),再用右手由左下腹顺时针向右下腹划一个倒写"U"(you)。做这个动作时,用关爱的语调向婴儿说"我爱你"(I love you)。

四肢:①两手持住婴儿一侧胳膊,交替从上臂至手腕轻轻挤捏。②然后双手夹住婴儿的手臂,从上到下搓滚。③在确保婴儿手部不受伤害的前提下,用两手拇指的指腹从婴儿掌心按摩至手指,并捏拉每个手指。④以相同方法按摩对侧手臂及双下肢。⑤在确保脚踝不受伤害的前提下,用两手拇指的指腹从婴儿脚后跟按摩至脚趾并捏拉脚趾各关节。

背部:婴儿呈俯卧位,双手平放背部从颈部向下按摩至臀部,然后用指尖轻轻按摩脊柱两边的肌肉,再次从颈部向臀部运动数次。

按摩每天 2～3 次,每次 15 分钟。

### (四)注意事项

(1)确保按摩时不受打扰,可伴放一些柔和的音乐帮助放松。

(2)选择适当的时间进行按摩,当婴儿疲惫、饥饿或烦躁时都不适宜按摩,进食后 1 小时内不应按摩。

(3)按摩最好在婴儿沐浴后进行,按摩时房间需要保持温暖,避免受凉。

(4)按摩前操作者需温暖双手,将婴儿润肤油倒在掌心揉搓,轻轻按摩,随后逐渐增加压力以便婴儿适应。按摩油避免入婴儿眼内。

(5)按摩面要广,要有一定压力和深度。

(6)婴儿抚触时留意婴儿是否有不适或异常,如哭闹明显、发生呕吐时应停止按摩。

(7)皮肤有感染灶、肠梗阻、臂丛神经损伤急性期、骨折时禁忌按摩。

## 四、胃管喂养法

### (一)目的

(1)保证小儿营养摄入。

(2)避免极低体重儿吃奶消耗能量,促进体重增长。

(3)防止奶液误吸入呼吸道。

(4)避免口腔疾病患儿吃奶时加重疼痛。

### (二)用物

治疗盘、喂养管、针筒、听诊器、小毛巾(或纱布)、胶布、手套、棉签、液状石蜡、流质饮食、温开水、污物杯。

### (三)适应证

(1)胎龄小于 34 周,吸吮、吞咽、呼吸不协调的新生儿。

(2)胎龄大于 34 周,没有咽反射的新生儿。

(3)体重小于 1 500 g 者。

(4)某些疾病造成小儿不能或不宜经口喂养。

**（四）操作步骤**

（1）核对医嘱，洗手，戴口罩，准备用物。

（2）携用物至患儿床旁，核对患儿床号、姓名。

（3）向患儿及家长解释操作目的及过程，取得配合。

（4）检查小儿有无喂养禁忌，如呼吸暂停、呼吸窘迫、腹胀等。

（5）患儿仰卧头偏向一侧或右侧卧，围好小毛巾。以棉签蘸清水清洁鼻腔。

（6）戴手套。

（7）取出胃管，检查胃管是否通畅。测量进管的长度，做好标记。纱布蘸液状石蜡润滑胃管前端（新生儿忌用）。胃管插至咽喉部时嘱小儿做吞咽动作（不能配合的小儿，将小儿头部抬起，使下颌靠近胸骨柄以增大咽喉部通道的弧度），便于将胃管插入预定的长度。插管过程中患儿有恶心应暂停片刻，嘱患儿做深呼吸或做吞咽动作。

（8）证实胃管在胃内回抽有胃液抽出；从胃管内注入少量空气，同时在胃部听诊有气过水声。

（9）妥善固定胃管用胶布将胃管固定，鼻插管时胶布粘贴于鼻翼和颊部。

（10）检查乳汁等灌入食物的量及温度（38～40 ℃）。将奶液等食物推入或依靠重力作用缓慢滴入，最后再注入少量温开水清洁胃管，关闭胃管末端。

（11）喂后让小儿右侧卧位，新生儿可采用俯卧位。

（12）整理用物。

（13）洗手，记录喂入量。

（14）喂后经常观察小儿是否有呕吐、腹胀等情况。

**（五）注意事项**

（1）胃管选择胃管长度、粗细依年龄而定。新生儿或小婴儿用 5Fr 胃管，较大患儿用 8Fr、10Fr 等胃管。

（2）插入长度鼻插管长度为患儿鼻尖—耳垂—剑突距离。口插管为眉心—剑突的距离。

（3）插管动作要轻柔，避免刺激迷走神经而发生呼吸暂停、心动过缓。

（4）胃管每周更换 1 次，并从另一侧鼻孔插入。其他喂奶器具每次更换。

（5）每次喂奶前必须评估患儿有无腹胀、呕吐及胃潴留情况，并证实胃管确在胃内方可喂养。若发现腹胀、呕吐或胃内残留奶量超过进食奶量的 1/5 时，及时告知医师，决定是否停喂。若残留量小于 1/5 可从本次奶量中扣去残留量喂入，残留液中含有大量消化酶不必弃去，可重新注入胃内。

（6）灌注时勿过急，以免引起反流或呕吐。

（7）加强口腔护理。

（8）鼻插管者如需吸氧以应用改良鼻导管或氧气面罩为宜。

## 五、更换尿布法

**（一）目的**

更换尿布保持小儿清洁舒适，预防臀红，避免着凉，保持床铺整洁。

**（二）用物**

尿布，必要时备温水一盆。

### (三)操作步骤

(1)携用物至床旁,拉下一侧床挡,将尿布折好,放于床边备用。

(2)将婴儿盖被拉开,解开被大小便污染的尿布。

(3)用一手握住婴儿的两脚轻轻提起,露出臀部,另一手取下潮湿尿布,将潮湿部分卷折在内面,扔在污物桶内。

(4)将干净尿布一端垫放于腰下,另一端由两腿之间上拉到腹部,用尿布带环绕固定,并在下腹部打活结。

(5)必要时用温水洗净臀部,用毛巾将臀部吸干,再用上法换上清洁尿布。

(6)拉平衣服,整理床铺。洗手,并做好记录。

### (四)注意事项

(1)换尿布时,动作要轻快,避免暴露上半身。

(2)女婴在垫尿布时,将加厚处垫在臀下,男婴则将加厚处放在会阴部。

(3)尿布包扎松紧要适宜,过紧会影响患儿活动,过松会使大便外溢。

## 六、口服给药法

### (一)目的

经口给予药物,以预防、治疗疾病或协助诊断。

### (二)用物

发药盘、药杯、药物、小药牌、药匙、量杯、杵、研磨钵、滴管、吸管(或针筒)、包药纸、纱布、面巾纸、水壶、治疗巾、小勺。

### (三)操作步骤

(1)摆药:①核对医嘱。②洗手。③取出发药盘,认真核对药物单、小药牌及药物。④取药。片剂或胶囊:核对无误后用小药匙取出药物,放于小药杯或包于药纸内。药瓶放回时再核对一遍。药物需碾磨时,需先用纱布拭净研钵,再用杵捣碎药物,然后用药匙刮出,用纸包好放入小药杯内。水剂:先检查药物有无沉淀、混浊或其他变质征象,再将药液摇匀。核对药物标签正确无误后,将药液倒入量杯内,或用针筒抽吸药液注入药杯内,抽出的药液不能放回瓶内;以滴计数的药液须用滴管吸取,先于药杯内倒入少许开水,再将药液滴入。用面巾纸或纱布擦净瓶口,药瓶放回前再核对1次。⑤药物摆好后,须经另一人核对无误后方可发给患儿。

(2)协助患儿服药:①核对患儿的床号、姓名,确认患儿。再核对药名、剂量、时间、用法是否正确。②向患儿及家长解释服药的目的及注意事项。③喂药。给婴儿喂药:以左手抱婴儿坐在膝上或让婴儿卧于床上,头部略抬高面向操作者,围治疗巾于胸前,用左手拇指按压其下颌使之张开口,用小勺或滴管将药送入患儿口中。婴儿服片剂类药物须先碾成粉末,用水溶解于小勺内喂入。药味很苦时,可加入少许糖浆后再喂。婴儿啼哭时,不可强行喂药,以免呛入气管或引起呕吐。不可将药物与牛奶或米糊混合,以免引起婴儿厌乳、厌食。喂完药物后,注意观察有无呕吐情况。给幼儿喂药:用患儿能理解的语言向其说明服药的必要性,鼓励患儿自行服药。5岁以下小儿不主张给予片剂,应将片剂碾成粉末,溶解后用小勺送服。对患儿的合作行为给予表扬,对不合作的幼儿喂药时适当约束。给学龄儿童喂药:鼓励患儿主动服药,协助患儿坐起或抬高头部。为患儿提供开水或吸管,协助其服下药物。对患儿的合作行为给予表扬,协助患儿恢复舒适体位。

（3）用物处理：①将用具清洗、消毒，并放置于清洁干燥处。②洗手。

（4）观察患儿用药后反应，并记录。

## 七、注射给药法

注射法是将无菌药液注入体内，达到全身诊断和治疗的目的，常用的注射法有皮内、皮下、肌肉和静脉注射。

**（一）注射原则**

（1）严格遵守无菌操作原则，防止感染，注射前应先洗手，戴口罩。注射部位皮肤用2%碘酊棉签(也可采用PVP-Ⅰ棉签消毒，不需脱碘)，以螺旋式从中心向外旋转涂擦，直径在5 cm以上，然后用75%乙醇棉签以同样方式脱碘后方可注射。

（2）认真执行查对制度，做好三查七对工作。仔细检查药物，如发现药液有变质、沉淀、浑浊、有效期已过或安瓿有裂痕等现象，则不能应用，如需同时注射数种药物，混合时应注意配伍禁忌。以免发生不良反应或影响疗效。抗生素一般不得混合注射。

（3）根据药液量、黏稠度和刺激性的强弱，选择合适的注射器和针头，注射器应完整无裂缝、不漏气；选用型号合适、无钩、无弯曲的锐利针头。

（4）选择合适注射部位，防止损害神经和血管，不能在有炎症、化脓感染、硬结、瘢痕及患皮肤病处进行注射。

（5）注射的药物应按规定的时间及时抽取立即注射。注射前要将注射器内的空气排尽，以防空气进入血管而形成空气栓塞，但在排气时应防止浪费药液。

（6）于进针后、注射药液前，先抽动注射器活塞，检查有无回血，静脉注射必须见到回血后方可注入药液。皮下注射、肌内注射如发现有回血，应改变注射深度或方向，甚至需要拔出针头重新注射，以免将药液注入血管内。

（7）熟练掌握无痛注射技术，消除患儿紧张心理，分散其注意力，取得合作，使肌肉松弛，易于进针。注射时做到二快一慢，即进针和拔针速度要快，推药液要慢。对刺激性强的药物，针头宜细长些，且进针要深，否则易造成硬结和疼痛。如果同时注射几种药物，应先注射无刺激性的，再注射刺激性强的药物。

（8）注射时避免室内清扫，以保持空气清洁，防止针孔感染。

（9）使用一次性注射器注射药物后，注射器、针头应按规定处理。

（10）需长期注射的患儿(如糖尿病患儿注射胰岛素)应计划轮换使用注射点，针孔纵横间隔为1 cm。

**（二）肌内注射**

1.目的

将药液注射入肌肉内，达到治疗或预防疾病的目的。

2.用物

治疗盘(内铺无菌巾)、碘伏(或2%碘酊、75%乙醇)、无菌注射器2 mL或5 mL、针头6～6.5号、污物罐、干棉签、砂轮、按医嘱备好药液等。

3.操作步骤

（1）用物准备：①核对医嘱无误后，准备药液。②根据药液、年龄及注射部位，选择适宜的注射器及针头，按无菌操作的原则抽取所需的药液，备齐用物于治疗盘内携至患儿床旁。

（2）操作：①核对姓名，并再次核对药物与治疗卡是否相符。②向患儿和家长解释肌内注射的目的及过程，取得他们的合作，尽可能消除患儿的恐惧。③根据注射的药物性质及患儿年龄选择注射部位，协助患儿取适当体位。④按常规消毒皮肤，待干，取下针头套。⑤左手拇指和示指绷紧注射部位皮肤，右手持针，如握笔姿势，以中指固定针栓，针头与注射部位呈90°，快速刺入肌肉内。一般进针深度约为针头长度2/3。⑥左手放松绷紧的皮肤，回抽无血后，将药液注射完毕为止。⑦注射毕以消毒干棉签按压进针点，快速拔针⑧轻压注射部位30～60秒。⑨询问患儿感受，较小的婴幼儿宜抱起，抚摸片刻，以消除恐惧，增加舒适感。对幼儿、学龄儿童能配合注射者，给予表扬。⑩协助患儿取舒适卧位，整理床单位。⑪清理用物，观察注射后的反应，做好记录。

股外侧肌：将股骨大粗隆至膝盖外侧部位分成3等份，中间1/3处为正确注射部位。此处大血管、神经少，位置易于暴露，2岁以内的幼儿臀大肌未完全发育，最适合此部位注射，注射时患儿可采用坐姿或侧卧姿势。臀中肌、臀小肌：患儿侧卧，操作者示指和中指分别放在髂前上棘和髂嵴下缘处，这样髂嵴、示指、中指之间便构成一个三角形区域即是注射部位。此处亦避开了大血管及神经，宜于2岁内幼儿采用。臀大肌：可采用连线法和十字法定位。连线法即髂前上棘与尾骨连线的外上1/3处为注射部位，十字法是从臀裂顶点划一水平线，在髂嵴最高点作一垂线，将一侧臀部分4个象限，其外上象限并避开内角（从髂后上棘至大转子连线），即为注射部位。此法适用于2岁以上的儿童。注射时可让患儿采用俯卧位（足尖相对，足跟分开，头偏向一侧）、侧卧位（上腿伸直、放松，下腿稍弯曲）、仰卧位（不能翻身的患儿）。上臂三角肌：注射部位在肩峰下方2～3指宽以下，三角肌下沟的上方，此处肌肉较臀部肌肉薄，只能作小剂量注射。当幼儿不能合作时，宜适当约束，并需另一人协助进行注射。

4.注意事项

（1）切勿把针梗全部刺入，以防针梗从根部折断。

（2）同时注射两种药液时，要注意配伍禁忌；需长期肌内注射者，应交替更换注射部位。

（3）粉剂药物要按说明书介绍正确使用溶媒，不能擅自变动。

（4）推注过程中注意观察患儿的面色、呼吸及哭声有无异常，如有异常立即拔出针头，停止注射。

**（三）皮下注射**

1.目的

将少量药液注入皮下组织内的方法。主要用于胰岛素皮下注射，局部麻醉用药或术前供药及预防接种。

2.用物

治疗盘（内铺无菌巾）、碘伏（或2%碘酊、75%乙醇）、无菌注射器1 mL或2 mL、针头5.5～6号、污物罐、干棉签、砂轮、按医嘱备好药液等。

3.操作步骤

（1）将用物备齐携至床边，核对，向患儿和家长解释皮下注射的目的及过程，取得他们的合作，尽可能消除患儿的恐惧。

（2）选择注射部位常用的部位有上臂三角肌下缘、上臂外侧、腹部、后背及大腿外侧方。协助患儿取适当体位。

（3）常规皮肤消毒后，左手绷紧皮肤，右手持注射器，示指固定针栓，针头斜面向上和皮肤呈

30°~40°角,过瘦者可捏起注射部位,迅速刺入针头的2/3,固定针栓,抽吸无回血,即可推注药液。

(4)注射完毕,用消毒干棉签轻按针刺处,快速拔针,清理用物。

4.注意事项

(1)针头刺入角度不宜大于45°,以免刺入肌层。

(2)尽量避免应用对皮肤有刺激作用的药物作皮下注射。

(3)长期注射者,应更换部位,轮流注射。

(4)注射少于1 mL的药液,必须用1 mL注射器,以保证注入药液剂量准确。

**(四)皮内注射**

1.目的

将少量药液注射于表皮和真皮之间的方法。主要用于各种药物过敏试验、预防接种、局部麻醉的先驱步骤。

2.用物

治疗盘(内铺无菌巾)、75%乙醇、1 mL注射器、4~4.5号针头、按医嘱准备药物、棉签、砂轮、污物罐、抢救药物等。

3.操作步骤

(1)将用物备齐携至床边,核对,向患儿和家长解释皮内注射的目的及过程,询问有无过敏史。

(2)选定注射部位。①药物过敏试验:在前臂掌侧下1/3处。②预防接种:在上臂三角肌外侧。③如作为局部麻醉的起始步骤,则视手术切口部位、麻醉的范围而定。

(3)用75%乙醇消毒局部皮肤,待干。

(4)左手绷紧前臂掌侧的皮肤,右手持注射器,针头斜面向上,与皮肤呈5°角度刺入皮内,待针头斜面完全进入皮内后,放平注射器,用左手拇指固定针栓,右手推活塞柄,注入药液0.1 mL,使局部隆起呈半球状皮丘后推出针头。如有漏液或出血,可用干棉签吸干。

(5)向患儿及家长解释注意事项,不要用手揉或抓注射部位。

(6)15~20分钟后,观察皮试反应,并将结果记录在医嘱单上。

4.注意事项

(1)皮试注射前问清过敏史。

(2)做药物过敏试验,消毒皮肤不用含碘消毒剂,以免影响皮试结果的观察,以及和碘变态反应相混淆,宜用75%乙醇消毒。

(3)注射时不抽回血,拔针时不按棉签,两个皮丘间距不小于5 cm。

(4)急救物品要准备齐全,注射后密切观察患儿的反应,如有恶心、呕吐、腹痛、红疹、呼吸困难等现象,应立即通知医师处理。

(5)皮试结果需两人判断,如有可疑可做对照试验。

**(五)静脉注射**

1.目的

静脉注射法是将药液注入静脉的方法。

2.用物

注射盘内无菌注射器(根据药液量选用),针头6.5~7号,头皮针,碘伏(或2%碘酊、75%乙醇),压脉带,干棉签,治疗巾或一次性纸巾,污物罐,按医嘱备好药物等。

3.操作步骤

(1)用物准备:①核对医嘱无误后,准备药液。②根据药液选择适宜的注射器,按无菌操作的原则抽取所需的药液,备齐用物于治疗盘内,携至患儿床旁。

(2)操作:①将备齐用物携至床边,核对,向患儿及家长解释,以取得合作。②连接注射器和头皮针,排尽空气。③选择合适静脉,常用部位有手背、足背、踝部等处浅静脉;肘窝的贵要静脉、正中静脉、头静脉。④选定穿刺部位后,用手指探明静脉方向及深浅,在穿刺部位的肢体下垫治疗巾或纸巾,在穿刺部位的上方(近心端)约 5 cm 处扎紧压脉带,常规消毒皮肤,待干,嘱患儿握拳,使静脉充盈。⑤穿刺时,以左手拇指绷紧静脉下端皮肤,使其固定,右手持头皮针的针翼,针头斜面向上,针头和皮肤呈 20°角,由静脉上方或侧方刺入皮下,再沿静脉方向渐渐滑行刺入。⑥见回血,证实针头已入静脉,可再顺静脉进针少许,松开压脉带,嘱患儿松拳,固定针头,缓慢注入药液。⑦在注射过程中,若局部肿胀疼痛,提示针头已滑出静脉,应拔出针头更换部位,重新注射。⑧注射毕,拔出针头,迅速用消毒干棉签按压穿刺点。嘱患儿或家长按压片刻。清理用物。

4.注意事项

(1)注射时应选择粗直、弹性好、不易滑动的静脉。如需长期静脉给药者,应从远心端到近心端有计划地选择静脉进行注射。

(2)根据病情及药物性质,掌握注入药液的速度,并随时听取患儿的主诉,观察体征及其病情变化。

(3)对组织有强烈刺激的药物,注射前应注入少量等渗盐水,证实针头确在血管内,再推注药物,以防药液外溢于组织内而发生坏死。

(六)静脉输液

1.用物

治疗盘内有碘伏(或 2％碘酊、75％乙醇)、压脉带、剃刀、输液贴、胶布、固定板、棉签、棉球、输液器(选用 5～6 号头皮针)、污物盒、指定溶液、绷带、针筒。

2.操作步骤

(1)准备用物:①按医嘱配好液体,备足输液用物至床边。②核对床头卡及患儿,将输液瓶挂在输液架上,排气备用。

(2)患儿准备:①向患儿及家长解释输液的目的、过程,询问是否需要排便。②选择合适的静脉:头皮静脉易于固定,体位舒适,便于保暖,新生儿及婴幼儿最常用,一般多用额上静脉、颞浅静脉、耳后静脉,穿刺前剃净局部毛发;手背静脉、桡静脉、足背静脉、大隐静脉适用于年长儿童。③协助患儿取舒适姿势。

(3)穿刺:①四肢静脉穿刺前需在进针处上方 5 cm 处扎压脉带(头皮静脉不需此步骤),常规消毒穿刺部位,备好胶布。②穿刺者再次排气,夹紧管道。用左手示指、拇指绷紧静脉两端皮肤,右手持头皮针翼沿静脉与皮肤呈 15°～30°角进入皮下,然后平行进针,见回血后松开夹子,分别用三条输液贴固定头皮针于合适位置。第一条宽形贴压住头皮针,第二条横形贴围绕针翼交叉固定,第三条横形贴固定头皮针导管。必要时加用固定板及胶布固定。③调节滴速,记录输液开始时间及速度,给患儿以舒适体位。④整理用物。

3.注意事项

(1)操作过程中,严格执行无菌技术。

（2）当小婴儿血管细小或血管充盈不全时,针头刺入血管可无回血。操作者感到针头进入血管又无回血时,可推入极少量液体,如局部皮肤变白或隆起则应重新穿刺,当液体推入畅通无阻,皮肤表面无隆起,无变色现象,静脉点滴顺利时,证实穿刺成功。

（3）在穿刺中密切观察患儿的面色,有无发绀等情况（特别是危重患儿）,切不可因寻找静脉忽略了病情变化而发生意外。

## 八、约束法

### (一)目的

（1）防止患儿过度活动,保护伤口及敷料,便于诊疗工作顺利进行。

（2）保护患儿,避免躁动或神志不清的患儿发生意外。

### (二)用物

大毛巾或床单、约束带、夹板、沙袋、胶布或绷带。

### (三)操作步骤

将用物携至床旁,核对患儿,向患儿及家长解释使用约束的目的及过程。

1.全身约束法

大毛巾或被单折成与患儿肩部至踝部同等长度,再把患儿放在中间。将患儿右边的被单紧包右侧上肢与躯干和下肢（踝部以上）,由身体前面卷至对侧腋下,压于身后。将患儿左侧的被单,由身体前卷至右侧压于身后,必要时用带子固定。

2.手或足约束法

约束带法,让患儿仰卧于床上,或维持一舒适的姿势。用约束带布的一端平整缠绕于手腕部或踝部,布带打结后系于床沿。松紧度以手或足不易脱出且不影响血液循环为宜。夹板法:为防止关节屈曲,如手术、持续静脉输液时使用。选择适合患儿四肢关节的夹板。以患部或关节部为中心,在其上下处用胶布或绷带固定。沙袋约束法:根据需约束部位的不同而决定沙袋的放置位置。将 2.5 kg 重沙袋（用橡皮布缝制,以便消毒）,套上布套。固定头部,防止转动,两个沙袋呈"人"字,放在头部。防止患儿踢被,可将两个沙袋分别放在患儿两肩旁的棉被处。需侧卧时,将沙袋放于患儿背后,可避免其翻身。

### (四)注意事项

（1）包扎松紧适宜,过紧可损伤皮肤,影响血液循环。过松则失去约束意义。

（2）保证患儿姿势舒适,并适时变动姿势,防止疲劳。

（3）约束期间,随时观察约束远端局部循环情况,避免损伤。

## 九、标本收集法

### (一)尿标本收集

1.用物

一次性尿袋及一次性采样杯。

2.方法

（1）收集婴儿尿标本法,洗手,将用物带至床旁。核对患儿,向家长解释操作过程。清洗患儿会阴部,予平卧。将一次性尿袋的袋口护胶纸撕去,然后将护胶纸下的黏合胶对准会阴紧贴,避免有缝隙,以免尿液漏出。待袋内有尿后,取下尿袋,取出 5 mL 置于贴上标签的采样杯中送检。

(2)24 小时留尿法,准备放置 24 小时尿液的容器。向患儿及家长说明留尿的目的和方法。第一次尿液注入容器后,向容器内滴入 20% 甲醛液 0.5～1 mL 防腐。注明起止时间。每次尿液都留在容器中。待收集完 24 小时尿液后,将总尿量记录在化验单上,取 10 mL 送检。

(3)中断尿收集法,洗手并将用物带至床旁。向患儿及家长解释操作过程。年长儿适当用屏风遮挡。操作者戴手套,先清洗会阴部,然后用聚维酮碘溶液消毒尿道口,一人为患儿把尿,另一人持无菌试管接中段尿。较大患儿可在协助下自行排尿,前段尿弃去,留中段尿于试管中,盖好瓶塞送检。整理用物,洗手。

**(二)大便标本收集**

1.用物

(1)一般收集法,一次性采样杯、棉签。肛拭子通便收集法。

(2)一次性肛拭子、生理盐水、清洁试管、卫生纸等。

2.方法

(1)一般收集法,用棉签直接挑取少许新鲜大便,也可从尿布上采取大便置于采样杯中送检。如留取粪便培养标本,应使用无菌消毒棉签挑取新鲜粪便,置于培养试管内,手持棉签部分折断在试管外,盖好培养试管口。

(2)肛拭子通便收集法,洗手并将用物带至床旁。向患儿及家长解释操作的目的和过程。年长儿适当用屏风遮挡。患儿可趴在家长的腿上或侧卧于床边,露出臀部。操作者一手分开臀部,暴露肛门,另一手持肛拭子,润滑肛拭子前端后,将肛拭子轻轻插入肛门,推入 4～5 cm,见大便流入管内后慢慢拉出肛拭子。将带有大便的肛拭子放入清洁试管中送检。清洁患儿臀部,安置患儿。

3.注意事项

留取的粪便务求新鲜,不可混入尿液,并及时送检。注意采集粪便中异常部分,如黏液脓血的大便。盛标本的容器应清洁干燥。

**(三)咽标本采集**

1.目的

从咽部、腭弓及扁桃体上采取分泌物做培养。

2.用物

无菌咽拭子(棉签)、培养管、压舌板。

3.方法

(1)于清晨患儿未进水、进食、服药前采集。

(2)向患儿及家长解释操作的目的和过程,以取得配合。

(3)将患儿头部固定在一定的位置。

(4)用压舌板压住舌体。

(5)取出咽拭子(棉签)在咽部涂擦。

(6)迅速将咽拭子插入培养管内,及时送检。作真菌培养时,须在口腔溃疡面上采取分泌物,以提高培养的阳性率。

**(四)痰标本的采集**

1.目的

留取痰液标本,检查痰内细胞、细菌、寄生虫等,以协助诊断。观察痰液的性质、颜色、气味等。

2.用物

痰杯、无菌容器、一次性痰液收集器、注射器、吸引器。

3.方法

(1)能合作的患儿,嘱其在清晨漱口后,用力咳出气管深处的痰液,盛于痰杯内及时送检。如留取痰培养标本,可将用力咳出的痰液吐入无菌容器内,盖好盖子后送检。

(2)昏迷患儿或小婴儿,可用吸引器连接吸痰管抽吸,抽吸后,用空注射器将吸痰管内的痰液推入痰杯。如留取痰培养标本,可应用一次性痰液收集器。将痰液收集器连接吸引器,开动吸引器后痰液即被吸进无菌收集器内,分离吸引器,盖好盖子送检。

**(李晶晶)**

# 第二节 脑 炎

脑炎由多种病毒引起的颅内急性炎症。若病变主要累及脑膜,临床表现为病毒性脑膜炎;若病变主要影响大脑实质,则临床表现为病毒性脑炎。

## 一、病因

(1)1/4～1/3 的中枢神经病毒感染病例中确定其致病病毒。其中 80% 为肠道病毒,其次为虫媒病毒、腺病毒、单纯疱疹病毒、腮腺炎病毒和其他病毒等。

(2)急性颅内病毒感染。

## 二、临床表现

### (一)症状

(1)发热、恶心、呕吐、软弱、嗜睡。

(2)精神情绪异常,如躁狂、幻觉、失语,以及定向力、计算力与记忆力障碍等。

(3)反复惊厥发作为主要表现,伴或不伴发热皆可出现癫痫持续状态。

(4)瘫、单瘫、四肢瘫或各种不自主运动。

### (二)体征

(1)颈项强直等脑膜刺激征但无局限性神经系统体征。病程大多在 1～2 周内。

(2)病毒性脑炎:起病急,表现因脑实质部分的病理改变、范围和严重程度而有所不同。

(3)全身症状可为病原学诊断提供线索。

(4)发热反复惊厥发作、不同程度的意识障碍和颅内压增高症状。

## 三、治疗原则及要点

本病无特异性治疗。急性期正确的支持与对症治疗是保证病情顺利恢复、降低病死率和致残率的关键治疗原则包括:①维持水、电解质平衡与合理营养供给。②控制脑水肿和颅内高压:

严格限制液体入量。过度通气将 $PaCO_2$ 控制于 $20\sim25$ kPa。静脉注射脱水剂,如甘露醇、呋塞米等。③控制惊厥发作。④呼吸道和心血管功能的监护与支持。⑤抗病毒药物。

## 四、护理评估

### (一)健康史

1.患病及诊疗经过

有无各种病毒感染,患者精神状况,生命体征变化等。

2.目前状况

评估发热程度,是否有惊厥、全身或局限性强直、癫痫持续状态等情况发生。

3.相关病史

有无上呼吸道感染病史,病毒感染史,发热等相关病史。

### (二)身体评估

1.一般状态

评估患者生命体征,营养状况,注意休息。

2.专科评估

评估患者发热变化,有无惊厥,病变累及各个系统的改变。

### (三)辅助检查

(1)脑电图检查,电波是否正常。

(2)脑脊液检查。

(3)病毒学检查。

(4)神经影像学检查。

### (四)心理-社会评估

患儿家属对脑炎的发生发展,治疗预后的知识是否理解,产生恐慌心理。

## 五、护理措施

(1)一般护理:为患儿提供保护性的看护和日常生活的细心护理。

(2)卧床期间协助患儿洗漱、进食、大小便及个人卫生等。

(3)教给家长协助患儿翻身及皮肤护理的方法。保持瘫痪肢体于功能位置。

(4)维持正常体温:体温>38.5 ℃时给予物理降温或遵医嘱口服药物降温、静脉补液。

(5)注意病情观察、保证营养供应。①患儿取平卧位。②每2小时翻身1次。③密切观察瞳孔及呼吸。④保持呼吸道畅通、给氧。如痰液堵塞,立即气管插管吸痰,必要时作气管切开或使用人工呼吸。⑤对昏迷或吞咽困难的患儿,应尽早给予鼻饲。⑥输注能量合剂营养脑细胞,促进脑功能恢复。⑦控制惊厥、保持镇静。

## 六、健康指导

(1)疾病知识指导:患儿家属对疾病的认知程度,病情的发展,治疗、护理,以及营养对疾病恢复的重要性。

(2)康复指导:强调注意发热的变化,控制病毒感染的重要性。

(3)出院指导:向患儿及家长介绍病情,做好心理护理,增强战胜疾病的信心。向家长提供保护性看护、日常生活护理的有关知识。指导家长做好智力训练和瘫痪肢体功能训练,出院的患儿应定期随访。

(李晶晶)

# 第三节 白 血 病

## 一、概况

白血病是造血系统的恶性疾病,主要是造血器官内白血病细胞恶性增生和非造血器官内的白血病细胞浸润。白血病是儿童时期最常见的恶性肿瘤,日本及欧美学者统计 18 岁以下小儿白血病发病率男性为$(9\sim47)/100$ 万,女性$(7\sim43)/100$ 万,其中儿童急性淋巴细胞白血病(ALL)占 $75\%\sim80\%$。

白血病临床上常以发热、出血、贫血,以及肝、脾、淋巴结肿大为特点。在分类方面,根据细胞的来源分为急性淋巴细胞白血病(占 75%左右)和急性非淋巴细胞白血病(占 25%左右)。在儿童中,迄今没有慢性淋巴细胞白血病,慢性粒细胞白血病约占 5%。在分型方面,目前采用MICM 即细胞形态学、免疫学、细胞遗传学和分子生物学分型。白血病的分类和分型是指导临床选用治疗方案和提示预后的基础。

急性白血病的病因尚不明确,但研究认为白血病是一组异质性疾病,是遗传与环境相互作用的结果。目前认为白血病的发生与病毒、电离辐射、化学药物及遗传因素有关。

随着科学技术的发展,目前儿童急性淋巴细胞白血病患儿的 5 年无病生存率在发达国家已达 82%。白血病的治疗主要是杀灭体内癌细胞,降低其浸润症状,在使用化疗药物的同时,加强支持治疗,减少并发症的发生。目前,治疗儿童急性淋巴细胞白血病的主要方法是化学药物治疗。根据正确的诊断、分型选择治疗方案,采用多药强烈诱导化疗方案,包括诱导缓解、巩固治疗、庇护所预防、早期强化治疗及维持治疗。提倡早期、足量、联合、注意预防髓外白血病及个体化的治疗原则。疗程为 2.5~3 年。

## 二、护理评估

### (一)临床症状评估与观察

1.评估白血病细胞浸润影响正常造血细胞生成的表现

(1)发热:是本病常见症状。急性白血病的首发症状也多为发热,一般为低热,继发感染可致高热。感染发生的部位通常为口腔、呼吸道、尿道、肛周及皮肤,以上呼吸道感染多见。

(2)出血:约有半数患儿有出血表现。可发生在身体任何部位的皮肤与黏膜,以皮肤、黏膜出血、瘀斑多见,严重者可出现内脏大出血,甚至发生颅内出血。

(3)贫血:绝大多数患儿有不同程度的贫血。早期即可出现进行性苍白,皮肤、黏膜较明显,随着贫血的加重可出现活动后气促、无力、心慌。

2.评估白血病细胞浸润骨髓以外器官出现的体征

(1)肝、脾、淋巴结肿大:肝脾大是本病较常见的体征,约占50%。淋巴结肿大可高达90%,以急性淋巴细胞白血病为多见。

(2)骨、关节疼痛:约有25%的患儿以骨、关节痛为起病症状。胸骨压痛是对本病有诊断意义的体征。疼痛的部位多发生在四肢骨及关节,呈游走性,局部无红、肿、热现象。

(3)皮肤可见斑丘疹、结节、肿块、皮炎等。还可见齿龈肿胀出血、口腔溃疡和咽痛表现。

(4)眼部:髓性白血病细胞在骨膜(尤其是眼眶骨膜)下或软组织内浸润,患儿可以出现绿色瘤,可引起眼球突出、复视、失明。

(5)中枢神经系统由于浸润及出血等可出现脑内压增高及脑神经损害,如头痛、恶心、呕吐、嗜睡,甚至昏迷。

(6)睾丸:睾丸受浸润时表现为无痛性肿大,大多为一侧性。

(7)外周神经也可受累。心包膜、心肌、心内膜、支气管及肺均可被白血病细胞浸润。

**(二)辅助检查评估**

(1)血常规红细胞和血小板计数减少,白细胞计数可以增高,也可以降低,有时外周血可以见到幼稚血细胞。

(2)骨髓穿刺或活检骨髓涂片显示相应类型的幼稚细胞明显增生,但有少数患儿骨髓增生低下。骨髓穿刺后行免疫学、细胞遗传学和分子生物学检查。

(3)细胞化学染色用组织化学染色检测细胞内糖原、过氧化物酶、脂酶等,协助区分不同类型的白血病。

## 三、护理问题

**(一)活动无耐力**

与发热、长期化疗、贫血有关。

**(二)口腔黏膜改变**

与化疗药物的不良反应有关。

**(三)有感染的危险**

与粒细胞减少、化疗引起机体抵抗力下降有关。

**(四)潜在并发症出血**

与化疗药物不良反应、白血病细胞浸润有关。

**(五)营养不足**

与化疗后胃肠道反应、应用甲氨蝶呤后口腔黏膜改变有关。

**(六)恐惧**

与白血病治疗的有创操作、感受死亡威胁有关。

## 四、护理目标

(1)患儿活动量增加,活动时无明显心悸、气促、无力等不适感觉。

(2)患儿口腔黏膜恢复正常,表现为溃疡愈合、疼痛消失、正常进食。

(3)患儿(或家长)能说出预防感染的重要性,减少或避免感染的发生。

(4)患儿住院期间不发生出血或发生出血时能及时发现、处理。

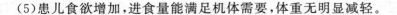

（5）患儿食欲增加，进食量能满足机体需要，体重无明显减轻。

## 五、护理措施

### （一）预防感染

感染是导致白血病患儿死亡的重要原因之一。白血病患儿免疫功能减低，应用化疗药物的主要不良反应是对骨髓的抑制导致中性粒细胞减少或缺乏，使免疫功能下降。粒细胞减少或缺乏、免疫功能下降是发生感染的危险因素。最常见的是呼吸道感染。

### （二）基础护理

1.休息

急性白血病患儿在疾病早期有乏力、贫血、血小板低时需卧床休息，病情好转后逐渐增加活动量。对长期卧床者，应注意加强皮肤护理，定时更换体位，预防压疮发生。

2.口腔护理

保持口腔清洁卫生，晨起、睡前用软毛刷刷牙或用棉球轻轻擦洗口腔，避免出血及损伤。进食后嘱患儿用生理盐水漱口。口腔溃疡发生后，遵医嘱每天给予口腔护理2～3次，根据口腔pH及具体情况选用碳酸氢钠、过氧化氢、甲硝唑（灭滴灵）等交替漱口。遵医嘱选用有针对性药物如制霉菌素鱼肝油、金霉素鱼肝油、金因肽、扶济复等前应先轻轻除去坏死组织，反复冲洗再将药膏涂抹患处。当口腔出现假膜时，应用过氧化氯溶液漱口，不可强行撕拉，以免发生出血和感染。如有黏膜真菌感染可用氟康唑或伊曲康唑涂擦患处。口腔溃疡疼痛时可用2％利多卡因喷雾，或加入漱口水中含漱止痛。护士应密切观察患儿口腔情况，注意有无口腔黏膜颜色改变、充血、破溃等情况，详细记录口腔黏膜破损程度、范围及治疗护理后的反应。

3.外阴、肛周护理

注意个人卫生，勤换内衣裤，每天清洁皮肤有利于汗液排泄，减少发生毛囊炎和皮肤疖肿。女性患儿要注意经期卫生。协助患儿多饮水，每天晨起饮温开水，可预防便秘，避免直肠黏膜的损伤。每次便后用柔软的便纸，用清水清洁肛周皮肤，以免损伤皮肤。对患儿进行健康宣教，避免搔抓皮肤。

护士每天评估患儿肛周皮肤的颜色及状况。在应用可引起黏膜损伤的化疗药期间，给予患儿硼酸粉坐浴，预防感染。如肛周皮肤发生破溃，应遵医嘱给予肛周护理，清洁肛周皮肤后，给予远红外线灯照射20分钟后用制霉菌素鱼肝油、金霉素鱼肝油、金因肽等涂肛周皮肤，也可选用雷夫诺尔湿敷。如果形成肛周脓肿，应请外科医师行切开引流，术后要注意观察伤口情况。

### （三）出血的预防与护理

出血是白血病患儿常见的症状，是引起死亡的主要原因之一。除疾病本身的因素外，大剂量化疗后骨髓抑制引起血小板计数减少、凝血因子异常、感染，也常导致出血。因此，做好出血的预防和护理尤为重要。

1.健康宣教

让患儿不要剧烈运动，减少磕碰，避免外伤。病室内不留水果刀等可引起患儿损伤的利器。经常修剪指甲，不要挖耳、鼻，禁剔牙。每天用液状石蜡棉签湿润鼻腔2～3次，防止鼻腔黏膜干燥出血。避免应用阿司匹林或含阿司匹林的药品、非激素类药物、抗凝药。

2.观察生命体征变化及皮肤黏膜情况

对有出血倾向的患者要注意观察有无新鲜出血点及有无鼻腔、牙龈出血等，对女性患儿应注意有无月经过多和非月经性阴道出血。观察尿、粪、呕吐物的颜色有无异常,注意有无突然剧烈头痛、呕吐伴视物模糊等颅内压增高的表现。如发现异常应详细记录,及时处理。

3.出血的处理

血小板计数低于 $20×10^9/L$ 时,尽量避免肌内注射,不可避免时应在注射后用无菌棉球压迫针眼 3～5 分钟。静脉注射、骨髓穿刺后压迫注射部位 10 到 15 分钟。鼻腔少量出血时可用头部冷敷、肾上腺素棉球填塞压迫止血,出血较多时可用凡士林纱条填塞,填塞物留置时间不应超过72 小时,填塞后要注意观察止血效果。牙龈出血可用冷盐水含漱,或用无菌纱布、吸收性明胶海绵压迫出血。消化道出血易引起失血性休克,应密切监测血压、心率、呼吸,迅速建立双静脉通路,保证液体输入的液量及速度。对于颅内出血患者还要注意观察神志、瞳孔变化。要保持安静,绝对卧床,避免搬动。准备好各种抢救物品、药品,积极配合医师进行抢救。

**(四)用药期间的护理**

化疗是儿童急性淋巴细胞白血病最主要的治疗手段,大剂量联合化疗可以提高白血病患儿的缓解率,延长生存期。然而大剂量化疗药物也给患儿带来了一定的不良反应,预防、减轻化疗不良反应是我们努力的方向。

(1)熟悉化疗药物的毒副作用及注意事项,密切观察药物的毒性反应。长春新碱可引起周围神经炎,药物渗漏会引起局部疼痛、红肿及组织坏死。护士要注意观察患儿有无四肢感觉障碍、手足麻木感,给药时要确保针头在血管内,边推药边抽回血,防止药物外渗。环磷酰胺可引起脱发、出血性膀胱炎,应用期间应注意给予水化、碱化,并嘱患儿多饮水,详细记录出入量,促使代谢产物尽快排出体外,减少对脏器的毒性。大剂量环磷酰胺在治疗前和治疗中遵医嘱给予美司那解救。应用蒽环类药物时用药速度宜慢,护士要注意观察药物的心毒性,包括急性心肌损伤和慢性心功能损害,在用药期间要监测心率(律),并定期复查心电图。急性胰腺炎是天冬酰胺酶最严重的不良反应之一。它还可以引起变态反应,因此在使用之前必须做过敏试验,若皮试阳性,应在密切监测下给予脱敏治疗,如仍有变态反应,应立即停药;甲氨蝶呤可引起口腔、肛周黏膜溃疡,应加强口腔、肛周皮肤的护理,水化、碱化,以减轻药物对黏膜的毒性刺激。遵医嘱按时按量给予亚叶酸钙拮抗,以减少毒副作用。准时抽取甲氨蝶呤血药浓度。甲氨蝶呤静脉滴注时需注意用黑纸包裹,使用避光输液器,以免药物分解。

(2)掌握化疗方案、给药途径,给药时间。治疗白血病的化疗药物以静脉途径给药多见,并有严格的给药时间、维持时间、解救时间,应准确计算液量,使用输液泵控制液速,合理安排输液顺序,每班次详细记录输入液体的量、时间及剩余液体量,并要注意观察输液泵运转情况,防止输液管道扭曲、打折,如输液泵报警,要及时查找原因,立即处理。做好床头交接班,保证药物准确、按时按量输入。泼尼松、地塞米松等激素类药物多为口服给药,部分患儿因为害怕出现库欣综合征等不良反应会将药物暗地丢弃,这样会严重影响治疗效果,因此护士在发药时一定要看到患儿把药服下后方可离去。

(3)为防止胃肠道反应可在化疗前 30 分钟使用止吐药,在化疗过程中密切观察患儿胃肠道反应情况。患儿不能进食或存在电解质紊乱时,予以静脉高营养并纠正电解质紊乱。

(4)静脉的护理化疗:药物可刺激和破坏小静脉,应制订静脉使用计划,合理选择静脉。由远端开始,左右静脉交替使用,一般情况下选择粗、直的大血管进行穿刺,成功后应检查回血良好、穿刺部位无疼痛,才能进行化疗药物的输注。输注化疗药物过程中勤巡视患儿,一旦发现注射部位肿胀、疼痛等外渗情况时,应立即停止输液,拔除针头。推注药物时应证实静脉穿刺成功,先推注 10~20 mL 生理盐水,顺利后方可用化疗药,推注化疗药物后,再推注 20 mL 生理盐水。

静脉炎的发生率与药物浓度成正比,要尽可能稀释药物的浓度。一旦发生化疗药物外渗,立即通知值班医师及护士长,遵医嘱进行相应处理。立即用硫酸镁或利多卡因局部封闭。外渗部位还可用硫酸镁进行局部湿敷,纱布浸硫酸镁以不滴水为宜,湿敷面积应超过外渗面积 2~3 cm,如在手部可给患儿戴上一次性塑料手套保持湿度,湿敷时间应在 24 小时以上。在早期也可以穿刺部位为起点沿血管走向用冰袋冷敷。若为长春新碱外渗时,暂不拔除针头,先抽出余药后,用地塞米松做局部封闭处理,并可外擦京万红,严密观察局部皮肤变化,必要时做理疗。

### (五)饮食护理

#### 1.提倡合理平衡的膳食

注意膳食结构的合理搭配,给予患儿高蛋白、高维生素、多纤维素且适合患儿口味的食物,如禽蛋、奶类、鱼虾、瘦肉、动物内脏、豆腐、豆浆、骨头汤等。多吃蔬菜和水果,忌食过辣、过热及生冷刺激性食物。注意饮食卫生,食具应消毒。新鲜水果应洗净、去皮后再食用。不要食用隔夜或变质食品。

避免食用坚硬、油炸食品,如麻花、锅巴等,肉、鱼、虾制品应尽量去骨、刺、皮,以防硬物刺伤口腔黏膜,导致口腔溃疡造成继发感染。

#### 2.化疗期间的饮食

在化疗过程中,消化系统往往会出现恶心、呕吐、腹泻等症状,可采取少食多餐的进食方法,给予清淡易消化的食物。血细胞下降时可选用红枣、花生、动物血、甲鱼、鸡蛋、河蟹、黄鳝、黑鱼、牛肉等。补脾益气、健脾开胃的食物有马铃薯、鸡肉、大豆、葱、番茄、大麦、卷心菜等。恶心、呕吐时可选用芦根、扁豆等食物。含维生素 C 丰富的食物有油菜、西红柿、小白菜、荠菜、山楂、柑橘、鲜枣、猕猴桃、沙棘及柠檬等。

在应用天冬酰胺酶化疗期间,应给予低脂饮食。但应当注意的是低脂饮食并非无脂、低蛋白饮食,一些家长怕患儿发生胰腺炎,只让患儿吃无油的青菜、面条、馒头,反而造成患儿水肿、营养不良。而天冬酰胺酶本身可通过减少天冬酰胺和谷氨酰的产量抑制蛋白质的合成,产生低蛋白血症,应注意蛋白质的摄入。患儿服用低脂饮食期间会感到饥饿,要防止暴饮暴食。

鼓励患儿多饮水,特别是在诱导缓解期间及应用大剂量甲氨蝶呤、环磷酰胺期间,保证患儿有足够的入量,促进尿酸排出,预防因大量白细胞破坏引起的高尿酸血症,也有利于药物毒素的排泄。同时有软化大便的作用,以防便秘诱发肛裂,增加局部感染的机会。

消化道出血的患儿应禁食,出血停止后,可给予温凉的流食或半流食,避免食用刺激性、有渣食物。

### (六)心理护理

尽可能帮助新入院的白血病患儿及其家长适应医院的环境,用微笑、亲切问候语或拥抱,拉近与患儿之间的距离,热情帮助、关心患儿让其感到温暖。

调查显示小年龄患儿对白血病的认知能力较差,心理负担及压力相对成人低,他们对疾病的恐惧更多是各种有创穿刺的疼痛、化疗药物所致的胃肠道反应、与家长同学的分离等因素引起的。可以在病房开展各种活动丰富孩子们的生活,让患儿忘记疼痛或转移对疼痛、不适的注意力。

向年长患儿介绍有关白血病的知识,宣传儿童白血病的预后已有很大改善,让患儿认识生命的意义,建立起战胜疾病的信心。请已康复的白血病儿童到医院看望患儿,以身说法增强他们战胜疾病的信心。建立白血病患儿与大学生志愿者的通信交流,结交朋友。

家长的心态影响孩子,也直接关系着治疗效果。定期召开家长座谈会,让家长之间交流配合护理、治疗的经验。

定期召开联欢会,让新老患儿家长交流体会,让治疗者看到已治愈者的健康状况、从而增加治愈的信心。

**(七)健康教育**

休疗期间保持居室内空气新鲜,避免在居室内饲养宠物,减少家庭聚会。

患儿血白细胞计数低于正常时,避免到人多的室内或公共场合,外出时需戴口罩。注意保暖,以免感冒或感染其他疾病。经常进行口腔、皮肤黏膜的检查,预防各种意外伤害。

注意均衡饮食,可摄入高蛋白、高维生素易消化的食物。调整心态,保持轻松、愉快的心情。保证充足的睡眠。

适当进行身体锻炼,循序渐进地增加活动量,以恢复体力,增强抵抗力,尽早回归学校。

指导患儿及家长根据医嘱按时服药,说明坚持服药的意义。遵医嘱定期到医院复查血常规、进行生化检查及骨髓常规检查。如果有不适要及时到医院就诊。

(李晶晶)

# 第四节 湿 疹

湿疹是由多种内、外因素引起的表皮及浅层真皮的炎症。其病因复杂,一般认为与变态反应有关,瘙痒显著。急性期以丘疱疹为主,有渗出倾向;慢性期以表皮肥厚和苔藓样变为主,易于复发。

## 一、病因

(1)食物引起的过敏:食用蛋类、牛奶、鱼类、虾类等。
(2)外界因素:如紫外线、干燥气候及羊皮类制品等。
(3)肥胖婴儿较易发生湿疹

## 二、病理生理

患儿表皮和真皮的血管层出现发炎现象。皮肤的炎症反应包括红疹、丘疹、水疱,形成荨麻疹团而最后剥落;若加上感染,则有渗出液、脓疱形成和结痂;可能因搔抓引起继发性感染;疾病的变化有时缓解而有时严重。

## 三、护理评估

**(一)临床特征**

(1)在身体的不同部位会同时出现不同时期的皮肤炎症。
(2)瘙痒可以是轻微或严重的。患儿会因经常抓痒而变得不安、烦躁和无法入睡。抓痒过多会加速形成炎症反应和脱皮、出血及继发感染。
(3)皮肤上有成块状的粗糙、发红、增厚鳞屑的情形。
(4)常侵犯婴儿的部位为颊、脸、颈、耳后和爬行时俯地部分的皮肤,四肢较少见。较大小儿

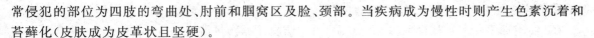

常侵犯的部位为四肢的弯曲处、肘前和腘窝区及脸、颈部。当疾病成为慢性时则产生色素沉着和苔藓化(皮肤成为皮革状且坚硬)。

**(二)辅助检查**

(1)家族过敏史。

(2)呈现阳性的皮肤变态反应。

(3)血中免疫球蛋白 E 及嗜酸性粒细胞是否有增多倾向。

(4)去除特定变应原则症状消除,再接触时又出现皮肤反应。

## 四、护理诊断

(1)舒适的改变:瘙痒。

(2)有感染的危险。

(3)知识缺乏:不了解湿疹皮肤的护理。

## 五、护理目标

(1)患儿的瘙痒减轻或消失。

(2)患儿的皮损面不出现继发感染。

(3)患儿及家属能掌握疾病的有关知识及配合治疗。

## 六、护理措施

**(一)皮肤护理**

1.一般护理

(1)湿疹皮疹常用搔抓或烫洗易使皮疹泛发,应劝说不要搔抓或用热盐水烫洗。

(2)可使用温水沐浴以缓解瘙痒感,但仍应尽量减少沐浴次数,并且不使用任何肥皂或沐浴精、香水和爽身粉等。

(3)若皮肤干燥和结痂可使用油剂,每天 2~3 次。

(4)禁食辛辣食物,对变应原未查清者暂不食异性蛋白质如鱼虾类食物。多吃蔬菜及水果,保持大便通畅。

(5)避免接触或穿用羊毛等对皮肤有刺激性的动物类制品,最好改用棉制品。

(6)遵医嘱使用抗组胺药并观察其疗效。

2.减轻皮肤湿疹反应的局部护理

(1)渗出性皮疹用 3‰硼酸溶液冷湿敷时,将纱布浸湿拧干以不滴水为宜,5~10 分钟更换1 次,以保持纱布冷湿。湿敷时间以 60~120 分钟为宜,湿敷后轻轻擦干皮肤,外用 40%氧化锌油剂,大面积应用时应注意防止吸收中毒。

(2)亚急性期选用糊剂,如糠馏油糊;慢性期使用激素软膏乳剂;苔藓化皮疹则用硬膏。

(3)使用药膏时应特别谨慎,勿接触患儿眼睛,且在涂新药膏前必须清除所有旧药膏。

(4)经常更换尿布,保持臀部皮肤干燥、清洁。

(5)避免局部皮肤温度过高或过低。

**(二)避免抓伤以预防皮肤的继发感染**

(1)婴儿及儿童患者无法控制痒和抓伤时,可使用约束带加以约束,以防抓伤。注意不可束缚太紧而影响循环,同时应经常检查循环情况,并在适当时间给予放松。

(2)使用棉手套和长袜套住患儿的双手,可预防患儿抓伤自己。

(3)将手指甲和脚指甲剪短,并保持清洁。

(4)严禁湿疹患儿与单纯疱疹患者接触,以防感染而引起疱疹性湿疹。

(5)维持患儿舒适和满足其需要,应尽可能多与其接触,给予患儿情绪上的支持。

(6)保持湿敷垫的清洁、干燥,勿让吸满分泌物的敷料多停留于皮损处而刺激创面和周围正常皮肤。

(7)遵医嘱使用抗生素,预防继发感染。

**(三)向患儿家属讲解有关疾病的知识,使其配合治疗**

(1)避免患儿接触变应原:①食物如牛奶、巧克力、蛋、鱼虾等应避免。②此类患儿宜给予母乳喂养或进食蛋白水解酶类配方饮品。③应避免接触羊毛和灰尘。④避免使用香水、化妆品等美容品。⑤衣服、床单要用中性的清洁剂,并彻底冲洗干净。⑥如湿疹都发生在尿布区域,则需注意经常更换尿布,并用清水清洗干净或暴露臀部。

(2)促进患儿多休息:①计划用餐、沐浴、给药和治疗时间,使与睡觉、休息的时间配合。②将可引起疼痛的治疗过程安排在患儿充分休息过后,或是已用过止痒药以后。③遵医嘱给予止痛剂、镇静药。

(3)避免抓伤,防止继发感染。

**(李晶晶)**

# 第五节　百　日　咳

百日咳是小儿呼吸道传染病,其特征为阵发性痉挛性咳嗽,阵咳终末伴有深长的鸡啼样吸气性吼声。病程较长。

## 一、护理评估

百日咳的潜伏期一般为 7～14 天,最长 21 天。患百日咳的患者为唯一的传染源,大量病原菌在患儿咳嗽时随飞沫喷出,传播给密切接触者,新生儿也不例外。百日咳鲍特菌主要侵入呼吸道,使整个呼吸道自气管延及肺泡壁都有明显的上皮细胞坏死脱落,间质有炎性细胞浸润,脓性黏稠渗出物聚集于气道内,刺激神经末梢引起剧烈的痉挛性咳嗽,有利于分泌物的清除。由于分泌物积聚引起不同程度的下呼吸道梗阻,以致形成肺不张、肺气肿、纵隔或皮下气肿。痉咳也可导致血液循环障碍、面部水肿、球结膜及皮下出血、鼻出血、心室扩张、脑部贫血,甚至发生脑水肿。临床最明显的特征为阵发性痉挛性咳嗽,痉咳时患儿常面红唇绀、舌向外伸、表情焦急、颈静脉曲张、躯体弯曲。痉咳间歇期患儿玩耍活动如常。

## 二、预防与免疫

### (一)自动免疫

自动免疫是有效预防百日咳的唯一手段。我国接种白喉类毒素、百日咳菌苗、破伤风类毒素三联制剂,使百日咳的发病率显著下降。百日咳菌苗可引起肌肉抽搐、脑病或过敏等不良反应,对有惊厥史或进行性神经系统疾病患者绝对禁忌接种或加强注射。

### (二)被动免疫

未接受过自动免疫的体弱幼婴有百日咳病例发生时,可注射含抗毒素的免疫球蛋白,既可用于预防也具有治疗作用。

### (三)药物预防

首选红霉素或氨苄西林,疗程 5～7 天。

## 三、治疗与预后

### (一)治疗

(1)抗生素治疗,早期应用可清除鼻咽部的百日咳鲍特菌,使用红霉素,疗程 7～14 天,或氨苄西林。

(2)百日咳免疫球蛋白用于脑病患儿。

(3)对症治疗:①痉咳严重伴惊厥者给予适当镇静药。②痰液黏稠可用祛痰剂或气雾吸入以湿化气道。③脑水肿患者可行冬眠疗法。

### (二)预后

本病的预后取决于患儿的年龄、免疫状态及有无并发症,重症肺炎和脑病的预后不良。死亡病例多为 1 岁以下婴儿,婴幼儿也容易遗留脑病等后遗症。

## 四、护理措施

(1)住隔离病房:室内应阳光充足,空气新鲜,清静,无烟尘刺激。

(2)供给足够营养:饮食宜少量多餐,给高热量流质饮食,避免过冷、过热及酸、辣、油炸等食物。

(3)密切观察患者的病情变化:婴幼儿痉咳严重时需专人守护,及时吸痰、给氧,行人工呼吸。卧床休息时应将患儿的头偏向一侧,预防吸入呕吐物或黏液。

(4)注意口腔及皮肤护理:尤其在咳嗽或呕吐发生之后。

(5)婴幼儿痉咳期可给予腹部多头带:以预防疝气及增加舒适。

(6)给予父母心理支持:指导他们耐心细致的护理。

**(李晶晶)**

# 第六节 小儿胸外科疾病

## 一、概述

新生儿及婴儿期因呼吸为腹式呼吸,当患儿发生腹胀、腹痛、腹部切口包扎太紧时,会严重影响呼吸功能。新生儿的呼吸频率为 40 次/分左右,对缺氧的耐受力较强,但缺氧严重时,不能增加呼吸深度而加速呼吸频率,呼吸可达 60～80 次/分。新生儿潮气量小,仅 15～20 mL,当呼吸功能受影响时,肺泡有效换气量即显著减少,形成缺氧和二氧化碳积蓄。由于纵隔所占的比例较成人大,肺野较小。当患儿出现腹胀、膈疝、肺部并发症妨碍呼吸运动时,极易出现急性呼吸窘迫综合征。由于纵隔周围组织松软,富有弹性,胸腔积液或气胸时易引起纵隔移位。2岁以后胸腔横径逐渐增大及呼吸肌不断发育,呼吸功能的生理数值按体表面积计算接近成人常数,7岁左右耐受缺氧的能力增高。新生儿气管黏膜柔嫩,但血管丰富,发生感染、炎症时,鼻黏膜容易充血、肿胀造成鼻塞,常在吸吮时出现张口呼吸。声带及黏膜炎症充血、水肿时,易发生声音嘶哑及呼吸困难。小儿气管腔小,黏膜充血、水肿或分泌物较多时,极易引起肺不张或肺气肿,因此,在术前、术中、术后要保持呼吸道通畅,加强温、湿化,及时吸出分泌物及呕吐物。小儿气管黏膜常因黏液腺分泌不足而干燥,要保持室内湿度在65%左右。由于小儿右侧支气管由气管直接延伸,患儿最好取左侧卧位,防止分泌物误入右侧支气管。新生儿肺的顺应性远较成人低,同样的压力下肺不易膨胀,当有肺不张、肺淤血时,肺的顺应性更低下,更难膨胀。小儿肺张力根据年龄只有成人的 $1/3\sim1/2$,因此手术后胸腔负压引流应用 $0.5\sim0.8$ kPa($5\sim8$ cmH$_2$O),即可帮助肺叶膨胀。

## 二、先天性食管闭锁患儿的护理

### (一)疾病概要

本病的病因不十分明确,目前认为是由于心脏或异常血管的压迫,在气管食管的分离期,气管的形成优先而形成食管的内胚层变少时,发生食管闭锁,气管食管分离不全而产生气管-食管瘘。本病按 Gross 分型分为:A 型,食管完全分离,形成近远两断端为盲端;B 型,食管远端为盲端,近端食管与气管形成瘘;C 型,食管近端闭锁成盲端,远端食管与气管形成瘘;D 型,食管分离,近远两断端分别与气管形成瘘;E 型,为不伴有食管闭锁的气管-食管瘘。本病中以 C 型为最多见,约占 90%。

本病在出生后出现的唯一症状,是口腔内存留有大量泡沫样唾液,需要多次口腔吸引,若不吸出,泡沫样唾液被吸入到气管内产生肺部并发症。经口进食糖水或母乳时患儿有呕吐或呛咳,是由于食管闭锁水和母乳不能进入所致,一部分进入气管产生误吸而引起肺部并发症。

对于下部食管与气管之间有交通的 C 型和 D 型病例,气体通过气管-食管瘘进入消化道,使得消化道内有气体存在。在有下部食管气管瘘的病例,由于胃内容物流入气管内,可造成气管黏膜的纤毛上皮损伤,是产生肺部并发症的原因之一。

确诊本病重要的是确定上部食管盲端的位置,可直接经鼻插入喂养导管,导管在近端食管盲端打折返回的部位,就是近端食管的盲端部,通过 X 线拍片可确定。

本病多合并心脏和大血管畸形,这些畸形有些是在新生儿早期,应需手术治疗。因此在治疗前应加以明确,还可合并其他中枢神经系统、泌尿系统、生殖系统、染色体异常等畸形。

出生时体重是预后的重要因素,对体重仅有 1 500 g 以下的极小未成熟儿的治疗,极为困难。

应尽早作出本病的诊断,对于有羊水过多的母亲出生的新生儿应试行插管,可以大大提高早期诊断率。

本病的唯一治疗方法是手术。治疗原则是封闭气管-食管瘘,进行食管吻合。

### (二)临床护理

1.术前护理

(1)保温:将患儿置于保温箱内保暖,应用面罩法给予高浓度氧气吸入,氧气流量在2～4 L/min。

(2)口腔吸引及保持呼吸道通畅,因唾液不能下咽,反流到气管易引起吸入性肺炎。

(3)有效的抗生素预防和控制感染。

(4)静脉补液,纠正酸中毒及维持水、电解质平衡。输血浆或全血,条件允许时应给予静脉高营养,并补充维生素 K 和维生素 C。

(5)做好术前各项准备和各种检验结果,将患儿交予手术室接送人员。

2.术后护理

(1)将患儿置于保温箱内保温,以预防发生硬肿症。

(2)保持呼吸道通畅,预防肺部并发症,超声雾化吸入,以利于稀释分泌物,便于吸出和咳出。对明显呼吸困难的患儿,要给予高浓度氧气吸入。

(3)保持胸腔引流管通畅。

(4)禁饮食,经静脉补充液体,以维持患儿水、电解质平衡,并补充血浆、全血或清蛋白及维生素等物质。补液的速度不宜过快,以免发生肺水肿。

(5)对已行食管吻合的患儿,进食时间不宜过早,可在术后第5～7天拔除胃管后给予糖水试饮,逐渐增量。

(6)对行胃或空肠造瘘的患儿,要注意造瘘口周围皮肤的护理,可涂氧化锌软膏以保护皮肤,防止因胃液或肠液从造瘘口周围溢出,刺激皮肤引起湿疹或糜烂。

3.术后并发症的观察与护理

(1)肺炎:应按儿科肺炎的护理进行。

(2)食管吻合口瘘:多发生在术后3～5天,可通过碘剂造影确定。确定食管吻合口瘘后应禁食,保持胸腔引流管通畅,行胃或空肠造瘘给予营养,等待瘘口的愈合。

(3)食管吻合口狭窄:哺乳时呛咳、吐奶。可通过造影确定,应给予食管扩张,以观察效果。

**(三)康复护理**

注意哺乳喂养,观察患儿发育及体重变化。有胃或空肠造瘘的患儿,注入饮食后要用清水冲洗管道,以防堵塞。若出现哺乳时吞咽困难或吐奶,要及时到医院就诊,排除是否有吻合口狭窄。

## 三、脓气胸患儿的护理

**(一)疾病概要**

胸腔内有气体存留的状态称为气胸。小儿气胸与成人相比发病率很低,新生儿肺疾病行正压呼吸,或对于生后窒息行复苏术而采用人工呼吸,使气道内压增高而致气胸,有时发展成为张力性气胸。气胸的症状是呼吸困难、发绀,张力性气胸严重的患儿,可在极短的时间内死亡。患侧听不到呼吸音,X线片上见到胸腔内透亮像,并且纵隔向健侧移位。需行胸腔穿刺或插管引流排气进行治疗,若肺病变严重,在自然呼吸状态下难以保持正常的血气分析,只得采用正压呼吸,多是由于气体排出部位不能自然闭合,难以控制呼吸,预后不良,必须开胸行肺破裂修补术。

小儿脓胸大多数是在葡萄球菌性肺炎的基础上发病,葡萄球菌性肺炎使肺实质坏死,产生脓疡,脓疡破溃到胸腔内而引起脓气胸。小儿表现有发热、呼吸困难、呼吸急促等。听诊患侧呼吸音减弱或消失,X线胸片显示伴有气胸的肺野呈弥漫性阴影,心脏阴影多被推向健侧。对于小儿脓气胸的治疗,应给予强有力的抗生素控制感染。早期插入引流管排出脓液和气体,应选择在适当的时机行胸膜剥脱术。

**（二）临床护理**

1.术前护理

（1）患儿入院后按小儿常规处理。

（2）对有呼吸道感染的患儿，应按医嘱给予抗生素。要保持呼吸道畅通，并给予氧气吸入。

（3）积极做好术前准备，核对患儿后交手术室接送人员。

2.术后护理

（1）患儿术后回病房，进入监护室，按小儿术后常规处理。

（2）保持静脉通道通畅，并根据尿量情况调整输液速度。将胸腔引流管与闭式引流瓶连接紧密，保持其通畅。

（3）全麻清醒后 6～8 小时可将患儿的体位改为半卧位，以便于改善呼吸和引流液的排出。注意保持呼吸道通畅，为使肺充分膨胀，可让患儿吹气球。若肺膨胀良好、呼吸音清晰、胸腔引流瓶的负压波动消失，则可拔除胸腔引流管。术后7天拆除创口缝线。

（4）全麻清醒 6 小时后无恶心、呕吐，可给予哺乳或饮食。

3.术后并发症的观察与护理

（1）肺部感染。

（2）包裹性气液胸：术后引流不通畅，可形成包裹性气液胸。小的可自行吸收，较大的包裹性气液胸，需在 B 超引导下进行穿刺抽气液或安置引流管进行引流。

**（三）康复护理**

注意加强营养，增强机体抵抗力，预防感冒，防止上呼吸道感染。让患儿经常吹气球，逐渐增加肺活量，促使肺功能尽早恢复。每 3～6 个月定期复查，了解肺功能恢复情况。

## 四、漏斗胸与鸡胸患儿的护理

**（一）疾病概要**

前胸壁向内凹陷称为漏斗胸。小儿漏斗胸的凹陷多位于前胸壁中央部，一般凹陷最深处是剑突部。男患儿多于女患儿，肋软骨过度生长是本病的主要原因。由于前胸壁凹陷使心脏向左方移位，胸部 X 线拍片可见心阴影左移，由于肋软骨过度生长，肋骨的长度较正常为长，观察肋骨的走向，可见背部肋骨外侧比内侧高，前胸壁的肋骨急转弯，胸椎有侧弯，侧位胸片上胸椎的生理后突消失。CT 检查可显示前胸壁凹陷，心电图显示不完全右束支传导阻滞，这是由于心脏表面受到压迫而使得传导延迟所致。轻的漏斗胸患儿可无症状，一般症状是易感冒，易引起支气管炎、喘息样发作等。漏斗胸的程度分为四度：Ⅰ度：非常轻的凹陷；Ⅱ度：凹陷比较明显；Ⅲ度：凹陷明显，心脏向左方移位；Ⅳ度：凹陷非常明显，凹陷的胸骨与脊柱相近。手术目的除改善以上症状之外，还要考虑到美容的要求，预防脊柱侧弯和对心脏的压迫。3～4 岁后即可矫治。Ⅲ度和Ⅳ度需手术治疗，Ⅱ度病例则需观察。手术治疗方法有胸骨反转术和胸骨上抬术。

胸部正中的突出尤其是胸骨前突所产生的畸形，称为鸡胸。鸡胸除了外观上的影响外，生理上没有多少影响。一部分较为严重的外观畸形，可对患儿造成心理上的影响而产生自卑感，因此应手术治疗。

**（二）临床护理**

1.术前护理

（1）患儿入院按小儿常规处理。

（2）此患儿由于外观畸形,常常产生心理上的自卑感,对较大的患儿要做好思想工作,使其知道本病经治疗后能够消除胸廓畸形,和正常儿童一样学习和生活。

（3）对于有呼吸道感染的患儿,应遵医嘱给予有效的抗生素控制感染。

（4）积极做好术前准备,核对患儿后交予手术室接送人员。

2.术后护理

由于术后胸壁软化,所以应给予胸带妥善固定,其他同小儿脓气胸的术后护理。

**（三）康复护理**

为保护好胸壁、防止受伤,需用胸带固定6～8周,待胸壁骨性愈合后,可进行胸廓肌肉锻炼,增加肺活量,防止感冒及上呼吸道感染。

此病多由于缺钙和发育异常所致,要告诉家长多给患儿选择富含钙的食品,如鱼、虾皮、鸡蛋、牛奶等。加强户外活动,适当多晒太阳,促进钙的吸收。嘱家长每3～6个月复查1次,了解手术效果及患儿的发育情况。

## 五、先天性心脏病患儿的护理

**（一）室间隔缺损**

室间隔缺损是左右心室之间有缺损,是先天性心脏病最常见的类型,可分为流入道型、膜周型、流出道型、肌部四种。室间隔缺损可单独存在,也可与肺动脉狭窄、房间隔缺损、动脉导管未闭、大动脉错位等并存。

1.疾病概述

（1）临床表现。①症状:小型室间隔缺损可无症状。缺损大者左向右分流增多,肺循环血量增多,体循环血量减少,影响生长发育,患儿多消瘦、乏力、多汗,易患肺部感染,易导致心力衰竭。②体征:胸骨左缘第3～4肋间可闻及Ⅲ～Ⅳ级全收缩期杂音,分流量大者,于心杂音最响处可扪及震颤,伴肺动脉高压时心杂音可减轻,$P_2$亢进,若伴有主动脉瓣脱垂,则可在心前区听到连续性杂音。

（2）辅助检查。①X线胸部片:缺损小者,改变不明显。缺损大者,即提示左、右心室增大,肺动脉段明显突出,肺门充血。②心电图:缺损小者可无异常,缺损大示左心室肥大或左、右心室肥大。③超声心动图:左心房、左心室内径增宽,多普勒彩色血流显像可直接见到分流的位置、方向和区别分流大小。④心导管检查:并发肺动脉高压的年长患儿需要心导管检查,以确定肺高压和肺血管阻力升高的程度、对纯氧吸入和血管扩张剂的反应性。

2.护理评估

（1）健康史:评估患儿活动耐受力、饮食状况、体重增加情形,有无反复发生呼吸道感染,有无发绀及心力衰竭史。了解平常是否服用药物及其药名、服用目的、剂量、时间等。询问母亲妊娠史。

（2）症状、体征:评估患儿有无因心功能不全造成的活动度减少,身高及体重是否符合其年龄的正常范围,评估皮肤颜色在休息和活动时有无差异,评估呼吸频率、节律、深度,有无发绀、发绀的程度和分布及有无心力衰竭表现。

（3）社会、心理:评估家长及患儿的心理状态,了解其心理反应及对疾病的认知,了解经济状况及社会支持系统。

（4）辅助检查:了解胸片、心电图、超声心动图、心导管检查结果,判断疾病的严重程度。

3.常见护理问题

(1)活动无耐力:与组织缺氧有关。

(2)组织灌注量改变:与体液灌注不足有关。

(3)清理呼吸道无效:与术前肺充血、反复呼吸道感染、气管插管、术后疼痛有关。

(4)疼痛:与手术切口、引流管刺激有关。

(5)有感染的危险:与肺充血、术后各种侵入性管道、机体抵抗力下降有关。

(6)合作性问题:肺动脉高压危象。

4.术前护理

(1)耐心向家长解释预防感染的重要意义,对患儿进行保护性隔离,限制探视人数,保证室内空气新鲜,温度适宜,评估患儿体温变化。

(2)监测和记录呼吸、脉搏、血压、体温,评估肝脏大小,观察有无颈静脉曲张,及时判断有无心力衰竭发生。伴有肺动脉高压患儿需要间歇低流量给氧,口服地高辛之前要测心率,并观察用药效果及有无洋地黄中毒症状。

(3)饮食护理:室间隔缺损伴肺动脉高压婴儿吸吮力较弱,容易喘、呛咳,需耐心喂养,少量多餐,奶嘴适中,避免过度疲劳及呛咳。喂奶后应拍背排气,吐奶时立即侧卧,避免吸入肺部。儿童应提供高热量、高蛋白、低盐、低脂饮食,若服用利尿剂或洋地黄时,应多吃富含钾的食物,如香蕉、柑橘、菠菜、新鲜肉类等,并观察药物疗效及不良反应。

5.术后护理

(1)严密监测生命体征,定时评估患儿全身各系统情况,密切观察血压、心率、心律、肝脏大小、CVP及尿量。密切观察血管活性药、利尿剂等药物疗效及不良反应。

(2)呼吸道护理:术前伴肺动脉高压患儿,术后呼吸道护理尤其重要,密切评估肺部呼吸音及气体交换情况,保持呼吸道通畅。吸痰前后充分给氧,每次抽吸时间不超过 15 秒。持续监测血氧饱和度,动脉血气,评估有无缺氧的症状、体征。每 2～4 小时实施胸部物理治疗,鼓励患儿咳嗽、深呼吸,可以用手护住伤口以减轻咳嗽引起的不适。

(3)疼痛护理:评估引起患儿疼痛的原因、疼痛性质及程度。鼓励患儿诉说疼痛。指导患儿采用精神放松法,分散注意力,如听音乐、玩玩具等,缓慢深呼吸。注意保护好引流管,防止牵拉、移位引起疼痛、不适,必要时使用镇痛药并评估效果。

(4)预防感染:评估各种侵入性管道处有无感染的体征,监测体温。随时观察伤口敷料情况,并保持伤口敷料清洁干燥。保持心包、纵隔、胸腔引流管通畅,术后 48 小时内勤挤管,观察记录引流液量及性状,引流量＞100 mL/h 或＞3 mL/(kg·h)且连续超过 3 小时,要怀疑手术后出血可能,需立即通知医师。

(5)肺动脉高压危象的观察:肺动脉高压危象(PHC)是一种综合征,一般发生在术后72 小时内,多见于大量左向右分流合并肺动脉高压术后的新生儿和婴儿,临床表现为患儿极度烦躁、四肢湿冷、心率增快、呼吸急促、肝脏进行性增大或变硬、少尿等,动脉血气示低氧血症或高碳酸血症或代谢性酸中毒等,须密切监测肺动脉压力、中心静脉压、生命体征、末梢循环、尿量,在心脏术后 24～48 小时,持续的肌松和镇静是一项重要的预防措施,遵医嘱使用肌松、镇静药,避免患儿剧烈哭闹。

(6)饮食护理:术后当天禁食,拔除气管插管后 12～24 小时可进食,从流质开始逐渐恢复到半流质;少量多餐;吞咽功能较弱、插管时间较长者可先予鼻饲牛奶过渡,＜3 月龄患儿给2∶1牛奶逐渐过渡到全奶。

6.健康教育

(1)评估患儿及家长的知识层次、对疾病的认知程度,耐心向家长解释预防感染的重要意义、术前准备和术后治疗过程。利用图片或带患儿熟悉监护环境,提高认知,取得理解和主动配合。让康复患儿现身说法,增强患儿及家长信心。

(2)示教患儿翻身、有效咳嗽、深呼吸,训练床上排尿、排便,以及用呼吸机期间如何表达需求。

7.出院指导

(1)手术后1个月内应少量多餐,摄入低脂、高蛋白食物,以促进伤口愈合。

(2)一般伤口愈合约需2个月,应避免剧烈运动及撞击伤口,衣服宽松,伤口敷料保持清洁干燥。睡眠姿势应保持平卧,避免侧卧,以防胸骨移位。

(3)逐渐增加活动量,以患儿不劳累为宜。培养正常人格,促进正常发展。

(4)部分患儿手术后需继续服药,要帮助家长掌握服药注意事项及药物的不良反应,如需服用洋地黄糖浆,应使用1 mL针筒,精确给药,每次服用前需测心率或脉搏1分钟。

(5)出现下列症状、体征如发热、心慌、气短、咳嗽、发绀、水肿等应及时复诊。

**(二)房间隔缺损**

房间隔缺损为心房间隔在胎儿期发育不全所致,出生后在心房内造成左向右分流。按病理解剖可分为继发孔(第二孔)缺损及原发孔(第一孔)缺损,以继发孔为多见。目前大多数继发孔房间隔缺损已可以经介入方法治愈。

1.疾病概述

(1)临床表现。①症状:小儿时期并无任何症状,常在体检时发现。缺损较大时易反复发作肺部感染,表现为咳嗽、气促等症状。年长儿可有乏力、倦怠,活动后易感气急和心悸。②体征:胸骨左缘2~3肋间闻及Ⅱ~Ⅲ级柔和的喷射性收缩期杂音,肺动脉瓣区第二音增强亢进,固定分裂,部分患儿缺损大者在三尖瓣区可闻及舒张中期杂音。

(2)辅助检查。①X线检查:右心房、右心室扩大,肺动脉段突出,肺血管纹理增多,部分病例可见肺门舞蹈症。②心电图:电轴右偏,完全性或不完全性右束支传导阻滞。右心室增大,部分病例可见右心房肥大。③超声心动图:右心房、右心室扩大,室间隔与左心室后壁呈同向运动,剑突下及胸骨旁四腔切面可见房间隔中断。④右心导管检查:对不典型病例,若治疗需要时,可用本检查协助诊断。

2.护理评估

(1)健康史:评估患儿饮食和形态、体重增加情形,有无反复发生呼吸道感染,有无活动后气急、发绀及心力衰竭史。了解平常是否服用药物及其药名等。询问患儿母亲妊娠史。

(2)症状、体征:评估患儿有无因心功能不全造成的活动度减少,身高及体重是否符合其年龄的正常范围,评估呼吸、心率、心律有无异常。

(3)社会、心理:了解患儿及家长对疾病的了解程度,以及患病的感受,患儿家庭经济状况及社会支持情况。

(4)辅助检查:了解X线胸片、心电图、超声心动图、心导管检查结果。

3.常见护理问题

(1)活动无耐力:与心功能不全有关。

（2）组织灌注量改变：与体液灌注不足有关。

（3）清理呼吸道无效：与反复呼吸道感染、气管插管、术后疼痛有关。

（4）有感染的危险：与术后置入各种侵入性管道及机体抵抗力下降有关。

（5）合作性问题：心律失常。

4.术前护理

（1）预防感染：耐心向家长解释预防感染的重要意义，对患儿进行保护性隔离，限制探视人数，评估患儿体温变化。

（2）饮食护理：给患儿进食高蛋白、高热量、高维生素、易消化的饮食。分流量大的患儿由于气急，进食易疲劳，宜少量多餐。

（3）给予最大限度休息，保证充足的睡眠。

5.术后护理

（1）心律失常的观察与护理：严密监测生命体征变化，密切观察心率、心律变化，观察有无房室传导阻滞等心律失常症状。维持水电解质及酸碱平衡，各种护理操作要轻柔，减少对患儿的刺激。维持患儿体温及血流动力学稳定，监测恶性心律失常的出现。

（2）呼吸道护理：评估肺部呼吸音及气体交换情况，保持呼吸道通畅。持续监测血氧饱和度，动脉血气，评估有无缺氧的症状。每 2～4 小时实施胸部物理治疗，鼓励患儿咳嗽，可以用手护住伤口以减轻咳嗽引起的不适。

（3）疼痛护理：评估引起患儿疼痛的原因，疼痛性质、程度。鼓励患儿诉说疼痛。指导患儿采用精神放松法分散注意力，如听音乐、玩玩具、缓慢深呼吸等；注意保护好引流管，防止牵拉、移位引起疼痛、不适；必要时使用镇痛药并评估效果。

（4）预防感染：评估各种侵入性管道处有无感染的体征，监测体温。随时观察伤口敷料情况，并保持伤口敷料清洁干燥。保持心包、纵隔、胸腔引流管通畅，术后 48 小时内勤挤管，观察并记录引流液量及性状，引流量＞100 mL/h 或＞3 mL/(kg·h)且连续超过 3 小时的，要怀疑手术后出血可能，需立即通知医师。

（5）饮食护理：术后当天禁食，拔除气管插管后 12～24 小时经口进食，从流质开始逐渐过渡到半流质，注意少量多餐，逐渐增加营养。

6.健康教育

（1）向父母和学龄前患儿介绍环境，以口头教育、书面教育、观看照片、录像、参观监护室等方法，使其熟悉环境及设备。解释术前准备的意义和配合要点，可将某些仪器用在洋娃娃或小布偶身上操作，更能使患儿减少焦虑。鼓励患儿表达感觉，告诉患儿术后通常在监护室1～2 天，父母会一直在外面等候。有条件的医院可设立探视时间，父母的出现可给患儿情绪上的支持，以减少患儿分离性焦虑。

（2）患儿清醒后告诉患儿所处的监护室环境，嘱患儿用手语表达需求。进一步向患儿解释各种生命管道的意义，并鼓励配合咳痰、进餐、排泄及各种治疗。

（3）指导患儿饮食应少量多餐，重视优质蛋白食物的补充，以促进康复。

7.出院指导

（1）患儿可逐渐恢复身体活动，3 个月至半年后仍需避免剧烈活动，如跑、跳等。

（2）以高蛋白、高热量、易消化的均衡饮食为主，切忌暴饮暴食。

（3）出现发热、心悸、气短、咳嗽、水肿等异常情况，应立即到医院就诊。

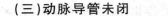

### (三)动脉导管未闭

动脉导管未闭是因动脉导管在成长发育过程中没有关闭(约 90% 的婴儿在出生 2 周内即自动关闭),使左心室血液进入主动脉后,有一部分由动脉导管进入肺循环,多见于女性。

**1.疾病概述**

(1)临床表现。①症状:未闭的动脉导管直径小,左向右分流小,小儿可无症状,常在体格检查时发现心脏杂音。导管粗大者分流量大,婴儿期可因左心衰竭而产生急性呼吸困难,有些患儿可表现为反复呼吸道感染,如扩大的肺动脉压迫喉返神经易引起声音嘶哑。②体征:胸骨左缘第二肋间可闻及连续机器样杂音,以收缩末期明显。在胸骨左缘第 2 肋间肺动脉区能扪及震颤,这是由于主动脉血流进入肺动脉所致,震颤呈持续性或出现在收缩期。四肢血压脉压增大,周围血管征阳性。若肺动脉压力升高超过主动脉压力,右向左分流可形成差异性发绀。

(2)辅助检查。①X 线检查:分流小者,心影正常;分流量大者,多见左心室增大(左心房也可增大),主动脉结增宽,可有漏斗征,肺动脉段突出,肺血增多,有"肺门舞蹈症"。②超声心动图:左心房、左心室增大,肺动脉与降主动脉之间有交通。③心电图:心电图正常或左心房、左心室增大,或双室增大。④一般超声心动图检查能准确判定导管的解剖和分流,无须行心导管检查,除非超声心动图提示有严重肺动脉高压,应进行心导管检查,了解有无手术指征。

**2.护理评估**

(1)健康史:评估活动耐受力、进食、体重增加情形。了解平常是否服用药物及其药名等。询问家长在患儿出生时是否有早产或缺氧现象,有无反复呼吸道感染、有无心力衰竭史。

(2)症状、体征:评估有无活动量减少、呼吸困难、呼吸道感染;有无心力衰竭表现;有无差异性发绀。评估四肢血压,有无脉压增大。

(3)社会、心理:评估患儿情绪、认知、心理行为反应,家庭经济状况,社会支持情况,患儿及家长对疾病的了解程度。

(4)辅助检查:了解胸片、超声心动图、心导管等辅助检查结果。

**3.常见护理问题**

(1)有感染的危险:与肺充血及肺水肿有关。

(2)清理呼吸道无效:与伤口疼痛、咳嗽无力、痰多有关。

(3)有血压升高的危险:与术后体循环血量增多、疼痛反射有关。

(4)疼痛:与手术切口、引流管刺激有关。

(5)知识缺乏:缺乏术后康复知识。

**4.术前护理**

(1)预防感染:耐心向家长解释预防感染的重要意义。对患儿进行保护性隔离,限制探视人数,保证室内空气新鲜,每天通风 2 次,每次 15~30 分钟,评估患儿体温变化,监测血常规,尤其是白细胞计数。

(2)饮食护理:给患儿进食高蛋白、高热量、高维生素、易消化饮食。分流量大的患儿由于气急,进食易疲劳,宜少量多餐。注意休息。

**5.术后护理**

(1)呼吸道护理:听诊双肺呼吸音,评估呼吸频率、节律,咳嗽是否有效、痰液性质、量。了解肺部情况。按时雾化吸入、吸痰,每 4 小时 1 次胸部物理疗法。鼓励患儿在深呼吸后进行有效咳嗽,咳嗽时用手压住伤口以减轻咳嗽时引起的疼痛。

（2）预防高血压危象：严密监测体温、脉搏、呼吸、特别是血压的变化，遵医嘱予降压药、镇静药，并观察药物疗效，保证患儿安静、舒适。

（3）疼痛护理：评估引起患儿疼痛的原因、疼痛性质、程度，鼓励患儿诉说疼痛。指导患儿采用精神放松法分散注意力，如听音乐、玩玩具等，缓慢深呼吸。注意保护好引流管，防止牵拉、移位引起疼痛、不适，必要时使用镇痛药并评估效果。

（4）定时挤压引流管，保持引流通畅，及时观察、记录引流液量及性质。如引流量＞3 mL/（kg·h）且连续超过 3 小时的，要怀疑手术后出血可能；如进食后引流液为乳白色牛奶状，要怀疑术后乳糜胸的可能，需立即通知医师。更换引流袋要严格无菌操作。观察切口敷料渗出情况，保持敷料清洁干燥。

（5）饮食护理：术后当天禁食，拔除气管插管后 12～24 小时可进流质，逐渐恢复到半流质，少量多餐，逐渐恢复到正常饮食。

**6.健康教育**

（1）根据患儿及家长的知识层次鼓励提问，结合书面与口头教育，使家长及较大儿童了解疾病相关知识及手术的必要性，解释术前准备的必要性，取得理解及主动配合。

（2）指导术后如何增加营养，少量多餐，注意婴儿有无呛咳等情况。

（3）解释术后短时间声音嘶哑是因为喉返神经局部水肿所致，不必紧张，1～2 个月会恢复。

**7.出院指导**

（1）患儿在院期间就应开始制定出院指导，探讨他们的家庭关系，了解家长对患儿将来的期望，帮助其情绪上的调适，避免过度保护，渐渐恢复患儿身体活动。

（2）指导采用低脂、少刺激、高蛋白饮食，少量多餐，促进伤口愈合。

（3）伤口在 1 周内保持干燥，2 周后可淋浴，避免用力摩擦。伤口愈合需 1～2 个月，适当限制活动量，避免剧烈活动及碰撞伤口。

（4）预防感染，接受拔牙等治疗时，遵医嘱预防性应用抗生素，以预防感染性心内膜炎，若患儿伴有心功能不全，则出院后仍需继续接受药物治疗。

（5）如患儿出现不明原因发热、胸痛、呼吸困难或乏力等症状，应立即到医院复诊。

（6）手术后 3 个月复查 X 线胸片、心电图、心脏超声，观察心脏功能恢复情况。

**（四）法洛四联症**

法洛四联症是小儿最常见的发绀型先天性心脏病，其发病率占先天性心脏病的 10% 左右，病理改变包括四部分：室间隔缺损；肺动脉狭窄（包括右心流出道梗阻）；主动脉骑跨；右心室肥厚。

**1.疾病概述**

（1）临床表现。①症状：在生后 3 个月左右出现发绀，缺氧。活动后有气促、易疲劳、蹲踞等，常有缺氧发作，表现为呼吸加快、加深，烦躁不安，发绀加重，持续数分钟至数小时。严重者可表现为神志不清、惊厥或偏瘫，甚至死亡。②体征：胸骨左缘 2～4 肋间可闻及粗糙收缩期杂音，部分伴有收缩期震颤。发绀严重者胸骨上部两侧及背部可闻及连续性杂音，为支气管血管与肺血管间的侧支循环引起。肺动脉第二音减弱。

（2）辅助检查。①X 线检查：心影呈靴形，上纵隔增宽，肺动脉段凹陷，心尖上翘，25% 患儿有右位主动脉弓，肺纹理减少，右心房、右心室肥厚。②心电图：电轴右偏，右心房、右心室肥大。③超声心动图：显示主动脉骑跨及室间隔缺损，右心室流出道肥厚、肺动脉狭窄，右心室右心房肥厚。④心导管造影：确定本病的 4 个畸形和程度，了解是否合并冠状动脉畸形、降主动脉侧支循环形成及其他畸形存在。⑤血常规:红细胞增多,一般在$(5.0\sim9.0)\times10^{12}$,血红蛋白 $170\sim200$ g/L,红细胞容积 $53\%\sim80\%$。

2.护理评估

(1)健康史:评估患儿活动力、睡眠、进食状态、体重增加情况,有无明显的生长发育迟缓。了解平常是否服用药物及药名,患儿出现发绀时间,有无晕厥、精神呆滞,甚至抽搐等。询问患儿母亲妊娠史。

(2)症状、体征:评估患儿有无发绀及发绀的程度、分布,有无杵状指、有无特别的喜好姿势如蹲踞、屈膝等,评估呼吸形态、心功能状况。

(3)社会、心理:缺氧限制了患儿正常生活,如学习、游戏、活动、社会交往等,影响了社会适应能力的发展,应评估患儿的心理状态及社会适应能力,了解患儿家长对疾病的认识程度,了解亲子关系、经济状况及社会支持系统。

(4)辅助检查:了解血常规、胸片、超声心电图、心导管检查结果。

3.常见护理问题

(1)活动无耐力:与缺氧及心功能不全有关。

(2)焦虑恐惧:与对预后的不确定,治疗情境有关。

(3)有晕厥的危险:与肺动脉狭窄有关。

(4)营养失调,低于机体需要量:与组织缺氧使胃肠功能障碍、喂养困难有关。

(5)有脑血栓的危险:与血液黏稠有关。

(6)有感染的危险:与术后置入各种侵入性管道及机体抵抗力下降有关。

(7)合作性问题:低心脏排血量、心脏压塞。

4.术前护理

(1)心理护理:患儿及家长长期受疾病的折磨,手术复杂,危险性大,并发症多,患儿及家长往往产生恐惧、焦虑心理,应多与患儿及家长沟通,了解他们的心理特点,加强心理疏导,并介绍患儿父母认识其他类似的心脏疾病家庭,相互交流,减轻焦虑恐惧心理。

(2)营养支持:进食高蛋白、高热量、高维生素、易消化食物,以增强机体对手术的耐受力。婴儿喂养时应少量多餐,可采用膝胸位,有助于增加吸吮力。有些病情较重患儿常食欲缺乏,应予以鼓励,并耐心喂养。

(3)脑血管栓塞和缺氧发作的预防:监测生命体征,密切观察患儿的意识与行为。鼓励多饮水,尤其夏季要补足水分。如有腹泻、呕吐或出汗过多时,应及时补充液体纠正脱水,以防血液黏稠形成血栓。注意休息,控制活动量,小婴儿要耐心喂养,避免剧烈的活动及剧烈哭闹,防止缺氧发作,必要时给氧。

5.术后护理

(1)严密监测患儿生命体征,评估患儿全身各系统状况,观察心率、心律、血压、中心静脉压、尿量的变化,随时评估周围循环的情况如皮肤颜色、湿度、温度、动脉搏动及口唇、甲床毛细血管和静脉充盈情况。观察有无低心脏排血量发生,血管活性药应严格控制浓度、速度,并保持通畅,以改善心肌功能,减少心脏前、后负荷,并观察用药效果及有无不良反应。

(2)呼吸道护理:保持呼吸道通畅,及时吸出呼吸道分泌物。每次吸痰前、后给予高浓度吸氧使肺膨隆1~2分钟,防止发生缺氧。吸痰次数不要过频,每次吸引时间控制在 10 秒之内。

(3)胸腔引流管的护理:患儿术前低氧血症、侧支循环丰富,以及术中抗凝及血液稀释等均可致术后出血,故术后应严密观察引流液的量及性质,避免受压、打折,保持引流管通畅,定时挤压引流管,以防凝血块堵塞,如引流量＞3 mL/(kg·h)且连续超过 3 小时的,要怀疑手术后出血可能,需立即通知医师。

(4)并发症的观察预防。①低心脏排血量:患儿术后需常规应用血管活性药,用以改善和支持循环,要根据患儿血压及中心静脉压的情况调节输液速度,同时观察低心脏排出量改善情况,严格控制出入液量。尿量是反应心排血量的敏感指标,为患儿留置导尿管,每小时测量 1 次尿量、比重、pH 等。②心律失常的观察:密切观察心率、心律变化,维持电解质平衡,充分供氧,保证充足的血容量和冠状动脉灌注,避免心肌缺氧。③出血:胸腔引流不畅会造成术后早期的心脏压塞,血液或血块压迫心脏会造成舒张期充盈受损,静脉压增高、颈静脉曲张、脉压缩小、动脉血压明显下降,对扩容几乎无反应。心脏压塞需外科紧急探查以排除心包腔内积血并控制出血。

(5)给予情绪上的支持:患儿常由于术后疼痛、分离性焦虑等因素而表现不合作情形,护士应了解患儿引起这种改变的原因,给予精神上的支持,多安抚患儿。与监护室外等候的父母不断沟通,提供资讯。

(6)饮食护理:拔除气管插管 24 小时后,尤其小婴儿,先予鼻饲牛奶过渡。拔管 48 小时后可改经口进食,先流质饮食,逐渐恢复到半流质。如插管时间长,先予鼻饲牛奶过渡。恢复期的婴儿,母乳喂养是最佳的选择。

**6.健康教育**

(1)利用口头教育、书面教育、观看照片、录像,参观监护室等方法,让患儿及家长熟悉环境及设备。鼓励患儿多饮水,以防血液过度黏稠。向患儿及父母说明术前准备的意义和配合要点,鼓励患儿及家长提问,协助减轻焦虑。还应告知患儿及家长有关术后治疗的事项及其目的,以取得患儿及家长配合。

(2)术前训练目的是预防手术后并发症,包括有效咳嗽、深呼吸、翻身及体位引流。可用个别指导、集体训练的形式和游戏的方法进行,使其掌握要领,配合治疗、护理。①咳嗽训练:主要练习仰卧咳痰,嘱患儿用腹肌深吸气后,再利用腹肌动作咳嗽,或让患儿在深吸气后发"啊哈"音,有助于掌握。②深呼吸训练:主要练习腹式呼吸,用吹气球和桌上吹纸玩具等方法教患儿练习腹式呼吸。③示范肺部叩击及体位引流:告诉患儿叩击并非拍打,而是一种特殊的轻敲法。④练习床上翻身及用尿壶或便盆在床上排尿、排便等。⑤上呼吸机手语训练:如叫阿姨用手轻拍床,想大便伸大拇指,想小便伸小拇指,想喝水示指弯向拇指做成杯口状,有痰伸示指,刀口疼握拳。

(3)术后患儿清醒后,告诉患儿所处的监护室环境,嘱患儿用手语表达需求。进一步向患儿解释各种生命管道的意义,鼓励尽量配合咳痰、进餐、排泄及各种治疗。

**7.出院指导**

(1)活动量由少到多,逐渐适应学习生活,避免剧烈运动。少去公共场所,以防交叉感染。

(2)患儿出院后一般还需继续用药,需让父母掌握遵医嘱服药的重要性,提高用药依从性,并注意观察用药后反应。服用地高辛应监测脉搏,以便及时发现洋地黄中毒。服用利尿剂时应多吃含钾高的食物和橘子、香蕉等水果。

(3)应适当增加营养,少量多餐,不宜过饱,更不可暴饮暴食,以免加重心脏负担。

(4)手术切口处避免用力摩擦及碰撞。睡眠宜取平卧位,避免侧卧,防止胸骨移位。

(5)若发现患儿有不明原因发热、胸痛、水肿、气急等异常应立即与医师联系。遵医嘱定期来院复查。

## 六、先天性肺囊肿患儿的护理

先天性肺囊肿是常见的肺发育异常症,病变肺组织常出现单个或多个囊肿,可累及一个或多个肺叶。囊肿可因黏液潴留过多或继发感染,易与支气管相通,常形成单向活瓣样通气。囊肿内压力不断升高致张力性肺气囊肿,可出现严重压迫症状。

**(一)疾病概述**

1.临床表现

囊肿小的可无任何症状,仅在胸部 X 线检查时被发现;囊肿大的伴感染或突然胀大压迫周围组织时可出现不同症状,如压迫支气管可产生喘鸣、干咳和呼吸困难甚至发绀,压迫食管可致吞咽困难,并发感染时可出现发热、咳嗽、咳痰甚至咯血。

2.辅助检查

X 线显示一个或多个圆形或类圆形阴影,囊肿伴感染时阴影内可见液平面。张力性肺气囊肿致周围肺组织受压可出现纵隔疝。CT 检查有助于确诊。

**(二)护理评估**

1.健康史

询问首次发病过程尤其是气促、发绀出现的时间及程度,有无就医史。

2.症状、体征

评估呼吸情况,观察呼吸困难的程度、动态变化及患儿的全身状况,有无吞咽困难、发热、喘鸣、咳嗽等。

3.社会、心理

评估家长对患儿需进行手术的认知程度及心理承受能力,家长可因患儿的幼小、难以承受开胸手术的创伤而产生焦虑和恐惧。

4.辅助检查

了解 X 线、CT 检查结果,囊肿的波及范围及有无张力性肺气囊肿的形成。

**(三)常见护理问题**

(1)气体交换受损:与有效肺组织减少有关。

(2)清理呼吸道无效:与手术、麻醉的影响及疼痛有关。

(3)皮肤完整性受损:与手术损伤有关。

(4)合作性问题:感染的危险、体液不足。

**(四)护理措施**

1.术前护理

监测生命体征,观察呼吸频率、呼吸困难情况,保持呼吸道通畅,视患儿缺氧情况选择合适的给氧方式。进行术前准备,评估患儿家长对健康教育的反应。

2.术后护理

(1)麻醉清醒前取平卧位,头侧向一边,约束好四肢,清醒 6 小时后血压平稳,可取半卧位,以利于呼吸及引流。

(2)保持呼吸道通畅,定时做胸部物理疗法,必要时雾化吸入。

(3)保持胸腔引流管通畅,定时挤压,妥善固定引流管,观察引流液的量及性质,更换引流管时应严格无菌操作。

（4）监测生命体征，观察有无缺氧症状。

（5）观察切口敷料有无渗血、渗液，监测体温变化。

（6）建立静脉通道，保证液体输入。观察尿量及末梢循环。

（7）术后当天禁食，拔除气管插管后 12～24 小时经口进食，从流质饮食逐渐过渡到半流质饮食。

3.健康教育

（1）向家长解释肺囊肿的发生、发展过程及手术的必要性，使家长主动配合术前准备。鼓励患儿家长说出对手术焦虑的感受，解答提出的问题。

（2）教育家长吸氧及呼吸道护理的方法和重要性，护理操作可使患儿躁动、哭闹，但可防止术后并发症，促进康复，取得家长的理解与配合。指导家长参与对患儿的护理活动，提高家长对患儿健康的支持能力。

**（五）出院指导**

（1）保持房间空气流通，少去公共场所，避免呼吸道感染。

（2）多给患儿拍背，较大儿童可鼓励深呼吸、咳嗽，并做伸臂、扩胸运动。

（3）术后 3 个月、6 个月来院复查。

**（李晶晶）**

# 第七节　小儿腹部外科疾病

## 一、概述

### （一）小儿消化系统解剖与生理特点

新生儿、乳儿的胃底部发育小，呈圆柱状，并且贲门的功能不健全，常常见到生理性溢乳，到了 6 个月以上此现象逐渐消失，胃容积在新生儿很小，只有 50～60 mL，1 个月时为 100～120 mL，到了 1 岁时可达 120～300 mL。

成熟新生儿小肠的长度一般是 200～250 cm，几乎是身长的 4～6 倍，经口进入的食物通过整个肠道约需 20 小时，在这期间进行消化吸收。母乳喂养儿肠道内细菌以双歧杆菌为主，主要起到发酵作用。人工喂养儿肠道内以大肠埃希菌为主，其作用不仅是发酵还具有分解蛋白的功能。

乳儿的肠黏膜特别是小肠黏膜的通透性高于成人，并且病理性刺激易于使肠蠕动增强。因此在消化不良时容易出现中毒症状。

### （二）小儿消化道 X 线检查准备与检查后处理

1.腹部平片

小儿腹部平片比造影更常用。特别是新生儿期，如消化道闭锁、穿孔、肛门闭锁等需急症手术的疾病，平片上可呈现特殊的 X 线征象，因此应首选腹部平片作为检查方法。

2.胃肠道造影

上消化道造影前禁食、禁乳的时间，一般是 4～6 小时。若胃内有潴留液应尽量抽吸净，有呕吐者应注意患儿的体位,防止造影剂误吸,造影剂硫酸钡乳幼儿用 50％（W/V）浓度,年长儿用 100％～120％浓度。对于疑有消化道狭窄、闭锁、消化道气管瘘及消化道穿孔的患儿,可用水溶性碘剂,如泛影葡胺等替代。检查完成后,可由胃管洗胃抽出钡剂;结肠造影检查（钡灌肠检查）,先天性小肠或结肠闭锁、肠旋转不良、肠套叠、直肠肛门畸形、先天性巨结肠等都是其适应证。新生儿、乳儿除严重便秘者外原则上不用泻药,检查前需禁乳 3～4 小时。幼儿检查前 1 天中午开始进流质饮食,多饮水,同时可用缓泻药,如番泻叶 10～15 g 代茶饮。检查当天尽可能不喝水,检查前用 100～200 mL 生理盐水灌肠。年长儿检查前 1 天中午开始进流质饮食,晚上多喝水并服番泻叶,检查当天早晨禁饮食,并用生理盐水灌肠,钡灌肠检查完成后应让其将钡剂排出,若不能自行排出,可洗肠将钡剂排出。

3.CT 检查

对于肝胆系统疾病及腹部肿瘤的诊断极有价值。MRI 检查（磁共振）对于部分消化道病变和腹部肿瘤的诊断有价值。ECT 检查对于肝胆阻塞性疾病和梅克尔憩室的诊断极具价值。

## 二、先天性消化道畸形患儿的护理

### (一)疾病概要

小儿先天性消化道畸形可以发生在食管到肛门的任何部位,按发病的频率排列,以肛门直肠畸形为最高,依次是小肠闭锁(空肠或回肠)、肠旋转不良、胎粪性腹膜炎、梅克尔憩室、肠重复畸形等。

1.直肠肛门畸形

直肠下部和肛门与泌尿系统的分离是在胚胎 5～8 周。胚胎初期泌尿系统的原基与后肠的末端形成一个腔,称为泄殖腔。随后,由上部中胚层中隔的下降将泄殖腔分为两个腔。前部的腔形成尿道,后部的腔形成直肠。在胚胎 7 周左右闭锁。由于泄殖腔膜的形成而将中隔分为尿隔膜与直肠隔膜,在胚胎 7 周左右时尿隔膜与外界相通,在胚胎 8 周左右时直肠隔膜破裂所形成的直肠与由外部陷窝所形成的肛门相通。如果在这个过程的某一时期发生异常,就产生直肠肛门畸形。直肠肛门畸形的分类按 Gross 法分为 1 型（肛门狭窄）、2 型（膜样闭锁）、3 型（肛门闭锁）、4 型（直肠闭锁）。另一方面,在治疗上逐渐明确与排便功能有关的肛提肌群的作用。直肠肛门畸形根治术时,直肠是否通过由肛提肌群肌束所形成的襻,是影响效果的重要因素。1970 年澳大利亚的 Stephens 和 Smith 发表了直肠肛门畸形的国际分类方案,补充了 Gross 分类法的不足之处。将其方案进行简化,介绍直肠肛门畸形的病理分类。

(1)低位畸形:①男儿会阴部有瘘孔;②女儿从会阴部到阴道前庭有瘘孔;③肛门闭锁,但直肠盲端与皮肤很近(男女);④膜样闭锁(男女);⑤肛门狭窄(男女)等。

(2)高位闭锁:①没有瘘,但直肠盲端与皮肤相离较远(男女);②有膀胱及尿道瘘(限于男);③有阴道瘘(限于女);④总泄殖腔畸形(女穴肛)。

(3)中间位:直肠盲端通过耻骨直肠肌环(肛提肌群肌束所形成的襻),与肛门皮肤有一定的距离。

(4)对于没有瘘的畸形,可在患儿出生后 24 小时,在肛门痕迹处放一金属标志物,拍倒立侧位 X 片,了解直肠盲端与肛门皮肤的距离,确定是高位、低位还是中间位。对于有瘘口的病例,可以经瘘口造影确定位置的高低。对于高位肛门闭锁,应先行结肠造瘘,在患儿 6～12 个月时再行根治手术,对于中间位的病例,可行经骶会阴根治术,对于低位的病例,可行经会阴肛门成型术。

### 2.先天性小肠闭锁

主要原因是肠管发育障碍和肠管血运障碍。内胚叶性肠管在胚胎 30 天时可以见到内腔,其后由于肠管上皮增殖填满内腔,使内腔消失,在胚胎 2 个月时内腔产生空泡化,随着空泡的逐渐融合再次形成内腔。在此过程中发生障碍时,就产生肠闭锁。根据血运障碍的范围,产生膜样闭锁和伴有肠系膜缺损的离断型闭锁。其主要症状是呕吐、腹胀和排便异常。与之相伴出现脱水、电解质失衡和体重降低等。根据闭锁产生的部位、有无合并畸形、是否存在并发症等因素,其临床症状也有所不同。胃幽门闭锁和十二指肠近端闭锁,腹胀较轻,并只局限在上腹部,而回肠和结肠闭锁则整个腹部有明显腹胀。闭锁的部位越高,呕吐出现得越早,次数多,但量较少,没有粪臭味等是其特点。根据闭锁的部位是在十二指肠乳头近侧还是远侧,决定呕吐物是否含有胆汁。由于多合并有其他畸形而掩盖肠闭锁的临床症状,应加以注意。合并有消化道穿孔时,即使是较高位的闭锁,整个腹部亦膨胀明显。合并有腹膜炎时,可出现发热、腹壁发亮和外阴部肿胀等。本病多发生在母亲妊娠期羊水过多的新生儿,因此对有羊水过多的母亲所产的新生儿,应高度怀疑有无消化道闭锁。X 线检查胃幽门闭锁出现"单泡征",十二指肠闭锁出现"双泡征",在屈氏韧带以远 10 cm 以内的上部空肠闭锁出现"三泡征",而闭锁部位越低,气液平越多,出现"多泡征"。单纯 X 线所见难以区分是低位小肠闭锁还是结肠闭锁,可通过结肠造影来鉴别。肠闭锁的病例从闭锁部位远端的肠管,在结肠造影时,小肠闭锁病例出现整个细小结肠,而在结肠闭锁病例出现闭锁部以远的细小结肠。结肠造影还可检查有无肠旋转不良的情况,例如在单纯 X 线平片上出现的"双泡征",除了肠闭锁之外还应考虑环状胰腺和肠旋转不良。要排除肠旋转不良,结肠造影是不可缺少的检查。此外,肛诊检查也是非常重要的。肠闭锁唯一的治疗方法是手术,切除闭锁近端部分膨大的盲端,行近端肠管与远端肠管的吻合。

### 3.肠旋转不良

胚胎 4 周时肠管呈直线状存在于腹腔的正中,其后随着肠管的发育向脐带内脱出,在胚胎 10 周时开始向腹腔内返回。以肠系膜上动脉为轴心,向反时针方向旋转 270°,反转回到腹腔内,完成正常的旋转过程。使小肠系膜根部从屈氏韧带到右髂窝固定在后腹膜,由于固定了肠管而不发生轴扭转。如果这个旋转过程不正常,就产生肠旋转不良。肠旋转不良各种各样,最多见的是停留在 180°时,即回盲部、阑尾位于腹部的正中线上。这时从盲肠、升结肠到十二指肠和壁腹膜间形成一条异常的腹膜索带,这条索带从腹部向背部压迫十二指肠第 2 部,造成十二指肠梗阻。由于旋转不良,小肠系膜根部的固定长度变短,易发生肠管的轴扭转,造成对肠系膜上动脉的压迫,使其所供血运的肠管(中肠)发生大范围坏死。胆汁性呕吐、腹胀是其临床表现。由于肠旋转不良造成的十二指肠梗阻是不完全梗阻,即使有中肠轴扭转也可有排气和排便。有血便时,应考虑到有中肠轴扭转。腹部单纯 X 线立位平片,可见到由于十二指肠梗阻所出现的"双泡征",小肠内气体较少,即使结肠内有气体也偏向左侧。这些所见是伴有十二指肠梗阻的肠旋转不良的 X 线表现。但中肠轴扭转并无特殊的表现。结肠造影可以根据回盲部和阑尾位置的异常,而作出肠旋转不良的诊断,结肠造影对于肠旋转不良是不可缺少的诊断手段。本病采取手术治疗方法,首先逆时针方向整复系膜轴扭转,随后解除压迫十二指肠的侧腹壁纤维索带,恢复肠道通畅,伸直十二指肠,将回盲部松解,肠扭转行肠管复位,并切除阑尾。如肠管有坏死,则切除坏死段。

**(二)临床护理**

1.术前护理

(1)患患儿入院后测体重、体温、呼吸、脉搏和血压。禁饮食,安放胃肠减压管。

(2)保持静脉通道通畅。

(3)做好术前准备,将患儿核对后交予手术室接送人员。

2.术后护理

(1)患儿术后回病房,应安排在监护室。测定患儿的体温、脉搏、呼吸,注意保温。患儿未清醒前应取仰卧位,肩部垫高,头后仰,并偏向一侧,给予氧气吸入。接好胃肠减压管,观察记录胃肠减压物的性质及量。

(2)保持静脉通道通畅。并根据患儿的尿量、心率、前囟门饱满程度,调整输液速度。

(3)患儿清醒6～8小时后,可改变体位为斜坡位或半卧位。术后48～72小时,患儿腹部不胀、肠蠕动恢复、有肛门排气排便、胃肠减压量很少且色清时,拔除胃肠减压管。逐渐经口进糖水、母乳等饮食。

(4)对于肛门闭锁术后的患儿,应及时行肛门护理,并给予肛门扩张。

3.术后并发症的观察与护理

(1)腹胀:是由于肠蠕动未恢复、胃肠减压不通畅所致,可调整胃肠减压管使其通畅,还可根据情况给肛门置管洗肠、排气,促使肠蠕动尽早恢复。

(2)肠瘘:肠瘘时患儿腹胀明显,体温升高。对于小肠瘘,可通过静脉营养以减少消化液的分泌,并加强引流,一般都可自行愈合。对于结肠瘘,应及时行结肠瘘近侧段人工结肠造瘘,人工造瘘的患儿要加强瘘口及周围皮肤的护理。

(3)肠粘连:轻者有腹痛,重者产生粘连性肠梗阻。应尽可能协助患儿术后早期活动,并配合物理疗法防止肠粘连的发生。出现粘连性肠梗阻时,应采用禁饮食、胃肠减压、补液等措施,若梗阻不缓解,则应再次手术治疗。

**(三)康复护理**

注意饮食卫生,加强母乳喂养。对肛门闭锁术后的患儿应告诉家长不要嫌麻烦,一定要坚持扩肛3～6个月。有条件者进行腹部物理疗法。

## 三、先天性巨结肠患儿的护理

**(一)疾病概要**

先天性巨结肠是结肠远端与直肠缺乏神经节细胞,导致该肠段痉挛性狭窄的先天性肠道发育畸形。多数患儿生后2～3天不排便,出现腹胀、呕吐等低位肠梗阻表现,病变肠段范围越广,症状、体征越重。患儿严重腹胀时,可见腹壁皮肤发亮、静脉曲张。由于长期大量积粪及毒素吸收,患儿消瘦、营养不良。新生儿巨结肠可扩肛、灌肠或肛注开塞露促使粪便排出,生后6个月行手术治疗。对全身营养状况极差或并发小肠结肠炎的患儿,只能行结肠造口术,使粪便排出通畅,待全身营养得到改善后再行巨结肠根治手术,手术切除缺乏神经节细胞的肠段和明显扩张肥厚的近端结肠,将正常结肠与肛管、直肠吻合。巨结肠的基本手术方式有:①直肠后结肠拖出术(Duhamel手术);②经腹腔结肠直肠切除吻合术(Rehbein手术);③直肠黏膜剥除,结肠鞘内拖出术(Soave手术);④拖出直肠、乙状结肠切除术(Swenson手术)。

（二）临床护理

1.术前护理

首先清洁灌肠,清除肠道内长期积存的粪便,消除腹胀,增加患儿饮食,改善营养状况。①肠道准备:结肠灌洗每天 1 次,持续灌洗 1～2 周。术日晚、术晨清洁灌肠,至灌洗液内无粪渣。灌肠期间给予高热量、高蛋白、高维生素少渣饮食,术前 2 天改为流质饮食,便于肠道灌洗。灌肠前在钡灌肠照片上了解病变范围,以便确定肛管插入深度和方向。选择软硬粗细适宜的肛管,润滑肛管后轻柔地按肠曲方向缓慢插入,当肛管通过痉挛的肠段到达扩张肠段时(肛管插入深度为 15 cm 以上),先将肠内气体、粪便排出后,再灌入生理盐水进行反复多次灌洗。每次灌入的液体暂不排出,操作者在患儿腹部轻揉片刻,使粪便与液体混匀,然后用右手顺时针按摩腹部,左手转动或上下推拉肛管使粪便排出,如肠腔内有大块状粪石时,可在灌洗后将 1∶2∶3 灌肠液(50% 硫酸镁 30 mL、甘油 60 mL、水 90 mL)保留灌肠,软化粪块,以利于下次灌洗。每次灌洗时必须注意插入肛管遇到阻力时将肛管退回,或改变患儿体位及插管方向后再向前插,动作不能粗暴,当发现肛管内液体只进不出、患儿自述腹痛剧烈时,应警惕肠穿孔,应为患儿作腹部 X 线摄片,如腹腔内出现游离气体时,应立即急症手术。防止发生水、盐中毒,使用灌肠液为生理盐水。每次灌洗的排出量与灌入量要基本相符。②术前 2～3 天口服肠道灭菌药,降低手术后感染率。口服新霉素50～100 mg/(kg·d),分 4 次服,甲硝唑 30 mg/(kg·d),分 3 次口服,对口服药物后呕吐严重的患儿,可将甲硝唑改为 2% 甲硝唑液保留灌肠,避免胃肠道反应。③术前要检查血生化,维持水、电解质平衡,对有贫血或低蛋白血症的患儿,术前可少量多次输入新鲜血液,改善全身状况,提高手术的耐受能力。术晨置胃管及导尿管。

2.术后护理

(1)保持胃肠减压通畅,观察胃液性质并准确记录引流量,如吸出的胃液为咖啡色时,应考虑可能发生了应激性胃溃疡,遵医嘱胃管内注入西咪替丁保护胃黏膜。禁饮食 48～72 小时,肠蠕动恢复拔除胃管后给予少量流质饮食,逐天增加流质量,若无腹胀不适、排便通畅可改为半流质。

(2)直肠后结肠拖出术后患儿应取仰卧位,必要时用约束带固定下肢使两大腿分开略外展,可暴露会阴部、臀部。DuhamL手术钳夹下应放置棉垫。每次便后及时清洁肛周粪便,防止切口感染,保持局部清洁。每天注意钳夹松紧度,一般钳夹病例 6～7 天会自行脱落。

(3)新生儿肠造口术后应裸体放入保暖箱内,以利于肠造口的观察及护理,观察肠造口黏膜的色泽,当黏膜呈暗紫色时立即通知医师,以免血运不良造成肠管坏死。造口周围皮肤涂氧化锌或鱼肝油软膏,保护皮肤避免粪便刺激而发生糜烂。

3.术后并发症的观察与护理

(1)盆腔感染:吻合口瘘是盆腔感染的主要原因。术后 5～7 天当患儿出现高热、腹痛、腹胀、便秘或排出脓血便、腹部压痛、直肠指检触及吻合口有裂隙、腹腔穿刺抽出脓液时,立即做好术前准备,去手术室行近端肠造口及盆腔引流术。

(2)小肠结肠炎:当患儿高热、腹泻、排出奇臭水样便并伴腹胀时,应考虑发生小肠结肠炎,可用温生理盐水灌肠后给予 2% 甲硝唑液保留灌肠。

(3)菌群失调:因术前肠道抗生素使用时间太长而引起。当患儿术后高热、腹胀、呕吐、排出典型的淡绿色或"蛋花汤"水样便时,粪便内黏液样物涂片,若见有大量革兰阳性球菌、很少有其他杆菌和革兰阴性杆菌时,可诊为菌群失调。立即停用抗生素,静脉补足液体量。

(4)闸门综合征:是直肠后结肠拖出术后,大便滞留于直肠盲袋内形成粪石,堵塞在直肠内使

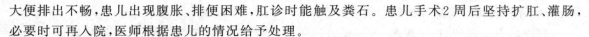

大便排出不畅,患儿出现腹胀、排便困难,肛诊时能触及粪石。患儿手术2周后坚持扩肛、灌肠,必要时可再入院,医师根据患儿的情况给予处理。

### (三)康复护理

(1)肠造口术后需要家长在家中护理半年以上,注意饮食卫生及营养,保护肠造口周围皮肤,保持清洁、干燥。避免患儿用力哭喊、便秘等引起腹压增高,而使肠管脱出。如发生肠管脱出时,要及时到医院诊治。

(2)对术后便秘复发的患儿,指导家长插肛管排气或间歇性结肠灌洗及扩肛治疗方法。坚持有效扩肛3～6个月,是预防吻合口狭窄的方法之一。一般术后2周开始扩肛,每天1次,扩肛前先用温水坐浴10～15分钟,使肛门括约肌松弛,减轻扩肛时疼痛。扩肛方法:开始先从小手指扩起,逐渐增粗至示指,手指插入深度要超过吻合口并停留15～20分钟,坚持扩肛1个月后改为隔天1次,再坚持半年。

## 四、肠套叠患儿的护理

### (一)疾病概要

肠管的一部分伴随肠黏膜嵌入相连接的肠管内,称为肠套叠,80%～90%在小儿发病,并且多发生在2岁以下乳幼儿。一般套叠由近端向远端套入,其发生部位几乎都在回盲部。乳幼儿肠套叠分为有器质性原因的(如梅克尔憩室、息肉、肿瘤、重复肠管、过敏性紫癜所产生的血肿、异位胰腺组织、淋巴滤泡增殖等)肠套叠和没有器质性原因的特发性肠套叠,特发性肠套叠占全部肠套叠的80%～90%。肠套叠的三大典型症状是腹痛、血便和腹部肿块。肠套叠的症状特征为:精神很好的乳幼儿突然发生原因不明的啼哭、腹痛、呕吐和血便。腹痛为间歇性疼痛,如绞痛发作持续半分钟到1分钟而自行缓解,进入浅睡眠状态,间隔15～30分钟再次发作。呕吐分为早期反射性呕吐,呕吐物为胃液、奶,后期的呕吐物混有胆汁并有粪臭味。血便混有黏液,为果酱样黏液血便,一般在肠套叠发病后2～10小时出现。随着病情的进展,患儿出现发热、腹胀、脱水等临床症状,进一步发展就陷入休克。在患儿腹痛缓解时,腹部检查可在右侧腹部触到腊肠样肿块,且回盲部空虚。肛门指诊检查有果酱样黏液血便,或灌肠后出现黏液血便。血细胞检查白细胞增高,钡灌肠检查可确定诊断。诊断确定后,首先采用空气灌肠整复法。一般发病24小时之内的病例,90%可通过此法整复成功。对于整复失败或发病超过48小时并且病情严重的患儿,需采用手术方法进行整复。

### (二)临床护理

1.术前护理

行手术治疗时术前禁饮食,安放胃肠减压管,减少呕吐和减轻腹胀,约束四肢,防止胃管拔出。血便量多时要注意患儿的心率变化,以防发生休克。保持静脉通道通畅,及时补充液体和电解质。并给予抗生素预防和控制感染,减轻中毒症状。

2.术后护理

执行小儿外科术后护理及麻醉后护理常规。患儿清醒后改半卧位,3岁以下患儿2～3小时翻身1次,协助患儿早期活动,促使胃肠功能恢复。单纯肠套叠整复术后,肠蠕动恢复、肛门排气排便后可开始饮水,逐渐增加哺乳。肠切除术后的患儿应禁饮食,持续胃肠减压。禁食期应静脉补充液体和应用抗生素、血浆和清蛋白制剂,增强机体抵抗力,促进伤口愈合。

3.术后并发症的观察与护理

(1)腹部刀口裂开：由于腹胀、腹部张力过高、患儿营养状态欠佳等原因,可造成腹部刀口裂开,如观察腹部敷料有较多的血性渗出,打开敷料后可见刀口部分或全部裂开,有时可见肠管自刀口裂开处突出腹外,应立即用腹带包扎腹部,紧急手术缝合裂开的刀口。

(2)吻合口瘘：吻合处缝合不严密或肠管血运不良等,可造成吻合口瘘。此时患儿有发热、腹痛、腹胀,自刀口处有肠内容物流出,经肠外营养等治疗后多可自行愈合。

(3)腹部刀口感染：多发生在术后 3～5 天,可拆除部分缝线将脓液引出。局部或全身应抗生素,并加强创口换药。

**(三)康复护理**

加强营养,注意饮食卫生。有发生肠粘连的可能时,鼓励患儿多活动,可以增加肠蠕动,预防肠粘连,若有黏液血便、阵发性哭闹、腹痛等表现,有肠套叠复发的可能性,应及时到医院就诊。

空气灌肠整复法及护理：整复前 30 分钟,按医嘱肌内注射硫酸阿托品 0.01 mg/kg 和氯丙嗪 1 mg/kg。气囊导管置入肛门、气囊充气后,将注气管与肠套叠复位器的注气口相连接,将复位器指示旋钮置于诊断档,按充气开关,注气后诊断指示灯闪亮,就可作出诊断。然后逐渐调高空气压力档,最高不超过 13.3 kPa(100 mmHg),注气后持续 5 分钟,保持肠腔内有一定的压力,观察复位指示器。若复位成功,则指示器的显示灯自高位迅速下降至低位,并且全部指示灯熄灭,用排气开关排出肠腔内气体,观察患儿安静、腹部包块消失,说明复位成功。休息 5～10 分钟后再次调到诊断档,注气作诊断,如果诊断档灯不亮,则证明复位成功。

复位成功后可给患儿口服活性炭 1 g,一般 6～8 小时后炭末可经肛门排出。患儿安静入睡,腹部柔软,不再拒按,黏液血便逐渐消失,代之以稀黄便。复位成功 6～8 小时后方可进食,观察有无不适。若经空气灌肠复位后,患儿发生呼吸困难、心跳加快、面色苍白、腹胀明显时,可能发生肠穿孔,应立即通知医师,进行急诊手术。

# 五、先天性胆管扩张症患儿的护理

**(一)疾病概要**

本病亦被称为先天性胆总管囊肿。本病的病因曾提出是胚胎期胆管上皮增殖不平衡学说,现在认为胰胆管合流异常是产生本病的主要原因。腹痛、黄疸、右上腹包块是本病的三大主要症状,还可伴有发热、呕吐、食欲缺乏等。应用腹部 B 超、肝胆核素造影、ERCP、PTC、CT、MRI 检查,可以了解到扩张胆管的形态、部位及有无胰胆管合流异常。由于本病引起反复的胆管系统感染,以致发展到肝硬化,还可发生恶变,所以本病经确诊必须手术治疗,切除肝外扩张的胆管,行肝总管空肠 Roux-Y 吻合术作为基本的手术方法,手术效果好。

**(二)临床护理**

1.术前护理

(1)患儿入院后测体温、脉搏、呼吸、血压和体重,核对各项化验检查单,对有肝功能和凝血功能障碍的患儿,术前应给予保肝治疗,并注意补充维生素 K。此类患儿由于反复的胆系感染,对肝功能损害比较严重,消化吸收功能差,应给高糖、高蛋白、低脂饮食。

(2)做好术前常规准备,术前 6～8 小时禁饮食。

(3)安放胃肠减压管,术前 30 分钟按医嘱注射术前用药。核对患儿,交给手术室接送人员。

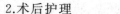

2.术后护理

(1)回到病房监护室由专人进行护理,测定患儿生命体征,直至平稳,患儿取仰卧位。保持胃肠减压、腹腔引流管通畅,持续导尿管接尿袋。

(2)保持静脉输液通道通畅,根据医嘱将每天的液体入量均匀输入,并根据患儿尿量调整输液的速度。

(3)一般正常情况下,患儿手术清醒后 24 小时可改半卧位,48~72 小时后肠蠕动逐渐恢复,随着胃肠减压引流量逐渐减少且有肛门排气或排便后,可排除胃管,经口逐步给予饮水、流质、半流质至正常饮食。若有胆管引流管,需在术后 2 周左右先试行夹管 24~48 小时,观察患儿无腹痛、黄疸、发热,即可拔除胆管引流管。

(4)术后可选用头孢和氨基苷类抗生素,至体温正常3~4 天后可停药。

3.术后并发症的观察与护理

(1)术后出血:应激性溃疡是手术创伤后应激性反应的表现,观察胃肠减压管内有较多咖啡样或血性引流液,可静脉或胃管内注入西咪替丁,以保护胃黏膜。胆管与肠吻合口或囊壁剥离面渗血:少量渗血可应用止血药物,较严重的渗血应用止血药物效果不明显,或患儿出现脉搏加快、血压低等休克征象时,应及时手术。

(2)肝功能恶化:手术创伤、出血、输血,均可加重肝细胞的损害。术后患儿出现反复发热、腹痛、黄疸、肝功能检查有严重损害时,要注意保肝治疗,并观察有无肝性脑病的前期症状,尽量减少应用对肝脏有损害的药物。

(3)近期胆管感染:术后观察患儿有高热不退、腹痛、腹胀、黄疸加重。主要是由于术前感染控制不满意,手术使感染扩散所致。术前应加强准备,积极控制感染。

(4)远期胆管反复感染:多因吻合口狭窄使胆汁引流不畅、胆汁潴留、反流使肠内容物及细菌进入胆管,引起胆管反复感染。有时产生胆源性休克,甚至危及生命,应积极寻找原因,尽早再次手术,针对原因进行扩大吻合口、加强防反流的措施。

(5)吻合口瘘:局部吻合口有张力或肝总管剥离过多血运不良,术后发生局部坏死,患儿出现发热、腹痛、腹胀、引流管有大量胆汁流出,量 200~400 mL/d,此时应禁食、应用抗生素、保持引流管通畅及支持疗法,可采用静脉高营养疗法,吻合口瘘多数可在术后 1 个月左右愈合。

(6)腹腔内残余感染或脓肿形成:患儿术后出现高热不退、腹部有压痛等症状,B超检查可确定脓腔的部位和大小,应用大剂量有效的抗生素治疗,若仍不能控制应开腹引流。

(7)慢性胰腺炎:术后长期上腹疼痛、食欲缺乏、偶有腹泻,尿淀粉酶在正常水平以上,应考虑有慢性复发性胰腺炎的可能,需进一步检查确诊。

(三)康复护理

应指导家长选择适合患儿口味的高糖、高蛋白、低脂肪、易消化的饮食,多吃蔬菜和水果,注意增加营养,增强机体抵抗力。注意保护肝脏。每 3~6 个月去医院复查 1 次,出现异常及时处理。

## 六、肝脏肿瘤患儿的护理

(一)疾病概要

小儿肝脏肿瘤大致分为恶性肿瘤、良性实体瘤、脉管性肿瘤和肝囊肿等,其中 80% 的恶性肿瘤是原发性肝癌。在小儿恶性实体瘤中仅次于神经母细胞瘤和肾母细胞瘤,占第三位。原发性肝癌肉眼分为块状型、弥漫型和结节型,组织学分为肝母细胞瘤、成人型肝癌、胆管细胞癌和其他特殊型。小儿肝恶性肿瘤,初期表现为上腹部肿块、上腹部饱满或肝大,为唯一症状。还可伴有腹痛、发热、食欲缺乏、呕吐等。晚期出现贫血、消瘦、黄疸等症状。甲胎蛋白测定显示高值。B超检查可显示肿瘤内比较细微的均等分布的不规则回声。选择性腹腔动脉造影一般是多血管影像,以确定肝切除的适应证和决定切除的范围。CT检查是很有价值的检查。与成人肝癌相比很少有远处转移,也极少有肝硬化,所以应积极切除肿瘤。对于不能手术的应用放疗或化疗,但预后不好。应用放疗或化疗后可使肿瘤明显缩小,仍有希望切除肝肿瘤。

**(二)临床护理**

1.术前护理

(1)一般情况观察,饮食以高热量、高蛋白、富含维生素为主,注意增加营养。

(2)了解患儿的血液生化指标、肝功能检查结果、血糖、凝血酶原时间、血浆蛋白等实验室检查,若有异常应给予纠正。

(3)术前应进行肝糖原的储备,静脉输注含有葡萄糖、胰岛素、氯化钾的液体。若有低蛋白血症,应输血浆、清蛋白。静脉注射或肌内注射维生素 $K_1$。

(4)应准备足够的血源。

(5)术前2天口服庆大霉素等药物抑制肠道内革兰阴性杆菌,并全身应用抗生素预防感染。

(6)核对患儿,将患儿交予手术室接送人员。

2.术后护理

(1)患儿术后回病房应安排在监护室,由专人护理。患儿未清醒前应取仰卧位,肩部垫高,头后仰,并偏向一侧,以防呕吐物呛入气管,给予氧气吸入。接好胃肠减压管和腹腔引流管。

(2)保持静脉通道通畅,按医嘱将术后所需的液体和药物配制好,均匀输入。并应根据患儿的尿量,调整输液速度。

(3)患儿清醒后6~8小时可适当改变体位为斜坡位或半卧位,以利于引流。术后48~72小时患儿肛门排气排便,可拔除胃肠减压管。逐渐经口进入糖水或流质,如无不适逐渐改为半流质,直至正常饮食。腹腔引流管如引流量很少,可在术后48~72小时拔除。

(4)术后3天给予创口换药,观察创口情况,注意有无感染和积液,更换敷料。术后7天,若创口愈合良好,则可拆除缝线。

3.术后并发症的观察与护理

(1)腹腔出血:由于结扎线脱落或保留过多无血供的肝组织,感染、坏死继发性出血。出血量不多凝血药物即可控制,若观察到引流管流出大量鲜血、伴有休克症状,应再次开腹止血。

(2)消化道出血:半肝切除后,余下的肝体积缩小,门静脉的血流仅能通过一侧的门静脉支,可引起暂时性继发性门静脉高压,导致胃肠道淤血。术后亦可能发生应激性溃疡而导致消化道出血,因此术后可以应用药物保护胃黏膜,预防发生应激性溃疡。

(3)肝衰竭:表现为术后黄疸加深、胆红素升高、A/G倒置、凝血酶原时间延长等。对合并肝硬化的患儿切肝的量要恰当,并减少术中出血量,充分供氧,术后积极保护肝脏,补充蛋白,选择对肝脏损害小的抗生素等。

(4)膈下感染:是由膈下积血、积液引流不畅所致。术后出现高热、白细胞计数增高、肋间隙水肿有压痛等膈下感染体征时,一旦脓肿形成,则可在B超引导下穿刺引流或手术切开引流。

(5)胆汁瘘:术后一般有少量胆汁自引流管流出,系肝断面渗出。若胆汁量漏出较多,应保持引流管通畅,加强支持疗法,一般术后 1～2 个月胆汁瘘会愈合。

**(三)康复护理**

加强营养,多吃高糖、高蛋白饮食,以利于肝脏的再生。对术中出现肝硬化的患儿,出院后继续服用保肝药物。术后定期复查,每隔 3～6 个月进行 1 次,查血常规、肝功和甲胎蛋白等,了解肝功能恢复情况和有无复发。需要化疗的患儿,出院时应告诉家长化疗的必要性和注意事项,定期到肿瘤化疗科进行化疗。

## 七、急性阑尾炎患儿的护理

急性阑尾炎是儿童常见的急腹症,可发生于任何年龄,新生儿及婴幼儿阑尾炎也有报道。临床表现多变易被误诊,若能正确处理,绝大多数患儿可以治愈,但如延误诊断治疗,可引起严重并发症,甚至造成死亡。

**(一)疾病概述**

1.临床表现

(1)腹痛:多起于脐周或上腹部,呈阵发性加剧,数小时后腹痛转移至右下腹,右下腹压痛是急性阑尾炎最重要的体征,压痛点常在脐与右髂前上棘连线中、外 1/3 交界处,也称麦氏点,需反复三次测得阳性体征才能确诊。盆腔阑尾炎、腹膜后阑尾炎及肥胖小儿压痛不明显。穿孔时腹痛突然加剧。

(2)呕吐:早期常伴有呕吐,吐出胃内容物。

(3)发热:早期体温正常,数小时后渐发热,一般在 38 ℃左右,阑尾穿孔后呈弛张型高热。

(4)局部肌紧张及反跳痛:肌紧张和反跳痛是壁腹膜受到炎性刺激的一种防御反应,提示阑尾炎已到化脓、坏疽阶段。右下腹甚至全腹肌紧张及反跳痛,提示伴有腹膜炎。阑尾坏疽或穿孔引起腹膜炎时,患儿行走时喜弯腰,卧床时爱双腿蜷曲。阑尾脓肿时除高热外,炎症刺激直肠可引起里急后重、腹泻等直肠刺激症状,并发弥散性腹膜炎时可出现腹胀。

(5)腹部肿块:腹壁薄的消瘦患儿可在右下腹触及索条状的炎性肥厚的阑尾。阑尾脓肿时可在右下腹触及一包块。

(6)直肠指检:阑尾脓肿时直肠前壁触及一痛性肿块,右侧尤为明显。

2.辅助检查

(1)血常规多数有白细胞总数及中性粒细胞比例升高。

(2)末梢血 C 反应蛋白(CRP)测定>8 mg/L。

(3)腹部 B 超有时可见水肿的阑尾、腹腔渗出液、阑尾脓肿包块。

**(二)护理评估**

1.健康史

了解患儿有无慢性阑尾炎史及胃肠道疾病史,询问腹痛出现的时间、部位,有无呕吐、发热等。

2.症状、体征

评估腹部疼痛的部位、性质、程度及伴随症状,有无反跳痛及阵发性加剧,麦氏点有无压痛,有无恶心、呕吐及发热。

3.社会、心理

评估患儿及家长对突然患病并需立即进行急诊手术的认知程度及心理反应。

**4.辅助检查**

根据血常规、C反应蛋白、腹部B超结果评估疾病的严重程度。

**(三)常见护理问题**

(1)疼痛:与阑尾的炎性刺激及手术创伤有关。

(2)体温过高:与阑尾的急性炎症有关。

(3)体液不足:与禁食、呕吐、高热及术中失血、失液有关。

(4)合作性问题:感染、粘连性肠梗阻。

**(四)护理措施**

**1.术前护理**

(1)监测体温、心率、血压,评估疼痛的部位、程度、性质、持续时间及伴随症状。

(2)患儿取半卧位,在诊断未明确前禁用止痛剂,以免掩盖病情。

(3)开放静脉通路,遵医嘱及时补液、应用抗生素,并做好各项术前准备。

(4)与患儿及家长进行交谈,消除或减轻对疾病和手术恐惧、紧张、焦虑的心情。

**2.术后护理**

(1)术后麻醉清醒、血压稳定后取半卧位,以促进腹部肌肉放松,有助于减轻疼痛,同时使腹膜炎性渗出物流至盆腔,使炎症局限。

(2)咳嗽、深呼吸时用手轻按压伤口。遵医嘱准确使用止痛剂后需观察止痛药物的效果。指导家长多安抚患儿,讲故事、唱儿歌,以分散患儿注意力。

(3)监测体温,体温>39℃时给物理降温或药物降温,并观察降温的效果。监测血压、心率、尿量,评估黏膜和皮肤弹性,观察有无口渴。

(4)保持伤口敷料清洁、干燥,观察伤口有无红肿、渗出,疼痛有无加重。

(5)肠蠕动恢复后,开始进少量水,若无呕吐再进流质饮食、软食,并逐渐过渡到普通饮食。

(6)观察肠蠕动恢复情况及腹部体征有无变化,鼓励并协助患儿床上活动,术后24小时后视病情鼓励早期下床活动,以防止肠粘连。若患儿术后体温升高或体温一度下降后又趋上升,并伴有腹痛、里急后重、大便伴脓液或黏液,应考虑为盆腔脓肿的可能。

**3.健康教育**

(1)患儿及家长对手术易产生恐惧、忧虑,并担心手术预后,护理人员应热情接待患儿,耐心讲解疾病的发生、发展过程及主要治疗手段等,以减轻患儿及家长的顾虑,积极配合医护人员。

(2)在术前准备阶段,认真向患儿及家长讲解术前各项准备的内容如备皮、皮试、禁食、禁水、术前用药的目的、注意事项,以取得患儿及家长配合。

(3)术后康复过程中,护理人员应始终将各项术后护理的目的、方法向患儿及家长说明,共同实施护理措施,以取得良好的康复效果。

**(五)出院指导**

(1)饮食适当增加营养,指导家长注意饮食卫生,给易消化的食物如稀饭、面条、肉末、鱼、蛋、新鲜蔬菜、水果等,饮食要定时定量,避免过饱。

(2)保持伤口的清洁干燥,勤换内衣,伤口发痒时忌用手抓,以防破损、发炎。

(3)鼓励适度的活动,以促进伤口愈合,预防肠粘连,但应避免剧烈活动,以防止伤口裂开。

(4)注意个人卫生,保持室内通风、清洁,防止感冒、腹泻等疾病的发生。

(5)如患儿出现腹痛、腹胀、发热、呕吐或伤口红、肿、痛等情况需及时去医院就诊。

### 八、腹股沟斜疝患儿的护理

小儿腹股沟疝均是斜疝,几乎没有直疝,在腹股沟或阴囊有一可复性肿块,它与腹膜鞘状突未完全闭合或腹股沟解剖结构薄弱有关,而腹内压增高是其诱发因素,如剧烈哭闹、长期咳嗽、便秘和排尿困难。可发生在任何年龄,右侧多于左侧。

**(一)疾病概述**

**1.临床表现**

腹股沟部有弹性的可复性不痛肿物,哭闹或用力排便时明显,安静平卧或轻轻挤压肿块能消失,随着腹压的增大,肿块逐渐增大并渐坠入阴囊。斜疝嵌顿时,肿块变硬、疼痛,伴呕吐、哭闹不安,无肛门排气排便。晚期则有发热、肿块表皮红肿、便血及触痛加剧。局部无肿块时指检可感皮下环宽松,可触到增粗的精索,咳嗽时手指可在内环感到冲动感。

**2.辅助检查**

B超可鉴别腹股沟肿块为肠管或液体。骨盆部立位X线片示阴囊部肿块有气体或液平面可诊断为斜疝,在鉴别嵌顿疝时有诊断价值。

**(二)护理评估**

**1.健康史**

了解腹股沟部第1次出现肿块的时间、肿块的性状及和腹内压增高的关系,询问出现肿块的频率,有无疝嵌顿史。

**2.症状、体征**

评估腹股沟部有无肿块,肿块的大小及导致肿块改变的相关因素。观察肿块表皮有无红肿、触痛。评估有否疝嵌顿的表现。

**3.社会、心理**

评估较大患儿是否因手术而感到情绪紧张,评估家长对此疾病知识和治疗的了解程度和心理反应。

**4.辅助检查**

了解B超和骨盆部X线立位片的检查结果。

**(三)常见护理问题**

(1)焦虑:与环境改变、害怕手术有关。

(2)疼痛:与疝嵌顿、腹部切口有关。

(3)合作性问题:阴囊血肿或水肿。

(4)知识缺乏:缺乏本病相关知识。

**(四)护理措施**

**1.术前护理**

避免哭闹和剧烈咳嗽,哭闹或剧烈咳嗽时可抬高臀部。保持大便通畅,防止斜疝嵌顿。注意冷暖及饮食卫生,防止感冒及腹泻。做好禁食、备皮、皮试等术前准备。

**2.术后护理**

(1)术后去枕平卧4~6小时,头侧向一边,防止呕吐引起窒息。

(2)监测生命体征,保持呼吸道通畅。

(3)给予高蛋白、高热量、高维生素、适当纤维素、易消化饮食,保持大便通畅。

(4)观察切口有无渗血、渗液、红肿、保持切口敷料清洁干燥,防止婴儿大小便污染。注意观察腹股沟、阴囊有无血肿、水肿及其消退情况。

(5)指导家长多安抚小患儿,分散其注意力,避免哭闹。

3.健康教育

(1)对陌生的环境、疾病相关知识的缺乏及担心,患儿及家长易产生恐惧、焦虑心理,护理人员应耐心介绍疾病的发展过程、治疗方法和手术的目的及重要性,以排除顾虑,给予心理支持,使其积极配合。

(2)认真做好各项术前准备,向患儿及家长讲解备皮、禁食、皮试、术前用药的目的及注意事项,以取得理解和配合。

(3)避免哭闹和剧烈咳嗽,保持大便通畅,避免增加腹压,防止术侧斜疝复发嵌顿。单侧斜疝术后需注意另一侧腹股沟有无斜疝发生。

**(五)出院指导**

(1)适当增加营养,给易消化的饮食,多吃新鲜水果蔬菜。

(2)保持伤口的清洁、干燥,小婴儿的双手用干净的手套套住或予以约束,伤口痒时切忌用手抓伤口,以防伤口发炎,伤口未愈合前忌过早浸水洗浴。

(3)注意观察腹股沟、阴囊红肿消退情况,观察腹股沟有无肿物突出。

## 九、脾破裂患儿的护理

由于小儿腹壁薄弱抗击外力能力差,脾脏柔软易受损,轻度外伤就会引起脾脏破裂。脾是腹腔内脏中最容易受损伤的器官,其发病率几乎占各种腹部损伤的 $40\%\sim50\%$。脾破裂根据损伤的范围,可分为中央型破裂、包膜下破裂和真性破裂 3 种,约 $85\%$ 是真性破裂。

**(一)疾病概述**

1.临床表现

(1)腹痛:腹痛为主要症状,受伤后立即出现,疼痛局限在左上腹或左腰部,以后可转为全腹,有时有左肩反射性痛。腹腔内的积血刺激腹膜可出现全腹弥散性压痛及腹肌紧张。

(2)内出血:可出现面色苍白、口渴、心悸、四肢乏力、脉率加快,严重时烦躁不安、脉搏微弱、血压不稳甚至休克,出血多者可有明显腹胀和移动性浊音。

2.辅助检查

(1)实验室检查:血红蛋白、血细胞比容等进行性下降,说明继续在出血。

(2)诊断性腹腔穿刺:抽到不凝固血液,提示系实质器官破裂。

(3)X 线或 CT 检查:X 线显示左膈升高,胃受压右移;CT 可见脾脏破裂或包膜下血肿。

(4)B 超:B 超检查可知脾实质内血肿的存在,腹腔内是否有积液。

**(二)护理评估**

1.健康史

了解腹部损伤的外力作用部位,外力是否作用左上腹或左季肋部,了解患儿受伤的原因、时间、部位、姿势、致伤物的性质及暴力的大小。了解其伤期及受伤后病情发展经过及处理情况。

2.症状、体征

评估患儿的生命体征,尤其是血压、脉搏的情况,有无腹痛及腹痛的部位、有无腹胀、恶心、呕血、便血等不适,有无腹膜炎特征,其程度和范围如何,严密观察有无出血性休克的发生。

3.社会、心理

患儿多是意外发生外伤,常表现为紧张、痛苦、悲哀、恐惧等心理变化,了解患儿及家长对意外的事故应对承受能力,评价其恐惧心理有无减轻,是否能掌握减轻恐惧的方法。评估患儿及家长对疾病的认识程度,以及是否得到过相关的健康指导。

4.辅助检查

了解实验室检查、X线、B超检查的结果,医师是否做过诊断性腹腔穿刺及其结果。

**(三)常见护理问题**

(1)体液不足:与术前腹腔出血、术中失血失液及术后禁食有关。

(2)感染:与手术、机体抵抗力下降、放置引流管有关。

(3)疼痛:与手术切口、引流管牵拉有关。

(4)合作性问题:失血性休克。

**(四)护理措施**

1.术前护理

(1)绝对卧床。脾破裂的主要危险是腹腔内大出血,因此不宜随便搬动患儿。

(2)禁食、水;禁用止痛药物;禁止灌肠;禁用泻药。

(3)严密监测生命体征和腹部体征。保持呼吸道的通畅及有效的呼吸支持。及时观察尿量及中心静脉压,并及时准确做记录,若发现有血压下降、脉搏增快、高热或出现少尿或无尿时,应告知医师,并做出相应积极处理。

(4)加强与患儿及家长的沟通,关心患儿,消除其紧张恐惧心理,使患儿能积极配合治疗。同时稳定家长的情绪,家长的心态直接影响患儿的情绪。

(5)认真观察患儿是否伴有其他部位的外伤,是防止误诊、漏诊,减少并发症的关键。

(6)备腹部皮肤时注意不挤压受伤处,送手术室途中注意观察患儿情况。

2.术后护理

(1)体位:半卧位,利于腹腔引流,可改善患儿呼吸,减轻腹部肌张力,有利于切口吻合。

(2)监测生命体征:如血压下降、脉搏增快、少尿或无尿、腹腔引流管引流出鲜血,提示腹腔内出血,有低血容量休克的可能,需立即报告医师。

(3)监测体温:由于脾脏及其周围渗血、积液吸收;脾静脉残端形成血栓或静脉炎;脾脏的解毒、过滤细菌、分解异性蛋白等作用,患儿往往发热。高热时应给予物理降温或药物降温,并观察降温效果。

(4)术后应及时检查血常规:血小板术后 24～28 小时显著增加,术后 2 小时可达最高值,术后 1～2 个月恢复正常。术后检查肝、肾功能,血小板 $>300 \times 10^9/L$,要抗凝血治疗,有效控制血小板凝聚。

(5)饮食护理:术后常规禁食和持续胃肠减压。保持胃肠减压管通畅,观察减压管的引流液性状及量,待肠蠕动恢复,肛门排气或排便后可进流质,2～3 天改半流质,注意观察患儿进食后的反应。

(6)引流管的护理:保持腹腔引流管通畅,引流管固定妥当,防止扭曲、折叠。观察引流液的性质、颜色并记录。

(7)伤口护理:保持伤口敷料清洁、干燥,如有渗血、渗液及时更换敷料,更换时严格无菌操作。

（8）疼痛的护理：倾听患儿及家长有关疼痛的描述，评估疼痛的部位、程度、性质及疼痛方式的改变，评估非语言性的疼痛特征，如不安、哭闹、面部表情异常、出汗等。若患儿主诉疼痛，应采取相应措施安慰患儿，集中治疗和护理，术后必要时遵医嘱应用止痛剂，并观察其效果。

3.健康教育

（1）术前向患儿及家长讲解卧床休息的重要性；术后患儿须保持半卧位，便于腹腔引流，改善患儿呼吸，同时减轻腹部肌张力，有利于切口吻合。

（2）耐心解释禁食和持续胃肠减压的目的和意义，以取得患儿配合。告诉家长患儿所需能量会通过输液治疗来补充，待肠蠕动恢复，即孩子肛门排气或排便后可进流质（如米汤、牛奶），2～3天改半流质食物（如稀饭、面条），不食油腻难消化食物。

（3）早期活动在不影响病情的情况下，指导和协助患儿在床上多活动、多翻身，可以防止左膈下脓肿形成、肠粘连，可以使腹胀减轻，早日恢复肠蠕动。

**（五）出院指导**

（1）避免剧烈运动，免体育活动1～2个月，保持切口敷料清洁、干燥，防止感染。少去公共场所，以减少呼吸道感染。

（2）注意饮食卫生，忌生、冷、黏、硬等不易消化的食品。可少量多餐，吃富有营养、易消化的食品。

（3）1周后来医院门诊复查，检查血小板及免疫球蛋白，必要时遵医嘱服用预防血小板聚集的药物。出院后如有呕吐、腹痛、腹胀、发热等症状，应立即来医院就诊。

**（李晶晶）**

# 第八节　小儿泌尿外科疾病

## 一、概述

**（一）小儿泌尿系统解剖与生理特点**

1.肾脏的作用

肾脏主要有三个功能：①代谢终末产物的排泄口；②细胞外液质和量的调节作用及调节酸碱平衡作用；③代谢作用、维持机体恒常性的作用。新生儿、乳儿的肾脏这三种作用都不能成熟，由于疾病、药物负荷等影响，其功能受到抑制或损害。新生儿肾脏在形态尤其是重量上与成人相比，所占的体重比很大，但肾单位在组织学上明显不成熟，即新生儿肾脏内除见到在胚胎期肾小球 Bowman 囊的内层有柱状细胞之外，肾小球本身也很小，血管的发育也不充分。可是这样的构造发育比较快，在生后6个月最迟到2岁左右，Bowman 囊的内层细胞与成人相同，成为扁平细胞，肾小球增大，毛细血管网也发达。

2.肾功能

新生儿、乳幼儿的肾小球滤过率（GFR）与年长儿和成人相比，无论是在体重、肾单位、体表面积、总体液量、总细胞外液量方面虽能进行调整，但其功能仍显不足，例如，在体表面积上，仅是成人值的30％～50％，至生后1～2年才达到成人值。

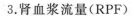

3.肾血浆流量(RPF)

与 GFR 一样,新生儿和成人相差很远,生后 1～2 年以后才逐渐增加。GFR/RPF 是滤过分数 FF,新生儿为 0.3～0.4,与成人的 0.2 相比较高,说明在新生儿肾小管功能的发育比肾小球功能的发育缓慢。肾小管最大排泄量(TM)也和 GRF、RFP 一样,在新生儿期很低,只达到成人值的 20%～40%,生后 1 年逐渐增加,2 岁时达到成人值。

4.尿素清除率(CU)

因受尿基和肾小球滤过速度的影响,与成人相比非常低。新生儿氯化钠清除率是成人的 20%～30%,这是由于肾小球滤过率低、肾小球与肾小管发育不均衡所致。

5.酸碱调节能力

从新生儿和血清磷酸盐值与成人相比显示高值中明确认识到,新生儿肾小管对磷酸盐的再吸收能力旺盛,因此,在磷酸缓冲系统,由于碱的回收减少、碱性物质通过尿大量排泄,引起体内碱储备减少,易于发生代谢性酸中毒。

6.浓缩能力

新生儿的肾浓缩能力与成人相比极差,在脱水状态下,成人能将尿浓缩到 1400 mol/L,而新生儿特别是未成熟儿是 400～700 mol/L,其原因是新生儿的抗利尿激素血中浓度低,肾小管对抗利尿激素的反应不充分所致。

7.稀释能力

新生儿能较好地保持稀释能力,几乎和成人相同,能稀释到 30～50 mol/L。但新生儿尤其是未成熟儿由于 GFR 低,即使多给水分,尿量也增加不多,因此由于蓄积而易产生水肿。

8.尿量

新生儿初期尿量极少,并且含有大量尿酸盐。一般各个时期的尿量大致如下:新生儿期50～300 mL/d,乳儿期 300～700 mL/d,幼儿期 600～800 mL/d,学龄期 800～1 200 mL/d,青春期 1 000～1 500 mL/d。

9.排尿次数

一般较多,新生儿每天 15～20 次,幼儿期每天 10 次左右,学龄期每天 6～7 次。

10.尿比重

新生儿生后 3～4 天内是 1.015,其后随着摄取水分的增加急剧下降,在生后 1～2 周是 1.005,其后由于浓缩功能的提高,到了乳儿期尿比重是 1.010 左右,到了学龄期是 1.012～1.015,并根据水的摄入量而波动。

**(二)各种引流管与支架管的固定与护理**

小儿泌尿系统手术后经常需要使用各种引流管与支架管,如肾造瘘管、输尿管支架管、膀胱造瘘及导尿管。通过这些管道可防止吻合口瘘,解除尿道梗阻,预防尿路感染和吻合口狭窄,观察尿液性质,并通过引流管进行给药或冲洗等治疗。小儿泌尿系统手术后,尤其是患儿害怕或疼痛不适时躁动,随时可能将引流管拔出,需要牢固固定、加强护理,并要适当束缚患儿四肢。

引流管的护理首先应保持各条引流管通畅,仔细观察、准确记录引流液的性质及量,当发现引流管被血块或脓性絮状物堵塞时,应拇、示指向下挤压管壁,迫使絮状物流出。

## 二、膀胱外翻患儿的护理

### (一)疾病概要

膀胱外翻是由于胚胎时泄殖腔膜发育不正常,阻碍泄殖腔膜内、外胚层之间的间充质组织移行,影响下腹壁的发育。泄殖腔膜破溃的位置和时间异常决定了膀胱外翻尿道上裂的各种类型,如膀胱外翻、泄殖腔外翻和尿道上裂等。膀胱外翻尤其是男患儿,常合并腹股沟斜疝。膀胱后壁外翻,在分离的耻骨联合上方呈一粉红色肿物突出,可见到有尿喷出的两侧输尿管口。长期暴露的黏膜可鳞状上皮化生、炎性水肿、炎性息肉。膀胱过小、严重纤维化、无弹性时,就难于行功能性修复。生殖系统异常在男患儿为尿道裂,女患儿尿道、阴道短,阴道口前移并常有狭窄。肛门直肠异常表现为会阴短平、肛门前移,可伴有肛门狭窄、直肠会阴瘘或直肠阴道瘘。如有肛肌、坐骨直肠肌及外括约肌异常,可引起不同程度的肛门失禁或脱肛。手术方式一类为功能性膀胱修复,另一类为膀胱切除、尿流改道。

### (二)临床护理

1.术前护理

(1)保护外翻的膀胱黏膜,做好局部清洁卫生,并用无菌纱布覆盖。

(2)准备行功能性膀胱修复术的患儿手术较为复杂,应准备充足的血液。

(3)术前静脉肾盂造影(IVP)检查,以了解有无上尿路病变和畸形。

(4)应与家长讲明手术目的、术后可能发生的并发症及手术效果,使其能理解,以取得协助和配合。

(5)为防止术后腹胀,术前应灌肠 1 次。

2.术后护理

(1)连接好膀胱造瘘管和输尿管支架管,注意保护,防止早期脱管。保持其通畅,观察并分别记录管道的引流量和性质。

(2)禁饮食,清醒后根据肠蠕动恢复的情况,进流质饮食,再改无渣饮食,以防过早排便。

(3)对于髂骨截骨、术后石膏固定的患儿,要做好石膏护理。

(4)保持静脉通道通畅,按医嘱补充液体、电解质和抗生素,并给予血浆和清蛋白制剂。

3.术后并发症的观察与护理

(1)切口裂开和感染:由于下腹壁缺损、缝合后张力过大,易发生切口裂开;膀胱手术为有菌手术,易感染造成组织坏死。应及时更换敷料,保持切口清洁、干燥,适当应用镇静药物,防止剧烈哭闹。

(2)漏尿:由于膀胱黏膜水肿和肌层发育不良、尿道成型术后狭窄等原因,膀胱修复术后易于发生漏尿,要保护患处皮肤,涂敷氧化锌软膏,并及时更换敷料,保持局部清洁、干燥,一般漏尿多能自行愈合。

(3)尿路感染:因尿流不畅或反流、引流不畅等因素易发生尿路感染,如发现患儿体温升高、尿液浑浊,应行尿常规检查和尿培养,调整抗生素控制感染;行膀胱冲洗,保持膀胱造瘘引流通畅。

### (三)康复护理

加强营养,多饮水,提高泌尿系统的自洁功能。定期来院复查,以了解膀胱排尿功能的恢复情况。注意排尿功能的训练,若有尿流变小、尿线变细时,要注意可能有尿道成型术后狭窄,应告诉患儿家长定期来院行尿道扩张。

### 三、肾积水患儿的护理

**(一)疾病概要**

肾积水是由于输尿管肾盂连接部梗阻致尿液排出受阻,如先天性发育异常、外部血管压迫及结石等原因引起的完全性或部分性梗阻,造成肾盂和肾盂内压力升高、肾盂和肾盏逐渐扩大,可使肾实质逐渐变薄、尿液反流,可产生反流性肾脏炎,影响肾脏的功能。一般多发生在单侧,也有因下尿路梗阻性病变而发生双侧肾积水。后者除肾积水外还有输尿管迂曲扩张,由于双侧肾积水双肾功能受到影响,易发生慢性肾衰竭。临床表现为上腹部钝痛或胀痛,伴有恶心、呕吐等,并可有血尿、尿路感染等。查体可发现病变侧肾区饱满,上腹部囊性肿物。对部分单侧肾积水病例,患者可述说随着排尿量的增加,上腹部肿物明显缩小。可用 B 超、静脉肾盂造影、CT、MRI(磁共振)等方法确定诊断。本病的治疗应用肾盂成形术,即切除扩张的肾盂,将输尿管与成型的肾盂最低位进行吻合,是本病最有效的手术方法。

**(二)临床护理**

1.术前护理

(1)对较大的肾积水患儿应嘱其卧床休息,勿做剧烈活动或碰撞,防止肾积水突然破裂。

(2)通过各项检查了解肾功能,查血中尿素氮、肌酐。了解有无尿路感染,应作尿常规检查。

(3)对有尿路感染的患儿,应做尿培养加药敏试验,根据培养结果,术前按医嘱应用对肾脏影响小而效果好的抗生素,控制感染。

(4)手术前安置胃管,灌肠 1 次,防止术后腹胀。

2.术后护理

(1)连接肾造瘘管、输尿管支架管、持续导尿管和肾床引流管,需要分别注明各管的名称,仔细交接班。一般肾床引流管在术后第 3 天拔除,输尿管支架管可在术后第 10 天拔除,肾造瘘管在术后2周时,向造瘘管注射亚甲蓝溶液后试行夹管,若排出蓝色尿液,证实吻合口通畅,夹管24 小时后若无不适,则可拔除。

(2)保持静脉输液通畅,按医嘱补充液体和抗生素。

(3)清醒后 6 小时可改为半卧位,以利于呼吸和引流。

(4)胃肠减压管可在肠蠕动恢复后拔除,可经口进流质饮食,逐渐改为半流质、普通饮食。恢复进食后应嘱患儿应多饮水,以增强尿路的自洁功能。

3.术后并发症的观察与护理

(1)漏尿:肾造瘘管引流不畅时,可造成漏尿。在肾周围形成尿液积聚,应冲洗肾造瘘管和调整肾床引流管,使其保持通畅,并及时更换湿透敷料,预防感染。一般漏尿可在 1 周内自行停止。

(2)血尿:因吻合口或支架管损伤肾盂浅表小血管所引起。及时应用止血药物、输液、利尿,防止产生血凝块堵塞支架引流管,而造成吻合口裂开。

(3)切口感染:一般在术后 5~7 天,已经正常的体温又升高、切口部疼痛,应及时查看切口,如果切口部位红肿、有积液或积脓,应及时引流,加强换药。取渗液做细菌培养加药敏试验,调整抗生素,控制感染,以利于切口早日愈合。

(4)吻合口狭窄:手术切除过多输尿管后造成吻合口张力过大,或因术后并发感染造成吻合口瘢痕,均可导致吻合口狭窄。表现为肾造瘘管在术后 2 周注入亚甲蓝时,无蓝染的尿液自尿道排出。经肾造瘘管造影,可发现造影剂不能通过吻合口进入输尿管流入膀胱。

**(三)康复护理**

指导患儿注意加强营养,平时多饮水,以利于排尿,保证尿路自洁功能。每隔 3~6 个月来院复查,行 B 超检查,并行血肌酐、尿素氮和尿常规检查,以观察肾功能的恢复情况。对有吻合口狭窄而不能拔除肾造瘘管的患儿,嘱家长要注意保持瘘管周围清洁卫生,保持造瘘管通畅,每个月更换造瘘管,并进行造瘘管冲洗。如果 6 个月吻合口还不能恢复通畅,应再次手术。

## 四、尿路结石患儿的护理

**(一)疾病概要**

小儿尿路结石的形成与外界环境和一些内在因素有关,如营养不良、地理环境、饮食习惯、代谢和局部解剖病变等为重要因素,如甲状旁腺功能亢进、尿路梗阻、泌尿系统感染、异物等与尿路结石形成的关系已经肯定。结石在肾、输尿管、膀胱、尿道等处均可发生,但结石主要是在肾和膀胱,输尿管和尿道结石几乎均在其上部器官形成后,因局部管腔狭窄而停留在其中。结石多数是混合性,但以一种盐类为主。结石可以是单个也可以是多个,尤其是肾结石。90%的尿路结石是在 X 线上不显影的结石,B 超或 CT 检查可以发现结石的存在和部位。尿路结石造成的病理损害是尿路梗阻和感染,而且对泌尿系统的损害较为严重,由于梗阻因素的存在,肾的感染易发展为肾积脓。结石可以造成黏膜的直接损伤。肾、输尿管结石的典型临床症状是病变侧肾绞痛和血尿,而膀胱结石的临床症状是排尿痛、尿频、终末血尿和排尿困难。结石嵌顿在膀胱颈部或后尿道时,可造成急性尿潴留。对小儿尿路结石的治疗仍以手术切开取石为主,体外碎石只能作为一种补充疗法。

**(二)临床护理**

1.术前护理

(1)有泌尿系统感染的患儿应进行尿培养和药物敏感试验,根据结果按医嘱应用有效的抗生素,控制感染。为了解肾功能,应进行血肌酐、尿素氮测定。

(2)做好术前准备,核对患儿。对肾切开取石的患儿,为防止术后腹胀应安置胃管。将患儿交予手术室接送人员。

2.术后护理

按小儿外科常规处理。

3.术后并发症的观察与护理

(1)出血:由于肾切开取石,自肾的创口出血,可见到肾床引流管有血液引出,量不太多时可应用止血药。量较多时需要输血和应用止血药,无明显效果时需紧急手术进行止血。

(2)尿外渗及尿瘘:若引流管引流不畅或拔除引流管过早,以及引流管远处有狭窄和梗阻时,可产生尿外渗和尿瘘。如果引流管不通畅,应遵医嘱及时用含有抗生素的液体冲洗引流管使其通畅,不要过早拔除引流管。若远端有狭窄和梗阻时,应在解除狭窄和梗阻后才能防止尿外渗和尿瘘的发生。

(3)尿路感染。

**(三)康复护理**

出院时告诉家长,鼓励患儿多饮水或饮用软化水,以减少矿物质的摄入,预防结石。鼓励患儿适当多活动,减少尿液潴留,注意会阴部卫生,预防尿路感染,一旦发生感染应及时诊治,向家

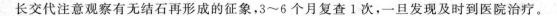

长交代注意观察有无结石再形成的征象,3～6个月复查1次,一旦发现及时到医院治疗。

### 五、尿道下裂患儿的护理

#### (一)疾病概要

尿道下裂是由于胚胎期生殖结节长大时其腹侧有一纵形长沟,随着胎儿成长,尿道沟由后向前闭合,发育成为正常尿道,如发育受阻、尿道沟未能闭合,部分海绵体变成纤维带,尿道外口位置异常,则形成不同程度的尿道下裂。根据尿道口的位置分为阴茎头型、阴茎体型、阴茎阴囊型或会阴型。当合并双侧隐睾时,需要通过染色体检查、尿酮类固醇排泄量测定或剖腹探查及性腺活检,鉴别其性别。因患儿阴茎下弯及尿道口异常,不能站立排尿,成年后影响生育,必须手术治疗,手术分期进行,Ⅰ期为阴茎下曲矫直,Ⅱ期为尿道成形术。

#### (二)临床护理

1.术前护理

(1)对家长及患儿的各种不正常情绪或心理障碍作耐心的疏导与科学的解释,对解决畸形的程度和手术的成功率要有充分的思想准备,特别尿道成形术后有发生尿瘘的可能,术前必须向家长交代清楚。

(2)术前连续2天清洗包皮及阴囊皱襞处,更换清洁内裤。配制1∶1 000新洁尔灭温水浸泡阴茎,每天1次。术日前吃易消化食物,术晨灌肠1次,协助患儿练习床上仰卧排便。

2.术后护理

(1)术后第1天给予半流质饮食,无腹部不适后改为富有营养、易消化的普通饭。鼓励患儿多饮水、多排尿,以利于膀胱自洁,防止泌尿系统感染。多食含粗纤维的蔬菜和水果,刺激肠蠕动增加,有利于排便。首次排便前给予开塞露肛门注入,软化大便,防止排便时用力、腹压增大、尿液自成形尿道内漏出,引起感染、发生尿瘘。避免蹲或坐位,以免切口处张力过大并出血。

(2)尿管及耻骨上膀胱造瘘管要妥善固定,并适当约束上肢。当患儿有尿潴留或频繁尿急、尿意感时,观察尿管、造瘘管通畅,可能为膀胱痉挛所致,按医嘱给予解痉止痛剂。

(3)因各条引流管保留时间较长,应每2～3天更换尿袋1次,尿袋放置应低于体位,以免尿液倒流引起逆行感染。术后2～3天首次更换敷料时动作宜轻柔,以防止切口再出血。术后4～5天可去除敷料,暴露切口,每天用75%乙醇棉球消毒切口2次,用60 W灯泡距切口35～40 cm持续照射1小时,每天2次,可保持切口皮肤清洁、干燥,促进局部血液循环。每天用生理盐水棉球由尿道近端向远端轻柔挤压,迫使尿道分泌物排出尿道口,擦洗尿道口保持局部清洁。10岁左右的年长儿,术后1周内按医嘱口服己烯雌酚0.5～1 mg/d,1天1次,防止阴茎勃起而致切口疼痛并影响愈合。

3.并发症的观察与护理

术后尿道瘘、尿道狭窄为常见的并发症。尿道成形术后7～10天拆线排出尿管,暂停膀胱造瘘管引流,鼓励患儿大胆排尿。初次排尿时要有医护人员在场,以便于观察排尿过程中有无尿流过细、分叉、漏尿、排尿费力等,发现异常采取必要的措施。发生尿道狭窄时,需定期行尿道扩张。尿瘘时见尿流由成形尿道某处滴尿,此时如瘘口小只是滴尿,可开放膀胱造瘘管继续引流尿液,停止尿道排尿,每天用温盐水泡洗阴茎,漏尿部位尚有自愈的希望。拔除膀胱造瘘管2～3天内造瘘口处有尿液流出,需用无菌凡士林油纱布堵压瘘口处,一般2～3天后均可自愈。

### (三)康复护理

患儿已发生尿瘘需再次修补时,应向家长讲明行尿瘘修补手术的时间要在出院后半年,待切口处瘢痕软化、局部血压改善后,以利于手术修复。发现尿流由粗逐天变细时,应及时到医院检查;若发生尿道狭窄,则定期到医院行尿道扩张。活动时避免阴茎与硬物撞击,造成愈合的尿道裂开。使家长或患儿了解单纯的尿道下裂只是外生殖器畸形,积极配合手术治疗就能像正常男孩一样站立排尿,成年后不会影响结婚、生育,从而消除他们的自卑心理。

**(李晶晶)**

# 第九节 小儿骨外科疾病

## 一、先天性肌性斜颈

先天性肌性斜颈是小儿斜颈最常见的原因,由于一侧胸锁乳突肌的挛缩牵拉使颈部歪斜,头部偏向患侧,下颌转向健侧,形成特殊的姿势畸形。

### (一)临床特点

(1)颈部肿块出生后7~10天颈部出现无痛性肿块,质硬,肿块位于胸锁乳突肌中下1/3处,2~3个月后肿块逐渐缩小,6个月后全部消失。胸锁乳突肌缩短明显,可呈条索状挛缩。

(2)颈部向患侧旋转活动有不同程度受限。头明显偏向患侧,下颌向健侧偏斜。

(3)脸部可出现不对称畸形,患侧之耳、眼、眉、嘴角低下,前额狭窄等。

(4)辅助检查:颈部B超示患侧胸锁乳突肌纤维性肿块,弥散性纤维化,增粗。

### (二)护理评估

(1)健康史:了解患儿出生是否有难产及臀位产史,评估患儿有否合并其他先天畸形。了解患儿是否接受过手法矫正。

(2)症状、体征:头明显偏向患侧,下颌向健侧偏斜。胸锁乳突肌中下1/3处可触及质硬、呈圆形或椭圆形的肿块,无红肿,无压痛。

(3)社会、心理:评估家庭经济状况、支持系统、家长文化程度。评估患儿和家长对疾病和手术的认知和心理反应。

(4)辅助检查:了解B超结果。

### (三)常见护理问题

(1)恐惧:与手术、环境陌生有关。

(2)自我形象紊乱:与头歪向一侧有关。

(3)疼痛:与手术创伤有关。

(4)知识缺乏:缺乏疾病康复知识。

(5)合作性问题:出血、感染。

### (四)护理措施

1.术前护理

(1)监测患儿体温,预防上呼吸道感染。

（2）完善术前检查,配合医师做好术前准备。注意剃净患儿的头发,确保手术区域干净及便于手术后头部的清洁。

2.术后护理

（1）体位:麻醉未清醒期间,平卧位,头侧向一边;清醒后取仰卧位,用沙袋将头固定于头偏向健侧、下颌转向患侧的位置。

（2）病情观察:密切观察生命体征的变化,保持呼吸道通畅。

（3）饮食:麻醉未清醒期间予禁食,清醒4～6小时后予少量饮水后无不适,给正常饮食。

（4）切口的护理:评估切口出血情况,保持伤口敷料清洁干燥,观察伤口有无红肿、分泌物,局部疼痛有无加剧。

（5）疼痛的护理:评估患儿疼痛的程度,根据儿童疼痛脸谱分级;指导家长多安抚患儿,讲故事、唱儿歌以分散患儿注意力;咳嗽、深呼吸时用手轻压伤口,遵医嘱准确使用止痛药并观察止痛效果。

3.健康教育

（1）患儿及家长对手术易产生恐惧,并担心手术预后,护理人员应热情接待患儿,耐心讲解疾病的治疗过程及术后功能锻炼的重要性,以减轻患儿及家长的顾虑。

（2）在术前准备阶段,认真向患儿及家长讲解术前准备的内容如备皮、皮试、禁食、禁水的时间,术前用药的目的、注意事项,以取得患儿和家长的配合。

（3）术后康复过程中,护理人员应始终将各项术后护理的目的、方法向患儿和家长说明,共同实施护理措施,并开始实施康复训练,以取得满意的康复效果。

**（五）出院指导**

1.饮食

加强营养,给予富含维生素、蛋白质的食物,注意饮食卫生、合理喂养。

2.活动

用颈椎固定器使头部处于正常位,固定时间一般为6周,固定期间允许脱下,进行皮肤护理或功能锻炼。

3.功能锻炼

术后2周,开始正规康复锻炼:患儿仰卧使头部置于床边,协助治疗者固定患儿双肩,治疗者双手固定患儿下颏及双乳突,将患儿头部轻轻缓慢后仰,充分拉长胸锁乳突肌,再缓慢转向健侧,保持15秒,重复15～20次,要求每天3～5次。

4.伤口护理

保持伤口的清洁干燥,忌用手抓,以防伤口破损、发炎。

5.复查

出院后半年来院复查。

## 二、发育性髋关节脱位

发育性髋关节脱位(developmental dislocation of the hip,DDH)是小儿最常见的四肢畸形之一,是因为髋臼发育不良,髋臼很浅,髋后上缘几乎完全不发育,致使股骨头不能正常地容纳在髋臼内,造成股骨半脱位或全脱位。单侧比双侧多,单侧中左侧比右侧多。病因尚不清楚。

**(一)临床特点**

1.新生儿期

(1)大腿及臀部皮纹不对称,肢体不等长。

(2)患侧下肢活动较健侧差,患侧股动脉搏动减弱。

(3)Allis 征或 Galeazzi 征阳性:新生儿平卧,屈膝 85°～90°或两足平放床上,内踝靠拢可见两膝高低不等。

(4)Ortolani 征或外展试验阳性:让新生儿平卧,屈膝、屈髋各 90°,检查者面对小儿臀部,两手握住小儿双膝同时外展、外旋,正常膝外侧面可触及床面,当外展一定程度受限,而膝外侧面不能触及床面,称为外展试验阳性。当外展至一定程度突然弹跳,则外展至 90°,称为 Ortolani 征阳性。

(5)X 线检查骨盆正位片,内侧间隙增大,上方间隙减少。

2.较大儿童

(1)步态:单侧脱位时跛行,双侧脱位呈"鸭步",易疲劳,有疼痛、酸胀感。臀部明显后突。

(2)肢体短缩:臀部变宽,呈扁平,大转子显著突出,骨盆前倾,腰段脊柱明显前凸。

(3)Allis 征及外展试验阳性。

(4)套叠试验阳性:让小儿平卧,屈髋、屈膝各 90°,一手握住膝关节,另一手抵住骨盆两侧髂前上棘,将膝关节向下压可感到股骨头向后脱位;膝关节向上提可感到股骨头进入髋臼。

(5)股骨大粗隆在尼来登(Nelaton)线之上。髂前上棘至坐骨结节之连线正常通过大粗隆顶点称作尼来登线。

(6)川德伦堡(Trendelenburg)试验阳性:嘱小孩单腿站立,另一腿尽量屈髋、屈膝,使足离地。正常站立时对侧骨盆上升;脱位后股骨头不能抵住髋臼,臀中肌乏力使骨盆下垂,从背后观察尤为清楚。

3.X 线骨盆平片检查

(1)股骨头及髋臼发育不良。

(2)股骨头位于泼金(Perkin)方格外下或外上方。泼金象限:将两侧髋臼中心连一直线称为 H 线,再从两侧髋臼外缘向 H 线做垂直线,将左右各划分成四格。股骨头骨化中心在内下格为正常。

(3)髋臼指数>25°。自髋臼外缘至髋臼中心做连线,此线与 H 线相交成锐角,即为髋臼指数。正常为 20°～25°。

(4)兴登线(shenton)不连贯。正常闭孔上缘的弧线与股骨颈内侧的弧度相连在一个抛物线上称为兴登线,脱位时此线中断消失。

(5)中心边缘角(CE 角)<15°。取股骨头股骺中心为一点,髋臼外缘为另一点做连线,再做髋臼外缘垂直投线,两线相交所呈的角称 CE 角(正常约 25°)。

**(二)护理评估**

1.健康史

了解母亲妊娠史,是否臀位产;评估较大儿童是否有治疗史。

2.症状、体征

体检患儿双下肢是否等长、有无跛形步态或"鸭步",是否有易疲劳、疼痛、酸胀感。臀部是否明显后突。

3.社会、心理

评估患儿是否因步态异常影响学习、活动而情绪紧张或低落。评估家长是否因本病的治疗过程长、费用高、肢体功能恢复难以预测而有心理上高度焦虑和恐惧。

4.辅助检查

了解 X 线检查的结果。

**（三）常见护理问题**

(1)焦虑:与身体形象改变、环境陌生、担心预后和学习有关。

(2)皮肤完整性受损:与长期卧床、躯体不能活动有关。

(3)躯体移动障碍:与牵引约束、石膏固定有关。

(4)疼痛:与手术创伤有关。

(5)有便秘的危险:与排便体位改变、限制活动有关。

(6)知识缺乏:家长缺乏手术、康复知识。

(7)合作性问题:感染、股骨头无菌性坏死。

**（四）护理措施**

1.非手术治疗的护理

6 个月以下婴儿用 Pavlik 支具;6 个月至 3 岁婴幼儿应用聚氨酯绷带石膏裤固定。

(1)体位:保持 Von-Rosen 铅板或 Pavlik 吊带使患儿髋关节固定在外展、屈曲、外旋位。

(2)皮肤护理:会阴部及大腿内侧定时清洗,保持干燥。

(3)绷带裤护理:①皮肤护理,预防皮肤损伤,及时将聚氨酯绷带边缘用胶布花瓣粘贴,勤翻身,局部皮肤按摩,保持绷带完整。②观察趾端血液循环,如色泽、肤温、痛觉、肿胀、活动度等。予以抬高患肢,改善血液循环,绷带裤内禁用异物填塞及搔抓。

2.手术治疗的护理

(1)术前护理:①指导患儿术前注意保暖,勿着凉,以免影响手术。②训练床上大小便及做被固定肢体的静态舒缩运动,以利术后康复。③教会患儿及家长绷带裤护理注意事项及观察要点,防止并发症。④认真做好牵引的护理。

(2)术后护理。①体位:麻醉清醒前平卧位,头侧向一边,保持呼吸道通畅。髋部"人"字石膏固定时,可略为抬高患肢,改为患肢直腿牵引后,要保持肢体外展位。②密切观察生命体征及血压的变化,观察伤口渗血情况,观察患侧肢体末梢血液循环状况,如发现足趾发紫、皮温高、肿胀等异常情况,应即刻与医师取得联系。③饮食护理:应给富含营养、易消化的食物,鼓励患儿多饮水,多食含纤维素丰富的食物和水果,培养定时排便的习惯。④维持皮肤的完整性:保持床单位干燥、平整、无渣屑。协助患儿 2～4 小时翻身 1 次,按摩受压部位,以保持皮肤的完整性。⑤疼痛的护理:评估患儿疼痛的程度,婴幼儿可根据儿童疼痛脸谱评估;指导家长多安抚患儿,讲故事、唱儿歌以分散患儿注意力;咳嗽、深呼吸时用手轻压伤口。遵医嘱准确使用止痛剂后需观察止痛药的效果。⑥石膏的护理:保持石膏不被排泄物污染,在搬动患儿时,注意肢体位置,防止髋关节外旋和外伸,以免股骨头脱出。协助患儿翻身时,应以健腿做轴翻转,如为双侧石膏固定,则将患儿抬起悬空翻转。⑦功能锻炼:石膏拆除后,在保护下做肢体功能锻炼,先练习股四头肌,使患肢股四头肌紧绷,然后慢慢升起,屈髋。患儿起初怕疼痛常不敢活动,要循序渐进,逐渐增加活动量,防止关节僵硬、肌张力下降等并发症。要预防外伤以避免植骨块塌陷和股骨干骨折。术后 3、6 个月分别摄 X 线片,了解复位情况,并注意有无股骨头无菌性坏死等并发症。

3.健康教育

(1)入院时热情接待家长和患儿,耐心讲解疾病的治疗过程。

(2)术前准备阶段,认真向家长讲解牵引的目的和意义,做到有效牵引,讲解石膏护理的要点。

(3)向家长重点说明术后各项护理的目的、方法,指导家长正确定时翻身,同时监测皮肤有无受损现象,讲解功能锻炼的目的和意义并予以指导、示范。

**(五)出院指导**

(1)饮食:要加强营养,多食营养丰富的食物。

(2)循序渐进地做好肢体功能锻炼,防止关节僵硬和肌肉萎缩。拆除石膏复查 X 线检查后,在家长的保护下可开始功能锻炼:屈髋、内收、外展髋关节。

(3)绷带裤的护理:指导家长做好皮肤护理,防止大小便的污染。绷带裤内禁用异物填塞及搔抓。指导家长观察肢体血液循环,如肿胀、色泽改变等需及时来院检查。

(4)定期复查:蛙式绷带裤固定者需间隔 3 个月来院更换绷带 2 次,截骨矫形术后半年需来院拆除钢板。

## 三、先天性马蹄内翻足

先天性马蹄内翻足是一种常见的先天性畸形,指婴儿出生后即出现一侧或双侧足呈马蹄内翻、内收。双侧多见,单侧较少。真正病因尚不清楚,很可能由遗传因素、机械压力、神经肌肉异常等多种因素所致。

**(一)临床特点**

(1)出生后即发现一足或两足畸形。

(2)踝关节跖屈,跟腱紧张,足尖低于足跟(马蹄畸形)。

(3)足跟内翻,足内缘高于外侧缘(内翻畸形)。

(4)前足内收,胫骨呈内旋姿势。

(5)一般将畸形分为松软型与僵硬型两大类。①松软型:表现为畸形程度较轻,足小,皮肤及肌腱不紧,可用手法矫正。②僵硬型:表现为畸形严重,趾面可见一条深的横形皮肤皱折,跟骨小,跟腱细而紧,呈现严重马蹄内翻,内收畸形,多为双侧,手法矫正困难。

(6)辅助检查:X 线足正侧位片可确定内翻及马蹄畸形的程度。

**(二)护理评估**

1.健康史

了解有无家族史,询问母亲妊娠史,有无宫内胎位不正和压力过高;有无合并其他畸形;评估出生后畸形进展情况及有无治疗史。

2.症状、体征

评估患儿足畸形的程度、分型,行走的步态。

3.社会、心理

评估较大患儿是否因步行困难而情绪紧张或低落,是否有自卑心理。评估家长对疾病和治疗的认识程度,是否因多次更换石膏而有心理上的恐惧和经济上的负担。

4.辅助检查

了解 X 线足正侧位片的结果。

**（三）常见护理问题**

（1）疼痛：与手术创伤有关。

（2）有外周组织改变的危险：与石膏固定有关。

（3）有皮肤完整性受损的危险：与石膏固定有关。

（4）知识缺乏：缺乏手术与家庭护理知识。

**（四）护理措施**

**1.术前护理**

（1）监测患儿体温，指导家长及时增减衣服，预防呼吸道感染，注意饮食卫生，合理喂养，防止腹泻。

（2）皮肤准备术前晚温水泡足20分钟。泡后洗净足部及小腿并修剪指趾甲。

**2.术后护理**

（1）体位：麻醉未清醒期间，平卧位，头侧向一边，保持呼吸道通畅。

（2）病情观察：观察生命体征、伤口渗血情况，渗血多时开窗换药，并注意血压变化。

（3）饮食：麻醉未清醒期间予禁食，醒后4～6小时予少量饮水后无不适，给正常饮食。

（4）疼痛的护理：评估患儿哭闹的原因及疼痛的程度。指导家长多安抚患儿，给小婴儿予安抚奶嘴，幼儿期可讲故事、唱儿歌以分散患儿注意力。

（5）石膏固定护理：①在石膏未干固前应避免搬动，尽量减少压迫石膏，如需搬动，应有1～2人协助，用手掌托起，向着同一方向用力，用力要均匀，忌手指用力形成一个压迫点。②石膏未干前，可用电烤灯烤干，应距灯一尺（30～40 cm）左右距离，避免烫伤。③清醒后抬高石膏固定的肢体，促进静脉回流，预防肿胀出血。下肢可用枕垫垫起，使患肢高于心脏位。④严密观察足趾的血液循环、趾端的色泽、温度、痛觉、肿胀、活动度情况；如发现感觉减退、肤色苍白、皮温降低、趾端动脉搏动减弱、趾端活动伴有疼痛等应及时报告医师并配合处理。⑤石膏边缘要用棉质软布保护，防止压迫性溃疡发生，要注意检查石膏边缘的皮肤及石膏破损情况，如有皮肤红肿、破损应及时诊治。⑥注意保护石膏的清洁、干燥，避免大小便污染，不要在石膏空隙塞入玩具、食物等，以避免不必要的麻烦。⑦如上石膏部位皮肤瘙痒，可以轻敲石膏外壳。

**3.健康教育**

（1）入院时热情接待家长和患儿，耐心讲解疾病的治疗过程及术后3次更换石膏的意义。

（2）在术前准备阶段，认真向患儿及家长讲解术前准备的内容，备皮的重要性，禁食、禁水、术前用药的目的及注意事项，以取得家长、患儿的配合。

（3）向家长重点说明术后各项护理的目的、方法，共同实施护理措施，以取得满意的康复效果。

**（五）出院指导**

**1.饮食**

合理喂养，及时添加辅食，注意饮食卫生。

**2.活动**

带石膏期间不能下地行走，可在床上活动。

**3.石膏的护理**

（1）要观察肢体末端的颜色，经常抬高石膏固定的肢体，如发现局部肿胀、发绀、皮肤温度低、麻木、趾活动差或痛觉消失等需及时来医院就诊。要经常检查石膏边缘的皮肤及有无破损。

353

（2）注意保护石膏完整，发现主要关节部位的石膏断裂要及时就诊。

（3）注意保护石膏的清洁、干燥，避免大小便污染。

**4.功能锻炼**

每次拆除石膏后可给予手法矫正：一手握住踝部，另一手推前半足外展以矫正内收，其次进行外翻，最后以手掌托住足底行背伸矫正马蹄，每天进行 2～3 次，每次 20 分钟。

**5.复查**

六周后来院复诊，第三次拆石膏后应在半年后来院复查。

## 四、肱骨髁上骨折

肱骨髁上骨折是小儿最常见的骨折之一，多见于 4～10 岁的儿童。按承受暴力和骨折后移位的不同，分为伸直形和屈曲形，前者发生率为 95％。骨折后易发生血管、神经的损伤及肘内翻等后遗症。

**(一)临床特点**

（1）骨折的症状与伤势的轻重和就诊的迟早有关。损伤早期，骨折无移位或轻度移位，肘部常无明显的肿胀。晚期或严重移位骨折常致重度肿胀，出现瘀斑或水疱，肘前窝饱满向前突出，肘上后突畸形。

（2）剧烈疼痛，肘关节功能丧失。

（3）有异常活动，可有骨擦音，上臂短缩，肘后三角消失。

（4）如出现桡动脉搏动减弱或消失，伤肢温度降低，血液循环或感觉障碍，为血管损伤的症状。

（5）辅助检查：X 线肘关节正侧位检查，可明确骨折类型与移位情况。伸直形的骨折线从前下方斜向后上方，远折端向后上方移位。屈曲形的骨折线从后下斜向前上方，远折端向前上方移位。

**(二)护理评估**

**1.健康史**

评估患儿受伤时间和受伤时的情况，有否其他脏器的合并伤。

**2.症状、体征**

了解患儿骨折有无移位、肿胀的程度、指端血液循环和手指活动度，评估有无血管、神经损伤。评估疼痛的程度及生命体征的变化。

**3.社会、心理**

评估患儿是否因意外伤害造成疼痛、活动受限影响入学而极度的恐惧。家长是否因孩子受到伤害而有自责的心理。

**4.辅助检查**

了解 X 线检查结果。

**(三)常见护理问题**

（1）疼痛：与骨折断端移位对软组织或神经的刺激、患肢出血、肿胀对软组织的压迫有关。

（2）有外周组织灌注改变的危险：与局部组织出血、肿胀、石膏固定或牵引有关。

（3）有皮肤完整性受损的危险：与石膏固定、制动、牵引有关。

（4）焦虑（家长和孩子）：与环境陌生、担心肢体伤残及外伤现场的刺激有关。

(5)知识缺乏:缺乏康复知识。

(6)合作性问题:周围神经血管功能障碍、肘内翻。

**(四)护理措施**

1.非手术治疗的护理

(1)体位:卧床休息,抬高患肢并制动,有利静脉回流,减轻局部肿胀和疼痛。如骨折部位无伤口者,伤后 24 小时内可用湿毛巾冷敷减少渗出,伤后 24 小时后改为热敷,促进渗出液的吸收,减轻局部肿胀。

(2)饮食护理:鼓励患儿多吃水果、蔬菜,多饮水及优质蛋白,保证营养均衡。

(3)病情观察。①密切观察生命体征变化:每 2～4 小时评估骨折远端脉搏的搏动,观察肢端血液循环、感觉、活动和皮肤颜色、温度,有无缺血性疼痛,发现异常及时报告医师。②观察有无神经损伤症状:如拇指对掌活动、外展、内收功能障碍为正中神经损伤所致。如有明显垂腕症状,则桡神经损伤所致。

(4)疼痛的护理:评估患儿疼痛的程度,疼痛明显者可遵医嘱给予止痛药物,并观察止痛效果。指导家长给患儿讲故事、唱儿歌以分散注意力。

(5)维持皮肤的完整性:对石膏托固定的患儿,要及时用胶布沿绷带边缘粘贴,并经常检查石膏托边缘处皮肤有无损伤。

(6)鼓励患儿定时做上肢肌肉收缩运动,如伸指握拳活动。

2.手术治疗的护理

(1)术前护理:同保守治疗,密切观察生命体征,观察肢端血液循环、感觉、活动和皮肤颜色、温度,有无缺血性疼痛。观察有无神经损伤症状。术前禁食 6～8 小时。

(2)术后护理。①卧位:麻醉未清醒时,取平卧位,头侧向一边,保持呼吸道通畅。清醒可取坐位,抬高患肢。②病情观察,观察肢端血液循环、感觉、活动和皮肤颜色、温度,肢体肿胀程度。③伤口护理,评估伤口出血情况,保持伤口清洁干燥,观察伤口有无红肿、分泌物,疼痛有无加剧。

3.健康教育

(1)主动关心患儿和家长,鼓励他们说出内心的问题,讲解该疾病的治疗方案及预期效果,同时给予安慰和鼓励,解除因精神因素造成的恐惧、焦虑心理。

(2)讲解骨折的愈合过程及所需时间,石膏护理的注意事项。

(3)在术后康复过程中,讲解骨折恢复期功能锻炼的重要性,并进行示范、指导。

**(五)出院指导**

1.饮食护理

适当增加营养,指导家长注意饮食卫生。

2.石膏托的护理

经常检查石膏托边缘处皮肤有无损伤。观察肢端血液循环、感觉、活动和皮肤颜色、温度,肢体肿胀程度。

3.功能锻炼

鼓励患儿定时做上肢肌肉收缩运动,如伸指握拳活动。

4.复查时间

半个月后来院复查。

### 五、股骨干骨折

股骨干骨折是儿童常见的骨折,骨折多系强大暴力所致。骨折后断端移位随骨折部位、暴力方向、肌肉牵力及肢体重力作用的不同而异。根据骨折部位分为股骨上 1/3 骨折,中 1/3 骨折和下 1/3 骨折。

**(一)临床特点**

(1)大腿局部肿胀严重,有剧烈疼痛和压痛。

(2)肢体短缩、成角畸形,髋膝关节活动障碍,有骨擦音及异常活动。

(3)X 线检查:①股骨全长正侧位片,一般间接暴力常致斜形或螺旋形骨折;直接暴力引起横形或粉碎性骨折。②上 1/3 骨折,骨折近端呈屈曲、外旋、外展移位,远端向上、向内移位。③中 1/3 骨折,多数呈重叠向外成角畸形。④下 1/3 骨折,骨折近端向前向内移位,远端向后移位。

**(二)护理评估**

1.健康史

评估患儿受伤时间、受伤时的情况和治疗过程,检查有否其他脏器的合并伤。

2.症状、体征

评估患儿意识状态、血压、呼吸、脉搏。评估患肢活动受限和疼痛的程度、肢端血液循环。骨折部位有无异常活动及骨擦音。

3.社会、心理

评估患儿是否因意外伤害造成疼痛、活动受限而极度的恐惧、哭闹。家长是否因孩子受到伤害担心预后而有自责、焦虑的心理。

4.辅助检查

了解股骨全长正侧位 X 线摄片的结果。

**(三)常见护理问题**

(1)疼痛:与骨折断端移位对软组织或神经的刺激有关。

(2)有外周组织灌注改变的危险:与局部组织出血、肿胀、石膏固定或牵引有关。

(3)有皮肤完整性受损的危险:与局部组织出血、肿胀、石膏固定或牵引及制动有关。

(4)焦虑:与环境陌生、担心肢体伤残及外伤现场的刺激有关。

(5)知识缺乏:缺乏康复知识。

(6)合作性问题:周围神经血管功能障碍。

**(四)护理措施**

小儿股骨干骨折临床上多采用非手术治疗的方法,常可取得良好的效果。

1.牵引

保持正确体位,确保牵引效果。患儿平卧位、睡硬板床。

(1)婴儿至 2 岁:悬吊牵引(Brycnt 法),做好皮肤牵引的护理。闭合复位予石膏固定。

(2)2～6 岁:托马斯架皮肤牵引,牵引重量一般开始为 2～3 kg。做好皮牵引的护理。

(3)6 岁以上:股骨远端骨牵引,做好骨牵引的护理。

2.病情观察

密切观察生命体征的变化,每 2～4 小时评估足背动脉的搏动情况,观察末梢血液循环、感觉及肢体活动和皮肤颜色、温度,有无缺血性疼痛,发现异常及时报告医师。

3.饮食

鼓励患儿进食高蛋白、富营养食物,多食蔬菜、水果。

4.皮肤护理

保持皮肤干燥、无刺激;婴幼儿会阴部垫一次性尿布,并定时按摩受压部位以减轻受压和增加局部血液循环。每班检查患儿皮肤有无潮红、受压征象。对于皮肤牵引的患儿还需注意观察有无胶布过敏和水疱产生,如有应及时通知医师。

5.疼痛的护理

评估疼痛的部位、性质,根据儿童疼痛脸谱分级评估疼痛的程度,鼓励家长给孩子讲故事、听音乐分散注意力,必要时遵医嘱用止痛剂,并观察止痛的效果。

6.功能锻炼

在病情允许情况下,指导患儿加强下肢功能锻炼,定时做足的背伸和跖屈活动。

7.保持排便通畅

给患儿多吃蔬菜、水果,多饮水,教会患儿做腹部舒缩动作,每天 3 次,每次 10～20 分钟,饭后半小时做排便动作,至少保持每 2 天大便 1 次。

8.健康教育

(1)护理人员应热情接待患儿,耐心讲解骨折的治疗过程及配合功能锻炼的重要性,以减轻患儿及家长的顾虑。

(2)认真地向患儿和家长讲解牵引的目的和意义,以取得家长或患儿密切的配合。

(3)在康复期护理人员要认真地讲解功能锻炼的重要性,并进行示范、指导,使功能锻炼取得最佳效果。

(五)出院指导

1.饮食指导

鼓励患儿进食高蛋白、富营养食物,多食蔬菜、水果及含钙丰富的食物。

2.石膏固定患儿的护理

(1)经常观察肢体末端的颜色,抬高石膏固定的肢体,如发现局部肿胀、发绀、皮肤温度降低、麻木、趾活动差或痛觉消失等需及时来医院就诊。要经常检查石膏边缘的皮肤及有无破损。

(2)注意保持石膏完整,发现关节部位的石膏断裂要及时就诊。

(3)注意保护石膏的清洁、干燥,避免大小便污染。

3.活动

带石膏固定出院的患儿需卧床休息,做好功能锻炼,防止关节僵硬和肌肉萎缩。通常 4～6 周即有足够的骨痂形成,宜在 8 周以后开始做负重活动。

4.复查时间

出院后 1 个半月来院复查。

## 六、寰枢椎旋转性移位

寰枢椎旋转性移位是齿突前方与寰枢前弓之间,以及第 1、第 2 颈椎两个侧块之间的滑膜关节相对旋转引起颈椎活动受限,表现为斜颈畸形。寰枢椎的稳定性有赖于环椎侧块间的横韧带和齿状突的翼状韧带,当上呼吸道感染如急性扁桃体炎、颈深部感染或颈部外伤时,可致这些韧带松弛或断裂,造成寰枢关节不稳定,发生旋转性移位,严重者可因延髓受压而危及生命。

**(一)临床特点**

(1)颈部不适、疼痛,突发性斜颈。

(2)颈部活动受限,活动时疼痛加重,局部触诊有肌痉挛,颈部僵硬。

(3)辅助检查。①X 线颈椎正侧位和张口位片:寰枢前弓与齿突间距即 A-O 间距>3 mm,齿状突偏于一侧。②CT 显示椎管与骨结构的断面图像,可明确诊断。

**(二)护理评估**

**1.健康史**

了解颈部不适发生的时间,有无诱发原因;评估是否有上呼吸道感染或颈部的炎症、头颈部外伤史。

**2.症状、体征**

评估患儿头颈部活动受限的程度,头是否偏向一侧,有无合并神经系统症状,有无肢体麻木及不全性瘫痪。

**3.社会、心理**

评估患儿是否因疼痛、活动受限而有紧张、恐惧的情绪。评估家长是否担心疾病的愈后。

**4.辅助检查**

了解颈椎 X 线摄片和 CT 检查结果。

**(三)常见护理问题**

(1)恐惧:与疾病、环境陌生有关。

(2)舒适的改变:与颈部不适、牵引制动有关。

(3)知识缺乏:缺乏疾病康复知识。

(4)合作性问题:呼吸困难、四肢活动障碍。

**(四)护理措施**

**1.体位**

给予平卧位去枕或肩部垫高,保持颈部伸直或稍后伸,有利于颈椎复位。颈部制动,防止颈部突然转动,枕颌牵引时予以头高脚低位。

**2.病情观察**

密切观察生命体征的变化,注意呼吸的频率、节律、深度,保持呼吸道通畅;观察四肢肌力,活动能力。

**3.饮食**

鼓励患儿多吃水果、蔬菜,多饮水,供给营养均衡的富含维生素、蛋白质、脂肪的高营养膳食,保证大小便通畅。

**4.枕颌牵引的护理**

(1)睡较硬床铺,睡牵引床更佳。

(2)保持反牵引力,予以头高脚低位。牵引绳应与颈椎纵轴在一直线上,布托(四头带)兜住下颌和枕部,注意使吊带环分开,以免压迫气管和血管。

(3)牵引重量一般为 0.5～1 kg,或根据病情从轻到重逐渐加大,加大重量后,观察患儿有无感觉不适,如头痛、头晕、恶心呕吐、腹痛、下肢麻木等,并及时通知医师。

(4)加强巡视,观察呼吸和肢体活动情况。每班检查牵引力和牵引方向是否适宜,防止过度牵引,牵引时头部保持中立位,不要将布托沿颈部下移,防止压迫气管、颈部大血管引起窒息、脑缺氧。

（5）防止下颌、耳郭、枕部皮肤损伤：要求四头带柔软、清洁、干燥；给患儿进食、饮水后擦净下颌，经常检查和按摩耳郭及后枕部受压皮肤。

5.健康教育

（1）耐心讲解疾病的治疗过程、牵引的注意事项和重要性，以减轻患儿及家长的恐惧和顾虑。鼓励患儿定时做肢体肌肉收缩运动，如上肢伸指、握拳，下肢作足的背伸和屈趾活动。

（2）居家继续牵引或颈椎固定的患儿详细告知家长牵引的方法及注意事项及牵引不适的表现。

**（五）出院指导**

1.饮食

加强营养，给予富含维生素、蛋白质的食物，注意饮食卫生。

2.活动

继续牵引或颈椎固定2～4周，注意颈部制动，防止颈部突然转动。观察患儿有无感觉不适，如头痛、头晕、恶心呕吐、腹痛、下肢麻木等，如有异常及时来院就诊。

3.复查

出院2～4周来院复查。

（李晶晶）

# 第十三章

# 急诊科护理

## 第一节 常用的急救技术

危重患者的急救技术是急救成功的关键,它直接影响到患者的生命安全和生命质量。护理人员必须熟练掌握常用的急救技术,保证急救工作及时、准确、有效地进行。

### 一、吸氧法

氧气疗法是指通过给氧,增加吸入空气中氧的浓度,提高肺泡内的氧浓度,进而提高动脉血氧分压($PaO_2$)和动脉血氧饱和度($SaO_2$),增加动脉血氧含量($CaO_2$),纠正各种原因造成的缺氧状态,促进组织的新陈代谢,维持机体生命活动的一种治疗方法。其是临床常用的急救技术之一。

#### (一)缺氧的分类

根据发病原因不同,缺氧可分为四种类型。不同类型的缺氧具有不同的血氧变化特征,氧疗的效果也不尽相同。

1.低张性缺氧

低张性缺氧是指由于吸入气体中氧分压过低、肺泡通气不足、气体弥散障碍、静脉血分流入动脉而引起的缺氧。主要特点是 $CaO_2$ 降低,$SaO_2$ 降低,组织供氧不足。常见于慢性阻塞性肺部疾病、呼吸中枢抑制、先天性心脏病等。

2.血液性缺氧

血液性缺氧是指由于血红蛋白数量减少或性质改变使血红蛋白携氧能力降低而引起的缺氧。主要特点是 $CaO_2$ 降低,$PaO_2$ 一般正常。常见于严重贫血、一氧化碳中毒、高铁血红蛋白症、输入大量库存血等。

3.循环性缺氧

循环性缺氧是指由于动脉血灌注不足、静脉血回流障碍引起的缺氧。主要特点是 $PaO_2$、$SaO_2$、$CaO_2$ 均正常,而动-静脉氧压差增加。常见于休克、心力衰竭、大动脉栓塞等。

4.组织性缺氧

组织性缺氧是指由于组织细胞生物氧化过程障碍,利用氧能力降低而引起的缺氧。主要特

点是 $PaO_2$、$SaO_2$、$CaO_2$ 均正常,而静脉血氧含量和氧分压较高,动-静脉氧压差小于正常。常见于氰化物中毒、组织损伤、大量放射线照射等。

以上四种类型的缺氧中,氧疗对低张性缺氧的疗效最好,吸氧能提高 $PaO_2$、$SaO_2$、$CaO_2$,使组织供氧增加。氧疗对心功能不全、严重贫血、一氧化碳中毒、休克等患者也有一定的疗效。

**（二）缺氧的症状和程度判断及给氧的标准**

1.判断缺氧程度

对缺氧程度的判断,除患者的临床表现外,主要根据血气分析检查结果来判断(表 13-1)。

表 13-1 缺氧的症状和程度判断

| 程度 | 发绀 | 呼吸困难 | 神志 | 血气分析 | | | |
| --- | --- | --- | --- | --- | --- | --- | --- |
| | | | | 氧分压($PaO_2$) | | 二氧化碳分压($PaCO_2$) | |
| | | | | kPa | mmHg | kPa | mmHg |
| 轻度 | 轻 | 不明显 | 清楚 | 6.6～9.3 | 50～70 | >6.6 | >50 |
| 中度 | 明显 | 明显 | 正常或烦躁不安 | 4.6～6.6 | 35～50 | >9.3 | >70 |
| 重度 | 显著 | 严重,三凹征明显 | 昏迷或半昏迷 | 4.6 以下 | 35 以下 | >12.0 | >90 |

注:动脉血气分析正常值:$PaO_2$ 10.7～13.3 kPa(80～100 mmHg),$PaCO_2$ 4.7～6.0 kPa(35～45 mmHg),$SaO_2$ 95%。

2.给氧指征

(1)轻度缺氧:一般不需要给氧,如果患者有呼吸困难可给予低流量的氧气(1～2 L/min)。

(2)中度缺氧:须给氧。当患者 $PaO_2$<6.7 kPa(50 mmHg),均应给氧。对于慢性阻塞性肺疾病并发冠心病患者,其 $PaO_2$<8.0 kPa(60 mmHg)时即需要给氧。

(3)重度缺氧:是给氧的绝对适应证。

**（三）氧气疗法的种类及适用范围**

动脉血二氧化碳分压($PaCO_2$)是评价通气状态的指标,是决定以何种方式给氧的重要依据。

1.低浓度氧疗

低浓度氧疗又称控制性氧疗,吸氧浓度低于 40%,用于低氧血症伴二氧化碳潴留的患者。例如,慢性阻塞性肺部疾病和慢性呼吸衰竭的患者,呼吸中枢对二氧化碳增高的反应很弱,呼吸的维持主要依靠缺氧刺激外周化学感受器;如果给予高浓度的氧气吸入,低氧血症迅速解除,同时也解除了缺氧兴奋呼吸中枢的作用,因此可导致呼吸进一步抑制,加重二氧化碳的潴留,甚至发生二氧化碳麻醉。

2.中等浓度氧疗

中等浓度氧疗吸氧浓度为 40%～60%,主要用于有明显通气/灌注比例失调或显著弥散障碍的患者,特别是血红蛋白浓度很低或心排血量不足者,如肺水肿、心肌梗死、休克等。

3.高浓度氧疗

高浓度氧疗吸氧浓度在 60% 以上,应用于单纯缺氧而无二氧化碳潴留的患者,如心肺复苏后的生命支持阶段、成人型呼吸窘迫综合征等。

**（四）供氧装置**

供氧装置有氧气筒、氧气压力表和管道氧气装置(中心供氧装置)。

1.氧气筒装置

(1)氧气筒为柱形无缝钢筒,筒内可耐高压达 14.7 MPa,容纳氧气约 6 000 L。

(2)总开关:在筒的顶部,可控制氧气的放出。使用时,将总开关向逆时针方向旋转 1/4 周,即可放出足够的氧气,不用时可按顺时针方向将总开关旋紧。

(3)氧气筒装置气门:在氧气筒颈部的侧面,有一气门与氧气表相连,是氧气自筒中输出的途径。

2.氧气表装置

(1)组成:由以下几部分组成。①压力表:从表上的指针能测知筒内氧气的压力,以 MPa 或 kgf/cm² (非法定计量单位,1 ksf/cm² ≈0.1 MPa) 表示。压力越大,则说明氧气储存量越多。②减压器:是一种弹簧自动减压装置,可将来自氧气气筒内的压力降至 0.2~0.3 MPa,使流量平衡,保证安全,便于使用。③流量表:可以测知每分钟氧气的流出量,用 L/min 表示,以浮标上端平面所指刻度读数为标准。④湿化瓶:用于湿润氧气,以免呼吸道黏膜被干燥的气体所刺激。瓶内装入 1/3~1/2 的冷开水,通气管浸入水中,出气管和鼻导管相连。湿化瓶应每天换水 1 次。⑤安全阀:由于氧气表的种类不同,安全阀有的在湿化瓶上端,有的在流量表下端。当氧气流量过大、压力过高时,安全阀的内部活塞即自行上推,使过多的氧气由四周小孔流出,以保证安全。

(2)装表法:①吹尘:将氧气筒置于架上,取下氧气筒帽,用手将总开关按逆时针方向打开,使少量氧气从气门处流出,随即迅速关好总开关,以达清洁该处的目的,避免灰尘吹入氧气表内。②接氧气表:是将氧气表的旋紧螺帽口与氧气筒气门处的螺丝接头衔接,将表稍向后倾,用手按顺时针方向初步旋紧,然后再用扳手旋紧,使氧气表直立于氧气筒旁。③接湿化瓶:连接通气管和湿化瓶。④接管与检查:连接出气橡胶管于氧气表上,检查流量调节阀关好后,打开氧气筒总开关,再打开流量调节阀,检查氧气流出是否通畅、有无漏气及全套装置是否适用。最后关上流量调节阀,推至病房待用。

(3)卸表法。①放余气:旋紧氧气筒总开关,打开氧气流量调节阀,放出余气,再关好流量调节阀,卸下湿化瓶和通气管。②卸氧气表:一手持表,一手用扳手将氧气表上的螺帽旋松,然后再用手旋开,将表卸下。

3.管道氧气装置

管道氧气装置即中心供氧装置。氧气通过中心供氧站提供,中心供氧站通过管道将氧气输送至各病区床单位、门诊、急诊科。中心供氧站通过总开关进行管理,各用氧单位有分开关,并配有氧气表,患者需要时,打开床头流量表开关,调整好氧流量即可使用。

**(五)氧气成分、浓度及关于用氧的计算**

1.氧气成分

根据条件和患者的需要,一般常用 99% 氧气,也可用 5% 二氧化碳和纯氧混合的气体。

2.氧气吸入浓度

氧气在空气中占 20.93%,二氧化碳为 0.03%,其余 79.04% 为氮气、氢气和微量的惰性气体。掌握吸氧浓度对纠正缺氧起着重要的作用,低于 25% 的氧浓度则和空气中氧含量相似,无治疗价值;高于 70% 的浓度,持续时间超过 1 天,则可能发生氧中毒,表现为恶心、烦躁不安、面色苍白、进行性呼吸困难。故掌握吸氧浓度至关重要。

3.氧浓度和氧流量的换算方法

吸氧浓度(%)=21+4×氧流量(L/min)。

4.氧气筒内的氧气量的计算

氧气筒内的氧气量(L)=氧气筒容积(L)×压力表指示的压力(kgf/cm²)÷1 kgf/cm²。

5.氧气筒内氧气的可供应时间的计算

氧气筒内的氧气可供应的时间(h)=(压力表压力-5)(kgf/cm²)×氧气筒容积(L)÷1 kgf/cm²÷氧流量(L/min)÷60分钟。

公式中5是指氧气筒内应保留压力值。

### (六)鼻导管给氧法

鼻导管给氧法有单侧鼻导管给氧法和双侧鼻导管给氧法两种。①单侧鼻导管给氧法:是将一细鼻导管插入一侧鼻孔,经鼻腔到达鼻咽部,末端连接氧气的供氧方法。此法节省氧气,但可刺激鼻腔黏膜,长时间应用,患者感觉不适。因此目前不常用。②双侧鼻导管给氧法:是将特制双侧鼻导管插入双鼻孔内,末端连接氧气的供氧方法。插入深约1 cm,导管环稳妥固定即可。此法操作简单,对患者刺激性小,适用于长期用氧的患者。其是目前临床上常用的给氧方法之一。

1.目的

(1)改善各种原因导致的缺氧状况。

(2)提高 $PaO_2$ 和 $SaO_2$。

(3)促进组织代谢,维持机体生命活动。

2.评估

(1)患者:了解患者病情,缺氧原因、缺氧程度及缺氧类型,患者呼吸道是否通畅、鼻腔黏膜情况、有无鼻中隔偏曲等。

(2)操作者双手不可接触油剂。

(3)用物氧气筒是否悬挂有"有氧"及"四防"标志。

(4)环境病房有无烟火及易燃品。

3.计划

(1)用物准备。①治疗盘内备:治疗碗(内放鼻导管、纱布数块)、小药杯(内盛冷开水)、通气管、棉签、乙醇、弯盘、胶布、玻璃接管、湿化瓶(内装 1/3~1/2 湿化液)、安全别针、扳手。②治疗盘外备:氧气筒及氧气压力表装置、吸氧记录单、笔。

(2)患者准备:体位舒适,情绪稳定,理解目的,愿意配合。

(3)环境准备:清洁,安静,光线充足,室温适宜,1 m 之内无热源,5 m 之内无明火,远离易燃易爆品。

4.评价

(1)患者缺氧症状得到改善,无鼻黏膜损伤,无氧疗不良反应发生。

(2)氧气装置无漏气,护士操作规范,用氧安全。

(3)患者知晓用氧安全注意事项,能主动配合操作。

5.健康教育

(1)指导患者及其家属认识氧疗的重要性和配合氧疗的方法。

(2)指导患者及探视者用氧时禁止吸烟,保证用氧安全。

(3)告知患者及其家属不要自行摘除鼻导管或者调节氧流量。

(4)告知患者如感到鼻咽部干燥不适或者胸闷憋气,应及时通知医务人员。

6.其他注意事项

(1)注意用氧安全,切实做好"四防",即防震、防火、防热、防油。氧气筒内压力很高,在搬运时避免倾倒撞击,防止爆炸;氧气助燃,氧气筒应放阴凉处,在筒的周围严禁烟火和易燃品,至少距明火 5 m,暖气 1 m;氧气表及螺旋口上勿涂油,也不可用带油的手拧螺旋,避免引起燃烧。

(2)氧气筒的氧气不可全部用尽,当压力表上指针降至 0.5 MPa(5 kgf/cm²)时,即不可再用,以防灰尘进入筒内,再次充气时发生爆炸的危险。

(3)对未用和已用完的氧气筒应分别注明"满"或"空"的字样,便于及时储备,以应急需。

(4)保护鼻黏膜防止交叉感染:①用鼻导管持续吸氧者,每天更换鼻导管两次以上,双侧鼻孔交替使用,以减少对鼻黏膜的刺激。②及时清洁鼻腔,防止导管阻塞。③湿化瓶一人一用一消毒,连续吸氧患者应每天更换湿化瓶、湿化液及一次性吸氧管。

**(七)鼻塞给氧法**

鼻塞给氧法是将鼻塞塞于一侧鼻孔内的给氧方法。鼻塞是用塑料或有机玻璃制成带有管腔的球状物,大小以恰能塞鼻孔为宜。此法可避免鼻导管对鼻黏膜的刺激,两侧鼻孔可交替使用,患者较为舒适,适用于慢性缺氧者长期氧疗时。

**(八)面罩给氧法**

将面罩置于患者口鼻部供氧,用松紧带固定,氧气自下端输入,呼出的气体从面罩侧孔排出的方法是面罩给氧法。由于口、鼻部都能吸入氧气,效果较好,同时此法对呼吸道黏膜刺激性小,简单易行,患者较为舒适。可用于病情较重,氧分压明显下降者。面罩给氧时必须要足够的氧流量,一般为 6~8 L/min。

**(九)氧气袋给氧法**

氧气袋为一长方形橡胶袋,袋的一角有橡胶管,上有调节器以调节流量。使用时将氧气袋充满氧气,连接湿化瓶、鼻导管,调节好流量,让患者头部枕于氧气袋上,借助重力使氧气流出。主要用于家庭氧疗、危重患者的急救或转运途中。

**(十)头罩给氧法**

头罩给氧法适用于新生儿、婴幼儿的给氧,将患儿头部置于头罩里,将氧气接于进气孔上,可以保证罩内一定的氧浓度。此法简便,无刺激,同时透明的头罩也易于观察病情变化。

**(十一)氧疗监护**

1.缺氧症状改善

患者由烦躁不安变为安静、心率变慢、血压上升、呼吸平稳、皮肤红润温暖、发绀消失,说明缺氧症状改善。

2.实验室检查

实验室检查可作为氧疗监护的客观指标。主要观察氧疗后 $PaO_2$、$PaCO_2$、$SaO_2$ 等指标的变化。

3.氧气装置

有无漏气,管道是否通畅。

4.氧疗的不良反应及预防

当氧浓度高于 60%、持续时间超过 24 小时,可能出现氧疗的不良反应。

常见的不良反应有以下几种。

(1)氧中毒:长时间高浓度氧气吸入的患者可导致肺实质的改变,如肺泡壁增厚、出血。氧中毒患者常表现为胸骨后不适、疼痛、灼热感,继而出现干咳、恶心呕吐、烦躁不安、进行性呼吸困难,继续增加吸氧浓度患者的 $PaO_2$ 不能保持在理想水平。

预防措施:预防氧中毒的关键是避免长时间、高浓度吸氧;密切观察给氧的效果和不良反应;定时进行血气分析,根据分析结果调节氧流量。

(2)肺不张:呼吸空气时,肺内含有大量不被血液吸收的氮气,构成肺内气体的主要成分。当高浓度氧疗时,肺泡气中氮逐渐被氧所取代,一旦发生支气管阻塞时肺泡内的气体更易被血液吸收而发生肺泡萎缩,从而引起吸收性肺不张。患者表现为烦躁不安,呼吸、心率增快,血压上升,继而出现呼吸困难、发绀,甚至昏迷。

预防措施:控制吸氧浓度;鼓励患者深呼吸、有效咳嗽、经常翻身叩背以促进痰液排出,防止分泌物阻塞。

(3)呼吸道分泌物干燥:如持续吸入未经湿化且浓度较高的氧气,超过 48 小时,支气管黏膜因干燥气体的直接刺激而产生损害,使分泌物黏稠、结痂、不易咳出。特别是气管插管或气管切开的患者,因失去了上呼吸道对气体的湿化作用则更易发生。

预防措施:氧气吸入前一定要先湿化,必要时配合做超声波雾化吸入。

(4)眼晶状体后纤维组织增生:仅见于新生儿,尤其是早产儿。当患儿长时间吸入高浓度氧时,可导致患儿视网膜血管收缩,从而发生视网膜纤维化,最后导致不可逆的失明。

预防措施:新生儿吸氧浓度应严格控制在 40% 以下,并控制吸氧的时间。

(5)呼吸抑制:常发生于低氧血症伴二氧化碳潴留的患者吸入高浓度的氧气之后。由于 $PaCO_2$ 长期升高,呼吸中枢失去了对二氧化碳的敏感性,呼吸的调节主要依靠缺氧对外周感受器的刺激来维持,如果吸入高浓度氧,虽然缺氧得到某种程度的改善,但却解除了缺氧对呼吸的刺激作用,使呼吸中枢抑制加重,甚至呼吸停止。

预防措施:低浓度低流量持续给氧,并检测 $PaO_2$ 的变化,维持患者的 $PaO_2$ 在 8.0 kPa (60 mmHg)左右。

## 二、吸痰法

吸痰法是指利用机械吸引的方法,经口、鼻腔、人工气道将呼吸道的分泌物吸出,以保持呼吸道通畅的一种治疗方法。临床上主要用于年老体弱、危重、昏迷、麻醉未清醒前、气管切开等不能有效咳嗽、排痰者。

### (一)吸痰装置

临床上常用的吸痰装置有电动吸引器和中心负压吸引装置两种,它们利用负压吸引原理,连接导管吸出痰液。

1.电动吸引器

(1)构造:主要由电动机、偏心轮、气体过滤器、压力表及安全瓶和储液瓶组成。安全瓶和储液瓶是两个容量为 1 000 mL 的容器,瓶塞上各有两个玻璃管,并通过橡胶管相互连接。

(2)原理:接通电源后,电动机带动偏心轮,从吸气孔吸出瓶内的空气,并由排气孔排出,这样不断地循环转动,使瓶内产生负压,将痰吸出。

2.中心负压吸引装置

目前各大医院均设中心负压吸引装置,吸引管道连接到各病房床单位,使用十分方便。

### (二)电动吸引器吸痰法

1.目的

清除呼吸道分泌物,保持呼吸道通畅;预防肺不张、坠积性肺炎、窒息等并发症的发生。

2.评估

(1)患者:评估患者鼻腔有无分泌物堵塞,有无鼻息肉、鼻中隔偏曲等情况;评估患者的意识及有无将呼吸道分泌物排出的能力,以判断是否具有吸痰的指征,是否需要同时备压舌板或开口器及舌钳。

(2)环境:病房是否安静,温、湿度是否适宜。

(3)用物:吸痰管型号是否合适,吸痰用物是否保持无菌状态;备好不同型号的无菌吸痰管或消毒吸痰管(成人 12~14 号,小儿 8~12 号);将内盛消毒液的瓶子系于吸引器一侧(内放吸痰后的玻璃接管);电动吸引器性能是否良好,各管道连接是否正确。

3.计划

(1)患者准备:体位舒适,情绪稳定,理解目的,愿意配合。

(2)操作者准备:根据患者情况及痰液的黏稠度调节负压(成人 39.9~53.3 kPa,儿童 <39.9 kPa)。

(3)用物准备:①无菌治疗盘内备:无菌持物镊或血管钳、无菌纱布、无菌治疗碗,必要时备压舌板、开口器、舌钳。②治疗盘外备:盖罐 2 个(分别盛 0.9%氯化钠注射液和消毒吸痰管数根,也可用一次性无菌吸痰管)、弯盘、无菌手套。③吸痰装置:电动吸引器 1 台、多头电插板。

4.评价

(1)患者呼吸道内分泌物及时清除,气道通畅,缺氧症状得到缓解。

(2)护士操作规范,操作中未发现呼吸道黏膜损伤。

5.健康教育

(1)告诉清醒患者不要紧张并教会患者正确配合吸痰。

(2)告知患者适当饮水,以利痰液排出。

6.其他注意事项

(1)电动吸引器连续使用不得超过 2 小时。

(2)储液瓶内应放少量消毒液,使吸出液不致黏附于瓶底,便于清洗消毒;储液瓶内吸出液应及时倾倒,液面不应超过储液瓶的 2/3 满,以免痰液被吸入电动机而损坏机器。

(3)按照无菌技术操作原则,治疗盘内吸痰用物应每天更换 1~2 次,吸痰管每次更换,储液瓶及连接导管每天清洁消毒,避免交叉感染。

(4)小儿吸痰时,吸痰管要细,吸力要小。

(5)痰液黏稠者,可以配合翻身叩背、雾化吸入等方法,增强吸痰效果。

(6)经鼻气管内吸引时插入导管长度:成人 20 cm、儿童 14~20 cm、婴幼儿 8~14 cm。

(7)颅底骨折患者严禁从鼻腔吸痰,以免引起颅内感染及脑脊液被吸出。

**(三)中心负压吸引装置吸痰法**

使用中心负压吸引装置吸痰时,只需将吸痰导管和负压吸引管道相连接,开动吸引开关即可抽吸痰液。因中心负压吸引装置无脚踏开关,手控开关打开后即为持续吸引,因此每次插管前均需反折吸痰管,以免负压吸附黏膜,引起损伤。

**(四)注射器吸痰法**

一般用 50 mL 或 100 mL 注射器连接吸痰管进行抽吸。适用于紧急状态下吸痰。

### 三、洗胃法

洗胃是将胃管插入患者胃内,反复注入和吸出一定量的溶液,以冲洗并排出胃内容物,减轻或避免吸收毒物的胃灌洗方法。

**(一)目的**

**1.解毒**

清除胃内毒物或刺激物,减少毒物吸收,还可利用不同灌洗液进行中和解毒,用于急性食物或药物中毒。服毒后6小时内洗胃效果最有效。

**2.减轻胃黏膜水肿**

幽门梗阻患者,饭后常有滞留现象,引起上腹胀闷、恶心、呕吐等不适,通过洗胃可将胃内潴留食物洗出,减轻潴留物对胃黏膜的刺激,从而减轻胃黏膜水肿。

**3.为手术或检查做准备**

如行胃部、食管下段、十二指肠等手术前,洗胃可减少术中并发症,便于手术操作。

**(二)口服催吐法**

口服催吐法适用于清醒又能合作的患者。

**1.用物**

治疗盘内备量杯(按需要备10 000～20 000 mL洗胃溶液,温度为25～38 ℃)、压舌板、橡胶围裙、盛水桶、水温计。

**2.操作方法**

(1)患者取坐位或半坐卧位,戴好橡胶围裙,盛水桶置患者座位前。

(2)嘱患者在短时间内自饮大量灌洗液,即可引起呕吐,不易吐出时,可用压舌板压其舌根部引起呕吐。如此反复进行,直至吐出的灌洗液澄清无味为止。

(3)协助患者漱口、擦脸,必要时更换衣服,卧床休息。

(4)记录灌洗液名称及量,呕吐物的量、颜色、气味,患者主诉,必要时送检标本。

**(三)自动洗胃机洗胃法**

自动洗胃机洗胃法是利用电磁泵作为动力源,通过自控电路的控制,使电磁阀自动转换动作,先向胃内注入冲洗药液,随后从胃内吸出内容物的洗胃过程。自动洗胃机台面上装有电子钟、调节药量的开关(顺时针为开,冲洗时压力在39.2～58.8 kPa,流量约2.3 L/min)、停机、手吸、手冲、自动清洗键等,洗胃机侧面装有药管、胃管、污水管口等,机内备滤清器(防止食物残渣堵塞管道),背面装有电源插头。用自动洗胃机洗胃能迅速、彻底地清除胃内毒物。

**1.评估**

(1)患者:①评估患者意识及有无配合的能力以方便操作及减轻患者的痛苦。②了解患者中毒情况、既往健康状况以便掌握洗胃禁忌证,增加洗胃的安全性。③患者口腔黏膜情况,有无活动义齿等。

(2)用物:自动洗胃机性能是否良好。

(3)环境:病房是否安静、整洁、宽敞。

**2.计划**

(1)环境准备:环境安静、整洁、宽敞,避免人群围观,必要时备屏风以保护患者隐私。

(2)操作者准备:洗手,戴口罩,必要时戴手套。

(3)用物准备。①备洗胃溶液:根据毒物性质准备洗胃溶液,毒物性质不明时可选用温开水或等渗盐水洗胃;一般用量为 10 000~20 000 mL,温度为 25~38 ℃。②备洗胃用物:备无菌洗胃包(内有胃管、纱布、镊子或使用一次性胃管)、止血钳,液状石蜡、棉签、弯盘、治疗巾、橡胶围裙或橡胶单、胶布、检验标本容器或试管、量杯、水温计、压舌板、50 mL 注射器、听诊器、手电筒,必要时备开口器、牙垫、舌钳于治疗碗中;水桶两只(分别盛放洗胃液、污水)。③备洗胃机:接通电源,连接各种管道,将三根橡胶管分别与机器的药水管(进液管)、胃管、污水管(出液管)连接,将已配好的洗胃液倒入洗胃液桶内,药管的一端放入洗胃液桶内;污水管的一端放入空水桶内。调节药量流速,备用。

(4)患者准备:有义齿者取下,体位舒适,清醒者愿意配合。

3.实施

自动洗胃机洗胃步骤见表 13-2。

表 13-2　自动洗胃机洗胃法

| 流程 | 步骤详解 | 要点与注意事项 |
|---|---|---|
| 1.备物核对 | 携用物至床旁,核对并再次解释 | ◇尊重患者,取得合作,昏迷者取得家属配合 |
| 2.插胃管 | | |
| (1)卧位 | 协助患者取合适的卧位;清醒或中毒较轻者可取坐位或半坐卧位;中毒较重者取侧卧位,昏迷患者取去枕仰卧位,头偏向一侧 | ◇左侧卧位可减慢胃排空,延缓毒物进入十二指肠 |
| (2)保护衣被 | 围橡胶单于胸前 | |
| (3)插胃管 | 弯盘放于口角处,润滑胃管,由口腔插入,方法同鼻饲法 | ◇昏迷者使用张口器和牙垫协助打开口腔 ◇插管时动作要轻柔,切忌损伤食管黏膜或误入气管 |
| (4)验证固定 | 确定胃管在胃内,用胶布固定 | ◇同鼻饲法 |
| 3.连接胃管 | 洗胃机胃管的一端与已插好的患者的胃管相连 | |
| 4.自动洗胃 | (1)按"手吸"按钮,吸出胃内容物 (2)按"自动"按钮,机器即开始对胃进行自动冲洗,直至洗出液澄清无味为止 | ◇以彻底有效清除胃内毒物 ◇冲洗时"冲"灯亮,吸引时"吸"灯亮 ◇提示胃内残留毒物已基本洗净 |
| 5.观察 | 洗胃过程中,随时注意洗出液的性质、颜色、气味、量及患者的面色、脉搏、呼吸和血压的变化 | ◇如患者有腹痛、休克、洗出液呈血性,应立即停止洗胃,通知医师采取相应的急救措施 |
| 6.拔管 | 洗毕,反折胃管,拔出 | ◇防止管内液体误入气管 |
| 7.整理记录 | (1)协助患者漱口,必要时更换衣服,取舒适卧位,整理床单位 (2)清理用物,洗手 (3)记录灌洗液名称、量,洗出液的颜色、气味、性质、量,患者的反应 | ◇使患者清洁、舒适 ◇自动洗胃机三管(进液管、胃管、污水管)同时放入清水中,按"清洗"键清洗各管腔,洗毕将各管同时取出,待机器内水完全排尽后,按"停机"键关机 |

4.评价

(1)患者痛苦减轻,毒物或胃内潴留物被有效清除,症状缓解。

(2)护士操作规范,操作中患者未发生并发症。

5.健康教育

(1)告知患者及其家属洗胃后的注意事项。

(2)对自服毒物者应给予针对性的心理护理。

6.其他注意事项

(1)急性中毒者,应先迅速采用口服催吐法,必要时进行洗胃,以减少毒物被吸收。

(2)当所服毒物性质不明时,应先抽吸胃内容物送检,以明确毒物性质,同时可选用温开水或0.9%氯化钠注射液洗胃,待毒物性质明确后,再采用拮抗剂洗胃。

(3)若服强酸或强碱等腐蚀性毒物,则禁忌洗胃,以免导致胃穿孔。可按医嘱给予药物或物理性对抗剂,如喝牛奶、豆浆、蛋清(用生鸡蛋清调水至 200 mL)、米汤等,以保护胃黏膜。

(4)食管、贲门狭窄或梗阻,主动脉弓瘤,最近曾有上消化道出血,食管静脉曲张,胃癌等患者均禁忌洗胃,昏迷患者洗胃宜谨慎。

(5)每次灌洗液量以 300～500 mL 为宜,如灌洗液量过多可引起急性胃扩张,胃内压增加,加速毒物吸收;也可引起液体反流致呛咳、误吸。并且要注意每次入量和出量应基本平衡,防止胃潴留。

(6)洗胃结束后应立即清洗洗胃机各管腔,以免被污物堵塞或腐蚀。

**(四)电动吸引器洗胃法**

电动吸引器洗胃法是利用负压吸引原理,吸出胃内容物和毒物的方法。用于急救急性中毒患者。

1.操作方法

(1)接通电源,检查吸引器功能。

(2)将灌洗液倒入输液瓶,悬挂于输液架上,夹紧输液管。

(3)同自动洗胃机洗胃法插入、固定胃管。

(4)取"Y"形管(三通管),将其主干与输液管相连,两个分支分别连接胃管末端、吸引器的储液瓶引流管。

(5)开动吸引器,吸出胃内容物,留取第一次标本送检。

(6)将吸引器关闭,夹住引流管,开放输液管,使溶液流入胃内 300～500 mL。夹住输液管,开放引流管,开动吸引器,吸出灌入的液体。

(7)如此反复灌洗,直到吸出的液体澄清无味为止。

2.注意事项

负压应保持在 13.3 kPa(100 mmHg)左右,以防损伤胃黏膜。其余同自动洗胃机洗胃。

**(五)漏斗胃管洗胃法**

漏斗胃管洗胃法是利用虹吸原理,将洗胃溶液灌入胃内后,再吸引出来的方法。适用于家庭和社区现场急救缺乏仪器的情况下。

1.操作方法

(1)同自动洗胃机洗胃法插入、固定胃管。

(2)将胃管漏斗部分放置低于胃部,挤压橡胶球,吸出胃内容物。

（3）举漏斗高过头部 30～50 cm，将洗胃液缓慢倒出 300～500 mL 于漏斗内，当漏斗内尚余少量溶液时，迅速将漏斗降至低于胃的位置，倒置于盛水桶内，利用虹吸作用引出胃内灌洗液；流完后，再举漏斗注入溶液。

（4）反复灌洗，直至洗出液澄清为止。

2.注意事项

若引流不畅，可将胃管中段的皮球挤压吸引，即先将皮球末端胃管反折，然后捏皮球，再放开胃管。其余同自动洗胃机洗胃。

### （六）注洗器洗胃法

注洗器洗胃法适用于幽门梗阻、胃手术前准备及术后吻合口水肿、吻合口狭窄者。

1.用物

治疗盘内放治疗碗、胃管、镊子、50 mL 注洗器、纱布、液状石蜡及棉签，另备橡皮单、治疗巾、弯盘、污水桶，灌洗液及量按需要准备。

2.操作方法

插入洗胃管方法同前，证实胃管在胃内并固定后，用注洗器吸尽胃内容物，注入洗胃液约 200 mL 后抽出弃去，反复冲洗，直到洗净为止。

3.注意事项

（1）为幽门梗阻患者洗胃，可在饭后 4～6 小时或空腹进行。应记录胃内潴留量，以了解梗阻情况，胃内潴留量＝洗出量－灌入量。

（2）胃手术后吻合口水肿宜用 3％氯化钠洗胃，每天两次，有消除水肿的作用。

（李娜娜）

# 第二节 休　克

休克是人体在各种病因打击下引起的以有效循环血量急剧减少，组织器官的氧和血液灌流不足，末梢循环障碍为特点的一种病理综合征。

目前休克分为低血容量性休克、感染性休克、创伤性休克、心源性休克、神经源性休克和过敏性休克六类。在外科中常见的是低血容量性休克、感染性休克和创伤性休克。

## 一、特级护理

对休克患者 24 小时专人护理，制订护理计划，在实施过程中根据患者休克的不同阶段和病情变化，以及时修改护理计划。随时做好重症护理记录。

## 二、严密观察病情变化

除每 15～30 分钟为患者测量脉搏、呼吸、血压外，还应观察以下变化。

### （一）意识和表情

休克患者的神态改变如烦躁、淡漠、恐惧，昏迷是全身组织器官血液灌注不足的一种表现，应将患者仰卧位，头及躯干部抬高 20°～30°，下肢抬高 15°～20°，防止膈肌及腹腔脏器上移，影响心肺功能,并可增加回心血量,改善脑血流灌注量。

### (二)皮肤色泽及温度

休克时患者面色及口唇苍白,皮肤湿冷,四肢发凉,皮肤出现出血点或瘀斑,可能为休克已进入弥散性血管内凝血阶段。

### (三)血压、脉压及中心静脉压

休克时一般血压常低于 10.7/6.7 kPa(80/50 mmHg),脉压<4.0 kPa(<30 mmHg)。因其是反应血容量最可靠的方法,对心功能差的患者,可放置 Swan-Ganz 导管,监测右心房压、肺动脉压、肺毛细血管嵌压及心排血量,以了解患者的血容量及心功能情况。

### (四)脉搏及心率

休克患者脉搏增快,随着病情发展,脉搏减速或出现心律不齐,甚至脉搏摸不到。

### (五)呼吸频率和深度

注意呼吸的次数和节律,如呼吸增快、变浅,不规则为病情恶化,当呼吸每分钟增至 30 次以上或下降至 8 次以下,为病情危重。

### (六)体温

休克患者体温一般偏低,感染性休克的患者,体温可突然升高至 40 ℃以上,或骤降至常温以下,均反映病情危重。

### (七)瞳孔

观察双侧瞳孔的大小,对光反射情况,如双侧瞳孔散大,对光反射消失,说明脑缺氧和患者病情严重。

### (八)尿量及尿比重

休克患者应留置导尿管,每小时测尿量一次,如尿量每小时少于 30 mL,尿比重增高,说明血容量不足;每小时尿量在 30 mL 以上,说明休克有好转。若输入相当量的液体后尿量仍不足平均每小时 30 mL,则应监测尿比重和血肌酐,同时注意尿沉渣的血细胞、球型等。疑有急性肾小球坏死者,更应监测血钠、尿钠和尿肌酐,以便了解肾脏的损害情况。

## 三、补充血容量注意输液速度

休克主要是全身组织、器官血液灌注不足引起。护士应在血压及血流动力学监测下调节输液速度。当中心静脉压低于正常值时,应加快输液速度;高于正常值时,说明液体输入过多、过快,应减慢输液速度,防止肺水肿及心、肺功能衰竭。

## 四、保持呼吸道通畅

休克(尤其是创伤性休克)有呼吸反常现象,应随时注意清除患者口腔及鼻腔的分泌物,以保持呼吸道通畅,同时给予氧气吸入。昏迷患者口腔内应放置通气管,并注意听诊肺部,监测动脉血气分析,以便及时发现缺氧或通气不足。吸氧浓度一般为 40%~50%,每分钟 6~8 L 的流量。

## 五、应用血管活性药物的护理

### (一)从低浓度慢速开始

休克患者应用血管活性药,应从低浓度慢速开始,每 5 分钟监测血压 1 次,待血压平稳后改为每 15～30 分钟监测 1 次。并按等量浓度严格掌握输液滴数,使血压维持在稳定状态。

### (二)严防液体外渗

静脉滴入升压药时,严防液体外渗,造成局部组织坏死。出现液体外渗时,应立即更换输液部位,外渗部位应用 0.25％普鲁卡因做血管周围组织封闭。

## 六、预防并发症的护理

### (一)防止坠床

对神志不清、烦躁不安的患者,应固定输液肢体,并加床挡防止坠床,必要时将四肢以约束带固定于床旁。

### (二)口腔感染

休克、神志不清的患者,由于唾液分泌少容易发生口腔感染,床旁应备口腔护理包。根据口腔 pH 选择口腔护理液,每天做 4 次口腔护理,保持口腔清洁,神志不清的患者做口腔护理时,要认真检查黏膜有无异常。

### (三)肺部感染

休克、神志不清的患者由于平卧位,活动受限,易发生坠积性肺炎。因此,应每天 4 次雾化吸入,定时听诊双肺部以了解肺部情况,必要时给予吸痰。

### (四)压疮

休克患者由于血液在组织灌注不足,加之受压部位循环不良,极易发生压疮。因此,应保持皮肤护理,保持皮肤清洁、干燥、卧位舒适,定时翻身,按摩受压部位及骨突处,检查皮肤有无损伤,并严格接班。

(李娜娜)

# 第三节 昏 迷

昏迷是一种严重的意识障碍,随意运动丧失,对体内外(如语言、声音、光、疼痛等)一切刺激均无反应并出现病理反射活动的一种临床表现。在临床上,可由多种原因引起,并且是病情危重的表现之一。因此,如遇到昏迷的患者,应及时判断其原因,选择正确的措施,争分夺秒地抢救,以挽救患者生命。

昏迷的原因分为颅内、颅外因素。①颅内因素:中枢神经系统炎症(脑膜炎、脑脓肿、脑炎等),脑血管意外(脑出血、脑梗死、蛛网膜下腔出血),占位性病变(脑肿瘤、颅内血肿),脑外伤,癫痫。②颅外病因:严重感染(败血症、伤寒、中毒性肺炎等),心血管疾病(休克、高血压脑病、阿-斯综合征等),内分泌与代谢性疾病(糖尿病酮症酸中毒、低血糖、高渗性昏迷、肝昏迷、尿毒症等),药物及化学物品中毒(有机磷农药、一氧化碳、安眠药、麻醉药、乙醚等),物理因素(中暑、触电)。

## 一、昏迷的临床表现

昏迷是病情危重的标志,病因不同其临床表现也各异。

(1)伴有抽搐者,见于癫痫、高血压脑病、脑水肿、尿毒症、脑缺氧、脑缺血等。

(2)伴有颅内压增高者,见于脑水肿、脑炎、脑肿瘤、蛛网膜下腔出血等。

(3)伴有高血压者见于高血压脑病、脑卒中、嗜铬细胞瘤危象。

(4)伴有浅弱呼吸者见于肺功能不全、药物中毒、中枢神经损害。

(5)患者呼出气体的气味对诊断很有帮助,如尿毒症患者呼出气体有氨气味,酮症酸中毒有烂苹果味,肝昏迷有肝臭味,酒精中毒者有酒精味,DDV 中毒有 DDV 味。

## 二、护理评估

### (一)健康史

应向患者的家属或有关人员详细询问患者以往有无癫痫发作、高血压病、糖尿病,以及严重的心、肝、肾和肺部等疾病。了解患者发作现场情况,发病之前有无外伤或其他意外事故(如服用毒物、高热环境下长期工作、接触剧毒化学药品和煤气中毒等),最近患者的精神状态和与周围人的关系。

### (二)身体状况

1.主要表现

应向患者家属或有关人员详细询问患者的发病过程、起病时有无诱因、发病的急缓、持续的时间、演变经过;昏迷是首发症状还是由其他疾病缓慢发展而来的,昏迷前有无其他表现(指原发病的表现,如有无剧烈头痛、喷射样呕吐;有无心前区疼痛;有无剧烈的咳嗽、咳粉红色痰液、严重的呼吸困难、发绀;有无烦躁不安、胡言乱语;有无全身抽搐;有无烦渴、多尿、烦躁、呼吸深大、呼气呈烂苹果味等),以往有无类似发作史,昏迷后有无其他的表现。

2.体格检查

(1)观察检查生命体征。①体温:高热提示有感染性或炎症性疾病。过高可能为中暑或中枢性高热(脑干或下丘脑损害)。过低提示为休克、甲状腺功能低下、低血糖、冻伤或镇静安眠药过量。②脉搏:不齐可能为心脏病。微弱无力提示休克或内出血等。过速可能为休克、心力衰竭、高热或甲亢危象。过缓可能为房室传导阻滞或阿-斯综合征。缓慢而有力提示颅内压增高。③呼吸:深而快的规律性呼吸常见于糖尿病酸中毒,称为 Kussmual 呼吸;浅而快速的规律性呼吸见于休克、心肺疾病或安眠药中毒引起的呼吸衰竭;脑的不同部位损害可出现特殊的呼吸类型,如潮式呼吸提示大脑半球广泛损害,中枢性过度呼吸提示病变位于中脑被盖部,长吸式呼吸为脑桥上部损害所致,丛集式呼吸为脑桥下部病变所致,失调式呼吸是延髓特别是其下部损害的特征性表现。④血压:过高提示颅内压增高、高血压脑病或脑出血。过低可能为脱水、休克、心肌梗死、镇静安眠药中毒、深昏迷状态等。昏迷时不同水平脑组织受损的表现见表 13-3。

表 13-3　昏迷对不同水平脑组织受损的表现

| 脑受损部位 | 意识 | 呼吸 | 瞳孔 | 眼球运动 | 运动功能 |
|---|---|---|---|---|---|
| 大脑 | 嗜睡、昏睡、昏迷、去皮质状态 | 潮式呼吸 | 正常 | 游动、向病灶侧凝视 | 偏瘫、去皮质强直 |
| 间脑 | 昏睡、昏迷、无动性缄默 | 潮式呼吸 | 小 | 游动、向病灶侧凝视 | 偏瘫、去皮质强直 |
| 中脑 | 昏睡、昏迷、无动性缄默 | 过度换气 | 大、光反应消失 | 向上或向下偏斜 | 交叉偏、去大脑强直 |

续表

| 脑受损部位 | 意识 | 呼吸 | 瞳孔 | 眼球运动 | 运动功能 |
|---|---|---|---|---|---|
| 脑桥 | 昏睡、昏迷、无动性缄默 | 长吸气性、喘息性 | 小如针尖样 | 浮动向病灶对侧凝视 | 交叉偏、去大脑强直较轻 |
| 延髓 | 昏睡、昏迷、无动性缄默 | 失调性、丛集性呼吸 | 小或大 | 眼-脑反射消失 | 交叉性瘫呈迟缓状态 |

(2)神经系统检查。①瞳孔:正常瞳孔直径为 2.5～4 mm,＜2 mm 为瞳孔缩小,＞5 mm 为瞳孔散大。双侧瞳孔缩小见于吗啡中毒、有机磷杀虫药中毒、巴比妥类药物中毒、中枢神经系统病变等,如瞳孔针尖样缩小(＜1 mm),常为脑桥病变的特征,1.5～2.0 mm 常为丘脑或其下部病变。双侧瞳孔散大见于阿托品、山莨菪碱、多巴胺等药物中毒,中枢神经病变见于中脑功能受损;双侧瞳孔散大且对光反射消失表示病情危重。两侧瞳孔大小若相差 0.5 mm 以上,常见于小脑天幕病及 Horner 征。②肢体瘫痪:可通过自发活动的减少及病理征的出现来判断昏迷患者的瘫痪肢体。昏迷程度深的患者可重压其眶上缘,疼痛可刺激健侧上肢出现防御反应,患侧则无;可观察患者面部疼痛的表情判断有无面瘫;也可将患者双上肢同时托举后突然放开任其坠落,瘫痪侧上肢坠落较快,即坠落试验阳性;偏瘫侧下肢常呈外旋位,且足底的疼痛刺激下肢回缩反应差或消失,病理征可为阳性。③脑膜刺激征:伴有发热者常提示中枢神经系统感染;不伴发热者多为蛛网膜下腔出血。如有颈项强直应考虑有无中枢神经系统感染、颅内血肿或其他造成颅内压升高的原因。④神经反射:昏迷患者若没有局限性的脑部病变,各种生理反射均呈对称性减弱或消失,但深反射也可亢进。昏迷伴有偏瘫时,急性期患侧肢体的深、浅反射减退。单侧病理反射阳性,常提示对侧脑组织存在局灶性病变,如果同时出现双侧的病理反射阳性,表明存在弥漫性颅内损害或脑干病变。⑤姿势反射:观察昏迷患者全身的姿势也很重要,临床上常见两种类型:一种为去大脑强直,表现为肘、腕关节伸直,上臂内旋和下肢处于伸展内旋位。提示两大脑半球受损且中脑及间脑末端受损。另一种为去皮质强直,表现为肘、腕处于屈曲位,前臂外翻和下肢呈伸展内旋位。提示中脑以上大脑半球受到严重损害。这两种姿势反射,可为全身性,亦可为一侧性。

(3)检查患者有无原发病的体征:有无大小便失禁,呼气有无特殊气味,皮肤颜色有无异常,肢端是否厥冷,肺部听诊有无湿啰音,听诊心脏的心音有无低钝,有无心脏杂音,腹肌有无紧张,四肢肌肉有无松弛,四肢肌力有无减退,眼球偏向哪侧,眼底检查有无视盘水肿。

**(三)心理状况**

由于患者病情发展快,病情危重,抢救中紧张的气氛,繁多的抢救设施,常引起患者家属的焦虑,而病情的缓解需要时间,家属常因关心患者而产生对治疗效果不满意。

**(四)实验室检查**

1.CT 或 MRI 检查

怀疑脑血管意外的患者可采取本项目,可显示病变的性质、部位和范围。

2.脑脊液检查

怀疑脑膜炎、脑炎、蛛网膜下腔出血的患者可选择,可提示病变的原因。

3.血糖、尿酮测定

怀疑糖尿病酮症酸中毒、高渗性昏迷、低血糖的患者可选择本项目,能及时诊断,并在治疗中

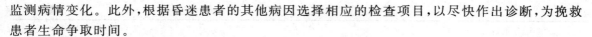

监测病情变化。此外,根据昏迷患者的其他病因选择相应的检查项目,以尽快作出诊断,为挽救患者生命争取时间。

### (五)判断昏迷程度

由于昏迷患者无法沟通,导致询问病史困难,因此,护士能够正确地进行病情观察和判断就显得非常重要,首先应先确认呼吸和循环系统是否稳定,而详细完整的护理体检应等到对患者昏迷的性质和程度判断后再进行。

1.临床分级法

主要是给予言语和各种刺激,观察患者反应情况,加以判断,如呼叫姓名、推摇肩臂、压迫眶上切迹、针刺皮肤、与之对话和嘱其执行有目的的动作等。注意区别意识障碍的不同程度:①嗜睡:是程度最浅的一种意识障碍,患者经常处于睡眠状态,唤醒后定向力基本完整,但注意力不集中,记忆稍差,如不继续对答,很快又入睡。②昏睡:处于较深睡眠状态,不易唤醒,醒时睁眼,但缺乏表情,对反复问话仅能做简单回答,回答时含混不清,常答非所问,各种反射活动存在。③昏迷:意识活动丧失,对外界各种刺激或自身内部的需要不能感知。按刺激反应及反射活动等可分三度(表 13-4)。

表 13-4　昏迷的临床分级

| 昏迷分级 | 疼痛刺激反应 | 无意识自发动作 | 腱反射 | 瞳孔对光反射 | 生命体征 |
|---|---|---|---|---|---|
| 浅昏迷 | 有反应 | 可有 | 存在 | 存在 | 无反应 |
| 中昏迷 | 重刺激可有 | 很少 | 减弱或消失 | 迟钝 | 轻度变化 |
| 深昏迷 | 无反应 | 无 | 消失 | 消失 | 明显变化 |

2.昏迷量表评估法

(1)格拉斯哥昏迷计分法:(GCS)是在 1974 年英国 Teasdale 和 Jennett 制定的。以睁眼(觉醒水平)、言语(意识内容)和运动反应(病损平面)三项指标的 15 项检查结果来判断患者昏迷和意识障碍的程度。以上三项检查共计 15 分,凡积分低于 8 分,预后不良;5~7 分预后恶劣;积分<4 分者罕有存活。即以 GCS 分值越低,脑损害的程度越重,预后亦越差。而意识状态正常者应为满分(15 分)。

此评分简单易行,比较实用。但临床发现:3 岁以下小孩不能合作;老年人反应迟钝,评分偏低;语言不通、聋哑人、精神障碍患者等使用受到限制;眼外伤影响判断;有偏瘫的患者应根据健侧作为判断依据。此外,有人提出,Glasgow 昏迷计分法用于评估患者意识障碍的程度,不能反映出极为重要的脑干功能状态(表 13-5)。

表 13-5　GCS 计分法

| 记分项目 | 反应 | 计分 |
|---|---|---|
| Ⅰ.睁眼反应 | 自动睁眼 | 4 |
|  | 呼唤睁眼 | 3 |
|  | 刺激睁眼 | 2 |
|  | 任何刺激不睁眼 | 1 |
| Ⅱ.语言反应 | 对人物、时间、地点定向准确 | 5 |
|  | 不能准确回答以上问题 | 4 |
|  | 胡言乱语、用词不当 | 3 |

| 记分项目 | 反应 | 计分 |
|---|---|---|
| | 散发出无法理解的声音 | 2 |
| | 无语言能力 | 1 |
| Ⅲ.运动反应 | 能按指令动作 | 6 |
| | 对刺痛能定位 | 5 |
| | 对刺痛能躲避 | 4 |
| | 刺痛时肢体屈曲(去皮质强直) | 3 |
| | 刺痛时肢体过伸(去大脑强直) | 2 |
| | 对刺痛无任何反应 | 1 |
| 总分 | | |

(2)Glasgow-Pittsburgh 昏迷观察表:在 GCS 的临床应用过程中,有人提出尚需综合临床检查结果进行全面分析,同时又强调脑干反射检查的重要性。为此,Pittsburgh 又加以改进补充了另外四个昏迷观察项目,即对光反射、脑干反射、抽搐情况和呼吸状态,称之 Glasgow-Pittsburgh 昏迷观察表,见表 13-6。合计为七项 35 级,最高为 35 分,最低为 7 分。在颅脑损伤中,35~28 分为轻型,27~21 分为中型,20~15 分为重型,14~7 分为特重型颅脑损伤。该观察表即可判定昏迷程度,也反映了脑功能受损水平。

表 13-6 Glasgow-Pittsburgh 昏迷观察表

| 项目 | | 评分 | 项目 | | 评分 |
|---|---|---|---|---|---|
| Ⅰ.睁眼反应 | 自动睁眼 | 4 | | 大小不等 | 2 |
| | 呼之睁眼 | 3 | | 无反应 | 1 |
| | 疼痛引起睁眼 | 2 | Ⅴ.脑干反射 | 全部存 | 5 |
| | 不睁眼 | 1 | | 睫毛反射消失 | 4 |
| Ⅱ.语言反应 | 言语正常(回答正确) | 5 | | 角膜反射消失 | 3 |
| | 言语不当(回答错误) | 4 | | 眼脑及眼前庭反射消失 | 2 |
| | 言语错乱 | 3 | | 上述反射皆消失 | 1 |
| | 言语难辨 | 2 | Ⅵ.抽搐情况 | 无抽搐 | 5 |
| | 不语 | 1 | | 局限性抽搐 | 4 |
| Ⅲ.运动反应 | 能按吩咐动作 | 6 | | 阵发性大发作 | 3 |
| | 对刺激能定位 | 5 | | 连续大发作 | 2 |
| | 对刺痛能躲避 | 4 | | 松弛状态 | 1 |
| | 刺痛肢体屈曲反应 | 3 | Ⅶ.呼吸状态 | 正常 | 5 |
| | 刺痛肢体过伸反应 | 2 | | 周期性 | 4 |
| | 无反应(不能运动) | 1 | | 中枢过度换气 | 3 |
| Ⅳ.对光反应 | 正常 | 5 | | 不规则或低换气 | 2 |
| | 迟钝 | 4 | | 呼吸停止 | 1 |
| | 两侧反应不同 | 3 | | | |

### 三、护理诊断

**(一)意识障碍**

与各种原因引起的大脑皮质和中脑的网状结构发生有度抑制有关。

**(二)清理呼吸道无效**

与患者意识丧失不能正常咳嗽有关。

**(三)有感染的危险**

与昏迷患者的机体抵抗力下降、呼吸道分泌物排出不畅有关。

**(四)有皮肤完整性受损的危险**

与患者意识丧失而不能自主调节体位、长期卧床有关。

### 四、护理目标

(1)患者的昏迷减轻或消失。

(2)患者的皮肤保持完整,无压疮发生。

(3)患者无感染的发生。

### 五、昏迷的救治原则

昏迷患者的处理原则。主要是维持基本生命体征,避免脏器功能的进一步损害,积极寻找和治疗病因。具体包括以下内容。

(1)积极寻找和治疗病因。

(2)维持呼吸道通畅,保证充足氧供,应用呼吸兴奋剂,必要时进行插管行辅助呼吸。

(3)维持循环功能,强心,升压,抗休克。

(4)维持水、电解质和酸碱平衡。对颅内压升高者,应迅速给予脱水治疗。每天补液量 1 500～2 000 mL,总热量为 1 500～2 000 kcal。

(5)补充葡萄糖,减轻脑水肿,纠正低血糖。用法是每次 50％葡萄糖溶液 60～100 mL 静脉滴注,每4～6 小时 1 次。但疑为高渗性非酮症糖尿病昏迷者,最好等血糖结果回报后再给葡萄糖。

(6)对症处理。防治感染,控制高血压、高热和抽搐,注意补充营养。注意口腔呼吸道、泌尿道和皮肤护理。

(7)给予脑细胞代谢促进剂。

### 六、护理措施

**(一)急救护理**

(1)立即使患者安静平卧,下颌抬高以使呼吸通畅。

(2)松解腰带、领扣,随时清除口咽中的分泌物。

(3)呼吸暂停者立即给氧或口对口人工呼吸。

(4)注意保暖,尽量少搬动患者。

(5)血压低者注意抗休克。

(6)有条件尽快输液。

（7）尽快呼叫急救站或送医院救治。

**（二）密切观察病情**

（1）密切观察患者的生命指征，神志、瞳孔的变化，神经生理反射有无异常，注意患者的抽搐、肺部的啰音、心音、四肢肢端温度、尿量、眼底视神经、脑膜刺激征、病理反射等，并及时、详细记录，随时对病情作出正确的判断，以便及时通知医师并及时进行相应的护理，并预测病情变化的趋势，采取措施预防病情的恶化。

（2）如患者出现呼吸不规则（潮式呼吸或间停呼吸）、脉搏减慢变弱、血压明显波动（迅速升高或下降）、体温骤然升高、瞳孔散大、对光反射消失，提示患者病情恶化，须及时通知医师，并配合医师进行抢救。

**（三）呼吸道护理**

协助昏迷患者取平卧位，头偏向一侧，防止呕吐物误吸造成窒息（图 13-1）。帮助患者肩下垫高，使颈部舒展，防止舌后坠阻塞呼吸道，保持呼吸道通畅。立即检查口腔、喉部和气管有无梗阻，以及时吸引口、鼻内分泌物，痰黏稠时给予雾化吸入。用鼻管或面罩吸氧，必要时需插入气管套管，机械通气。一般应使 $PaO_2$ 至少高于 10.7 kPa（80 mmHg），$PaCO_2$ 为 4.0～4.7 kPa（30～35 mmHg）。

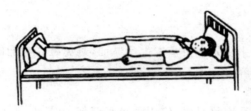

图 13-1　昏迷患者的卧位

**（四）基础护理**

1.预防感染

每 2～3 小时翻身拍背一次，并刺激患者咳嗽，以及时吸痰。口腔护理 3～4 次/天，为防止口鼻干燥，可用 0.9％氯化钠水溶液纱布覆盖口鼻。患者眼睑不能闭合时，涂抗生素眼膏加盖纱布。做好会阴护理，防止泌尿系统感染。

2.预防压疮

昏迷患者由于不能自主调整体位，肢体长期受压容易发生压疮，护理人员应每天观察患者的骶尾部、股骨大转子、肩背部、足跟、外踝等部位，保持床单柔软、清洁、平整，勤翻身，勤擦洗，骨突处做定时按摩，协助患者被动活动肢体，并保持功能位，有条件者可使用气垫床。

3.控制抽搐

可镇静止痉，目前首选药物是地西泮，10～20 mg 静脉滴注，抽搐停止后再静脉滴注苯妥英钠 0.5～1.0 g，可在 4～6 小时内重复给药。

4.营养支持

给昏迷患者插胃管，采取管喂补充营养，应保证患者每天摄入高热量、高蛋白、高维生素、易消化的流质饮食，如牛奶、豆浆或混合奶、菜汤、肉汤等。B 族维生素有营养神经的作用，应予以补充。鼻饲管应每周清洗、消毒一次。

5.清洁卫生

(1)每天帮患者清洁皮肤,以及时更换衣服,保持床铺的清洁干燥;如患者出现大小便失禁,应及时清除脏衣服,用清水清洁会阴部皮肤,迅速更换干净的衣服,长期尿失禁或尿潴留的患者,可留置尿管,定期开放(每4小时一次),每天更换一次尿袋,每周更换一次尿管,每天记录尿量和观察尿液颜色,如患者意识转清醒后,应及时拔出尿管,鼓励和锻炼患者自主排尿;如患者出汗,应及时抹干净,防止患者受凉。

(2)每天对患者进行口腔清洁,观察口腔和咽部有无痰液或其他分泌物、呕吐物积聚,如发现有,应及时清理口咽部和气管,防止患者误吸造成窒息。

**(五)协助医师查明和去除病因**

(1)遵医嘱采取血液、尿液、脑脊液、呕吐物等标本进行相应的检查,以查明患者昏迷的病因。

(2)及时建立静脉通道,为临床静脉用药提供方便。

(3)针对不同病因,遵照医嘱采取相应的医疗措施进行抢救。如有开放性伤口应及时止血、缝合、包扎;如消化道中毒者,以及时进行催吐、洗胃、注射解毒剂;如糖尿病酮症酸中毒患者,以及时应用胰岛素治疗并迅速补充液体;如癫痫持续状态患者,应及时应用苯妥英钠等药物。

(4)遵照医嘱维持患者的循环和脑灌注压,对直接病因已经去除的患者,可行脑复苏治疗(应用营养脑细胞的药物)以促进神经功能的恢复。

**(六)健康教育**

应向患者家属介绍如何照顾昏迷的患者,应注意哪些事项,如病情恶化,应保持镇静,以及时与医师和护士联系。患者意识清醒后,应向患者和家属宣传疾病的知识,指导他们如何避免诱发原发病病情恶化的因素,并指导患者学会观察病情,以及时发现恶化征象,以及时就诊,以防止昏迷的再次发生。

## 七、护理评价

(1)患者的意识是否转清醒。

(2)患者的痰液是否有效排出。

(3)呼吸道是否保持通畅。

(4)皮肤是否保持完整,有无压疮,肺部有无感染发生。

(李娜娜)

## 第四节　急性心肌梗死

急性心肌梗死是急性心肌缺血性坏死。是在冠状动脉病变的基础上,发生冠状动脉血供急剧减少或中断,使相应的心肌严重而持久的急性缺血所致。原因通常是在冠状动脉粥样硬化的基础上继发血栓形成所致。非动脉粥样硬化所导致的心肌梗死可由感染性心内膜炎、血栓脱落、主动脉夹层形成、动脉炎等引起。

本病在欧美常见,20世纪50年代美国本病死亡率>300/10万,20世纪70年代以后降到<200/10万。美国35~84岁人群中年发病率男性为71‰,女性为22‰;每年约有80万人发生

心肌梗死,45万人再梗死。在我国本病远不如欧美多见,20世纪70年代和80年代,北京、河北、哈尔滨、黑龙江、上海、广州等省市年发病率仅0.2‰～0.6‰,其中以华北地区最高。

## 一、病因和发病机制

急性心肌梗死绝大多数(90%以上)是由于冠状动脉粥样硬化所致。由于冠状动脉有弥漫而广泛的粥样硬化病变,使管腔有>75%的狭窄。侧支循环尚未充分建立。一旦由于管腔内血栓形成、劳力、情绪激动、休克、外科手术或血压剧升等诱因而导致血供进一步急剧减少或中断,使心肌严重而持久急性缺血达1小时以上,即可发生心肌梗死。

冠状动脉闭塞后约半小时,心肌开始坏死,1小时后心肌凝固性坏死,心肌间质充血、水肿、炎性细胞浸润。以后坏死心肌逐渐溶解,形成肌溶灶,随后逐渐有肉芽组织形成,坏死组织在1～2周开始吸收,逐渐纤维化,在6～8周形成瘢痕而愈合,即为陈旧性心肌梗死。坏死心肌波及心包可引起心包炎。心肌全层坏死可产生心室壁破裂、游离壁破裂或室间隔穿孔,也可引起乳头肌断裂。若仅有心内膜下心肌坏死,在心室腔压力的冲击下,外膜下层向外膨出,形成室壁膨胀瘤,造成室壁运动障碍甚至矛盾运动,严重影响左心室射血功能。冠状动脉可有1支或几支闭塞而引起所供血区部位的梗死。

急性心肌梗死时,心脏收缩力减弱、顺应性减低、心肌收缩不协调、心排血量下降,严重时发生泵衰竭、心源性休克及各种心律失常,死亡率高。

## 二、病理生理

主要出现左心室舒张和收缩功能障碍的一些血流动力学变化,其严重度和持续时间取决于梗死的部位、程度和范围。心脏收缩力减弱、顺应性减低、心肌收缩不协调,左心室压力曲线最大上升速度减低,左心室舒张末期压增高、舒张和收缩末期容量增多。射血分数减低,每搏输出量和心排血量下降,心率增快或有心律失常,血压下降,静脉血氧含量降低。心室重构出现心壁厚度改变、心脏扩大和心力衰竭(先左心衰竭然后全心衰竭),可发生心源性休克。右心室梗死在心肌梗死患者中少见,其主要病理生理改变是右心衰竭的血流动力学变化,右心房压力增高,高于左心室舒张末期压,心排血量减低,血压下降。

急性心肌梗死引起的心力衰竭称为泵衰竭,按Killip分级法可分为:Ⅰ级,尚无明显心力衰竭;Ⅱ级,有左心衰竭;Ⅲ级,有急性肺水肿;Ⅳ级,有心源性休克等不同程度或阶段的血流动力学变化。心源性休克是泵衰竭的严重阶段。但如兼有肺水肿和心源性休克则情况最严重。

## 三、临床表现

### (一)病史

发病前常有明显诱因,如精神紧张、情绪激动、过度体力活动、饱餐、高脂饮食、糖尿病未控制、感染、手术、大出血、休克等。少数在睡眠中发病。有半数以上的患者过去有高血压及心绞痛史。部分患者则无明确病史及先兆表现,首次发展即是急性心肌梗死。

### (二)症状

1.先兆症状

急性心肌梗死多突然发病,少数患者起病症状轻微。1/2～2/3的患者起病前1～2天至1～

2周或更长时间有先兆症状,其中最常见的是稳定型心绞痛转变为不稳定型;或既往无心绞痛,突然出现心绞痛,且发作频繁,程度较重,用硝酸甘油难以缓解,持续时间较长。伴恶心、呕吐、血压剧烈波动。心电图显示 ST 段一时性明显上升或降低,T 波倒置或增高。这些先兆症状如诊断及时,治疗得当,半数以上患者可免于发生心肌梗死;即使发生,症状也较轻,预后较好。

2.胸痛

胸痛为最早出现而突出的症状。其性质和部位多与心绞痛相似,但程度更为剧烈,呈难以忍受的压榨、窒息,甚至濒死感,伴有大汗淋漓及烦躁不安。持续时间可长达 1～2 小时甚至 10 小时以上,或时重时轻达数天之久。用硝酸甘油无效,需用麻醉性镇痛药才能减轻。疼痛部位多在胸骨后,但范围较为广泛,常波及整个心前区,约 10% 的病例波及剑突下及上腹部或颈、背部,偶尔到下颌、咽部及牙齿处。约 25% 病例无明显的疼痛,多见于老年、糖尿病(由于感觉迟钝)或神志不清患者,或有急性循环衰竭者,疼痛被其他严重症状所掩盖。15%～20% 病例在急性期无症状。

3.心律失常

心律失常见于 75%～95% 的患者,多发生于起病后 1～2 周内,而以 24 小时内最多见。经心电图观察可出现各种心律失常,可伴乏力、头晕、晕厥等症状,且为急性期引起死亡的主要原因之一。其中最严重的心律失常是室性异位心律(包括频发性期前收缩、阵发性心动过速和心室颤动)。频发(>5 次/分)、多源、成对出现,或 R 波落在 T 波上的室性期前收缩可能为心室颤动的先兆。房室传导阻滞和束支传导阻滞也较多见,严重者可出现完全性房室传导阻滞。室上性心律失常则较少见,多发生于心力衰竭患者。前壁心肌梗死易发生室性心律失常。下壁梗死易发生房室传导阻滞。

4.心力衰竭

主要是急性左心衰竭,为心肌梗死后收缩力减弱或不协调所致,可出现呼吸困难、咳嗽、烦躁及发绀等症状。严重时两肺满布湿啰音,形成肺水肿,进一步则导致右心衰竭。右心室心肌梗死者可一开始就出现右心衰竭。

5.低血压和休克

仅于疼痛剧烈时血压下降,未必是休克。但如疼痛缓解而收缩压仍低于 10.7 kPa(80 mmHg),伴有烦躁不安、大汗淋漓、脉搏细快、尿量减少(<20 mL/h)、神志恍惚甚至晕厥时,则为休克,主要为心源性,由于心肌广泛坏死、心排血量急剧下降所致。而神经反射引起的血管扩张尚属次要,有些患者还有血容量不足的因素参与。

6.胃肠道症状

疼痛剧烈时,伴有频繁的恶心、呕吐、上腹胀痛、肠胀气等,与迷走神经张力增高有关。

7.坏死物质吸收引起的症状

主要是发热,一般在发病后 1～3 天出现,体温 38 ℃左右,持续约 1 周。

(三)体征

(1)约半数患者心浊音界轻度至中度增大,有心力衰竭时较显著。

(2)心率多增快,少数可减慢。

(3)心尖区第一心音减弱,有时伴有奔马律。

(4)10%～20% 的患者在病后 2～3 天出现心包摩擦音,多数在几天内又消失,是坏死波及心包面引起的反应性纤维蛋白性心包炎所致。

(5)心尖区可出现粗糙的收缩期杂音或收缩中晚期喀喇音,为二尖瓣乳头肌功能失调或断裂所致。

(6)可听到各种心律失常的心音改变。

(7)常见到血压下降到正常以下(病前高血压者血压可降至正常),且可能不再恢复到起病前水平。

(8)还可有休克、心力衰竭的相应体征。

### (四)并发症

心肌梗死除可并发心力衰竭及心律失常外,还可有下列并发症。

#### 1.动脉栓塞

主要为左心室壁血栓脱落所引起。根据栓塞的部位,可能产生脑部或其他部位的相应症状,常在起病后 1～2 周发生。

#### 2.心室膨胀瘤

梗死部位在心脏内压的作用下,显著膨出。心电图常示持久的 ST 段抬高。

#### 3.心肌破裂

少见。可在发病 1 周内出现,患者常突然休克甚至造成死亡。

#### 4.乳头肌功能不全

乳头肌功能不全的病变可分为坏死性与纤维性 2 种,在发生心肌梗死后,心尖区突然出现响亮的全收缩期杂音,第一心音减低。

#### 5.心肌梗死后综合征

心肌梗死后综合征发生率约为 10%,于心肌梗死后数周至数月内出现,可反复发生,表现为发热、胸痛、心包炎、胸膜炎或肺炎等症状、体征,可能为机体对坏死物质的变态反应。

## 四、诊断要点

### (一)诊断标准

诊断急性心肌梗死必须至少具备以下标准中的两条。

(1)缺血性胸痛的临床病史,疼痛常持续 30 分钟以上。

(2)心电图的特征性改变和动态演变。

(3)心肌坏死的血清心肌标志物浓度升高和动态变化。

### (二)诊断步骤

对怀疑为急性心肌梗死的患者,应争取在 10 分钟内完成。

(1)临床检查(问清缺血性胸痛病史,如疼痛性质、部位、持续时间、缓解方式、伴随症状;查明心、肺、血管等的体征)。

(2)描记 18 导联心电图(常规 12 导联加 $V_7 \sim V_9$,$V_{3R} \sim V_{5R}$),并立即进行分析、判断。

(3)迅速进行简明的临床鉴别诊断后作出初步诊断(老年人突发原因不明的休克、心力衰竭、上腹部疼痛伴胃肠道症状、严重心律失常或较重而持续性胸痛或胸闷,应慎重考虑有无本病的可能)。

(4)对病情作出基本评价并确定即刻处理方案。

(5)继之尽快进行相关的诊断性检查和监测,如血清心肌标志物浓度的检测,结合缺血性胸痛的临床病史、心电图的特征性改变,作出急性心肌梗死的最终诊断。此外,尚应进行血常规、血脂、血糖、凝血时间、电解质等检测,以及二维超声心动图检查、床旁心电监护等。

### (三)危险性评估

(1)伴下列任一项者,如高龄(>70 岁)、既往有心肌梗死史、心房颤动、前壁心肌梗死、心源性休克、急性肺水肿或持续低血压等可确定为高危患者。

(2)死亡率随心电图 ST 段抬高的导联数的增加而增加。

(3)血清心肌标志物浓度与心肌损害范围呈正相关,可帮助估计梗死面积和患者预后。

## 五、鉴别诊断

### (一)不稳定型心绞痛

疼痛的性质、部位与心肌梗死相似,但发作持续时间短、次数频繁、含服硝酸甘油有效。心电图的改变及酶学检查是与心肌梗死鉴别的主要依据。

### (二)急性肺动脉栓塞

大块的栓塞可引起胸痛、呼吸困难、咯血、休克,但多出现右心负荷急剧增加的表现,如右心室增大、$P_2$ 亢进和分裂、有心力衰竭体征。无心肌梗死时的典型心电图改变和血清心肌酶的变化。

### (三)主动脉夹层

该病也具有剧烈的胸痛,有时出现休克,其疼痛常为撕裂样,一开始即达高峰,多放射至背部、腹部、腰部及下肢。两上肢的血压和脉搏常不一致是本病的重要体征。可出现主动脉瓣关闭不全的体征,心电图和血清心肌酶学检查无急性心肌梗死时的变化。X 线和超声检查可出现主动脉明显增宽。

### (四)急腹症

急性胆囊炎、胆石症、急性坏死性胰腺炎、溃疡穿孔等常出现上腹痛及休克的表现,但应有相应的腹部体征,心电图及酶学检查有助于鉴别。

### (五)急性心包炎

急性心包炎尤其是非特异性急性心包炎,也可出现严重胸痛、心电图 ST 段抬高,但该病发病前常有上呼吸道感染,呼吸和咳嗽时疼痛加重,早期即有心包摩擦音。无心电图的演变及酶学异常。

## 六、处理

### (一)治疗原则

改善冠状动脉血液供给,减少心肌耗氧,保护心脏功能,挽救因缺血而濒死的心肌,防止梗死面积扩大,缩小心肌缺血范围,以及时发现、处理、防治严重心律失常、泵衰竭和各种并发症,防止猝死。

### (二)院前急救

流行病学调查发现,50%的患者发病后 1 小时在院外猝死,死因主要是可救治的心律失常。因此,院前急救的重点是尽可能缩短患者就诊延误的时间和院前检查、处理、转运所用的时间;尽量帮助患者安全、迅速地转送到医院;尽可能及时给予相关急救措施,如嘱患者停止任何主动性活动和运动、舌下含化硝酸甘油、高流量吸氧、镇静止痛(吗啡或哌替啶),必要时静脉注射或滴注利多卡因,或给予除颤治疗和心肺复苏;缓慢性心律失常给予阿托品肌内注射或静脉注射;及时将患者情况通知急救中心或医院,在严密观察、治疗下迅速将患者送至医院。

## (三)住院治疗

急诊室医师应力争在 10～20 分钟内完成病史、临床检数记录 18 导联心电图,尽快明确诊断。对 ST 段抬高者应在 30 分钟内收住冠心病监护病房并开始溶栓,或在 90 分钟内开始行经皮冠状动脉腔内成形术。

### 1.休息

患者应卧床休息,保持环境安静,减少探视,防止不良刺激。

### 2.监测

在冠心病监护室进行心电图、血压和呼吸的监测,需 5～7 天,必要时进行床旁血流动力学监测,以便于观察病情和指导治疗。

### 3.护理

第 1 周完全卧床,加强护理,患者进食、漱洗、大小便、翻身等,都需要他人帮助。第 2 周可从床上坐起,第 3～4 周可逐步离床和室内缓步走动。但病重或有并发症者,卧床时间宜适当延长。食物以易消化的流质或半流质饮食为主,病情稳定后逐渐改为软食。便秘 3 天者可服轻泻剂或用甘油栓等,必须防止用力大便造成病情突变。焦虑、不安患者可用地西泮等镇静药。禁止吸烟。

### 4.吸氧

在急性心肌梗死早期,即便未合并有左心衰竭或肺疾病,也常有不同程度的动脉低氧血症。其原因可能由于细支气管周围水肿,使小气道狭窄,增加小气道阻力,气流量降低,局部换气量减少,特别是两肺底部最为明显。有些患者虽未测出动脉低氧血症,由于增加肺间质液体,肺顺应性一过性降低,而有气短症状。因此,应给予吸氧,通常在发病早期用鼻塞给氧 24～48 小时,3～5 L/min。有利于氧气运送到心肌,可能减轻气短、疼痛或焦虑症状。在严重左心衰竭、肺水肿和并有机械并发症的患者,多伴有严重低氧血症,需面罩加压给氧或气管插管并机械通气。

### 5.补充血容量

心肌梗死患者,由于发病后出汗,呕吐或进食少,以及应用利尿药等因素,引起血容量不足和血液浓缩,从而加重缺血和血栓形成,有导致心肌梗死面积扩大的危险。因此,如每天摄入量不足,应适当补液,以保持出入量的平衡。一般可用极化液。

### 6.缓解疼痛

急性心肌梗死时,剧烈胸痛使患者交感神经过度兴奋,产生心动过速、血压升高和心肌收缩力增强,从而增加心肌耗氧量。并易诱发快速性室性心律失常,应迅速给予有效镇痛药。本病早期疼痛是难以区分坏死心肌疼痛和可逆性心肌缺血疼痛,二者常混杂在一起。先予以含服硝酸甘油,随后静脉滴注硝酸甘油,如疼痛不能迅速缓解,应立即用强的镇痛药,吗啡和派替啶最为常用。吗啡是解除急性心肌梗死后疼痛最有效的药物。其作用于中枢阿片受体而发挥镇痛作用,并阻滞中枢交感神经冲动的传出,导致外周动、静脉扩张,从而降低心脏前后负荷及心肌耗氧量。通过镇痛,减轻疼痛引起的应激反应,使心率减慢。1 次给药后 10～20 分钟发挥镇痛作用,1～2 小时作用最强,持续 4～6 小时。通常静脉注射吗啡 3 mg,必要时每 5 分钟重复 1 次,总量不宜超过 15 mg。吗啡治疗剂量时即可发生不良反应,随剂量增加,发生率增加。不良反应有恶心、呕吐、低血压和呼吸抑制。其他不良反应有眩晕、嗜睡、表情淡漠、注意力分散等。一旦出现呼吸抑制,可每隔 3 分钟静脉注射纳洛酮有拮抗吗啡的作用,剂量为 0.4 mg,总量不超过 1.2 mg。一般用药后呼吸抑制症状可很快消除,必要时采用人工辅助呼吸。哌替啶有消除迷走神经作用和镇痛作用,其血流动力学作用与吗啡相似,75 mg 哌替啶相当于 10 mg 吗啡,不良反应有致心动过速和呕吐作用,但较吗啡轻。可用阿托品 0.5 mg 对抗。临床上可肌内注射 25~75 mg,必要时2~3 小时重复,过量出现麻醉作用和呼吸抑制,当引起呼吸抑制时,也可应用纳洛酮治疗。对重度烦躁者可应用冬眠疗法,经肌内注射哌替啶25 mg、异丙嗪 12.5 mg,必要时 4~6 小时重复1 次。

中药可用复方丹参滴丸,麝香保心丸口服,或复方丹参注射液 16 mL 加入 5% 葡萄糖液250~500 mL 中静脉滴注。

**(四)再灌注心肌**

起病 3~6 小时内,使闭塞的冠状动脉再通,心肌得到再灌注,濒临坏死的心肌可能得以存活或使坏死范围缩小,预后改善,是一种积极的治疗措施。

1.急诊溶栓治疗

溶栓治疗是 20 世纪 80 年代初兴起的一项新技术,其治疗原理是针对急性心肌梗死发病的基础,即大部分穿壁性心肌梗死是由于冠状动脉血栓性闭塞引起的。血栓是由于凝血酶原在异常刺激下被激活,形成凝血酶,使纤维蛋白原转化为纤维蛋白,然后与其他有形成分如红细胞、血小板一起形成的。机体内存在一个纤维蛋白溶解系统,它是由纤维蛋白溶解原和内源性或外源性激活物组成的。在激活物的作用下,纤维蛋白溶酶原被激活,形成纤维蛋白溶酶,它可以溶解稳定的纤维蛋白血栓,还可以降解纤维蛋白原,促使纤维蛋白裂解、使血栓溶解。但是纤维蛋白溶酶的半衰期很短,要想获得持续的溶栓效果,只有依靠连续输入外源性补给激活物的办法。现在临床常用的纤溶激活物有两大类,一类为非选择性纤溶剂,如链激酶、尿激酶。它们除了激活与血栓相关的纤维蛋白溶酶原外,还激活循环中的纤溶酶原,导致全身的纤溶状态,因此可以引起出血并发症。另一类为选择性纤溶剂,有重组组织型纤溶酶原激活物、单链尿激酶型纤溶酶原激活物及乙酰化纤溶酶原-链激酶激活剂复合物。它们选择性的激活与血栓有关的纤溶酶原,而对循环中的纤溶酶原仅有中等度的作用。这样可以避免或减少出血并发症的发生。

(1)溶栓疗法的适应证:①持续性胸痛超过半小时,含服硝酸甘油片后症状不能缓解者。②相邻两个或更多导联 ST 段抬高>0.2 mV 者。③发病 6 小时内,或虽超过 6 小时,患者仍有严重胸痛,并且 ST 段抬高的导联有 R 波者,也可考虑溶栓治疗。

(2)溶栓治疗的禁忌证:①近 10 天内施行过外科手术者,包括活检、胸腔或腹腔穿刺和心脏体外按压术等。②10 天内进行过动脉穿刺术者。③颅内病变者,包括出血、梗死或肿瘤等。④有明显出血或潜在的出血性病变者,如溃疡性结肠炎、胃十二指肠溃疡或有空洞形成的肺部病变。⑤有出血性或脑栓死倾向的疾病者,如各种出血性疾病、肝肾疾病、心房颤动、感染性心内膜炎、收缩压>24.0 kPa(180 mmHg),舒张压>14.7 kPa(110 mmHg)等。⑥妊娠期和分娩后头10 天的妇女。⑦在半年至 1 年内进行过链激酶治疗者。⑧年龄>65 岁者,因为高龄患者溶栓疗法引起颅内出血者多,而且冠脉再通率低于中年。

链激酶:链激酶是 C 类乙型链球菌产生的酶,在体内将前活化素转变为活化素,后者将纤溶酶原转变为纤溶酶。有抗原性,用前需做皮肤过敏试验。静脉滴注常用量为 500 000~1 000 000 U加入 5% 葡萄糖液 100 mL 内,30~60 分钟滴完,每小时给予 100 000 U,滴注24 小时。治疗前半小时肌内注射异丙嗪 25 mg,加少量(2.5~5 mg)地塞米松同时滴注可减少变态反应的发生。用药前后进行凝血方面的化验检查,用量大时尤其应注意出血倾向。冠脉内注射时先做冠脉造影,经导管向闭塞的冠状动脉内注入硝酸甘油 0.2～0.5 mg,后注入链激酶 20 000 U,继之每分钟 2 000～4 000 U,共 30～90 分钟,至再通后继用每分钟 2 000 U,共 30～60 分钟。患者胸痛突然消失,ST 段恢复正常,心肌酶峰值提前出现为再通征象,可每分钟注入 1 次造影剂观察是否再通。

尿激酶:作用于纤溶酶原使之转变为纤溶酶。本品无抗原性,作用较链激酶弱。500 000～1 000 000 U 静脉滴注,60 分钟滴完。冠状动脉内应用时每分钟 6 000 U 持续 1 小时以上至溶栓后再维持 0.5～1 小时。

重组组织型纤溶酶原激活物:本品对血凝块有选择性,故疗效高于链激酶。冠脉内滴注 0.375 mg/kg,持续 45 分钟。静脉滴注用量为 0.75 mg/kg,持续 90 分钟。

其他制剂还有单链尿激酶型纤溶酶原激活物、乙酰化纤溶酶原-链激酶激活剂复合物等。

(3)以上溶栓剂的选择:文献资料显示,用药 2～3 小时的开通率重组组织型纤溶酶原激活物为 65%～80%,链激酶为 65%～75%,尿激酶为 50%～68%,乙酰化纤溶酶原-链激酶激活剂复合物为 68%～70%。究竟选用哪一种溶栓剂,不能根据以上的数据武断的选择,而应根据患者的病变范围、部位、年龄、起病时间的长短及经济情况等因素选择。比较而言,如患者年轻(年龄小于 45 岁)、大面积前壁急性心肌梗死、到达医院时间较早(2 小时内)、无高血压,应首选重组组织型纤溶酶原激活物。如果年龄较大(大于 70 岁)、下壁急性心肌梗死、有高血压,应选链激酶或尿激酶。由于乙酰化纤溶酶原-链激酶激活剂复合物的半衰期最长(70～120 分钟),因此它可在患者家中或救护车上一次性快速静脉注射;重组组织型纤溶酶原激活物的半衰期最短(3～4 分钟),需静脉持续滴注 90～180 分钟;链激酶的半衰期为 18 分钟,给药持续时间为 60 分钟;尿激酶半衰期为 40 分钟,给药时间为 30 分钟。链激酶与乙酰化纤溶酶原-链激酶激活剂复合物可引起低血压和变态反应,尿激酶与重组组织型纤溶酶原激活物无这些不良反应。重组组织型纤溶酶原激活物需要联合使用肝素,链激酶、尿激酶、乙酰化纤溶酶原-链激酶激活剂复合物除具有纤溶作用外,还有明显的抗凝作用,不需要积极使用静脉肝素。另外,重组组织型纤溶酶原激活物价格较高,链激酶、尿激酶较低廉。以上这些因素在临床选用溶栓剂时应予以考虑。

(4)溶栓治疗的并发症:①出血。轻度出血:皮肤、黏膜、肉眼及显微镜下血尿,或少量咯血、呕血等(穿刺或注射部位少量瘀斑不作为并发症)。重度出血:大量咯血或消化道大出血,腹膜后出血等引起失血性休克或低血压,需要输血者。危及生命部位的出血:颅内、蛛网膜下腔、纵隔内或心包出血。②再灌注心律失常,注意其对血流动力学的影响。③一过性低血压及其他的变态反应。

溶栓治疗急性心梗的价值是肯定的。加速血管再通,减少和避免冠脉早期血栓性再堵塞,可望进一步增加疗效。已证实有效的抗凝治疗可加速血管再通和有助于保持血管通畅。今后研究应着重于改进治疗方法或使用特异性溶栓剂,以减少纤维蛋白分解,防止促凝血活动和纤溶酶原偷窃;研制合理的联合使用的药物和方法。如此,可使现已明显降低的急性心梗死亡率进一步下降。

2.经皮冠状动脉腔内成形术

(1)直接经皮冠状动脉腔内成形术:急性心肌梗死发病后直接做经皮冠状动脉腔内成形术。指征:静脉溶栓治疗有禁忌证者;合并心源性休克者(急诊经皮冠状动脉腔内成形术挽救生命是作为首选治疗);诊断不明患者,如急性心肌梗死病史不典型或左束支传导阻滞者,可从直接冠状动脉造影和经皮冠状动脉腔内成形术中受益;有条件在发病后数小时内行经皮冠状动脉腔内成形术者。

(2)补救性经皮冠状动脉腔内成形术:在发病24小时内,静脉溶栓治疗失败,患者胸痛症状不缓解时,行急诊经皮冠状动脉腔内成形术,以挽救存活的心肌,限制梗死面积进一步扩大。

(3)半择期经皮冠状动脉腔内成形术:溶栓成功患者在梗死后7～10天内,有心肌缺血指征或冠脉再闭塞者。

(4)择期经皮冠状动脉腔内成形术:在急性心肌梗死后4～6周,用于再发心绞痛或有心肌缺血客观指征,如运动试验、动态心电图、$^{201}$Tl运动心肌断层显像等证实有心肌缺血。

(5)冠状动脉旁路移植术:适用于溶栓疗法及经皮冠状动脉腔内成形术无效,而仍有持续性心肌缺血;急性心肌梗死合并有左房室瓣关闭不全或室间隔穿孔等机械性障碍需要手术矫正和修补,同时进行冠状动脉旁路移植术;多支冠状动脉狭窄或左冠状动脉主干狭窄。

**(五)缩小梗死面积**

急性心肌梗死是心肌氧供/氧需的严重失衡,纠正这种失衡,就能挽救濒死的心肌,限制梗死的扩大,有效地减少并发症和改善患者的预后。控制心律失常,适当补充血容量和治疗心力衰竭,均有利于减少梗死区。目前多主张采用以下几种药物。

1.扩血管药物

扩血管药物必须应用于梗死初期的发展阶段,即起病后4～6小时之内。一般首选硝酸甘油静脉滴注或异山梨酯舌下含化,也可在皮肤上用硝酸甘油贴片或软膏。使用时应注意:静脉给药时,最好有血流动力学监测,当肺动脉楔嵌压小于2.4 kPa(18 mmHg),动脉压正常或增高时,其疗效较好,反之,则可使病情恶化;应从小剂量开始,在应用过程中保持肺动脉楔嵌压不低于2.0 kPa(15 mmHg),且动脉压不低于正常低限,以保证必需的冠状动脉灌注。

2.β受体阻滞剂

大量临床资料表明,在急性心肌梗死发生后的4～12小时内,给普萘洛尔或美托洛尔、阿普洛尔、阿替洛尔等药治疗(最好是早期静脉内给药),常能达到明显降低患者的最高血清酶水平,提示有限制梗死范围扩大的作用。但因这些药的负性肌力、负性频率作用,临床应用时,当心率低于每分钟60次,收缩压≤14.6 kPa,有心力衰竭及下壁心梗者应慎用。

3.右旋糖酐-40及复方丹参等活血化瘀药物

一般可选用右旋糖酐-40每天静脉滴注250～500 mL,7～14天为1个疗程。在右旋糖酐-40内加入活血化瘀药物如血栓通4～6 mL、川芎嗪80～160 mg或复方丹参注射液12～30 mL,疗效更佳。心功能不全者右旋糖酐-40者慎用。

4.极化液

可减少心肌坏死,加速缺血心肌的恢复。但近几年因其效果不显著,已趋向不用,仅用于急性心肌梗死伴有低血容量者。其他改善心肌代谢的药物有维生素C(3～4 g)、辅酶A(50～100 U)、肌苷(0.2～0.6 g)、维生素B$_6$(50～100 mg),每天1次静脉滴注。

5.其他

有人提出用大量激素(氢化可的松150 mg/kg)或透明质酸酶(每次500 U/kg,每6小时1次,天4次),或用钙通道阻滞剂(硝苯地平20 mg,每4小时1次)治疗急性心肌梗死,但对此分歧较大,尚无统一结论。

**(六)严密观察,以及时处理并发症**

**1.左心功能不全**

急性心肌梗死时左心功能不全因病理生理改变的程度不同,可表现轻度肺淤血、急性左心衰竭(肺水肿)、心源性休克。

(1)急性左心衰竭(肺水肿)的治疗:可选用吗啡、利尿药(呋塞米等)、硝酸甘油(静脉滴注),尽早口服血管紧张素转化酶抑制剂(以短效制剂为宜)。肺水肿合并严重高血压时应静脉滴注硝普钠,由小剂量(10 μg/min)开始,据血压调整剂量。伴严重低氧血症者可行人工机械通气治疗。洋地黄制剂在急性心肌梗死发病 24 小时内不主张使用。

(2)心源性休克:在严重低血压时应静脉滴注多巴胺 5～15 μg/(kg·min),一旦血压升至12.0 kPa(90 mmHg)以上,则可同时静脉滴注多巴酚丁胺 3～10 μg/(kg·min),以减少多巴胺用量。如血压不升应使用大剂量多巴胺[≥15 μg/(kg·min)]。大剂量多巴胺无效时,可静脉滴注去甲肾上腺素 2～8 μg/min。轻度低血压时,可用多巴胺或与多巴酚丁胺合用。药物治疗无效者,应使用主动脉内球囊反搏。急性心肌梗死合并心源性休克提倡经皮冠状动脉腔内成形术再灌注治疗。中药可酌情选用独参汤、参附汤、生脉散等。

**2.抗心律失常**

急性心肌梗死有 90％以上出现心律失常,绝大多数发生在梗死后 72 小时内,不论是快速性或缓慢性心律失常,对急性心肌梗死患者均可引起严重后果。因此,以及早发现心律失常,特别是严重的心律失常前驱症状,并给予积极的治疗。

(1)对出现室性期前收缩的急性心肌梗死患者,应严密心电监护及处理。频发的室性期前收缩或室速,应以利多卡因 50～100 mg 静脉注射,无效时 5～10 分钟可重复,控制后以每分钟1～3 mg 静脉滴注维持,情况稳定后可改为药物口服;美西律 150～200 mg,普鲁卡因胺 250～500 mg,溴苄胺100～200 mg等,6 小时1 次维持。

(2)对已发生心室颤动者,应立即行心肺复苏术,在进行心脏按压和人工呼吸的同时争取尽快实行电除颤,一般首次即采取较大能量(200～300 J),争取 1 次成功。

(3)对窦性心动过缓,如心率小于每分钟 50 次,或心率在每分钟 50～60 次但合并低血压或室性心律失常者,可以阿托品每次 0.3～0.5 mg 静脉注射,无效时 5～10 分钟重复,但总量不超过2 mg。也可以氨茶碱0.25 g或异丙基肾上腺素 1 mg 分别加入 300～500 mL 液体中静脉滴注,但这些药物有可能增加心肌氧耗或诱发室性心律失常,故均应慎用。以上治疗无效症状严重时可采用临时起搏措施。

(4)对房室传导阻滞一度和二度量型者,可应用肾上腺皮质激素、阿托品、异丙肾上腺素治疗,但应注意其不良反应。对三度及二度Ⅱ型者宜行临时心脏起搏。

(5)对室上性快速心律失常者可选用β受体阻滞剂、洋地黄类(24 小时内尽量不用)、维拉帕米、胺碘酮、奎尼丁、普鲁卡因胺等治疗,对阵发性室上性、心房颤动及心房扑动药物治疗无效可考虑直流同步电转复或人工心脏起搏器复律。

**3.机械性并发症的处理**

(1)心室游离壁破裂:可引起急性心脏压塞致突然死亡,临床表现为电-机械分离或心脏停搏,常因难以即时救治而死亡。亚急性心脏破裂应积极争取冠状动脉造影后行手术修补及血管重建术。

(2)室间隔穿孔:伴血流动力学失代偿者,提倡在血管扩张剂和利尿药治疗及主动脉内球囊反搏支持下,早期或急诊手术治疗。如穿孔较小,无充血性心力衰竭,血流动力学稳定,可保守治疗,6周后择期手术。

(3)急性二尖瓣关闭不全:急性乳头肌断裂时突发左心衰竭和/或低血压,主张用血管扩张剂、利尿药及主动脉内球囊反搏治疗,在血流动力学稳定的情况下急诊手术。因左心室扩大或乳头肌功能不全者,应积极应用药物治疗心力衰竭,改善心肌缺血并行血管重建术。

**(七)恢复期处理**

住院3~4周后,如病情稳定,体力增进,可考虑出院。近年来主张出院前做症状限制性运动负荷心电图、放射性核素和/或超声显像检查,如显示心肌缺血或心功能较差,宜行冠状动脉造影检查考虑进一步处理。心室晚电位检查有助于预测发生严重室性心律失常的可能性。

## 七、护理

**(一)护理评估**

**1.病史**

发病前常有明显诱因,如精神紧张、情绪激动、过度体力活动、饱餐、高脂饮食、糖尿病未控制、感染、手术、大出血、休克等。少数在睡眠中发病。有半数以上的患者过去有高血压及心绞痛史。部分患者则无明确病史及先兆表现,首次发展即是急性心肌梗死。

**2.身体状况**

(1)先兆:半数以上患者在梗死前数天至数周,有乏力、胸部不适、活动时心悸、气急、心绞痛等,最突出为心绞痛发作频繁,持续时间较长,疼痛较剧烈,甚至伴恶心、呕吐、大汗、心动过缓,硝酸甘油疗效差等,特称为梗前先兆。应警惕近期内发生心肌梗死的可能,要及时住院治疗。

(2)症状:急性心肌梗死的临床表现与梗死的大小、部位、发展速度及原来心脏的功能情况等有关。①疼痛:是最常见的起始症状。典型的疼痛部位和性质与心绞痛相似,但疼痛更剧烈,诱因多不明显,持续时间较长,多在30分钟以上,也可达数小时或更长,休息和含服硝酸甘油多不能缓解。患者常烦躁不安、出汗、恐惧,或有濒死感。老年人、糖尿病患者,以及脱水、休克患者常无疼痛。少数患者以休克、急性心力衰竭、突然晕厥为始发症状。部分患者疼痛位于上腹部,或者疼痛放射至下颌、颈部、背部上方,易被误诊,应与相关疾病鉴别。②全身症状:有发热和心动过速等。发热由坏死物质吸收所引起,一般在疼痛后24~48小时出现,体温一般在38℃左右,持续约1周。③胃肠道症状:常伴有恶心、呕吐、肠胀气和消化不良,特别是下后壁梗死者。重症者可发生呃逆。④心律失常:见于75%~95%的患者,以发病24小时内最多见,可伴心悸、乏力、头晕、晕厥等症状。其中以室性心律失常居多,可出现室性期前收缩、室性心动过速、心室颤动或加速性心室自主心律。如出现频发的、成对的、多源的和R落在T的室性期前收缩,或室性心动过速,常为心室颤动的先兆。心室颤动是急性心肌梗死早期主要的死因。室上性心律失常则较少,多发生在心力衰竭者中。缓慢型心律失常中以房室传导阻滞最为常见,束支传导阻滞和窦性心动过缓也较多见。⑤低血压和休克:见于20%~30%的患者。疼痛期的血压下降未必是休克。如疼痛缓解后收缩压仍低于10.7 kPa(80 mmHg),伴有烦躁不安、面色苍白、皮肤湿冷、大汗淋漓、脉细而快、少尿、精神迟钝甚至昏迷,则为休克表现。休克多在起病后数小时至1周内发生,主要是心源性,为心肌收缩力减弱、心排血量急剧下降所致,尚有血容量不足、严重心律失常、周围血管舒缩功能障碍和酸中毒等因素参与。⑥心力衰竭:主要为急性左心衰竭。可在发病最初的几天内发生,或在疼痛、休克好转阶段出现。是因为心肌梗死后心脏收缩力显著减弱或不协调所致。患者可突然出现呼吸困难、咳泡沫痰、发绀等,严重时可发生急性肺水肿,也可继而出现全心衰竭。

(3)体征。①一般情况:患者常呈焦虑不安或恐惧,手抚胸部,面色苍白,皮肤潮湿,呼吸增快;如左心功能不全时呼吸困难,常采用半卧位或咳粉红色泡沫痰;发生休克时四肢厥冷,皮肤有蓝色斑纹。多数患者于发病第2天体温升高,一般在38 ℃左右,1周内退至正常。②心脏:心脏浊音界可轻至中度增大;心率增快或减慢;可有各种心律失常;心尖部第一心音常减弱,可出现第三或第四音奔马律;一般听不到心脏杂音,二尖瓣乳头肌功能不全或腱索断裂时心尖部可听到明显的收缩期杂音;室间隔穿孔时,胸骨左缘可闻及响亮的全收缩期杂音;发生严重的左心衰竭时,心尖部也可闻及收缩期杂音;1%～20%的患者可在发病1～3天内出现心包摩擦音,持续数天,少数可持续1周以上。③肺部:发病早期肺底可闻及少数湿啰音,常在1～2天内消失,啰音持续存在或增多常提示左心衰竭。

3.实验室及其他检查

(1)心电图:可起到定性、定位、定期的作用。透壁性心肌梗死典型改变是出现异常、持久的Q波或QS波。损伤型ST段的抬高,弓背向上与T波融合形成单向曲线,起病数小时之后出现,数天至数周回到基线。T波改变:起病数小时内异常增高,数天至2周左右变为平坦,继而倒置。但有5%～15%病例心电图表现不典型,其原因为小灶梗死、多处或对应性梗死、再发梗死、心内膜下梗死及伴室内传导阻滞、心室肥厚或预激综合征等。以上情况可不出现坏死性Q波,只表现为QRS波群高度、ST段、T波的动态改变。另外,右侧心肌梗死、真后壁和局限性高侧壁心肌梗死,常规导联中不显示梗死图形,应加做特殊导联以明确诊断。

(2)心向量图:当心电图不能肯定诊断为心肌梗死时,往往可通过心向量图得到证实。

(3)超声心动图:超声心动图并不用来诊断急性心肌梗死,但对探查心肌梗死的各种并发症极有价值,尤其是室间隔穿孔破裂,乳头肌或腱索断裂或功能不全造成的二尖瓣关闭不全、脱垂、室壁瘤和心包积液。

(4)放射性核素检查:放射性核素心肌显影、心室造影$^{99m}$锝及$^{131}$碘等形成热点成像或$^{201}$铊$^{42}$钾等冷点成像可判断梗死的部位和范围。用门电路控制 γ 闪烁照相法进行放射性核素血池显像,可观察壁动作及测定心室功能。

(5)心室晚电位:心肌梗死时心室晚电位阳性率28%～58%,其出现不似陈旧性心梗稳定,但与室速与心室颤动有关,阳性者应进行心电监护及予以有效治疗。

(6)磁共振成像(MRI):易获得清晰的空间隔像,故对发现间隔段运动障碍、间隔心肌梗死并发症较其他方法优越。

(7)血常规:白细胞计数上升,达(10～20)×$10^9$/L,中性粒细胞增至75%～90%。

(8)红细胞沉降率:增快,可持续1～3周。

(9)血清酶学检查:心肌细胞内含有大量的酶,受损时这些酶进入血液,测定血中心肌酶谱对诊断及估计心肌损害程度有十分重要的价值。常用的有:①血清肌酸激酶:发病4～6小时在血中出现,24小时达峰值,后很快下降,2～3天消失。②乳酸脱氢酶在起病8～10小时后升高,达到高峰时间在2～3天,持续1～2周恢复正常。其中肌酸激酶的同工酶和乳酸脱氢酶的同工酶诊断的特异性最高,其增高程度还能准确地反映梗死的范围。

(10)肌红蛋白测定:血清肌红蛋白升高出现时间比肌酸激酶略早,在4小时左右,多数24小时即恢复正常;尿肌红蛋白在发病后5～40小时开始排泄,持续时间平均达83小时。

**(二)护理目标**

(1)患者疼痛减轻。

(2)患者能遵医嘱服药,说出治疗的重要性。

(3)患者的活动量增加、心率正常。

(4)生命体征维持在正常范围。

(5)患者看起来放松。

**(三)护理措施**

1.一般护理

(1)安置患者于冠心病监护病房,连续监测心电图、血压、呼吸5~7天,对行漂浮导管检查者做好相应护理,询问患者有无心悸、胸闷、胸痛、气短、乏力、头晕等不适。

(2)病室保持安静、舒适,限制探视,有计划地护理患者,减少对患者的干扰,保证患者充足的休息和睡眠时间,防止任何不良刺激。据病情安置患者于半卧位或平卧位。第1~3天绝对卧床休息,翻身、进食、洗漱、排便等均由护理人员帮助料理;第4~6天可在床上活动肢体,无并发症者可在床上坐起,逐渐过渡到坐在床边或椅子上,每次20分钟,每天3~5次,鼓励患者深呼吸;第1~2周开始在室内走动,逐步过渡到室外行走;第3~4周可试着上下楼梯或出院。病情严重或有并发症者应适当延长卧床时间。

(3)介绍本病知识和监护室的环境。关心、尊重、鼓励、安慰患者,以和善的态度回答患者提出的问题,帮助其树立战胜疾病的信心。

(4)给予低钠、低脂、低胆固醇、无刺激、易消化的饮食,少量多餐,避免进食过饱。

(5)心肌梗死患者由于卧床休息、消化功能减退、哌替啶或吗啡等止痛药物的应用,使胃肠功能和膀胱收缩无力抑制,易发生便秘和尿潴留。应予以足够的重视,酌情给予轻泻剂,嘱患者排便时勿屏气,避免增加心脏负担和导致附壁血栓脱落。排便不畅时宜加用开塞露,对5天无大便者可保留灌肠或给低压盐水灌肠。对排尿不畅者,可采用物理或诱导法,协助排尿,必要时行导尿。

(6)吸氧:氧治疗可提高改善低氧血症,有利于心肌梗死的康复。急性期给患者高流量吸氧,持续48小时。氧流量在每分钟3~5 L,病情变化可延长吸氧时间。待疼痛减轻,休克解除,可减低氧流量。注意鼻导管的通畅,24小时更换1次。如果合并急性左心衰竭,出现重度低氧血症时。死亡率较高,可采用加压吸氧或乙醇除泡沫吸氧。

(7)防止血栓性静脉炎或深部静脉血栓形成:血栓性静脉炎表现为受累静脉局部红、肿、痛,可延伸呈条索状,多因反复静脉穿刺输液和多种药物输注所致。所以行静脉穿刺时应严格无菌操作,患者感觉输液局部皮肤疼痛或红肿,应及时更换穿刺部位,并予以热敷或理疗。下肢静脉血栓形成一般在血栓较大引起阻塞时才出现患肢肤色改变,皮肤温度升高和可凹性水肿。应注意每天协助患者做被动下肢活动2~3次,注意下肢皮肤温度和颜色的变化避免选用下肢静脉输液。

2.病情观察与护理

急性心肌梗死为危重疾病,应早期发现危及患者生命的先兆表现,如能得到及时处理,可使病情转危为安。故需严密观察以下情况。

(1)血压:始发病时应0.5~1小时测量1次血压,随血压恢复情况逐步减少测量次数为每天

4~6次,基本稳定后每天1~2次。若收缩压在12.0 kPa(90 mmHg)以下,脉压减小,且音调低落,要注意患者的神志状态、脉搏、面色、皮肤色泽及尿量等,是否有心源性休克的发生。此时,在通知医师的同时,对休克者采取抗休克措施,如补充血容量,应用升压药、血管扩张剂,以及纠正酸中毒,避免脑缺氧,保护肾功能等。有条件者应准备好中心静脉压测定装置或漂浮导管测定肺微血管楔嵌压设备,以正确应用输液量及调节液体滴速。

(2)心率、心律:在冠心病监护病房进行连续的心电、呼吸监测,在心电监测示波屏上,应注意观察心率及心律变化。及时检出可能作为恶性心动过速先兆的任何室性期前收缩,以及心室颤动或完全性房室传导阻滞、严重的窦性心动过缓、房性心律失常等,如发现室性期前收缩为:①每分钟5次以上;②呈二、三联律;③多源性期前收缩;④室性期前收缩的R波落在前一次主搏的T波之上,均为转变阵发性室性心动过速及心室颤动的先兆,易造成心搏骤停。遇有上述情况,在立即通知医师的同时,需应用相应的抗心律失常药物,并准备好除颤器和人工心脏起搏器,协同医师抢救处理。

(3)胸痛:急性心肌梗死患者常伴有持续剧烈的胸痛,因此,应注意观察患者的胸痛程度,因剧烈胸痛可导致低血压,加重心肌缺氧,扩大梗死面积,引起心力衰竭、休克及心律失常。常用的止痛剂有罂粟碱肌内注射或静脉滴注,硝酸甘油0.6 mg含服,疼痛较重者可用哌替啶或吗啡。在护理中应注意可能出现的药物不良反应,同时注意观察血压、尿量、呼吸及一般状态,确保用药的安全。

(4)呼吸急促:注意观察患者的呼吸状态,对有呼吸急促的患者应注意观察血压、皮肤黏膜的血液循环情况、肺部体征的变化及血流动力学和尿量的变化。发现患者有呼吸急促、不能平卧、烦躁不安、咳嗽、咳泡沫样血痰时,立即取半坐位,给予吸氧,准备好快速强心、利尿药,配合医师按急性心力衰竭处理。

(5)体温:急性心肌梗死患者可有低热,体温在37~38.5 ℃,多持续3天左右。如体温持续升高,1周后仍不下降,应怀疑有继发肺部或其他部位感染,以及时向医师报告。

(6)意识变化:如发现患者意识恍惚,烦躁不安,应注意观察血流动力学及尿量的变化。警惕心源性休克的发生。

(7)器官栓塞:在急性心肌梗死第1、2周内,注意观察组织或脏器有无发生栓塞现象。因左心室内附壁血栓可脱落,而引起脑、肾、四肢、肠系膜等动脉栓塞,应及时向医师报告。

(8)心室膨胀瘤:在心肌梗死恢复过程中,心电图表现虽有好转,但患者仍有顽固性心力衰竭或心绞痛发作,应怀疑有心室膨胀瘤的发生。这是由于在心肌梗死区愈合过程中,心肌被结缔组织所替代,成为无收缩力的薄弱纤维瘢痕区。该区内受心腔内的压力而向外呈囊状膨出,造成心室膨胀瘤。应配合医师进行X线检查以确诊。

(9)心肌梗死后综合征:需注意在急性心肌梗死后2周、数月甚至2年内,可并发心肌梗死后综合征。表现为肺炎、胸膜炎和心包炎征象,同时也有发热、胸痛、血沉和白细胞升高现象,酷似急性心肌梗死的再发。这是由于坏死心肌引起机体自身免疫变态反应所致。如心肌梗死的特征性心电图变化有好转现象又有上述表现时,应做好X线检查的准备,配合医师作出鉴别诊断。因本病应用激素治疗效果良好,若因误诊而用抗凝药物,可导致心腔内出血而发生急性心脏压塞。故应严密观察病情,在确诊为本病后,应向患者及家属做好解释工作,解除顾虑,必要时给患者应用镇痛及镇静药;做好休息、饮食等生活护理。

### (四)健康教育

(1)注意劳逸结合,根据心功能进行适当的康复锻炼。

(2)避免紧张、劳累、情绪激动、饱餐、便秘等诱发因素。

(3)节制饮食,禁忌烟酒、咖啡、酸辣刺激性食物,多吃蔬菜、蛋白质类食物,少食动物脂肪、胆固醇含量较高的食物。

(4)按医嘱服药,随身常备硝酸甘油等扩张冠状动脉药物,定期复查。

(5)指导患者及家属,病情突变时,采取简易应急措施。

(李娜娜)

# 第五节 急性肝衰竭

## 一、定义

急性肝衰竭是原来无肝病者肝脏受损后短时间内发生的严重临床综合征,病死率高,最常见的病因是病毒性肝炎。

## 二、病因及发病机制

### (一)病因

在中国引起肝衰竭的主要病因是肝炎病毒(主要是乙型肝炎病毒),其次是药物及肝毒性物质(如乙醇、化学制剂等)。在欧美国家,药物是引起急性、亚急性肝衰竭的主要原因。

### (二)发病机制

1.内毒素与肝损伤

内毒素使肝脏能量代谢发生障碍。还可诱导中性粒细胞向肝内聚集,并激活中性粒细胞,参与导致大块肝细胞坏死的炎症过程。内毒素作用于肝窦内皮细胞及微血管,引起肝微循环障碍,导致缺血缺氧性损伤。

2.细胞因子与肝损伤

细胞因子不仅是肝坏死过程的主要因素,还与肝衰竭时肝细胞再生抑制状态有关。

3.细胞凋亡

肝细胞凋亡在肝衰竭病理形成过程中也起着重要的作用。

4.多器官功能衰竭与肝衰竭

肝衰竭是多器官功能衰竭的主要起因,而多器官功能衰竭又可加重肝衰竭。

## 三、临床表现

### (一)神经、精神症状

早期以性格和行为改变为主,如情绪激动、精神错乱、行为荒诞等,少数患者可被误诊为精神病。晚期出现肝性脑病、肝臭,各种反射迟钝或消失,肌张力改变,踝阵挛阳性。

### (二)黄疸

典型病例先是尿色加深,2~3天以后皮肤巩膜出现黄疸,迅速加深,少数患者的黄疸可出现在神经、精神症状前,但较轻微,以后随病情恶化而加深。

### (三)出血

因肝脏内凝血因子合成障碍,导致弥散性血管内凝血、血小板减少。

### (四)肝脏缩小

多数急性肝衰竭肝脏呈进行性缩小,此为诊断本病的重要体征。

### (五)腹水

多数患者迅速出现腹水,大多属于漏出液,少数为渗出液或血性。

### (六)脑水肿、脑疝综合征

发生率24%~82%,单纯脑水肿表现为呕吐、头痛、烦躁、血压轻度上升。合并脑疝则出现去大脑强直、抽搐、瞳孔对光反应减弱或消失、呼吸节律不齐、呼吸骤停等。

### (七)肝、肾综合征

表现为少尿或无尿、氮质血症、稀释性低血钠、低尿钠,尿中可无蛋白质及管型。

## 四、实验室及其他检查

肝炎病毒学检查:肝功能检查转氨酶升高或发生胆-酶分离现象;血生化检查凝血酶原时间延长。

## 五、紧急救护

### (一)去除诱因

针对引起急性肝衰竭的不同诱因,给予治疗和护理。

### (二)保肝治疗

(1)应用细胞活性药物,如ATP、辅酶A、肌苷、1,6-二磷酸果糖等。

(2)胰岛素-胰高血糖素疗法。

(3)促肝细胞生长素促使肝细胞再生。

(4)前列腺素E可扩张血管,改善肝微循环,稳定肝细胞膜,防止肝细胞坏死。

(5)适量补充新鲜血、新鲜血浆及清蛋白,有利于提高胶体渗透压,促进肝细胞的再生和补充凝血因子。

### (三)对症处理

1.肝性脑病

避免使用麻醉、镇痛、催眠等中枢抑制药物,以及时控制感染和上消化道出血,注意纠正水、电解质和酸碱平衡紊乱。降低血氨:

(1)禁止经口摄入蛋白质,尤其动物蛋白,以减少氨的形成。

(2)抑制肠道产氨细菌生长,可口服或鼻饲新霉素1~2 g/d,甲硝唑0.2 g,每天4次。

(3)清除肠道积食、积血或其他含氮物质,应用乳果糖或拉克替醇,口服或高位灌肠,可酸化肠道,促进氨的排出,减少肠源性毒素吸收。

(4)视患者的电解质和酸碱平衡情况酌情选择谷氨酸钠、谷氨酸钾、精氨酸等药物。

(5)使用支链氨基酸或支链氨基酸与精氨酸混合制剂,以纠正氨基酸失衡。

2.出血

(1)预防胃应激性溃疡出血,可用 $H_2$ 受体拮抗剂或质子泵抑制剂。

(2)凝血功能障碍者注射维生素 K,可促进凝血因子的合成。血小板减少或功能异常者可输注血小板悬液。

(3)胃肠道出血者可用冰盐水加血管收缩药物局部灌注止血。

(4)活动性出血或需接受损伤性操作者,应补充凝血因子,以输新鲜血浆为宜。

(5)一旦出现弥散性血管内凝血、颅内出血,须积极配合抢救。

**(四)急性并发症的处理**

1.肝、肾综合征

(1)及时去除诱因,如避免强烈利尿及大量放腹水,不使用损害肾功能的药物。

(2)在改善肝功能的前提下,适当输注右旋糖酐 40、清蛋白等胶体溶液,以提高循环血容量。

(3)补充血容量的同时给予利尿药,常用 20%甘露醇,无效时可用呋塞米,可消除组织水肿、腹水,减轻心脏负荷,清除有害代谢产物。

(4)应用血管活性药,可选用多巴胺、酚妥拉明等药物,以扩张肾血管,增加肾血流量。

(5)经上述治疗无效时,宜尽早进行血液透析,清除血内有害物质,减轻氮质血症、纠正高钾血症和酸中毒。

2.感染

一旦出现感染,可单用或联合应用抗生素,但不应使用有肝、肾毒性的药物。

3.脑水肿

颅内压增高者给予高渗性脱水药。

**(五)血液净化疗法**

可清除因肝功能严重障碍而产生的各种有害物质,使血液得以净化,帮助患者度过危险期。血浆置换是较为成熟的血液净化方法,可以去除与血浆蛋白结合的毒物,补充血浆蛋白、凝血因子等人体所需物质,从而减轻急性肝衰竭患者的症状。

**(六)肝替代治疗**

(1)人工肝支持治疗:人工肝是指通过体外的机械、物理化学或生物装置,清除各种有害物质,补充必需物质,改善内环境,暂时替代衰竭肝的部分功能的治疗方法,能为肝细胞再生及肝功能恢复创造条件或等待机会进行肝移植。

(2)肝移植。

## 六、观察要点

(1)判断神志是否清醒,性格和行为有无异常,以便及时发现肝性脑病的先兆。

(2)密切观察生命体征变化,注意每天测量腹围、体重。

(3)黄疸:了解黄疸的程度,有无逐渐加重。

(4)出血:注意皮肤、黏膜及消化道等部位有无出血,抽血及穿刺后要长时间压迫穿刺点,防止渗血。

(5)监测中心静脉压、血气分析变化。

(6)监测肝功能、凝血功能变化。

(7)对接受谷胰高血糖素、胰岛素疗法患者,用药期间随时监测血糖水平,以便随时调整药物的用量。

(8)应用谷氨酸钾时须监测钾、钠、氯含量,保持电解质平衡。

## 七、护理

### (一)充分休息与心理护理

患者应绝对卧床休息,腹水患者采取半卧位。鼓励患者保持乐观情绪,以最佳心理状态配合治疗。

### (二)饮食护理

给予低脂、低盐、高热量、清淡、易消化的食物。戒烟酒,忌辛辣刺激性食物,少量多餐可进食流质或半流质,以保证营养充分吸收,促进肝细胞再生和修复。有腹水者控制钠盐摄入,肝性脑病者忌食蛋白。

### (三)口腔护理

饭前饭后可用 5% 碳酸氢钠漱口。

### (四)皮肤护理

保持皮肤清洁干燥,黄疸较深、瘙痒严重者可给予抗组胺药物。

### (五)并发症的护理

1.肝肾综合征

严格控制液体入量,避免使用损害肝、肾功能的药物。注意观察尿量的变化及尿的颜色和性质,准确记录每天出入液量。

2.感染

加强支持疗法,调整免疫功能。

3.大量腹水

(1)安置半卧位,限制钠盐和每天入水量。

(2)遵医嘱应用利尿药,避免快速和大量利尿,用药后注意监测血电解质。

(3)每天称体重,测腹围,记录尿量,密切观察腹水增长及消退情况。

(4)腹腔穿刺放腹水一次量不能超过 3 000 mL,防止水电解质紊乱和酸碱失衡。

4.脑水肿

密切观察患者有无头痛、呕吐、眼底视盘水肿及意识障碍等表现。一旦发生,应协助患者取平卧位,抬高床头 15°～30°,以利颅内静脉回流,减轻脑水肿。使用脱水药、利尿药后易出现电解质紊乱,应定时监测。

### (六)安全防护

对于昏迷患者加护床挡,烦躁患者慎用镇静药,必要时可用水合氯醛灌肠。

### (七)肠道护理

灌肠可清除肠内积血,使肠内保持酸性环境,减少氨的产生和吸收,协助患者采取左侧卧位,用 37～38 ℃温水 100 mL 加食醋 50 mL 灌肠 1～2 次/天,或乳果糖 500 mL 加温水 500 mL 保留灌肠,使血氨降低。肝性脑病者禁用肥皂水灌肠。

(李娜娜)

# 第六节 急性呼吸衰竭

呼吸衰竭是指由于各种原因引起的肺通气和/或换气功能严重障碍,以致不能进行有效的气体交换,导致缺氧和/或二氧化碳潴留,从而引起一系列生理功能和代谢功能紊乱的临床综合征。一般认为在海平面、标准大气压、休息状态、呼吸空气条件下(FiO$_2$＝21％),动脉血氧分压(PaO$_2$)＜8.0 kPa(60 mmHg)和/或二氧化碳分压(PaCO$_2$)＞6.7 kPa(50 mmHg)时,作为呼吸衰竭的血气诊断标准。根据血气变化,将呼吸衰竭分为两型:Ⅰ型(换气性)指 PaO$_2$ 下降而 PaCO$_2$ 正常或降低,多为急性呼吸衰竭的表现;Ⅱ型(通气性)指 PaO$_2$ 下降伴有 PaCO$_2$ 升高,多为慢性呼吸衰竭或兼有急性发作的表现。急性呼吸衰竭是指由于某些突发的致病因素,使肺通气和/或换气功能迅速出现严重障碍,在短时间内引起呼吸衰竭。因机体不能很快代偿,若不及时抢救,会危及患者生命。

## 一、病因与发病机制

### (一)病因

1.呼吸道及肺疾病

严重支气管哮喘、原发性或继发性肺炎、急性肺损伤(ALI)、急性呼吸窘迫综合征(ARDS)、肺水肿、上呼吸道异物堵塞、喉头水肿、慢性支气管炎急性发作及肺气肿等。

2.中枢神经及传导系统疾病

急性脑炎、颅脑外伤、脑出血、脑梗死、脑肿瘤、安眠药中毒及吸入有害气体等。

3.周围神经传导系统及呼吸肌疾病

脊髓灰质炎、重症肌无力、颈椎外伤、有机磷农药中毒等。

4.胸部病变

胸廓狭窄、胸外伤、自发性气胸、手术损伤、急剧增加的胸腔积液等。

5.肺血管性疾病

急性肺栓塞、肺血管炎、多发性肺微血管栓塞等。

### (二)发病机制

急性呼吸衰竭的发生主要有肺泡通气不足、通气/血流比例(V/Q)失调、气体弥散障碍、肺内分流四种机制。

1.肺泡通气不足

肺泡通气不足其结果引起低氧和高碳酸血症。机制主要有以下几点。

(1)呼吸驱动不足:如中枢神经系统病变或中枢神经抑制药过量抑制呼吸中枢,使呼吸驱动力减弱,导致肺容量减少和肺泡通气不足。

(2)呼吸负荷过重:胸廓或横膈机械性运动能力下降,致肺泡通气下降及气道阻力增加,胸肺顺应性下降。

(3)呼吸泵功能障碍:由于呼吸肌本身的病变导致呼吸运动受限,如呼吸肌疾病、有机磷农药中毒等。

2.通气/血流比例(V/Q)失调

正常人肺泡通气量(V)约为 4 L/min,流经肺泡的血流(Q)约为 5 L/min,V/Q 约为 0.8。有效的气体交换主要取决于 V/Q 保持在 0.8 水平。当 V/Q<0.8 时,肺泡通气不足、血流过剩,肺动脉内混合静脉血未经充分氧合即进入肺静脉,引起低氧血症。当 V/Q>0.8 时,肺泡过度通气,肺泡内气体不能与血液进行充分的气体交换而成为无效通气,结果也导致低氧血症。严重的通气/血流比例失调亦可导致二氧化碳潴留。

3.气体弥散障碍

氧和二氧化碳可自由通过肺泡毛细血管膜进行气体交换,氧的弥散能力约为二氧化碳的1/20。当肺不张、肺水肿、肺气肿、肺纤维化导致气体弥散面积减少、弥散距离加大时,往往影响氧的弥散从而引起低氧血症。

4.肺内分流

肺动脉内的静脉血未经氧合直接流入肺静脉,引起低氧血症,是通气/血流比例失调的特例。常见于肺动脉-静脉瘘。

## 二、病情评估

### (一)临床表现

急性呼吸衰竭患者除原发病表现外,还表现为低氧血症、高碳酸血症或两者兼有,可使机体各组织器官发生不同程度的功能改变。

1.呼吸系统改变

呼吸困难是临床最早出现的症状,表现为呼吸频率加快、呼吸费力、辅助呼吸肌活动增强、胸闷、发绀等。严重时表现为呼吸节律改变,如潮式呼吸、叹息样呼吸、陈-施呼吸。呼吸系统病变所致者,肺部有喘鸣音、湿啰音或呼吸音降低等原发病体征。

2.循环系统改变

早期心率加快,血压正常或轻度升高,严重时心率减慢,心律失常,血压下降。晚期由于严重缺氧和二氧化碳潴留可引起心肌损害,发生心力衰竭、休克、心搏骤停。

3.神经系统改变

大脑皮质对缺氧最敏感。轻度缺氧时出现头晕、注意力下降。明显缺氧时出现焦虑不安、躁动、定向力障碍和精神错乱。明显高碳酸血症时出现中枢神经系统抑制症状,如嗜睡、昏睡,严重缺氧和高碳酸血症均可导致昏迷。

4.其他系统改变

急性缺氧可造成凝血功能障碍,造血功能衰竭,弥散性血管内凝血。急性缺氧和二氧化碳潴留可致胃肠黏膜充血、水肿、糜烂而引起胃肠道出血。也可引起肾血管收缩、肾血流量减少、肾小球滤过率下降而致肾功能不全。

### (二)辅助检查

1.实验室检查

尽早抽动脉血进行血气分析,$PaO_2$、$PaCO_2$ 和 pH 是最重要的血气参数。定时检查有助于判断呼吸衰竭的程度、类型、代偿情况,以及酸碱平衡紊乱程度和类型。

2.胸部 X 线检查

有助于明确病因、病变范围和程度。根据 X 线检查能了解心脏及血管的状态,分析气胸和血胸的存在及有无肺栓塞、肺炎、肺水肿等。

3.心电图检查

急性呼吸衰竭者可出现心动过速和其他各种心律失常。急性大块肺栓塞者,心电图检查可表现为心动过速,并有电轴右偏、完全性右束支传导阻滞和肺型 P 波。

## 三、急救护理

### (一)紧急处理

1.保持气道通畅

患者缺氧与二氧化碳潴留,主要是由于通气功能障碍所致,而通气功能障碍主要原因是气道阻塞。因此及时清除气道分泌物,保持气道通畅,维持气道完整性,是纠正缺氧与二氧化碳潴留的前提。护理措施包括胸部物理治疗、气道吸引、必要时建立人工气道。

(1)胸部物理治疗:包括指导患者有效咳嗽、协助翻身、体位引流、背部叩击和振动,以促进痰液排出,有助于改善通气和血流灌注,促进某些肺段的痰液引流。

(2)气道吸引:吸引导管可经鼻或经口通过咽部到达呼吸道进行分泌物和痰液抽吸。吸痰时会造成短暂的缺氧,应注意心率、心律、血氧饱和度的变化。

(3)建立人工气道:对昏迷舌根后坠的患者采用口咽通气管或鼻咽通气管支撑舌体,使其离开咽后壁,从而在短期内保持气道通畅。对需机械通气的患者,采用经鼻或经口气管内插管。经鼻气管插管易于固定,清醒患者易于耐受,用于需气管内插管时间较长者;经口气管插管操作简便,常用于紧急情况,但不易固定,易引起牙齿脱落与口腔黏膜破损。对需长期机械通气者,应行气管造口。气管造口包括气管切开术与经皮扩张气管导管留置术,均需严格无菌操作。

2.氧疗

缺氧是引起呼吸衰竭的直接原因,氧疗是急性呼吸衰竭的重要治疗措施。氧疗要根据缺氧原因和程度调整氧流量与氧浓度,严格掌握适应证,防止不良反应发生。Ⅰ型呼吸衰竭,原则上是按需给氧,根据血气分析结果及时调整氧浓度,一般为 $50\%\sim60\%$。Ⅱ型呼吸衰竭,应采用控制性氧疗,持续性低流量吸氧。一般 $1\sim3$ L/min,浓度为 $25\%\sim30\%$。氧疗途径采用鼻塞法、面罩法等,对危重患者常规氧疗无效时,以及早考虑机械通气给氧。

3.机械通气

机械通气是治疗急性呼吸衰竭重要而有效的措施。但因引起急性呼吸衰竭的病因各异,所造成的病理生理改变不同,故应根据具体病情特点来选择不同的通气模式。机械通气护理:保持呼吸机正常运行;保持各连接口紧密;了解通气量是否合适;及时解除报警原因;积极防治机械通气并发症;防止感染与交叉感染。

4.病因治疗

原发病治疗至关重要。有些病例在去除病因后可逆转呼吸衰竭,如急性上呼吸道阻塞时,治疗关键是建立人工气道;严重肺部感染或全身感染所致者,应尽早给予有效抗生素治疗;心源性肺水肿所致者,可给予硝酸甘油、利尿药或正性肌力药治疗;气胸或大量胸腔积液所致者,应行胸腔穿刺或置导管引流。

### (二)用药观察

1.呼吸兴奋药

(1)尼可刹米:用于各种原因引起的中枢性呼吸抑制,特别是肺性脑病时常用。能兴奋脑干呼吸中枢或刺激颈动脉体的化学感受器,反射性兴奋呼吸中枢,提高呼吸中枢对二氧化碳的敏感性。静脉注射给药,每次 0.375 g,必要时每 1~2 小时重复一次,也可用 1.875~3.75 g 静脉微量注射泵维持。

(2)纳洛酮:主要用于解除外源性阿片(吗啡和美沙酮等)对中枢神经系统的抑制,对麻醉、镇静催眠药过量和酒精中毒也有效。能与脑干特异性阿片受体竞争性结合,阻断内源性和外源性阿片的呼吸抑制作用。推荐剂量为 0.4~0.8 mg,静脉注射,作用维持时间短。对长效呼吸抑制药如美沙酮过量者,首次静脉注射后,继续以 0.4~2.0 mg/h 速度静脉滴注,持续 12~24 小时。

应用呼吸兴奋药时注意:①保持气道通畅。②有心功能不全或急性呼吸窘迫综合征(ARDS)时不宜使用。③观察不良反应,如尼可刹米可致心动过速、血压升高、肌肉震颤或僵直、咳嗽、呕吐、出汗等症状。

2.糖皮质激素

严重支气管哮喘患者对支气管扩张药无效时,给予糖皮质激素治疗。氢化可的松 2 mg/kg,静脉注射,继而 0.5 mg/(kg·h),静脉滴注;或甲泼尼龙 40~125 mg 静脉注射,每 6 小时 1 次。吸入性糖皮质激素对严重支气管哮喘无效。ARDS 患者发病后 7~10 天应用糖皮质激素可减少肺纤维化。

应用糖皮质激素时注意:①用糖皮质激素期间应经常检测血糖,以便及时发现类固醇性糖尿病。②防止各种感染的发生,特别是防止多重感染的发生。③为减少对胃肠道的刺激,加用胃黏膜保护药物。

3.镇静药

预防呼吸衰竭患者的氧输送与氧消耗比例失常。

(1)丙泊酚:用于维持镇静,为短效静脉全身麻醉药,起效迅速,无明显蓄积,停药后苏醒快而完全。根据患者病情及所需镇静深度,可在静脉注射 0.2~0.7 mg/kg 负荷量后,以 0.3~4.0 mg/(kg·h)持续静脉微量注射泵输入,保持患者镇静,可使患者耐受机械通气。小儿禁用丙泊酚镇静。

(2)咪达唑仑:咪达唑仑为最新的苯二氮䓬类药物,起效和消除迅速。咪达唑仑 1~2 mg 静脉注射,根据病情需要也可持续静脉微量注射泵输入。

应用镇静药时注意:①应用镇静药时必须建立人工气道和机械通气。②定时评估患者精神状态,防止镇静过深。③丙泊酚可致血压下降需动态观察血压变化。

4.肌肉松弛药

应用于人机对抗时,消除自主呼吸;减少心肺功能不全者的氧消耗。常选用非去极化性肌肉松弛药。常用药物有潘库溴铵、阿曲库铵和维库溴铵。应用肌肉松弛药时注意:①必须在机械通气下使用。②必须先镇静后肌松。

5.祛痰药

呼吸系统感染常产生黏稠痰液。祛痰药能降低气道分泌物的黏滞性,有利于气道分泌物的清除。常用药物:氨溴索(沐舒坦),可静脉注射也可雾化吸入。应用祛痰药时注意与胸部物理治疗相结合。

**(三)病情观察**

1.观察生命体征

(1)呼吸:观察呼吸节律、频率、幅度。正常人呼吸频率为 16~20 次/分,新生儿为 30~

40次/分,呼吸幅度均匀,节律规则。成人自主呼吸频率超过20次/分,提示呼吸功能不全。超过30次/分,常需要机械辅助通气。呼吸节律改变提示脑干呼吸中枢病变或脑水肿。听诊两肺呼吸音是否对称,听诊顺序:肺尖-前胸-侧胸-背部,左右对比,有无痰鸣音、哮鸣音、湿啰音,是否伴咳嗽、咳痰,注意患者对治疗的反应。

(2)心率:观察心率、心律变化。缺氧早期心脏发生代偿作用,导致心率增快。严重缺氧可出现各种类型的心律失常如窦性心动过缓、期前收缩、心室纤颤等。如进一步加重,可发展为周围循环衰竭甚至心搏停止。气道吸引时可引起短暂缺氧会诱发各种心律失常,需及时发现和纠正。

(3)体温:建立人工气道及应用机械通气期间,患者鼻咽喉自然防御屏障功能丧失、咳嗽咳痰能力减弱或丧失、气道吸引及全身抵抗力下降等增加感染机会,体温波动较大。观察体温变化,有助于判断感染控制情况。当体温升高超过38.5 ℃时,积极做好降温处理,遵医嘱留取细菌培养标本。

(4)意识:意识反映脑血流灌注和脑组织氧供情况。氧供正常时,患者意识清楚,定向力、计算力良好,能配合治疗。轻度缺氧时,患者兴奋、焦虑和烦躁不安。严重缺氧时出现意识模糊、嗜睡甚至昏迷。当患者出现意识异常时,注意安全防护,适当约束肢体,防止坠床与意外拔管。

2.血氧饱和度

原理:通过红外光传感器来测量毛细血管内氧合血红蛋白的含量。通过血氧饱和度估计氧分压,血氧饱和度<95%,氧分压<10.7 kPa(80 mmHg),显示轻度缺氧;血氧饱和度<90%,氧分压<8.0 kPa(60 mmHg),显示中度缺氧;血氧饱和度<75%,氧分压<5.3 kPa(40 mmHg),显示重度缺氧。影响脉搏血氧饱和度测定结果有末梢循环不良,如低血压、血管收缩药、低温、动脉压迫等;指甲条件,如灰指甲、涂抹指甲油等。对水肿或末梢循环较差的患者,应经常检查更换检测部位。注意血氧饱和度高低不能真正反映组织供氧情况,只能作为参考。

3.血气指标

动态测定血气指标有助于判断血液氧合及酸碱平衡状态,可作为诊断呼吸衰竭、指导机械通气参数调节、纠正酸碱失衡的重要依据。氧分压(PaO₂)反映机体氧合情况,对诊断缺氧和判断缺氧程度有重要价值。二氧化碳分压(PaCO₂)是判断肺通气功能的重要参数。机械通气开始前及治疗后30分钟常规测定血气指标,以了解治疗效果。根据血气数据调整呼吸机参数。

(李娜娜)

# 第七节 急性肺栓塞

## 一、定义

急性肺栓塞(acute pulmonary embolism,APE)是指内源性或外源性栓子堵塞肺动脉或其分支引起肺循环障碍的病理综合征。如发生肺出血或坏死则称为肺梗死。急性肺栓塞是世界上误诊率和病死率较高的疾病之一,对人类的健康造成了严重的威胁。

## 二、临床表现

### (一)症状

临床症状多种多样,但缺乏特异性。常见症状:①不明原因的呼吸困难及气促,尤以活动后明显,为肺栓塞最多见的症状。②胸痛,包括胸膜炎性胸痛或心绞痛样胸痛。③晕厥,可为肺栓塞的唯一或首发症状。④烦躁不安、惊恐甚至濒死感。⑤咯血,常为小量咯血,大咯血少见。⑥咳嗽、心悸等。各病例可出现以上症状的不同组合。临床上有时出现所谓"三联征",即同时出现呼吸困难、胸痛及咯血,但仅见于约 20% 的患者。

### (二)体征

#### 1.呼吸系统

呼吸急促最常见,发绀,肺部有时可闻及哮鸣音和/或细湿啰音,肺野偶可闻及血管杂音,合并肺不张或胸腔积液时出现相应的体征。

#### 2.循环系统

心动过速;血压变化,严重者可出现血压下降,甚至休克;颈静脉充盈或异常搏动;肺动脉瓣区第二心音亢进或分裂,三尖瓣区收缩期杂音。

#### 3.其他

可伴发热,多为低热,少数患者体温达 38 ℃以上。

## 三、病因及发病机制

### (一)病因

临床上常见的栓子包括深静脉血栓、感染性病灶、右心房或右心室附壁血栓、空气栓、羊水栓等。引起肺栓塞的基础疾病及诱因有深静脉血栓形成、创伤、肿瘤、制动、妊娠和分娩、口服避孕药、肥胖等。

### (二)发病机制

急性肺栓塞所致病理生理改变及其严重程度受多种因素影响,包括栓子的大小和数量、多次栓塞的时间间隔,是否同时存在其他心肺疾病、个体反应的差异及血栓溶解的快慢等。其病理生理改变主要包括血流动力学改变、右心功能不全、心室间相互作用及呼吸生理变化等。轻者可无任何异常改变,重者肺循环阻力突然升高,肺动脉压突然升高,心排血量急骤下降,患者出现休克,甚至死亡。

## 四、辅助检查

### (一)动脉血气分析

动脉血气分析显示低氧血症、低碳酸血症,肺泡-动脉血氧分压差增大。

### (二)实验室检查

急性肺栓塞时,血浆 $D$-二聚体升高,但多种病因可导致其升高,故在临床中对肺栓塞有较大的排除价值,若其含量低于 $500 \mu g/L$,则可基本排除肺栓塞。

### (三)影像学检查

肺动脉造影为过去诊断急性肺栓塞的"金标准",但属于有创检查。近年来,CT、MRI 的发展使急性肺栓塞的诊断率明显提高。

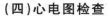

**（四）心电图检查**

心电图缺乏特异性表现，但若发现心电图动态性变化多较单一固定性异常，对肺栓塞有更大的临床意义。

**（五）深静脉血栓的检查**

静脉超声检查和静脉造影可辅助诊断深静脉血栓，后者是深静脉血栓诊断的"金标准"。

## 五、诊断要点

肺栓塞的临床表现多样，有时隐匿，缺乏特异性，确诊需特殊检查。检出肺栓塞的关键是提高诊断意识，对有疑似表现、特别是高危人群中出现疑似表现者，应及时安排相应检查。诊断程序一般包括疑诊、确诊、求因 3 个步骤。

**（一）疑诊**

如患者出现上述临床症状、体征，特别是存在前述危险因素的病例出现不明原因的呼吸困难、胸痛、晕厥、休克，或伴有单侧或双侧不对称性下肢肿胀、疼痛等，应进行如下检查：动脉血气分析、心电图、X 线胸片、超声心动图和血浆 $D$-二聚体检查。

**（二）确诊**

在临床表现和初步检查提示肺栓塞的情况下，应安排肺栓塞的确诊检查：放射性核素肺通气/灌注扫描，螺旋 CT 和电子束 CT，磁共振成像和肺动脉造影。

**（三）求因**

对疑诊肺栓塞的病例，无论其是否有深静脉血栓性成症状，均应进行体检，并行静脉超声、放射性核素或 X 线静脉造影、CT 静脉造影、MRI 静脉造影、肢体阻抗容积图等检查，以帮助明确是否存在深静脉血栓性成及栓子的来源。

## 六、治疗要点

**（一）一般处理**

对患者进行严密监护，监测呼吸、心率、血压、静脉压、心电图及动脉血气的变化；卧床休息，保持大便通畅，避免用力，以防血栓脱落；可适当使用镇静、止痛、镇咳等相应的对症治疗。

**（二）呼吸循环支持治疗**

纠正低氧血症。出现心功能不全但血压正常者，可使用多巴酚丁胺和多巴胺；若出现血压下降，可增大剂量或使用其他血管加压药物，如去甲肾上腺素等。

**（三）抗凝治疗**

可防止血栓的发展和再发。主要抗凝血药有肝素、华法林。

**（四）溶栓治疗**

可迅速溶解血栓、恢复肺组织的血液灌注，降低肺动脉压、改善右心室功能。常用的溶栓药物有尿激酶（UK）、链激酶（SK）和阿替普酶（rt-PA）。

## 七、护理问题

**（一）气体交换受损**

其与肺通气、换气功能障碍有关。

## （二）疼痛

其与肺栓塞有关。

## （三）低效型呼吸形态

其与肺的顺应性降低、气道阻力增加不能维持自主呼吸有关。

## （四）焦虑/恐惧

其与担心疾病预后有关。

## （五）睡眠形态紊乱

其与呼吸困难、咳嗽、咯血等有关。

## （六）活动无耐力

其与日常活动供氧不足、疲乏有关。

## （七）体液不足

其与痰液排出、出汗增加、摄入减少有关。

## （八）营养失调

低于机体需要量与食欲下降、摄入不足、消耗增加有关。

## （九）有皮肤完整性受损的危险

其与长期卧床有关。

# 八、护理措施

## （一）病情观察

评估患者的呼吸频率、节律和深度，呼吸困难程度，呼吸音的变化，患者意识状态、瞳孔、皮肤温度及颜色，询问患者胸闷、憋气、胸部疼痛等症状有无改善。严密监测患者的呼吸、血压、心率、血氧饱和度、心律失常的变化情况，如有异常及时通知医师。昏迷患者应评估瞳孔、肌张力、腱反射及病理反射。观察痰液的量、颜色及性状，以及时了解尿常规、血电解质检查结果。准确记录24小时出入量。

## （二）抢救配合

急性肺栓塞属临床急症，抢救不及时可危及患者生命。应加强患者病情的观察和血流动力学的监测，严密观察心率、心律、血氧饱和度、血压、呼吸的变化，备好抢救物品和药品，如发现患者出现剧烈胸痛、呼吸困难、咯血、面色苍白、血压下降等，立即通知医师并协助抢救。

## （三）一般护理

1.环境

提供安静、舒适、整洁的休息环境，限制探视，减少交叉感染。保持室温在 $20\sim22$ ℃和相对湿度60％～70％；没有层流装置的病室应注意经常通风换气，每天通风 3 次。装有层流装置的病室，应保持层流装置的有效。

2.体位

急性肺栓塞患者应绝对卧床休息、肢体制动。若肺栓塞的位置已经确定，应取健侧卧位。床上活动时应避免突然坐起、转身及改变体位，禁止搬动患者，防止栓子的脱落。下肢静脉血栓者应抬高患肢，并高于肺平面 $20\sim30$ cm，密切观察患肢的皮肤有无发绀、肿胀、发冷、麻木等感觉障碍，发现异常及时通知医师给予处理，严禁挤压、热敷、按摩患肢，防止血栓脱落。

3.饮食护理

指导患者进食富含维生素、高蛋白、粗纤维、易消化的饮食,多饮水,保持大便通畅,避免便秘、咳嗽等,以免增加腹腔压力,影响下肢静脉血液回流。做好口腔护理,以增进食欲。

4.吸氧

及早给予氧气吸入,遵医嘱合理氧疗。采用鼻导管或鼻塞给氧,必要时面罩吸氧。氧流量控制在 4～6 L/min。注意及时根据血氧饱和度指数或血气分析结果来调整氧流量。必要时行机械通气。

5.疼痛护理

教会患者自我放松的技巧,如缓慢深呼吸、全身肌肉放松、听音乐、看书报等,以分散注意力,减轻疼痛。剧烈疼痛时,遵医嘱给予药物止痛,如吗啡、哌替啶、可待因等,以及时评价止痛效果并观察可能出现的不良反应。

6.心理护理

胸闷、胸痛、呼吸困难,易给患者带来紧张、恐惧的情绪,甚至造成濒死感。尽量帮助患者适应环境,向患者讲解治疗的目的、要求、方法,减少其焦虑和恐惧心理。采取心理暗示和现身说教,帮助患者树立信心,使其积极配合治疗。情绪过于激动可诱发栓子脱落,应指导患者保持情绪稳定。启动家庭支持系统,帮助患者树立治疗的信心。

**(四)溶栓及抗凝的护理**

(1)使用抗凝血药时,应严格掌握药物的剂量、用法及速度,认真核对,严密观察用药后的反应,发现异常及时通知医师,调整剂量。

(2)进行溶栓、抗凝治疗期间,最主要的并发症是出血,因此应严密观察患者有无出血倾向。注意观察患者皮肤、黏膜、牙龈及穿刺部位有无出血,有无咯血、呕血、便血等现象。观察患者的意识状态、神志的变化,发现患者出现头痛、呕吐症状,要及时报告医师并给予处理,谨防颅内出血的发生。溶栓治疗期间应准备好各种抢救物品。

(3)用药期间应监测凝血时间及凝血酶原时间,避免各种侵入性的操作。指导患者预防出血的方法,如选用质软的牙刷,防止碰伤、抓伤,勿挖鼻、用力咳嗽、排便等。

(于 伟)

# 第八节　急性肺水肿

急性肺水肿是由不同原因引起肺组织血管外液体异常增多,液体由间质进入肺泡,甚至呼吸道出现泡沫状分泌物。表现为急性呼吸困难、发绀,呼吸做功增加,两肺布满湿啰音,甚至从气道涌出大量泡沫样痰液。人类可发生下列两类性质完全不同的肺水肿:心源性肺水肿(亦称流体静力学或血流动力学肺水肿)和非心源性肺水肿(亦称通透性增高肺水肿、急性肺损伤或急性呼吸窘迫综合征)。

## 一、发病机制

### (一)肺毛细血管静水压

肺毛细血管静水压(Pmv)是使液体从毛细血管流向间质的驱动力,正常情况下,Pmv 约

1.1 kPa(8 mmHg),有时易与肺毛细血管楔压(PCWP)相混淆。PCWP 反映肺毛细血管床的压力,可估计左心房压(LAP),正常情况下较 Pmv 高 0.1～0.3 kPa(1～2 mmHg)。肺水肿时 PCWP 和 Pmv 并非呈直接相关,两者的关系取决于总肺血管阻力(肺静脉阻力)。

### (二)肺间质静水压

肺毛细血管周围间质的静水压即肺间质静水压(Ppmv),与 Pmv 相对抗,两者差别越大,则毛细血管内液体流出越多。肺间质静水压为负值,正常值为 -2.3～-1.1 kPa(-17～-8 mmHg),可能与肺组织的机械活动、弹性回缩及大量淋巴液回流对肺间质的吸引有关。理论上 Ppmv 的下降亦可使静水压梯度升高,当肺不张进行性再扩张时,出现复张性肺水肿可能与 Ppmv 骤降有关。

### (三)肺毛细血管胶体渗透压

肺毛细血管胶体渗透压(πmv)由血浆蛋白形成,正常值为 3.3～3.7 kPa(25～28 mmHg),但随个体的营养状态和输液量不同而有所差异。πmv 是对抗 Pmv 的主要力量,单纯的 πmv 下降能使毛细血管内液体外流增加。但在临床上并不意味着血液稀释后的患者会出现肺水肿,经血液稀释后血浆蛋白浓度下降,但过滤至肺组织间隙的蛋白也不断地被淋巴系统所转移,Pmv 的下降可与 πmv 的降低相平行,故 πmv 与 Pmv 间梯度即使发挥净渗透压的效应,也可保持相对的稳定。

πmv 和 PCWP 间的梯度与血管外肺水压呈非线性关系。当 Pmv<2.0 kPa(15 mmHg)、毛细血管通透性正常时,πmv-PCWP≤1.2 kPa(9 mmHg)可作为出现肺水肿的界限,也可作为治疗肺水肿疗效观察的动态指标。

### (四)肺间质胶体渗透压

肺间质胶体渗透压(πpmv)取决于间质中渗透性、活动的蛋白质浓度,它受反应系数(δf)和毛细血管内液体流出率(Qf)的影响,是调节毛细血管内液体流出的重要因素。πpmv 正常值为 1.6～1.9 kPa(12～14 mmHg),难以直接测定。临床上可通过测定支气管液的胶体渗透压鉴别肺水肿的类型,如支气管液与血浆蛋白的胶体渗透压比值<60%,则为血流动力学改变所致的肺水肿,如比值>75%,则为毛细血管渗透增加所致的肺水肿,称为肺毛细血管渗漏综合征。

### (五)毛细血管通透性

资料表明,越过内皮细胞屏障时,通透性肺水肿透过的蛋白多于压力性水肿,仅越过上皮细胞屏障时,两者没有明显差别。毛细血管通透性增加,使 δ 从正常的 0.8 降至 0.3～0.5,表明血管内蛋白,尤其是清蛋白大量外渗,使 πmv 与 πpmv 梯度下降。

## 二、病理与病理生理

### (一)心源性急性肺水肿

正常情况下,两侧心腔的排血量相对恒定,当心肌严重受损和左心负荷过重而引起心排血量降低和肺淤血时,过多的液体从肺泡毛细血管进入肺间质甚至肺泡内,则产生急性肺水肿,实际上是左心衰竭最严重的表现,多见于急性左心衰竭和二尖瓣狭窄患者。

有以下并发症的患者术中易发生左心衰竭:①左心室心肌病变,如冠心病、心肌炎等;②左心室压力负荷过度,如高血压、主动脉狭窄等;③左心室容量负荷过重,如主动脉瓣关闭不全、左向右分流的先天性心脏病等。

当左心室舒张末压>1.6 kPa(12 mmHg),毛细血管平均压>4.7 kPa(35 mmHg),肺静脉

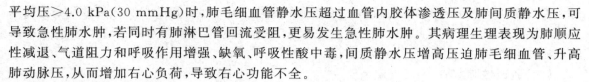

平均压＞4.0 kPa(30 mmHg)时,肺毛细血管静水压超过血管内胶体渗透压及肺间质静水压,可导致急性肺水肿,若同时有肺淋巴管回流受阻,更易发生急性肺水肿。其病理生理表现为肺顺应性减退、气道阻力和呼吸作用增强、缺氧、呼吸性酸中毒,间质静水压增高压迫肺毛细血管、升高肺动脉压,从而增加右心负荷,导致右心功能不全。

### (二)神经源性肺水肿

中枢神经系统损伤后,颅内压急剧升高,脑血流量减少,造成下丘脑功能紊乱,解除了对视前核水平和下丘脑尾部"水肿中枢"的抑制,引起交感神经系统兴奋,释放大量儿茶酚胺,使周围血管强烈收缩,血流阻力加大,大量血液由阻力较高的体循环转至阻力较低的肺循环,引起肺静脉高压,肺毛细血管压随之升高,跨肺毛细血管 Starling 力不平衡,液体由血管渗入至肺间质和肺泡内,最终形成急性肺水肿。延髓是发生神经源性肺水肿的关键神经中枢,交感神经的激发是产生肺高压及肺水肿的基本因素,而肺高压是神经源性肺水肿发生的重要机制。通过给予交感神经阻滞剂和肾上腺素 α 受体阻滞剂均可降低或避免神经源性肺水肿的发生。

### (三)液体负荷过重

围术期输血补液过快或输液过量,使右心负荷增加。当输入胶体液达血浆容量的 25% 时,心排血量可增多至 300%。若患者伴有急性心力衰竭,虽通过交感神经兴奋维持心排血量,但神经性静脉舒张作用减弱,对肺血管压力和容量的骤增已经起不到有效的调节作用,导致肺组织间隙水肿。

大量输注晶体液,使血管内胶体渗透压下降,增加液体从血管的滤出,聚集到肺组织间隙中,易致心、肾功能不全、静脉压增高或淋巴循环障碍患者发生肺水肿。

### (四)复张性肺水肿

复张性肺水肿是各种原因所致肺萎陷后,在肺复张时或复张后 24 小时内发生的急性肺水肿。一般认为与多种因素有关,如负压抽吸迅速排出大量胸膜积液、大量气胸所致的突然肺复张,均可造成单侧性肺水肿。

临床上多见于气胸或胸腔积液 3 个月后出现进行性快速肺复张,1 小时后可表现为肺水肿的临床症状,50% 的肺水肿发生在 50 岁以上老年人。水肿液的形成遵循 Starling 公式。复张性肺水肿发生时,肺动脉压和 PCWP 正常,水肿液蛋白浓度与血浆蛋白浓度的比值＞0.7,说明存在肺毛细血管通透性增加。肺萎陷越久,复张速度越快,胸膜腔负压越大,越易发生肺水肿。

肺复张性肺水肿的病理生理机制可能为:①肺泡长期萎缩,使Ⅱ型肺细胞代谢障碍,肺泡表面活性物质减少,肺泡表面张力增加,使肺毛细血管内液体向肺泡内滤出。②肺组织长期缺氧,使肺毛细血管内皮和肺泡上皮的完整性受损,通透性增加。③使用负压吸引设备,突然增加胸内负压,使复张肺的毛细血管压力与血流量增加,作用于已受损的毛细血管,使管壁内外的压力差增大;机械性力量使肺毛细血管内皮间隙孔变形,间隙增大,促使血管内液和血浆蛋白流入肺组织间隙。④在声门紧闭的情况下用力吸气,负压峰值可超 4.9 kPa(−50 cmH$_2$O),如负的胸膜腔内压传至肺间质,增加肺毛细血管和肺间质静水压之差,则增加肺循环液体的渗出。⑤肺的快速复张引起胸膜腔内压急剧改变,肺血流增加而压力升高,并产生高的直线血流速度,加大了血管内和间质的压差。当其超过一定阈值时,液体进入间质和肺泡形成肺水肿。

### (五)高原性肺水肿

高原性肺水肿是一种由低地急速进入海拔 3 000 m 以上地区的常见病,主要表现为发绀、心率增快、心排血量增多或减少、体循环阻力增加和心肌受损。其发病因素是多方面的,如缺氧性肺血管收缩、肺动脉高压、高原性脑水肿、全身和肺组织生化改变。肺代偿功能异常和心功能减退是造成重度低氧血症的直接原因。高原性肺水肿为高蛋白渗出性肺水肿,炎性介质是毛细血管增加的主要原因。

### (六)通透性肺水肿

通透性肺水肿指肺水和血浆蛋白均通过肺毛细血管内间隙进入肺间质,肺淋巴液回流量增加,且淋巴液内蛋白含量亦明显增加,表明肺毛细血管内皮细胞功能失常。

#### 1.感染性肺水肿

感染性肺水肿指继发于全身感染和/或肺部感染的肺水肿,如革兰阴性杆菌感染所致的败血症和肺炎球菌性肺炎均可引起肺水肿,主要是通过增加肺毛细血管壁通透性所致。肺水肿亦可继发于病毒感染。流感病毒、水痘-带状疱疹病毒所致的病毒性肺炎均可引起肺水肿。

#### 2.毒素吸入性肺水肿

毒素吸入性肺水肿指吸入有害性气体或毒物所致的肺水肿。有害性气体包括二氧化氮、氯、光气、氨、氟化物、二氧化硫等,毒物以有机磷农药最为常见。其病理生理为:①有害性气体引起变态反应或直接损害,使肺毛细血管通透性增加,减少肺泡表面活性物质,并通过神经体液因素引起肺静脉收缩和淋巴管痉挛,使肺组织水分增加。②有机磷通过皮肤、呼吸道和消化道进入人体,与胆碱酯酶结合,抑制该酶的作用,使乙酰胆碱在体内积聚,导致支气管痉挛、分泌物增加、呼吸肌麻痹和呼吸中枢抑制,导致缺氧和肺毛细血管通透性增加。

#### 3.淹溺性肺水肿

淹溺性肺水肿指淡水和海水淹溺所致的肺水肿。淡水为低渗性,被大量吸入后,很快通过肺泡-毛细血管膜进入血液循环,导致肺组织的组织学损伤和全身血容量增加,肺泡-毛细血管膜损伤较重或左心代偿功能障碍时,诱发急性肺水肿。高渗性海水进入肺泡后,使得血管内大量水分进入肺泡引起肺水肿。肺水肿引起缺氧可加重肺泡上皮、毛细血管内皮细胞损害,增加毛细血管通透性,进一步加重肺水肿。

#### 4.尿毒症性肺水肿

肾衰竭患者常伴肺水肿和纤维蛋白性胸膜炎。主要发病因素:①高血压所致左心衰竭;②少尿患者循环血容量增多;③血浆蛋白减少,血管内胶体渗透压降低,肺毛细血管静水压与胶体渗透压差距增大,促进肺水肿形成。

#### 5.氧中毒性肺水肿

氧中毒性肺水肿指长时间吸入高浓度(>60%)氧引起肺组织损害所致的肺水肿。一般在常压下吸入纯氧 12~24 小时,高压下 3~4 小时即可发生氧中毒。氧中毒的损害以肺组织为主,表现为上皮细胞损害、肺泡表面活性物质减少、肺泡透明膜形成,引起肺泡和间质水肿,以及肺不张。其毒性作用是由于氧分子还原成水时所产生的中间产物自由基(如超氧阴离子、过氧化氢、羟自由基和单线态氧等)所致。正常时氧自由基为组织内抗氧化系统,如超氧化物歧化酶(SOD)、过氧化氢酶、谷胱甘肽氧化酶所清除。吸入高浓度氧,氧自由基形成加速,当其量超过组织抗氧化系统清除能力时,即可造成肺组织损伤,形成肺损伤。

### (七)与麻醉相关的肺水肿

#### 1.麻醉药过量

麻醉药过量引起肺水肿,可见于吗啡、美沙酮、急性巴比妥酸盐和海洛因中毒。发病机制可能与下列因素有关:①抑制呼吸中枢,引起严重缺氧,使肺毛细血管通透性增加,同时伴有肺动脉

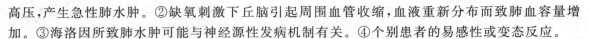

高压,产生急性肺水肿。②缺氧刺激下丘脑引起周围血管收缩,血液重新分布而致肺血容量增加。③海洛因所致肺水肿可能与神经源性发病机制有关。④个别患者的易感性或变态反应。

2.呼吸道梗阻

围术期喉痉挛常见于麻醉诱导期插管强烈刺激,亦见于术中神经牵拉反应,以及甲状腺手术因神经阻滞不全对气道的刺激。气道通畅时,胸腔内压对肺组织间隙压力的影响不大,但急性上呼吸道梗死时,用力吸气造成胸膜腔负压增加,几乎全部传导至血管周围间隙,促进血管内液进入肺组织间隙。上呼吸道梗阻时,患者处于挣扎状态,缺氧和交感神经活性极度亢进,可导致肺小动脉痉挛性收缩、肺小静脉收缩、肺毛细血管通透性增加。酸中毒又可增加对心脏做功的抑制,除非呼吸道梗阻解除,否则将形成恶性循环,加速肺水肿的发展。

3.误吸

围术期呕吐或胃内容物反流可引起吸入性肺炎和支气管痉挛,肺表面活性物质灭活和肺毛细血管内皮细胞受损,从而使液体渗出至肺组织间隙内,发生肺水肿。患者表现为发绀、心动过速、支气管痉挛和呼吸困难。肺组织损害的程度与胃内容物的 pH 直接相关,pH>2.5 的胃液所致的损害要比 pH<2.5 者轻微得多。

4.肺过度膨胀

一侧肺不张使单肺通气,全部潮气量进入一侧肺内,导致肺过度充气膨胀,随之出现肺水肿,其机制可能与肺容量增加有关。

### 三、临床表现

发病早期,均先有肺间质性水肿,肺泡毛细血管间隔内的胶原纤维肿胀,刺激附近的肺毛细血管旁"J"感受器,反射性引起呼吸频率增快,促进肺淋巴液回流,同时表现为过度通气。

水肿液在肺泡周围积聚后,沿着肺动脉、静脉和小气道鞘延伸,在支气管堆积到一定程度,引起支气管狭窄,可出现呼气性啰音。患者常主诉胸闷、咳嗽,有呼吸困难、颈静脉曲张,听诊可闻及哮鸣音和少量湿啰音。若不及时发现和治疗,则继发为肺泡性肺水肿。

肺泡性肺水肿时,水肿液进入末梢细支气管和肺泡,当水肿液溢满肺泡后,出现典型的粉红色泡沫痰,液体充满肺泡后不能参与气体交换,通气/血流比值下降,引起低氧血症。插管患者可表现呼吸道阻力增大和发绀,经气管导管喷出或涌出大量的粉红色泡沫痰。

### 四、诊断

肺水肿发病早期多为间质性肺水肿,若未及时发现和治疗,可继发为肺泡性肺水肿,加重心肺功能紊乱,故应重视早期诊断和治疗。

肺水肿的诊断主要根据症状、体征和 X 线表现,一般并不困难。临床上同时测定 PCWP 和 $\pi mv$,$\pi mv$-PCWP 正常值为$(1.20\pm0.2)$kPa$[(9.7\pm1.7)$mmHg$]$,当 $\pi mv$-PCWP$\leqslant0.5$ kPa($4$ mmHg)时,提示肺内肺水增多,有助于早期诊断。复张性肺水肿常伴有复张性低血压。

### 五、鉴别诊断

心源性肺水肿在肺间质和肺泡腔的渗出以红细胞为主。左心衰竭导致肺淤血。非心源性肺水肿在肺间质和肺泡腔的渗出以血浆内的一些蛋白、体液为主。肺泡-毛细血管膜的通透性增加,为漏出性肺水肿。

**（一）心源性肺水肿**

**1.主要表现**

常突然发作、高度气急、呼吸浅速、端坐呼吸、咳嗽、咳白色或粉红色泡沫痰、面色灰白、口唇及肢端发绀、大汗、烦躁不安、心悸、乏力等。

**2.体征**

体征包括双肺广泛水泡音和/或哮鸣音、心率增快、心尖区奔马律及收缩期杂音、心界向左扩大，可有心律失常和交替脉，不同心脏病尚有相应体征和症状。

急性心源性肺水肿是一种严重的重症，必须分秒必争进行抢救，以免危及患者生命。具体急救措施：①非特异性治疗；②查出肺水肿的诱因并加以治疗；③识别及治疗肺水肿的基础心脏病变。

**（二）非心源性肺水肿**

**1.主要表现**

进行性加重的呼吸困难、端坐呼吸、大汗、发绀、咳粉红色泡沫痰。

**2.体征**

双肺可闻及广泛湿啰音，可先出现在双肺中下部，然后波及全肺。

**3.X 线**

早期可出现 Kerley 线，提示间质性肺水肿，进一步发展可出现肺泡肺水肿的表现。

肺毛细血管楔压（PCWP）用于鉴别心源性及非心源性肺水肿。前者 PCWP＞1.6 kPa（12 mmHg），后者PCWP≤1.6 kPa（12 mmHg）。

# 六、治疗

治疗原则为病因治疗，是缓解和根本消除肺水肿的基本措施；维持气道通畅，充分供氧和机械通气治疗，纠正低氧血症；降低肺血管静水压，提高血浆胶体渗透压，改善肺毛细血管通透性；保持患者镇静，预防和控制感染。

**（一）充分供氧和机械通气治疗**

**1.维持气道通畅**

水肿液进入肺泡和细支气管后汇集至气管，使呼吸道阻塞，增加气道压，从气管喷出大量粉红色泡沫痰，即便用吸引器抽吸，水肿液仍大量涌出。采用去泡沫剂能提高水肿液清除效果。

**2.充分供氧**

轻度缺氧患者可用鼻导管给氧，每分钟 6～8 L；重度低氧血症患者，行气管内插管，进行机械通气，同时保证呼吸道通畅。约85％的急性肺水肿患者须行短时间气管内插管。

**3.间歇性正压通气**

间歇性正压通气（IPPV）通过增加肺泡压和肺组织间隙压力，阻止肺毛细血管内液滤出；降低右心房充盈压，减少肺内血容量，缓解呼吸肌疲劳，降低组织耗氧量。常用的参数：潮气量 8～10 mL/kg，呼吸频率 12～14 次/分，吸气峰值压力应＜4.0 kPa（30 mmHg）。

**4.持续正压通气或呼气末正压通气**

应用 IPPV，$FiO_2$＞0.6 仍不能提高 $PaO_2$，可用持续正压通气（CPAP）或呼气末正压通气（PEEP）。通过开放气道、扩张肺泡、增加功能残气量，改善肺顺应性及通气/血流比值。合适的PEEP 通常先从 0.49 kPa（5 $cmH_2O$）开始，逐步增加到 0.98～1.47 kPa（10～15 $cmH_2O$），其前提是对患者心排血量无明显影响。

### (二)降低肺毛细血管静水压

#### 1.增强心肌收缩力

急性肺水肿合并低血压时,病情更为险恶。应用适当的正性变力药物使左心室能在较低的充盈压下维持或增加心排血量,包括速效强心苷、拟肾上腺素药和能量合剂等。

强心苷药物表现为剂量相关性的心肌收缩力增强,同时可以降低房颤时的心率、延长舒张期充盈时间,使肺毛细血管平均压下降。强心药对高血压性心脏病、冠心病引起的左心衰竭所造成的急性肺水肿疗效明显。氨茶碱除增加心肌收缩力、降低后负荷外,还可舒张支气管平滑肌。

#### 2.降低心脏前后负荷

当 CVP 为 1.5 kPa(15 cmH$_2$O),PCWP 增高达 2.0 kPa(15 mmHg)以上时,应限制输液,同时静脉注射利尿药,如呋塞米、依他尼酸等。若不见效,可加倍剂量重复给药,尤其对心源性或输液过多引起的急性肺水肿,可迅速有效地从肾脏将液体排出体外,使肺毛细血管静水压下降,减少气道水肿液。使用利尿药时应注意补充氯化钾,并避免血容量过低。

吗啡解除焦虑、松弛呼吸道平滑肌,有利于改善通气,同时具有降低外周静脉张力、扩张小动脉的作用,减少回心血量,降低肺毛细血管静水压。一般静脉注射吗啡 5 mg,起效迅速,对高血压、二尖瓣狭窄等引起的肺水肿效果良好,应早期使用。在没有呼吸支持的患者,应严密监测呼吸功能,防止吗啡抑制呼吸。休克患者禁用吗啡。

东莨菪碱、山莨菪碱及阿托品对中毒性急性肺水肿疗效满意,该类药物具有较强的解除阻力血管及容量血管痉挛的作用,可降低心脏前后负荷,增加肺组织灌注量及冠状动脉血流,增加动脉血氧分压,同时还具有解除支气管痉挛、抑制支气管分泌过多液体、兴奋呼吸中枢及抑制大脑皮质活动的作用。

患者体位对回心血量有明显影响,取坐位或头高位有助于减少静脉回心血量、减轻肺淤血、降低呼吸做功和增加肺活量,但低血压和休克患者应取平卧位。

α 受体阻滞剂可使全身及内脏血管扩张、回心血量减少,改善肺水肿。可用酚妥拉明 10 mg 加入 5%葡萄糖溶液 100～200 mL 静脉滴注。硝普钠通过降低心脏后负荷改善肺水肿,但对二尖瓣狭窄引起者要慎用。

### (三)镇静及感染的防治

#### 1.镇静药物

咪达唑仑、丙泊酚具有较强的镇静作用,可减少患者的惊恐和焦虑,减轻呼吸急促,将急促而无效的呼吸调整为均匀有效的呼吸,减少呼吸做功。有利于通气治疗患者的呼吸与呼吸机同步,以改善通气。

#### 2.预防和控制感染

感染性肺水肿继发于全身感染和/或肺部感染所致的肺水肿,革兰阴性杆菌所致的败血症是引起肺水肿的主要原因。各种原因引起的肺水肿均应预防肺部感染,除加强护理外,应常规给予抗生素以预防肺部感染。常用的抗生素有氨基苷类抗生素、头孢菌素和氯霉素。

给予抗生素的同时,应用肾上腺皮质激素,可以预防毛细血管通透性增加,减轻炎症反应,促使水肿消退,并能刺激细胞代谢,促进肺泡表面活性物质产生,增强心肌收缩,降低外周血管阻力。

临床常用的药物有氢化可的松、地塞米松和泼尼松龙,通常在发病 24～48 小时内用大剂量皮质激素。氢化可的松首次静脉注射 200～300 mg,24 小时用量可达 1 g 以上;地塞米松首次用量可静脉注射 30～40 mg,随后每 6 小时静脉注射 10～20 mg,甲泼尼龙的剂量为 30 mg/kg 静脉注射,用药不宜超过72 小时。

### (四)复张性肺水肿的防治

防止跨肺泡压的急剧增大是预防肺复张性肺水肿的关键。行胸腔穿刺或引流复张时,应逐步减少胸内液气量,复张过程应在数小时以上,负压吸引不应超过 0.98 kPa(10 cmH$_2$O),每次抽液量不应超过 1 000 mL。

若患者出现持续性咳嗽,应立即停止抽吸或钳闭引流管,术中膨胀肺时,应注意潮气量和压力适中,主张采用双腔插管以免健侧肺过度扩张,肺复张后持续做一段时间的 PEEP,以保证复张过程中跨肺泡压差不致过大,防止复张后肺毛细血管渗漏的增加。

肺复张性肺水肿治疗的目的是维持患者足够的氧合和血流动力学的稳定。无症状者无须特殊处理,低氧血症较轻者予以吸氧,较重者则需气管内插管,应用 PEEP 及强心利尿剂和激素。向胸内注入 50～100 mL 气体、做肺动脉栓塞术均是可取的方法。在肺复张期间要避免输液过多、过快。

## 七、病情观察与评估

(1)监测生命体征,观察患者有无呼吸增快(频率可达 30～40 次/分)、心率增快、脉搏细速、血压升高或持续下降。

(2)观察有无皮肤发绀、湿冷、毛孔收缩、尿量减少等微循环灌注不足表现。

(3)观察患者有无咳粉红色泡沫痰等肺水肿特征性表现。

(4)心肺听诊有无干啰音或湿啰音。

## 八、护理措施

### (一)体位

协助患者取坐位,双腿下垂。

### (二)氧疗

遵医嘱予以吸氧 6～8 L/min,可于湿化瓶中加入 50% 乙醇湿化,乙醇可使肺泡内泡沫表面张力降低而破裂、消散。若患者不能耐受,可降低乙醇浓度或间歇使用。病情严重者采用无创或有创机械通气。

### (三)用药护理

1.镇静药

常用吗啡皮下或静脉注射,注意观察患者有无呼吸抑制、心动过缓、血压下降。呼吸衰竭、昏迷、严重休克者禁用。

2.利尿剂

常用呋塞米静脉推注,观察患者有无腹胀、恶心、呕吐、心律失常;有无嗜睡、意识淡漠、肌痛性痉挛;有无烦躁或谵妄、呼吸浅慢、手足抽搐等低钾、低钠血症及低氯性碱中毒等电解质紊乱表现。准确记录 24 小时尿量,监测血钾变化和心律。

3.血管扩张剂

常用硝普钠和硝酸甘油静脉滴注或微量泵泵入。硝普钠现配现用,避光输注,控制速度,严密监测血压变化,根据血压调整剂量。

4.洋地黄制剂

常用毛花苷 C 0.2～0.4 mg 稀释后缓慢静脉推注,观察心率和节律变化,心率或脉搏＜60 次/分时停止用药。当出现食欲减退、恶心、心悸、头痛、黄绿视、视物模糊,心律从规则变为不规则,或从不规则变为规则时可能是中毒反应,应立即停药并告知医师。

### 九、健康指导

(1)告知患者避免劳累、情绪激动等诱因。

(2)告知患者限制钠盐及液体摄入。

(3)告知患者疾病相关知识,如出现频繁咳嗽、气喘、咳粉红色泡沫痰时,立即取端坐位并及时就诊。

(于　伟)

## 第九节　急性呼吸窘迫综合征

急性呼吸窘迫综合征(acute respiratory distress syndrome,ARDS)是指严重感染、创伤、休克等非心源性疾病过程中,肺毛细血管内皮细胞和肺泡上皮细胞损伤造成弥漫性肺间质及肺泡水肿,导致的急性低氧性呼吸功能不全或衰竭,属于急性肺损伤(acute lung injury,ALI)的严重阶段。以肺容积减少、肺顺应性降低、严重的通气/血流比例失调为病理生理特征。临床上表现为进行性低氧血症和呼吸窘迫,肺部影像学表现为非均一性的渗出性病变。本病起病急、进展快、病死率高。

ALI 和 ARDS 是同一疾病过程中的两个不同阶段,ALI 代表早期和病情相对较轻的阶段,而 ARDS 代表后期病情较为严重的阶段。发生 ARDS 时患者必然经历过 ALI,但并非所有的 ALI 都会发展为 ARDS。引起 ALI 和 ARDS 的原因和危险因素很多,根据肺部直接和间接损伤对危险因素进行分类,可分为肺内因素和肺外因素。肺内因素是指致病因素对肺的直接损伤,包括:①化学性因素,如吸入毒气、烟尘、胃内容物及氧中毒等。②物理性因素,如肺挫伤、放射性损伤等。③生物性因素,如重症肺炎。肺外因素是指致病因素通过神经体液因素间接引起肺损伤,包括严重休克、感染中毒症、严重非胸部创伤、大面积烧伤、大量输血、急性胰腺炎、药物或麻醉品中毒等。ALI 和 ARDS 的发生机制非常复杂,目前尚不完全清楚。多数学者认为,ALI 和 ARDS 是由多种炎性细胞、细胞因子和炎性介质共同参与引起的广泛肺毛细血管急性炎症性损伤过程。

### 一、临床特点

ARDS 的临床表现可以有很大差别,取决于潜在疾病和受累器官的数目和类型。

#### (一)症状、体征

(1)发病迅速:ARDS 多发病迅速,通常在发病因素攻击(如严重创伤、休克、败血症、误吸)后12～48 小时发病,偶尔有长达 5 天者。

（2）呼吸窘迫：是 ARDS 最常见的症状，主要表现为气急和呼吸频率增快，呼吸频率大多在 25～50 次/分。其严重程度与基础呼吸频率和肺损伤的严重程度有关。

（3）咳嗽、咳痰、烦躁和神志变化：ARDS 可有不同程度的咳嗽、咳痰，可咳出典型的血水样痰，可出现烦躁、神志恍惚。

（4）发绀：是未经治疗 ARDS 的常见体征。

（5）ARDS 患者也常出现呼吸类型的改变，主要为呼吸浅快或潮气量的变化。病变越严重，这一改变越明显，甚至伴有吸气时鼻翼翕动及三凹征。在早期自主呼吸能力强时，常表现为深快呼吸，当呼吸肌疲劳后，则表现为浅快呼吸。

（6）早期可无异常体征，或仅有少许湿啰音；后期多有水泡音，亦可出现管状呼吸音。

## （二）影像学表现

### 1.X 线胸片检查

早期病变以间质性为主，胸部 X 线片常无明显异常或仅见血管纹理增多，边缘模糊，双肺散在分布的小斑片状阴影。随着病情进展，上述的斑片状阴影进一步扩展，融合成大片状，或两肺均匀一致增加的毛玻璃样改变，伴有支气管充气征，心脏边缘不清或消失，称为"白肺"。

### 2.胸部 CT 检查

与 X 线胸片检查相比，胸部 CT 检查尤其是高分辨 CT（HRCT）检查可更为清晰地显示出肺部病变分布、范围和形态，为早期诊断提供帮助。由于肺毛细血管膜通透性一致性增高，引起血管内液体渗出，两肺斑片状阴影呈现重力依赖性现象，还可出现变换体位后的重力依赖性变化。在 CT 中上表现为病变分布不均匀：①非重力依赖区（仰卧时主要在前胸部）正常或接近正常。②前部和中间区域呈毛玻璃样阴影。③重力依赖区呈现实变影。这些均提示肺实质的实变出现在受重力影响最明显的区域。无肺泡毛细血管膜损伤时，两肺斑片状阴影均匀分布，既不出现重力依赖现象，也无变换体位后的重力依赖性变化。这一特点有助于与感染性疾病鉴别。

## （三）实验室检查

### 1.动脉血气分析

$PaO_2 < 8.0$ kPa（60 mmHg），有进行性下降趋势，在早期 $PaCO_2$ 多不升高，甚至可因过度通气而低于正常；早期多为单纯呼吸性碱中毒；随病情进展可合并代谢性酸中毒，晚期可出现呼吸性酸中毒。氧合指数较动脉氧分压更能反映吸氧时呼吸功能的障碍，而且与肺内分流量有良好的相关性，计算简便。氧合指数参照范围为 53.3～66.7 kPa（400～500 mmHg），在 ALI 时 ≤40.0 kPa（300 mmHg），ARDS 时≤26.7 kPa（200 mmHg）。

### 2.血流动力学监测

通过漂浮导管，可同时测定并计算肺动脉压（PAP）、肺毛细血管楔压等，不仅对诊断、鉴别诊断有价值，而且对机械通气治疗亦为重要的监测指标。肺毛细血管楔压一般 <1.6 kPa（12 mmHg），若>2.4 kPa（18 mmHg），则支持左心衰竭的诊断。

### 3.肺功能检查

ARDS 发生后呼吸力学发生明显改变，包括肺顺应性降低和气道阻力增高，肺无效腔/潮气量是不断增加的，肺无效腔/潮气量增加是早期 ARDS 的一种特征。

# 二、诊断及鉴别诊断

1999 年，中华医学会呼吸病学分会制定的诊断标准如下。

（1）有 ALI 和/或 ARDS 的高危因素。

（2）急性起病、呼吸频数和/或呼吸窘迫。

（3）低氧血症：ALI 时氧合指数≤40.0 kPa（300 mmHg）；ARDS 时氧合指数≤26.7 kPa（200 mmHg）。

（4）胸部 X 线检查显示两肺浸润阴影。

（5）肺毛细血管楔压≤2.4 kPa（18 mmHg）或临床上能除外心源性肺水肿。

符合以上 5 项条件者，可以诊断 ALI 或 ARDS。必须指出，ARDS 的诊断标准并不具有特异性，诊断时必须排除大片肺不张、自发性气胸、重症肺炎、急性肺栓塞和心源性肺水肿（表 13-7）。

表 13-7　ARDS 与心源性肺水肿的鉴别

| 类别 | ARDS | 心源性肺水肿 |
| --- | --- | --- |
| 特点 | 高渗透性 | 高静水压 |
| 病史 | 创伤、感染等 | 心脏疾病 |
| 双肺浸润阴影 | + | + |
| 重力依赖性分布现象 | + | + |
| 发热 | + | 可能 |
| 白细胞增多 | + | 可能 |
| 胸腔积液 | − | + |
| 吸纯氧后分流 | 较高 | 可较高 |
| 肺毛细血管楔压 | 正常 | 高 |
| 肺泡液体蛋白 | 高 | 低 |

## 三、急诊处理

ARDS 是呼吸系统的一个急症，必须在严密监护下进行合理治疗。治疗目标：改善肺的氧合功能，纠正缺氧，维护脏器功能和防治并发症。治疗措施如下。

### （一）氧疗

应采取一切有效措施尽快提高 $PaO_2$，纠正缺氧。可给高浓度吸氧，使 $PaO_2$≥8.0 kPa（60 mmHg）或 $SaO_2$≥90％。轻症患者可使用面罩给氧，但多数患者需采用机械通气。

### （二）去除病因

病因治疗在 ARDS 的防治中占有重要地位，主要是针对涉及的基础疾病。感染是 ALI 和 ARDS 常见原因也是首位高危因素，而 ALI 和 ARDS 又易并发感染。如果 ARDS 的基础疾病是脓毒症，除了清除感染灶外，还应选择敏感抗生素，同时收集痰液或血液标本分离培养病原菌和进行药敏试验，指导下一步抗生素的选择。一旦建立人工气道并进行机械通气，即应给予广谱抗生素，以预防呼吸道感染。

### （三）机械通气

机械通气是最重要的支持手段。如果没有机械通气，许多 ARDS 患者会因呼吸衰竭在数小时至数天内死亡。机械通气的指征目前尚无统一标准，多数学者认为一旦诊断为 ARDS，就应进行机械通气。在 ALI 阶段可试用无创正压通气，使用无创机械通气治疗时应严密监测患者的生命体征及治疗反应。神志不清、休克、气道自洁能力障碍的 ALI 和 ARDS 患者不宜应用无创机械通气。如无创机械通气治疗无效或病情继续加重,应尽快建立人工气道,行有创机械通气。

为了防止肺泡萎陷,保持肺泡开放,改善氧合功能,避免机械通气所致的肺损伤,目前常采用肺保护性通气策略,主要措施包括以下两方面。

1.呼气末正压

适当加用呼气末正压可使呼气末肺泡内压增大,肺泡保持开放状态,从而达到防止肺泡萎陷,减轻肺泡水肿,改善氧合功能和提高肺顺应性的目的。应用呼气末正压应首先保证有效循环血容量足够,以免因胸内正压增加而降低心排血量,而减少实际的组织氧运输;呼气末正压先从低水平 $0.29\sim0.49$ kPa($3\sim5$ cmH$_2$O)开始,逐渐增加,直到 PaO$_2>8.0$ kPa($60$ mmHg)、SaO$_2$ $>90\%$时的呼气末正压水平,一般呼气末正压水平为 $0.49\sim1.76$ kPa($5\sim18$ cmH$_2$O)。

2.小潮气量通气和允许性高碳酸血症

ARDS 患者采用小潮气量($6\sim8$ mL/kg)通气,使吸气平台压控制在 $2.94\sim34.3$ kPa($30\sim35$ cmH$_2$O)以下,可有效防止因肺泡过度充气而引起的肺损伤。为保证小潮气量通气的进行,可允许一定程度的 CO$_2$ 潴留[PaCO$_2$ 一般不宜高于 $13.3$ kPa($100$ mmHg)]和呼吸性酸中毒(pH $7.25\sim7.30$)。

### (四)控制液体入量

在维持血压稳定的前提下,适当限制液体入量,配合利尿药,使出入量保持轻度负平衡(每天 500 mL 左右),使肺脏处于相对"干燥"状态,有利于肺水肿的消除。液体管理的目标是在最低($0.7\sim1.1$ kPa 或 $5\sim8$ mmHg)的肺毛细血管楔压下维持足够的心排血量及氧运输量。在早期可给予高渗晶体液,一般不推荐使用胶体液。存在低蛋白血症的 ARDS 患者,可通过补充清蛋白等胶体溶液和应用利尿药,有助于实现液体负平衡,并改善氧合。若限液后血压偏低,可使用多巴胺和多巴酚丁胺等血管活性药物。

### (五)加强营养支持

营养支持的目的在于不但纠正现有的患者的营养不良,还应预防患者营养不良的恶化。营养支持可经胃肠道或胃肠外途径实施。如有可能应尽早经胃肠补充部分营养,不但可以减少补液量,而且可获得经胃肠营养的有益效果。

### (六)加强护理、防治并发症

有条件时应在 ICU 中动态监测患者的呼吸、心律、血压、尿量及动脉血气分析等,以及时纠正酸碱失衡和电解质紊乱。注意预防呼吸机相关性肺炎的发生,尽量缩短病程和机械通气时间,加强物理治疗,包括体位、翻身、拍背、排痰和气道湿化等。积极防治应激性溃疡和多器官功能障碍综合征。

### (七)其他治疗

糖皮质激素、肺泡表面活性物质替代治疗、吸入一氧化氮在 ALI 和 ARDS 的治疗中可能有一定价值,但疗效尚不肯定。不推荐常规应用糖皮质激素预防和治疗 ARDS。糖皮质激素既不能预防 ARDS 的发生,对早期 ARDS 也没有治疗作用。ARDS 发病>14 天应用糖皮质激素会明显增加病死率。感染性休克并发 ARDS 的患者,如合并肾上腺皮质功能不全,可考虑应用替代剂量的糖皮质激素。肺表面活性物质,有助于改善氧合,但是还不能将其作为 ARDS 的常规治疗手段。

## 四、急救护理

在救治 ARDS 过程中,精心护理是抢救成功的重要环节。护士应做到及早发现病情,迅速协助医师采取有力的抢救措施。密切观察患者生命体征,做好各项记录,准确完成各种治疗,备齐抢救器械和药品,防止机械通气和气管切开的并发症。

(一)护理目标

(1)及早发现 ARDS 的迹象,以及早有效地协助抢救。维持生命体征稳定,挽救患者生命。

(2)做好人工气道的管理,维持患者最佳气体交换,改善低氧血症,减少机械通气并发症。

(3)采取俯卧位通气护理,缓解肺部压迫,改善心脏的灌注。

(4)积极预防感染等各种并发症,提高救治成功率。

(5)加强基础护理,增加患者舒适感。

(6)减轻患者心理不适,使其合作、平静。

(二)护理措施

(1)及早发现病情变化 ARDS 通常在疾病或严重损伤的最初 24～48 小时后发生。首先出现呼吸困难,通常呼吸浅快。吸气时可存在肋间隙和胸骨上窝凹陷。皮肤可出现发绀和斑纹,吸氧不能使之改善。

护士发现上述情况要高度警惕,以及时报告医师,进行动脉血气和胸部 X 线等相关检查。一旦诊断考虑 ARDS,立即积极治疗。若没有机械通气的相应措施,应尽早转至有条件的医院。患者转运过程中应有专职医师和护士陪同,并准备必要的抢救设备,氧气必不可少。若有指征,行机械通气治疗,可以先行气管插管后转运。

(2)迅速连接监测仪,密切监护心率、心律、血压等生命体征,尤其是呼吸的频率、节律、深度及血氧饱和度等。观察患者意识、发绀情况、末梢温度等。注意有无呕血、黑便等消化道出血的表现。

(3)氧疗和机械通气的护理:治疗 ARDS 最紧迫问题在于纠正顽固性低氧,改善呼吸困难,为治疗基础疾病赢得时间。需要对患者实施氧疗甚至机械通气。

严密监测患者呼吸情况及缺氧症状。若单纯面罩吸氧不能维持满意的血氧饱和度,应予以辅助通气。首先可尝试采用经面罩持续气道正压吸氧等无创通气,但大多需要机械通气吸入氧气。遵医嘱给予高浓度氧气吸入或使用呼气末正压呼吸(positive end expiratory pressure,PEEP)并根据动脉血气分析值的变化调节氧浓度。

使用 PEEP 时应严密观察,防止患者出现气压伤。PEEP 是在呼气终末时给予气道以一恒定正压使之不能回复到大气压的水平。可以增加肺泡内压和功能残气量改善氧合,防止呼气使肺泡萎陷,增加气体分布和交换,减少肺内分流,从而提高 $PaO_2$。由于 PEEP 使胸腔内压升高,静脉回流受阻,致心搏减少,血压下降,严重者可引起循环衰竭,另外正压过高,肺泡过度膨胀、破裂有导致气胸的危险。所以在监护过程中,注意 PEEP 观察有无心率增快、突然胸痛、呼吸困难加重等相关症状,发现异常立即调节 PEEP 压力并报告医师处理。

帮助患者采取有利于呼吸的体位,如端坐位或高枕卧位。

人工气道的管理有以下几方面。

妥善固定气管插管,观察气道是否通畅,定时对比听诊双肺呼吸音。经口插管者要固定好牙垫,防止阻塞气道。每班检查并记录导管刻度,观察有无脱出或误入一侧主支气管。套管固定松紧适宜,以能放入一指为准。

气囊充气适量。充气过少易产生漏气,充气过多可压迫气管黏膜导致气管食管瘘,可以采用最小漏气技术,用来减少并发症发生。方法:用 10 mL 注射器将气体缓慢注入,直至在喉及气管部位听不到漏气声,每次向外抽出气体 0.25～0.5 mL,至吸气压力到达峰值时出现少量漏气为止,再注入 0.25～0.5 mL 气体,此时气囊容积为最小封闭容积,气囊压力为最小封闭压力,记录注气量。观察呼吸机上气道峰压是否下降及患者能否发音说话,长期机械通气患者要观察气囊有无破损、漏气现象。

保持气道通畅。严格无菌操作,按需适时吸痰。过多反复抽吸会刺激黏膜,使分泌物增加。先吸气道再吸口、鼻腔,吸痰前给予充分气道湿化、翻身叩背、吸纯氧 3 分钟,吸痰管最大外径不超过气管导管内径的 1/2,迅速插吸痰管至气管插管,感到阻力后撤回吸痰管 1～2 cm,打开负压边后退边旋转吸痰管,吸痰时间不应超过 15 秒。吸痰后密切观察痰液的颜色、性状、量及患者心率、心律、血压和血氧饱和度的变化,一旦出现心律失常和呼吸窘迫,立即停止吸痰,给予吸氧。

用加温湿化器对吸入气体进行湿化,根据病情需要加入盐酸氨溴索、异丙托溴铵等,每天 3 次雾化吸入。湿化满意标准为痰液稀薄、无泡沫、不附壁能顺利吸出。

呼吸机使用过程中注意电源插头要牢固,不要与其他仪器共用一个插座;机器外部要保持清洁,上端不可放置液体;开机使用期间定时倒掉管道及集水瓶内的积水,集水瓶安装要牢固;定时检查管道是否漏气、有无打折、压缩机工作是否正常。

(4)维持有效循环,维持出入液量轻度负平衡。循环支持治疗的目的是恢复和提供充分的全身灌注,保证组织的灌流和氧供,促进受损组织的恢复。在能保持酸碱平衡和肾功能前提下达到最低水平的血管内容量。①护士应迅速帮助完成该治疗目标。选择大血管,建立 2 个以上的静脉通道,正确补液,改善循环血容量不足。②严格记录出入量、每小时尿量。出入量管理的目标是在保证血容量、血压稳定前提下,24 小时出量大于入量 500～1 000 mL,利于肺内水肿液的消退。充分补充血容量后,护士遵医嘱给予利尿剂,消除肺水肿。观察患者对治疗的反应。

(5)俯卧位通气护理:由仰卧位改变为俯卧位,可使 75% ARDS 患者的氧合改善。可能与血流重新分布,改善背侧肺泡的通气,使部分萎陷肺泡再膨胀达到"开放肺"的效果有关。随着通气/血流比例的改善进而改善了氧合。但存在血流动力学不稳定、颅内压增高、脊柱外伤、急性出血、骨科手术、近期腹部手术、妊娠等为禁忌实施俯卧位。①患者发病 24～36 小时后取俯卧位,翻身前给予纯氧吸入 3 分钟。预留足够的管路长度,注意防止气管插管过度牵拉致脱出。②为减少特殊体位给患者带来的不适,用软枕垫高头部 15°～30°,嘱患者双手放在枕上,并在髋、膝、踝部放软枕,每 1～2 小时更换 1 次软枕的位置,每 4 小时更换 1 次体位,同时考虑患者的耐受程度。③注意血压变化,因俯卧位时支撑物放置不当,可使腹压增加,下腔静脉回流受阻而引起低血压,必要时在翻身前提高吸氧浓度。④注意安全、防坠床。

(6)预防感染的护理:①注意严格无菌操作,每天更换气管插管切口敷料,保持局部清洁干燥,预防或消除继发感染。②加强口腔及皮肤护理,以防护理不当而加重呼吸道感染及发生压疮。③密切观察体温变化,注意呼吸道分泌物的情况。

(7)心理护理,减轻恐惧,增加心理舒适度:①评估患者的焦虑程度,指导患者学会自我调整心理状态,调控不良情绪。主动向患者介绍环境,解释治疗原则,解释机械通气、监测及呼吸机的报警系统,尽量消除患者的紧张感。②耐心向患者解释病情,对患者提出的问题要给予明确、有效和积极的信息,消除心理紧张和顾虑。③护理患者时保持冷静和耐心,表现出自信和镇静。④如果患者由于呼吸困难或人工通气不能讲话,可提供纸笔或以手势与患者交流。⑤加强巡视,了解患者的需要,帮助患者解决问题。⑥帮助并指导患者及家属应用松弛疗法、按摩等。

(8)营养护理:ARDS 患者处于高代谢状态,应及时补充热量和高蛋白、高脂肪营养物质。能量的摄取既应满足代谢的需要,又应避免糖类的摄取过多,蛋白摄取量一般为每天 1.2～1.5 g/kg。

尽早采用肠内营养,协助患者取半卧位,充盈气囊,证实胃管在胃内后,用加温器和输液泵匀速泵入营养液。若有肠鸣音消失或胃潴留,暂停鼻饲,给予胃肠减压。一般留置 5～7 天后拔除,更换到对侧鼻孔,以减少鼻窦炎的发生。

### (三)健康指导

在疾病的不同阶段,根据患者的文化程度做好有关知识的宣传和教育,让患者了解病情的变化过程。

(1)提供舒适安静的环境以利于患者休息,指导患者正确卧位休息,讲解由仰卧位改变为俯卧位的意义,尽可能减少特殊体位给患者带来的不适。

(2)向患者解释咳嗽、咳痰的重要性,指导患者掌握有效咳痰的方法,鼓励并协助患者咳嗽、排痰。

(3)指导患者自己观察病情变化,如有不适及时通知医护人员。

(4)嘱患者严格按医嘱用药,按时服药,不要随意增减药物剂量及种类。服药过程中,需密切观察患者用药后反应,以指导用药剂量。

(5)出院指导指导患者出院后仍以休息为主,活动量要循序渐进,注意劳逸结合。此外,患者病后生活方式的改变需要家人的积极配合和支持,应指导患者家属给患者创造一个良好的身心休养环境。出院后 1 个月内来院复查 1～2 次,出现情况随时来院复查。

(于 伟)

# 第十节　急性上消化道出血

## 一、概论

上消化道出血是指屈氏韧带以上的消化道包括食管、胃、十二指肠、胆管及胰管的出血,胃空肠吻合术后的空肠上段出血也包括在内。大量出血是指短时间内出血量超过 1 000 mL 或达血容量 20%的出血。上消化道出血为临床常见急症,以呕血、黑便为主要症状,常伴有血容量不足的临床表现。

### (一)病因

上消化道疾病和全身性疾病均可引起上消化道出血,临床上最常见的病因是消化性溃疡、食管胃底静脉曲张破裂、急性胃黏膜损害及胃癌。糜烂性食管炎、食管贲门黏膜撕裂综合征引起的出血也不少见。其他原因见表 13-8。

表 13-8　上消化道出血的常见病因

| | |
|---|---|
| 食管疾病 | 食管静脉曲张、食管贲门黏膜撕裂症(Mallory-Weiss 综合征)、糜烂性食管炎、食管癌 |
| 胃部疾病 | 胃溃疡、急性胃黏膜损害、胃底静脉曲张、门静脉高压性胃黏膜损害、胃癌、胃息肉 |
| 十二指肠疾病 | 溃疡、十二指肠炎、憩室 |
| 邻近器官疾病 | 胆管出血(胆石症、肝胆肿瘤等)、胰腺疾病(假性囊肿、胰腺癌等)、主动脉瘤破裂入上消化道 |
| 全身性疾病 | 血液病(白血病、血小板减少性紫癜等)、尿毒症、血管性疾病(遗传性出血性毛细血管扩张症等) |

**(二)诊断**

1.临床表现特点

(1)呕血与黑便:是上消化道出血的直接证据。幽门以上出血且出血量大者常表现为呕血。呕出鲜红色血液或血块者表明出血量大、速度快,血液在胃内停留时间短。若出血速度较慢,血液在胃内经胃酸作用后变性,则呕吐物可呈咖啡样。幽门以下出血表现为黑便,但如出血量大而迅速,幽门以下出血也可以反流到胃腔而引起恶心、呕吐,表现为呕血。黑便的颜色取决于出血的速度与肠道蠕动的快慢。粪便在肠道内停留的时间短,可排出暗红色的粪便。反之,空肠、回肠,甚至右半结肠出血,如在肠道中停留时间长,也可表现为黑便。

(2)失血性周围循环衰竭:急性周围循环衰竭是急性失血的后果,其程度的轻重与出血量及速度有关。少量出血可因机体的代偿机制而不出现临床症状。中等量以上出血常表现为头晕、心悸、口渴、冷汗、烦躁及昏厥。体检可发现面色苍白、皮肤湿冷、心率加快、血压下降。大量出血者可在黑便排出前出现晕厥与休克,应与其他原因引起的休克鉴别。老年人大量出血可引起心、脑方面的并发症,应引起重视。

(3)氮质血症:上消化道出血后常出现血中尿素氮浓度升高,24～28 小时达高峰,一般不超过 14.3 mmol/L(40 mg/dL),3～4 天降至正常。若出血前肾功能正常,出血后尿素氮浓度持续升高或下降后又再升高,应警惕继续出血或止血后再出血的可能。

(4)发热:上消化道出血后,多数患者在 24 小时内出现低热,但一般不超过 38 ℃,持续 3～4 天降至正常。引起发热的原因尚不清楚,可能与出血后循环血容量减少,周围循环障碍,导致体温调节中枢的功能紊乱,再加以贫血的影响等因素有关。

2.实验室及其他辅助检查特点

(1)血常规:红细胞及血红蛋白在急性出血后 3～4 小时开始下降,血细胞比容也下降。白细胞数稍有反应性升高。

(2)隐血试验:呕吐物或黑便隐血反应呈强阳性。

(3)血尿素氮:出血后数小时内开始升高,24～28 小时内达高峰,3～4 天降至正常。

3.诊断与鉴别诊断

根据呕血、黑便和血容量不足的临床表现,以及呕吐物、黑便隐血反应呈强阳性,红细胞计数和血红蛋白浓度下降的实验室证据,可作出消化道出血的诊断。下面几点在临床工作中值得注意。

(1)上消化道出血的早期识别:呕血及黑便是上消化道出血的特征性表现,但应注意部分患者在呕血及黑便前即出现急性周围循环衰竭的征象,应与其他原因引起的休克或内出血鉴别。及时进行直肠指检可较早发现尚未排出体外的血液,有助于早期诊断。

呕血和黑便应和鼻出血、拔牙或扁桃体切除术后吞下血液鉴别,通过询问发病过程与手术史不难加以排除。进食动物血液、口服铁剂、铋剂及某些中药,也可引起黑色粪便,但均无血容量不足的表现与红细胞、血红蛋白降低的证据,可以借此加以区别。呕血有时尚需与咯血鉴别,支持咯血的要点:①患者有肺结核、支气管扩张、肺癌、二尖瓣狭窄等病史。②出血方式为咯出,咯出物呈鲜红色,有气泡与痰液,呈碱性。③咯血前有咳嗽、喉痒、胸闷、气促等呼吸道症状。④咯血后通常不伴黑便,但仍有血丝痰。⑤胸部X线片通常可发现肺部病灶。

(2)出血严重程度的估计:由于出血大部分积存于胃肠道,单凭呕出或排出量估计实际出血量是不准确的。根据临床实践经验,下列指标有助于估计出血量。出血量每天超过5 mL时,粪便隐血试验则可呈阳性;当出血量超过60 mL,可表现为黑便;呕血则表示出血量较大或出血速度快。若出血量在500 mL以内,由于周围血管及内脏血管的代偿性收缩,可使重要器官获得足够的血液供应,因而症状轻微或者不引起症状。若出血量超过500 mL,可出现全身症状,如头晕、心悸、乏力、出冷汗等。若短时间内出血量>1 000 mL,或达全身血容量的20%时,可出现循环衰竭表现,如四肢厥冷、少尿、晕厥等,此时收缩压可<12.0 kPa(90 mmHg)或较基础血压下降25%,心率>120次/分,血红蛋白<70 g/L。事实上,当患者体位改变时出现血压下降及心率加快,说明患者血容量明显不足、出血量较大。因此,仔细测量患者卧位与直立位的血压与心率,对估计出血量很有帮助。另外,应注意不同年龄与体质的患者对出血后血容量不足的代偿功能相差很大,因而相同出血量在不同患者引起的症状也有很大差别。

(3)出血是否停止的判断:上消化道出血经过恰当的治疗,可于短时间内停止出血。但由于肠道内积血需经数天(3天)才能排尽,因此不能以黑便作为判断继续出血的指征。临床上出现以下情况应考虑继续出血的可能:①反复呕血,或黑便次数增多,粪质转为稀烂或暗红。②周围循环衰竭经积极补液输血后未见明显改善。③红细胞计数、血红蛋白测定与血细胞比容继续下降,网织红细胞持续增高。④在补液与尿量足够的情况下,血尿素氮持续或再次增高。

一般来讲,一次出血后48小时以上未再出血,再出血的可能性较小。而过去有多次出血史,本次出血量大或伴呕血,24小时内反复大出血,出血原因为食管胃底静脉曲张破裂、有高血压病史或有明显动脉硬化者,再出血的可能性较大。

(4)出血的病因诊断:过去病史、症状与体征可为出血的病因诊断提供重要线索,但确诊出血原因与部位需靠器械检查。①内镜检查:是诊断上消化道出血最常用与准确的方法。出血后24~48小时内的紧急内镜检查价值更大,可发现十二指肠降部以上的出血灶,尤其对急性胃黏膜损害的诊断更具意义,因为该类损害可在几日内愈合而不留下痕迹。有报道,紧急内镜检查可发现90%的出血原因。在紧急内镜检查前需先补充血容量,纠正休克。一般认为,患者收缩压≥12.0 kPa(90 mmHg)、心率<110次/分、血红蛋白浓度≥70 g/L时,进行内镜检查较为安全。若有活动性出血,内镜检查前应先插鼻胃管,抽吸胃内积血,并用生理盐水灌洗至抽吸物清亮,然后拔管行胃镜检查,以免积血影响观察。②X线钡餐检查:上消化道出血患者何时行钡餐检查较合适,各家有争论。早期活动性出血期间胃内积血或血块影响观察,且患者处于危急状态,需要进行输血、补液等抢救措施而难以配合检查。早期行X线钡餐检查还有引起再出血之虞,因此目前主张X线钡餐检查最好的出血停止和病情稳定数天后进行。③选择性腹腔动脉造影:若上述检查未能发现出血部位与原因,可行选择性肠系膜上动脉造影。若有活动性出血,且出血速度>0.5 mL/min时,可发现出血病灶。可同时行栓塞治疗而达到止血的目的。④胶囊内镜:用于常规胃、肠镜检查无法找到出血灶的原因未明消化道出血患者,是近年来主要用于小肠疾病检查的新技术。国内外已有较多胶囊内镜用于不明原因消化道出血检查的报道,病灶检出率为50%～75%,显性出血者病变检出率高于隐性出血者。胶囊内镜检查的优点是无创、患者容易接受,可提示活动性出血的部位。缺点是胶囊内镜不能操控,对病灶的暴露有时不理想,也不能取病理活检。⑤小肠镜:推进式小肠镜可窥见 Treitz 韧带远端约100 cm的空肠,对不明原因消化道出血的病因诊断率可达 40%～65%。该检查需用专用外套管,患者较痛苦,有一定的并发症发生率。近年应用于临床的双气囊小肠镜可检查全小肠,大大提高了不明原因消化道出血的病因诊断率。据国内外报道,双气囊全小肠镜对不明原因消化道出血的病因诊断率在 60%～77%。双气囊全小肠镜的优势在于能够对可疑病灶进行仔细观察、取活检,且可进行内镜下止血治疗,如氩离子凝固术、注射止血术或息肉切除术等。对原因未明的消化道出血患者有条件的医院应尽早行全小肠镜检查。⑥放射性核素$^{99m}$Tc:标记红细胞扫描注射$^{99m}$Tc标记红细胞后,连续扫描 10～60 分钟,如发现腹腔内异常放射性浓聚区则视为阳性。可依据放射性浓聚区所在部位及其在胃肠道的移动来判断消化道出血的可能部位,适用于怀疑小肠出血的患者,也可作为选择性腹腔动脉造影的初筛方法,为选择性动脉造影提供依据。

### (三)治疗

上消化道出血病情急,变化快,严重时可危及患者生命,应采取积极措施进行抢救。这里叙述各种病因引起的上消化道出血的治疗的共同原则。

#### 1.抗休克

上消化道出血的初步诊断一经确立,则抗休克、迅速补充血容量应放在一切医疗措施的首位,不应忙于进行各种检查。可选用生理盐水、林格液、右旋糖酐或其他血浆代用品。出血量较大者,特别是出现循环衰竭者,应尽快输入足量同型浓缩红细胞或全血。出现下列情况时有紧急输血指征:①患者改变体位时出现晕厥。②收缩压<12.0 kPa(90 mmHg)。③血红蛋白浓度<70 g/L。对于肝硬化食管胃底静脉曲张破裂出血者应尽量输入新鲜血,且输血量适中,以免门静脉压力增高导致再出血。

#### 2.迅速提高胃内酸碱度(pH)

当胃内 pH 提高至 5 时,胃内胃蛋白酶原的激活明显减少,活性降低。而 pH 升高至 7 时,则胃内的消化酶活性基本消失,对出血部位凝血块的消化作用消失,起到协助止血的作用。自身消化作用的减弱或消失,对溃疡或破损部位的修复也起促进作用,有利于出血病灶的愈合。

#### 3.止血

根据不同的病因与具体情况,因地制宜选用最有效的止血措施。

#### 4.监护

严密监测病情变化,患者应卧床休息,保持安静,保持呼吸道通畅,避免呕血时血阻塞呼吸道而引起窒息。严密监测患者的生命体征,如血压、脉搏、呼吸、尿量及神志变化。观察呕血及黑便情况,定期复查红细胞数、血红蛋白浓度、血细胞比容。必要时测定中心静脉压。对老年患者根据具体情况进行心电监护。

留置鼻胃管可根据抽吸物颜色监测胃内出血情况,也可通过胃管注入局部止血药物,有助于止血。

## 二、急救护理

### (一)护理目标

(1)保持呼吸道通畅,防止窒息。

(2)保障快速补充血容量,维护血流动力学稳定,抢救生命。

(3)保障及时应用止血药物。

(4)保障三腔二囊管压迫止血安全、有效。

(5)维护患者舒适。

### (二)护理措施

1.保持呼吸道通畅,防止窒息

发现卧床患者发生大呕血时,立即帮助其取头高侧卧位,患者取俯卧位呕吐时用手托扶其前额,防止大量血液涌入鼻腔或气道导致窒息。必要时用吸引器及时清除呼吸道、口、鼻咽部的呕吐物和血液。

2.维护血流动力学和生命体征稳定

(1)建立有效的静脉通道立即穿刺体表大静脉,开通 2 条静脉通道,连接三通接头。根据医嘱输注晶体液生理盐水、林格液等来进行最初的容量补充,同时送血标本检验血型、交叉配血等。待静脉充盈后在近端行留置针穿刺,多条通路补液,有休克者中心静脉置管,尽快补充血容量,纠正低血压休克。输液、输血速度开始要快,待血压回升后,根据血压、中心静脉压、尿量和患者心肺功能而定。大量输血前应加温使低温库存血接近体温时再输入,防止快速大量输入导致患者寒战等不良反应。输液、输血时保持通畅,管道连接处连接紧密,防止脱落。意识不清躁动者应安全约束,防止拔管。

(2)呕血暂停后,嘱患者绝对安静卧床休息,严禁自行下床以防晕厥。给予吸氧,禁饮食。休克患者平卧位,下肢抬高 30°。

(3)监测患者血压、心率、呼吸等生命体征,老年或休克患者进行心电监护、中心静脉压测定。密切观察患者表情、意识、皮肤色泽、温度与湿度。留置导尿管,记录 24 小时出入量和每小时出入量。遵医嘱定期抽取标本检测血红蛋白、红细胞、白细胞、血小板计数、肝肾功能、电解质及血氨分析等。

(4)正确估计和记录出血量(呕血及便血):一般出现临床症状时失血已超过 500 mL;超过 1 000 mL 的失血导致血压下降和脉速,如由仰卧位到直立位时,收缩压可下降 1.3～2.7 kPa(10～20 mmHg),脉搏增加 20 次/分或更多;超过 2 000 mL 的急性出血常表现为临床休克,患者烦躁不安、面色苍白、脉搏细速,冷汗,收缩压低于 12.0 kPa(90 mmHg)。

3.三腔两囊管(下称三腔管)压迫止血的护理

对出血病因明确,肝硬化门静脉高压致食管-胃底静脉曲张破裂出血者,护士要做好三腔管压迫止血的物品准备,加强护理与观察,保障疗效,杜绝因护理不当而造成的危害和意外。

(1)检查气囊是否完好,有无漏气、偏心。置管后妥善固定,导管贴近鼻翼处要以脱脂棉衬垫,避免压伤局部皮肤。标记刻度,注意检查胃囊及食管囊压力,一般胃囊压力 4.9～6.0 kPa(37～45 mmHg),食管囊压力 3.1～4.0 kPa(22.5～30.0 mmHg)。每 12 小时放气 10 分钟,防止黏膜压迫坏死。抢救车上备剪刀,以备在胃囊意外滑出时迅速剪断胃管放气,防止堵塞咽喉引起窒息或造成急性食管损伤等意外危险。

（2）观察止血效果。置管后定时抽胃内容物，必要时用生理盐水加止血药灌洗，观察抽出液的颜色，判断止血效果。连续抽出鲜血者，表明止血效果不好，应及时报告医师处理，可增加气囊气量。

（3）保持口腔清洁，每天口腔护理3次。及时吸尽咽喉分泌物，防止吸入性肺炎。三腔管放置时间不宜超过48小时，否则食管、胃底受压迫时间过长发生溃烂、坏死。患者翻身、大小便等活动后注意检查三腔管有无脱出或移位。

（4）如出血已停止，可先排空食管气囊，后排空胃气囊，再观察12～16小时，如再出血可随时再次压迫止血。拔管前，先给患者口服液状石蜡15～20 mL，然后缓慢慢将管拔出，擦拭面部，帮助患者漱口。

4.止血药物的应用及护理

（1）静脉用药：制酸剂应现配现用，保证疗效，使胃内pH＞6为最佳止血效果；垂体后叶素常用于食管-胃底静脉曲张破裂出血，应用时应逐步调整剂量，剂量过大可导致头痛、腹痛、排便次数增加，也可引起心肌缺血诱发心肌梗死等。输液时要加强巡视，并严防药液外渗导致皮肤坏死，一旦发生渗出，立即给予局部封闭治疗；常用降门静脉压的药物有生长抑素，因半衰期短，中断5分钟后即需要再次给予冲击量，因此需用输液泵匀速泵入，防止中断，以免影响疗效和增加患者费用。该类药物用药速度过快、浓度过大可引起恶心、呕吐，诱发再次出血。

（2）胃管用药：冰盐水洗胃或注入孟氏液、凝血酶等止血药物，注意防止呛咳、误吸和窒息。

5.药物治疗无效时，配合医师做好急诊内镜治疗和手术准备

（1）术前向患者及家属做好解释工作，讲明胃镜下止血的必要性及可能出现的问题。询问患者药物过敏史。舌咽部黏膜麻醉，用丁卡因喷咽喉部2～3次。

（2）术中配合准备冰生理盐水50～60 mL加去甲肾上腺素6 mg、凝血酶2 000 U加冰生理盐水20 mL，用于经内镜注入胃内。介入治疗过程中，随时严密观察病情，注意生命体征变化。

（3）术后护理术后应继续观察出血情况。用生理盐水漱口，清洁口腔，去除口腔内积血及麻醉药，防止误吸入气管。禁食、禁饮2小时，防止因口咽部感觉迟钝导致呛咳。2小时后若病情平稳，可进温凉流质饮食。若病情严重则禁食24～72小时。

6.预防感染并发症

严格无菌技术操作，中心静脉置管处每天用碘伏消毒、更换无菌敷料，观察局部有无红肿、渗液等。每天更换输液器和三通接头；意识不清者，每2小时翻身1次，防止皮肤损伤，翻身时注意防止胃管等脱出。

7.维护患者舒适

呕血后帮助患者漱口或做口腔护理，擦净皮肤、地面的血迹，更换被服，以及时倾倒容器内的污物，病室通风，保持空气清洁、无异味。帮助患者取舒适的治疗体位。抢救过程中要保持安静，操作准确、轻巧，尽量减少患者痛苦。

8.心理护理

消化道大出血者见到排出大量鲜血会产生紧张、恐惧心理，不利于止血和休克的治疗。护士要陪伴、安抚和支持患者。尽快清除血迹，避免不良刺激。实施检查治疗前，向患者说明目的、过程、配合要点等，尽量减轻因强烈的不确定感带来的恐惧。

（于　伟）

# 第十一节　急　性　中　毒

## 一、急性中毒的诊断

急性中毒的诊断主要根据中毒病史、临床表现及实验室检查。

### (一)中毒病史

采集中毒病史是诊断的首要环节。生产性中毒者重点询问工种、操作过程,接触的毒物种类和数量、接触途径、同伴发病情况。非生产性中毒者,了解患者的精神状态、本人或家人经常服用的药物,收集患者可能盛放毒物的容器、纸袋和剩余毒物。仔细询问发病过程、症状、治疗药物与剂量及治疗反应等。

### (二)临床表现

急性中毒常有其特征性临床表现,现将具有这些特征的常见毒物举例如下。

1.呼气、呕吐物和体表的气味

(1)蒜臭味:有机磷农药,磷。

(2)酒味:乙醇及其他醇类化合物。

(3)苦杏仁味:氰化物及含氰苷果仁。

(4)尿味:氨水,硝酸铵。

(5)其他有特殊气味的毒物:汽油,煤油,苯,硝基苯。

2.皮肤黏膜

(1)樱桃红:氰化物,一氧化碳。

(2)潮红:乙醇,抗胆碱药(含曼陀罗类)。

(3)发绀:亚硝酸盐,苯的氨基与硝基化合物。

(4)多汗:有机磷毒物,毒蘑菇,解热镇痛药。

(5)无汗:抗胆碱药。

(6)牙痕:毒蛇和毒虫咬蜇中毒。

3.眼

(1)瞳孔缩小:有机磷毒物,阿片类。

(2)瞳孔扩大:抗胆碱药,苯丙胺类,可卡因。

(3)视力障碍:有机磷毒物,甲醇,肉毒毒素。

4.口腔

(1)流涎:有机磷毒物,毒蘑菇。

(2)口干:抗胆碱药,苯丙胺类。

5.神经系统

(1)嗜睡、昏迷:镇静催眠药,抗组胺类,抗抑郁药,醇类,阿片类,有机磷毒物,有机溶剂等。

(2)抽搐惊厥:毒鼠强,氟乙酰胺,有机磷毒物,氯化烃类,氰化物,肼类(如异烟肼),士的宁。

(3)肌肉颤动:有机磷毒物,毒扁豆碱。

(4)谵妄:抗胆碱药。

(5)瘫痪:肉毒毒素,可溶性钡盐。

6.消化系统

(1)呕吐:有机磷毒物,毒蘑菇。

(2)腹绞痛:有机磷毒物,毒蘑菇,巴豆,砷、汞化合物,腐蚀性毒物。

(3)腹泻:毒蘑菇,砷、汞化合物,巴豆,蓖麻子。

7.循环系统

(1)心动过速:抗胆碱药,拟肾上腺素药,醇类。

(2)心动过缓:有机磷毒物,毒蘑菇,乌头,可溶性钡盐,洋地黄类,β受体阻滞剂,钙通道阻滞剂。

(3)血压升高:苯丙胺类,拟肾上腺素药。

(4)血压下降:亚硝酸盐类,各种降压药。

8.呼吸系统

(1)呼吸减慢:阿片类,镇静安眠药。

(2)哮喘:刺激性气体,有机磷毒物。

(3)肺水肿:刺激性气体,有机磷农药。

急性中毒常侵犯多种器官,不同的毒物中毒侵犯的器官亦异,各种急性中毒引起的不同系统中毒的表现和相关的中毒毒物及可能的中毒机制见表13-9。

表 13-9　急性中毒的临床表现、相关毒物和中毒机制

| 中毒表现 | 相关毒物和中毒机制 |
| --- | --- |
| 皮肤黏膜 | |
| 1.灼伤 | 直接腐蚀作用:强酸、强碱、甲醛、苯酚、甲酚皂溶液(来苏儿) |
| 2.发绀 | (1)肺水肿:有机磷杀虫剂、刺激性气体、安妥 |
| | (2)高铁血红蛋白血症:亚硝酸盐、苯胺、硝基苯等 |
| 3.黄疸 | (1)肝损害:四氯化碳、抗结核药、雄激素、毒蕈等 |
| | (2)溶血性贫血:苯胺、硝基苯、有毒动植物(毒蛇、毒蕈) |
| 眼睛 | |
| 1.瞳孔扩大 | 抗胆碱能作用:阿托品和莨菪碱类 |
| 2.瞳孔缩小 | 胆碱能作用:有机磷杀虫剂、氨基甲酸酯类杀虫剂 |
| 3.视神经损害 | 致代谢障碍:甲醇 |
| 呼吸系统 | |
| 1.呼吸气味 | 乙醇(酒味);氰化物(苦杏仁味);有机磷杀虫剂、黄磷、铊(蒜味);硫化氢(臭蛋味);氯化氢胆碱(鱼腥样臭味) |
| 2.呼吸加快 | 酸中毒:水杨酸类、甲醇 |
| 3.呼吸减慢或无力 | (1)窒息性毒物:一氧化碳、硫化氢、氰化物 |
| | (2)中枢神经抑制:麻醉药、镇静安眠药、抗精神失常药 |
| | (3)神经肌肉接头麻醉:箭毒、肉毒、蛇毒、河豚 |
| 4.呼吸困难 | 肺水肿:同发绀 |

| 中毒表现 | 相关毒物和中毒机制 |
|---|---|
| **循环系统** | |
| 1.心律失常 | (1)强心苷:洋地黄、夹竹桃、蟾蜍 |
| | (2)兴奋迷走神经:乌头、附子 |
| | (3)兴奋交感神经拟肾上腺素药、三环类抑郁药 |
| | (4)心肌损害:依米丁、砷剂、锑剂、磷化氢 |
| 2.心脏骤停 | (1)毒物直接作用于心肌:洋地黄、奎尼丁、氨茶碱、依米丁 |
| | (2)缺氧:窒息性毒物 |
| | (3)低钾血症:可溶性钡盐、棉酚、排钾性利尿剂 |
| 3.低血压、休克 | (1)窒息性毒物 |
| | (2)中枢神经抑制:麻醉药、镇静安眠药、抗精神失常药 |
| | (3)降血压药 |
| | (4)剧烈吐泻:三氧化二砷、二氧化汞、硫酸铜 |
| | (5)有毒动物:毒蛇、毒蜘蛛、河豚 |
| **消化系统** | |
| 急性胃肠炎症状 | (1)直接刺激:三氧化二砷等金属 |
| | (2)胆碱能作用:有机磷杀虫剂、毒蕈等 |
| **泌尿系统** | |
| 急性肾衰竭 | (1)肾小管中毒:升汞、四氯化碳、氨基糖苷类抗生素、噻嗪类利尿药、有毒动植物(毒蕈、鱼胆、斑蝥) |
| | (2)肾缺血:上述引起低血压、休克的毒物 |
| | (3)肾小管堵塞:磺胺类药的磺胺结晶、砷化氢引起的血红蛋白尿 |
| **血液系统** | |
| 1.溶血性贫血 | 红细胞破坏增多:苯胺、硝基苯、有毒的动植物(毒蛇、毒蕈) |
| 2.再生障碍性贫血或白细胞减少 | 骨髓造血抑制:抗肿瘤药、放射病 |
| 3.出血 | (1)血小板减少:见上述骨髓造血抑制 |
| | (2)血小板功能异常:阿司匹林 |
| | (3)凝血功能异常:肝素、香豆素类、敌鼠钠盐等 |
| **神经系统** | |
| 1.昏迷 | (1)中枢神经抑制:麻醉药、镇静安眠药、抗精神失常药 |
| | (2)抑制呼吸中枢:有机溶剂 |
| | (3)缺氧:窒息样毒物、亚硝酸盐、有机磷杀虫剂等 |
| 2.惊厥 | (1)窒息性毒物 |
| | (2)中枢神经兴奋药、抗抑郁药 |
| | (3)其他:异烟肼、有机氯杀虫剂 |

### (三)实验室检查

毒物的实验室过筛对确定诊断和判定毒物类型有帮助,急性口服中毒者,检验呕吐物和胃抽吸物或尿液,其阳性率大于血液,对中毒的靶器官可进行相应的功能和器械检查。对于慢性中毒,检查环境中及病尿和血液中的毒物,可帮助确诊或排除诊断。

1.毒物分析

从可疑物质、食物和水检查毒物,也可从中毒患者呕吐物、洗胃液、血、尿检查毒物或其分解产物。

2.特异性化验检查

如有机磷中毒血液胆碱酯酶活性减低,一氧化碳中毒血中可测出碳氧血红蛋白,亚硝酸盐中毒血中可检出高铁血红蛋白。

3.非特异性化验检查

根据病情进行检查:血常规、血气分析、血清电解质、血糖、肌酐、血尿素氮、肝功能、心电图、X线检查、CT检查等,从而了解各脏器的功能及并发症。

**(四)急性中毒的诊断**

若突然出现昏迷、惊厥、呼吸困难、发绀、呕吐等危重症状和体征,又有明确的毒物接触史,平素健康者,诊断急性中毒不难,解毒药试验治疗有效和相应毒物的实验室鉴定可帮助确诊,尤其是对毒物接触史不明确者更有意义,还要进行相应的鉴别诊断(图13-2)。

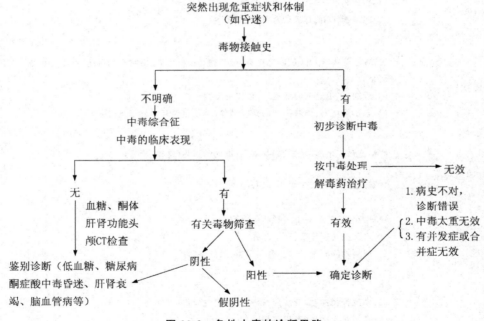

图13-2　急性中毒的诊断思路

## 二、急性中毒的救治

急性中毒的救治原则是阻止毒物继续作用于人体和维持生命,包括清除未被吸收的毒物、促进已吸收进入血液毒物的排除、特异性抗毒治疗及对症支持疗法。

急救:危重患者先检查生命体征如呼吸、血压、心率和意识状态,立即采取有效急救措施,保证有效循环和呼吸功能。

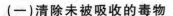

## (一)清除未被吸收的毒物

### 1.呼吸道染毒

脱离染毒环境,撤至上风或侧风方向,以3%硼酸、2%碳酸氢钠拭洗鼻咽腔及含漱。

### 2.皮肤染毒

脱去染毒衣服,用棉花、卫生纸吸去肉眼可见的液态毒物,用镊子夹去毒物颗粒,对染毒的皮肤用5%碳酸氢钠液或肥皂水清洗。

### 3.眼睛染毒

毒物液滴或微粒溅入眼内或接触有毒气体时,用3%硼酸、2%碳酸氢钠或大量清水冲洗。

### 4.经口中毒

(1)催吐:对神志清醒胃内尚存留有毒物者,立即催吐。常用催吐方法:用压舌板探触咽腭弓或咽后壁催吐,吐前可令其先喝适量温水或温盐水200~300 mL,或口服1/2 000高锰酸钾200~300 mL;口服吐根糖浆15~20 mL,以少量水送服;皮下注射阿扑吗啡3~5 mg(只用于成人)。腐蚀性毒物中毒、惊厥、昏迷、肺水肿,严重心血管疾病及肝病禁催吐,孕妇慎用。

(2)洗胃:经口中毒者,胃内毒物尚未完全排空,可用洗胃法清除毒物。一般在摄入4~6小时内效果最好,饱腹、中毒量大或减慢胃排空的毒物,超过6小时仍要洗胃。腐蚀性毒物中毒禁洗胃,昏迷者要防止误吸。常用洗胃液为1:5 000高锰酸钾,2%~4%碳酸氢钠,紧急情况下用一般清水。腐蚀性毒物中毒早期用蛋清或牛奶灌入后吸出1~2次。若已知毒物种类,可选用含相应成分的洗胃液(表13-10),以利于解毒,特别是活性炭作为强有力的吸附剂,能有效地吸收毒物促进排泄,近年来受到重视。

表13-10 已知毒物对洗胃液的选择

| 洗胃液的种类 | 适用的毒物 | 禁用(无效)的毒物 |
| --- | --- | --- |
| 保护剂 | | |
| 　5%牛奶或蛋清 | 一般腐蚀性毒物、硫酸铜、氯酸盐、铬酸盐 | |
| 溶解剂 | | |
| 　液状石蜡 | 脂溶性毒物:汽油、煤油等 | |
| 吸附剂 | | 无效的毒物:汞、铁、锂、溴化物、碳酸 |
| 　10%活性炭悬液 | 大多数毒物,除外右侧无效的毒物 | 氢物、无机酸和碱、乙醇 |
| 氧化解毒剂 | 催眠药、镇静药、阿片类、烟碱、生物碱、氰化物、砷 | |
| 　1:5 000高锰酸钾 | 化物、无机磷、士的宁 | 禁用:硫代磷酸酯如对硫磷等 |
| 中和剂 | | |
| 　0.3%氧化镁 | 硫酸、阿司匹林、草酸 | |
| 　10%面糊和淀粉 | 碘、碘化物 | |
| 沉淀剂 | | |
| 　2%碳酸氢钠 | 有机磷杀虫剂、氨基甲酸酯类、拟菊酯类、苯、铊、汞、硫、铬、硫酸亚铁、磷 | 禁用:敌百虫和强酸(硫酸、硝酸、盐酸、碳酸) |
| 保护剂 | | |
| 　1%~3%鞣酸 | 吗啡类、辛可芬、洋地黄、阿托品、草酸、乌头、黎芦、发芽马铃薯、毒蕈 | |

429

| 洗胃液的种类 | 适用的毒物 | 禁用（无效）的毒物 |
|---|---|---|
| 5％硫酸钠 | 氯化钡、碳酸钡 | |
| 5％氯化钙 | 氟化物 | |

洗胃宜用较粗的胃管，以防食物堵塞。洗胃时应先吸出胃内容物留做毒物鉴定，然后再灌入洗胃液，每次灌入 300～500 mL，反复灌洗，洗胃液总量根据情况而定，一般洗至无毒物气味或高锰酸钾溶液不变色为止，一般成人常需 2～5 L，个别可达 10 L；在拔出胃管时，应将胃管前部夹住，以免残留在管内的液体流入气管而引起吸入性肺炎和窒息。洗胃的禁忌证与催吐的相同，但昏迷患者可气管插管后洗胃，以防误吸。

（3）吸附：洗胃后从胃管灌入药用活性炭 50～100 g 的悬浮液 1～2 次。

（4）导泻：用以清除肠道内尚未吸收的毒物。灌入吸附剂后，再注入泻药如 50％硫酸镁 50 mL、20％甘露醇 50～100 mL。肾功能不全者和昏迷患者不宜使用硫酸镁，以免抑制中枢神经系统。一般不用油类泻药，以免促进脂溶性毒物吸收。近年来提出有效的导泻剂是山梨醇 1～2 g/kg。

（5）洗肠：经导泻处理如无下泻，可用盐水、温水高位灌肠数次。灌肠适用于毒物已摄入 6 小时以上，而导泻尚未发生作用者，对抑制肠蠕动的毒物（如巴比妥类、阿托品类和阿片类等）和重金属所致中毒等尤其适用，而腐蚀剂中毒时禁用。一般用 1％温肥皂水 500～1 000 mL 做高位连续灌洗，若加入活性炭会促使毒物吸附后排出。

**（二）排除已吸收进入血液的毒物**

1.加强利尿

大量输液加利尿剂，清除大部分分布于细胞外液、与蛋白质结合少，主要经肾由尿排除的毒物或代谢产物。利尿剂与控制尿 pH 相结合可增加毒物的离子化，减少肾小管的再吸收，加速毒物排出。碱性利尿（5％碳酸氢钠静脉滴注使尿 pH 达到 7.5～9.0）对下列毒物排泄效果好：苯巴比妥、阿司匹林、磺胺。酸性利尿（维生素 C 静脉滴注使尿 pH 达到 4.5～6.0）对苯丙胺类、奎宁、奎尼丁有效。

加强利尿时应注意水、电解质、酸碱平衡，禁忌证为心、肾功能不全、低钾等。

2.血液置换

放出中毒者含有毒物的血液，输入健康供血者的血液进行置换以排除已吸收的毒物。特别适用于溶血性毒物（如砷化氢）、形成高铁血红蛋白的毒物（如苯胺）及水杨酸类中毒。因大量输血易产生输血反应及其他并发症，目前此法已少用，但在无特效抗毒药及其他有效排除血中毒物方法的情况下，仍可采用。

3.血液透析

血液透析适用于相对分子质量在 350 以下、水溶性、不与蛋白质结合、在体内分布比较均匀的毒物中毒，毒物可经透析液排出体外。急性中毒血液透析的适应证：摄入大量可透析的毒物；血药浓度高已达致死量；临床症状重，一般治疗无效；有肝、肾功能损害；已发生严重并发症。

血液透析可清除的毒物有巴比妥类、副醛、水合氯醛、苯海拉明、苯妥英钠、苯丙胺类、乙醇、甲醇、异丙醇、乙二醇、柳酸盐、非那西丁、各种抗生素、卤素化合物、硫氰酸盐、氯酸钠（钾）、重铬酸钾、地高辛、甲氨蝶呤、奎宁等。

4.血液灌流

血液灌流适用于分子量大、非水溶性、与蛋白质结合的毒物,比血液透析效果好。适应证与血液透析同。

适用于血液灌流清除的药物有短效巴比妥类、甲硅酮、格鲁米特、地西泮类、甲丙氨酯、吩噻嗪类、阿米替林、去郁敏、丙咪嗪、地高辛、普鲁卡因胺、毒蕈毒素、有机氯农药、百草枯、有机磷农药等。

5.血浆置换

理论上对存在血浆中的任何毒物均可清除,但实际应用于与血浆蛋白结合牢固,不能以血液透析或血液灌流清除的毒物中毒。用血液分离机可以在短时间内连续从患者体内除去含有毒物的血浆,输入等量的置换液,方法简便安全。

(三)特效解毒治疗

急性中毒诊断明确后,应及时针对不同中毒毒物使用特效解毒剂治疗,常用特效解毒剂见表13-11。

特异的解毒药应用后会获得显著疗效,宜尽早使用。常用解毒药的种类、作用机制和用法详见表13-12。

表 13-11　常用特效解毒剂

| 特效解毒剂 | 适应证 |
| --- | --- |
| 纳洛酮 | 阿片类麻醉性镇痛药中毒 |
| 氯解磷定、碘解磷定、双复磷 | 有机磷化合物中毒 |
| 盐酸戊乙奎醚、阿托品、东莨菪碱 | 有机磷化合物中毒 |
| 二巯丁二钠、二巯丙磺钠 | 砷、汞、锑等中毒 |
| 依地酸钙钠、喷替酸钙钠 | 铅、铜、镉、钴等中毒 |
| 普鲁士蓝(亚铁氰化铁) | 铊中毒 |
| 去铁胺 | 急性铁剂过量中毒 |
| 亚甲蓝 | 亚硝酸钠、苯胺等中毒 |
| 维生素 $K_1$ | 抗凝血类杀鼠剂中毒 |
| 氟马西尼 | 苯二氮䓬类药物中毒 |
| 维生素 $B_6$ | 肼类(含异烟肼)中毒 |
| 亚硝酸钠、亚硝酸异戊酯 | 氰化物中毒 |
| 硫代硫酸钠 | 氰化物中毒 |
| 乙醇 | 甲醇中毒 |
| 毒扁豆碱、催醒宁 | 莨菪类药物中毒 |
| 乙酰半胱氨酸 | 对乙酰氨基酚中毒 |
| 乙酰胺 | 有机氟农药中毒 |
| 氧、高压氧 | 一氧化碳中毒 |
| 特异性地高辛抗体片段 | 地高辛类药物中毒 |
| 各种抗毒血清 | 肉毒、蛇毒、蜘蛛毒等中毒 |

表 13-12　常用解毒药的种类、作用机制和用法

| 解毒药 | 拮抗毒物 | 作用机制 | 用法 |
|---|---|---|---|
| 依地酸钙钠 | 铅 | 形成螯合物 | 1 g/d 静脉滴注,3 天为 1 个疗程,休息 3～4 天可重复 |
| 二巯丙醇 | 砷、汞 | 同上 | 2～3 mg/kg 肌内注射,第 1～2 天每 4～6 小时 1 次,第 3～10 天每天 2 次 |
| 二巯丙磺钠 | 砷、汞、铜、锑 | 同上 | 5% 溶液 5 mL/d 肌内注射,3 天为 1 个疗程,休息 4 天后可重复 |
| 二巯丁二钠 | 锑、铅、汞、砷、铜 | 同上 | 1～2 g/d 静脉注射或肌内注射,连用 3 天为 1 个疗程,休息 4 天可重复 |
| 去铁胺 | 铁 | 同上 | 肌内注射:开始 1 g,以后每 4 小时 1 次,每次 0.5 g,注射 2 天后,每 4～12 小时一次,一天总量<6 g;静脉注射:剂量同肌内注射,速度保持15 mg/(kg·h) |
| 亚甲蓝 | 亚硝酸盐、苯胺、硝基苯 | 还原高铁血红蛋白 | 1～2 mg/kg 稀释后缓慢静脉注射,必要时 30～60 分钟后重复一次 |
| 亚硝酸钠 | 氰化物 | 形成氰化高铁血红蛋白 | 3% 溶液 10 mL 缓慢静脉注射(速度 2 mL/min) |
| 硫代硫酸钠 | 氰化物 | 形成毒性低的硫氰酸盐 | 25% 溶液 50 mL 缓慢静脉注射,紧接在亚硝酸钠后用 |
| 盐酸戊乙奎醚 | 有机磷杀虫剂 | 抗胆碱能作用 | 见有机磷中毒部分 |
| 阿托品 | 有机磷杀虫剂、氨基甲酸酯类 | 抗胆碱能作用 | 见有机磷中毒部分 |
| 氯解磷定 | 有机磷杀虫剂 | 复活胆碱酯酶 | 见有机磷中毒部分 |
| 纳洛酮 | 阿片类 | 拮抗阿片受体 | 肌内注射或静脉注射:每次 0.4～0.8 mg,根据病情重复 |
| 氟马西尼 | 苯二氮䓬类 | 拮抗苯二氮䓬受体 | 开始静脉注射 0.3 mg,60 秒内未达到要求可重复,连续总量达 20 mg |

#### (四)对症支持疗法

急性中毒不论有无特效解毒药物,应及时给予一般内科对症支持治疗,如给氧、输液、维持电解质酸碱平衡、抗感染、抗休克等。

### 三、急性中毒的预防

除自杀或他杀性蓄意中毒较难预防外,一般中毒都可通过各种预防措施而收到良好的效果。

#### (一)加强防毒宣传

为防止中毒发生,应针对各种中毒的不同特点做好宣传教育,如冬天农村或部分城镇居民多用煤火炉取暖,应宣传如何预防一氧化碳中毒等。

#### (二)加强环境保护及药品和毒物管理

(1)加强环境保护措施,预防大气和水资源污染,改善生产环境条件,做到有毒车间的化学毒物不发生跑、冒、滴、漏,并进行卫生监督,以预防职业中毒和地方病的发生。

(2)加强药物的管理:医院和家庭用药一定要严格管理,特别是麻醉药品、精神病药品及其他毒物药品,以免误服(特别是小儿)或过量使用中毒。

(3)加强毒物管理:对所有毒物,不管是贮存、运输或使用等过程均应严格按规定管理,以确保安全。

### (三)预防日常生活中毒

除常见的药物中毒外,主要是预防食用有毒或变质的动植物如各种毒蕈或河豚中毒等。

## 四、急性中毒的护理

### (一)护理目标

(1)挽救患者生命。

(2)终止毒物的继续接触和吸收。

(3)减轻身体、心理痛苦。

(4)健康教育,避免再发生。

### (二)护理措施

(1)接诊及护理:①护士要按事先分工有序地开始接诊和施救。首先判断意识、触摸大动脉搏动,对生命功能作出初步评估。如果判断为心脏、呼吸停止,呼叫医师并立即开始心肺复苏。除上述情况之外,测量血压、呼吸、体温,进一步评价。如发现有生命征不稳定,则首先开放和保护气道,建立静脉通道,维持血压,纠正心律失常,在生命征稳定后方能执行其他治疗措施。②接诊昏迷或意识状态改变的患者,一定要将中毒作为可能原因之一,向护送其入院的亲属、同事、医师等询问情况。常见的情况,如找不到原因的昏迷人、从火场救出的伤者、不明原因的代谢性酸中毒者,年轻人发生不明原因可能危及生命的心律失常、小儿发生无法解释的疲倦及意识不清,不明原因的急性多发性器官受损症状、群体出现类似的症状、体征等都应考虑到中毒的可能性。怀疑中毒存在时,注意询问毒物接触史、既往史、用药史、生活习惯、生活和工作环境、性格变化等。多数情况能确定中毒原因、背景、时间和初始症状。③护士应时刻保持敏锐的观察力和应变能力,如果预感到有突发特大公共卫生事件发生时,应迅速报告行政部和护理部,迅速启动紧急预案,启动以急诊科为中心的护理救治网络。对大规模患者快速分类,将患者分为重、中、轻、死亡4类并标识。在分类的同时,迅速简洁地分流患者。重症患者原则上在急诊科就地抢救;中度患者在进行一些必要的处理后转运至病房继续治疗;轻度患者在救治人员不足的情况下可暂缓处理或直接在门诊及病房观察。批量患者救治的应急状态工作要流程化,如准备床单位、准备抢救设施、输液等批量工作分别由3名(组)护士执行,可节约时间。建简易病历,固定在床尾,随做随记,便于医师、护士查阅,同时保证患者个人资料的完整性。

(2)清除毒物:①皮肤、黏膜和眼内污染毒物时或者呕吐物沾染患者皮肤时,护士要迅速除去患者衣物,用大量流水或生理盐水冲洗。②指导和帮助患者催吐。机械催吐法,先让患者一次饮入大杯清水(约500 mL),再用手指或汤匙等餐具刺激咽后壁,引起呕吐,排出毒物,反复进行直到吐出物为清水为止,此过程护士予以协助,防止患者呛咳、虚脱或病情变化。催吐禁用于昏迷、惊厥、主动脉瘤、食管静脉曲张、近期发生过心肌梗死的患者及孕妇、服汽油煤油及腐蚀性毒物者。③胃肠排空后的患者才可给服活性炭吸附毒性物质,若4~6小时后大便中没有出现活性炭,可再给予半量。但观察到患者有肠胀气、肠阻塞为禁忌。服用泻剂时注意观察患者大便次数、量、性状。

（3）密切观察病情：持续监测心电、血压、呼吸等生命体征，注意瞳孔、意识的变化，通过疼痛刺激、呼唤姓名、对话等方法判断意识状态。发现任何异常变化及时报告医师处理。

护士应该熟悉常见毒物中毒的特殊综合征。例如，有机磷中毒的特征性表现是呼吸大蒜味、流涎、多汗、肌颤、瞳孔缩小、肺水肿；急性酒精中毒表现为颜面潮红或苍白，呼气带酒味，情绪激动、兴奋多语，自控力丧失，有时粗鲁无礼。重度中毒表现为躁动不安、昏睡或昏迷、呼吸浅慢；甲醇中毒出现视力模糊，呼吸深大；洋地黄、奎宁类、毒蕈等中毒时心动过缓；巴比妥、地西泮类药物、严重 CO 中毒时肌力减弱；巴比妥、阿片类、氰化物中毒时呼吸骤停或屏气。各种刺激性毒物，如有机磷、强酸强碱经口服者或毒蕈、食物中毒时剧烈腹痛、腹泻伴恶心呕吐；有机磷、吗啡类、毒蕈、巴比妥类中毒瞳孔缩小；阿托品、乙醇、莨菪碱类、麻黄碱类瞳孔散大；亚硝酸盐类、氰化物、苯胺、麻醉药等皮肤黏膜发绀，而一氧化碳中毒呈樱桃红色；亚硝酸盐中毒时氧疗下仍显著发绀；蛇毒、阿司匹林、肝素等中毒时出血等。

（4）保持呼吸道通畅，有效给氧：对昏迷或意识障碍者立即使其平卧，头后仰，偏向一侧，以及时清除口、鼻腔分泌物和呕吐物，防止误吸导致窒息，保持呼吸道畅通。观察患者面色、口唇、指（趾）甲有无发绀，监测血氧饱和度来判断缺氧情况和了解是否改善。在气道通畅的基础上，根据病情采取鼻导管、面罩等不同方法吸氧，重症患者行气管插管、气管切开术后机械通气给氧，做好相应的护理。

（5）在治疗和处置开始前留取血、尿、呕吐物、衣物等标本，注明标本收集时间，由医师、护士双签名封存，以备毒物鉴定时用和作为法律依据。

（6）迅速建立 2～3 条静脉通道，选肘正中等粗大静脉，大号留置针输液，固定良好，防止因患者烦躁脱落。根据患者血压、心率、中心静脉压、尿量等综合情况调整输液速度，根据治疗需要的急缓，合理安排用药顺序。

（7）留置导尿管，观察尿量、颜色、性质，准确记录出入量。尿量是反应组织灌注和有效循环血流量的指标，是临床治疗的重要依据。

（8）意识不清、兴奋、躁动者做好安全防护，经常巡视、防止意外发生。使用床栏，必要时约束肢体，以防坠床。按时翻身，防止压疮。

（9）心理护理和健康指导：急性中毒中，自杀性中毒占首位，这类患者多有巨大的心理问题，诱因可能是负性生活事件、精神抑郁、对未来失去信心等，了解自杀原因和患者心理，是心理护理的关键。自杀性中毒者常有情绪性自我贬低，存在悔恨、羞耻情绪，心理脆弱，缺乏自我调节和控制能力，不愿交流也不愿亲友探视，有时不配合抢救，甚至再次自杀。护士要加强与患者及其家庭的沟通，鼓励患者找到倾诉对象，通过沟通减轻自杀者心理冲突所致的负性情绪，引导其正确地对待失败和各种心理压力，树立宽容、积极的人生观。要尊重自杀者的人格、感情、志向，不伤害其自尊，消除其自杀未遂的羞耻感，能理智地面对现实，接受治疗。对有强烈自杀倾向的患者，必须设专人陪护，密切观察，与其家人沟通配合，防范再发生类似事件，渡过危机期。

食入不洁食物、含过量亚硝酸盐食物、未煮熟的四季豆、误食毒蕈等食物中毒常群体发病，应就有关常识指导患者。农药中毒死亡率高，要宣传农药安全使用和保管方法，降低危害。对酗酒和滥用药物者劝诫，说明危害。

（于　伟）

# 第十四章

# 透析室护理

## 第一节　血液滤过和血液透析滤过治疗技术

### 一、血液滤过和血液透析滤过的原理

#### (一)对流

1.机制

溶质通过半透膜转运的第二种机制是对流。水分子小,能够通过所有半透膜。当水分子在静水压或渗透压的驱动下通过半透膜时就发生超滤,易于通过膜孔的溶质随水运行。溶质与水分子一起通过半透膜近似于原始浓度。该过程大分子溶质,尤其是大于膜孔的分子无法通过半透膜,半透膜对这些大分子溶质起到了筛滤作用。血液滤过即利用此原理。

2.影响对流的因素

包括以下因素:①膜的特性;②消毒可使膜孔收缩;③血液成分:血浆蛋白浓度、血细胞比容及血液黏滞度影响超滤率;④液体动力学:膜表面的切变力或速度梯度影响滤过量;⑤温度:血液透析和血液滤过时,温度与超滤率呈直线关系。

#### (二)血液滤过

血液滤过仅仅通过对流方式清除溶质,即溶质和水一起顺着压力梯度被滤出。由于大量溶液被滤出,需补充大量的置换液(每次>40 L)。血液滤过比血液透析可以更好地清除大分子溶质如 $\beta_2$-微球蛋白、糖基化终产物等,提高小分子毒素的清除,稳定心血管系统,改善炎症反应。对于那些需要长期血液透析、失去肾移植机会或因体重较大常规血液透析不能获得满意 Kt/V 值的患者,血液滤过更有益处。

#### (三)血液透析滤过

由血液透析和血液滤过组成,同时通过对流和弥散两种方式清除溶质和水分。由于置换液被直接输入患者体内,置换液必须超纯,内毒素的污染要降至最小。此外,血液透析滤过需要高通透性、大面积半透膜、高血流速及对置换量的精确控制。

## 二、血液滤过装置

### (一)血液滤过器

是决定血液滤过治疗效果的关键,对滤过膜的要求与透析膜的要求不同,血液滤过膜应有大孔径、高通量,具有很高的超滤系数和水渗透性。

### (二)血液滤过机

血液滤过机除了与血液透析机具有相同的动静脉压、跨膜压、漏血、空气监测等监护装置外,还增设了置换液泵和液体平衡加温装置。新型的血液滤过机均可根据需要选择血液滤过或血液透析滤过的治疗模式。血液滤过与血液透析治疗运作时的最大区别在于血液滤过不用透析液,血液透析滤过则需应用透析液。两者在治疗时都要超滤大量液体并同时补充相应量的置换液,故对液体平衡要求特别高,倘若在治疗时液体置换过量或不足,均可快速导致危及生命的容量性循环衰竭。因此,血液滤过机对液体平衡的连续监测以确保滤出液与置换液进出的平衡是安全治疗的重要环节。

### (三)置换液

血液滤过时,由于大量血浆中的溶质和水被滤出,因此必须补充相当量的与正常细胞外液相似的置换液,因此必须保证其无细菌和致热源、无有机物,提高血液滤过疗效,减少并发症。如今临床上应用较为普遍的在线式血液滤过机,内置 2～3 个超微滤器,可在线生产超纯置换液,保证了透析液和置换液处方的个体化。

单纯血液滤过置换量一般为 1 周 60～90 L,血液透析滤过置换量为 1 次 9～15 L。

## 三、操作规程

### (一)血管通路

血液滤过、血液透析滤过的血管通路与血液透析相同,但血流量要求较血液透析高,一般需250～350 mL/min的流量才能达到理想的治疗效果。

### (二)置换液补充途径

1.前稀释法

置换液于滤器前的动脉端输入,其优点是血液在进入滤器前已被稀释,故血流阻力小,滤过率稳定,残余血量少,不易在滤过膜上形成蛋白质覆盖层,可减少抗凝剂用量。但清除率低于后稀释法,要达到与后稀释法相等的清除率需消耗更多的置换液。

2.后稀释法

置换液于滤器后静脉端输入。临床上最常用的是后稀释,其优点是清除率高,可减少置换液用量,节省治疗费用。缺点是水分大量被超滤以后血液浓缩,易在滤过器膜上形成覆盖物,肝素用量也较前稀释法多。

3.混合稀释法

这是一种较完善的稀释方法。为了最大限度地发挥血液滤过、血液透析滤过前稀释法或后稀释法的治疗优点,避免两者之缺点。

### 四、血液滤过和血液透析滤过的并发症及护理

#### (一)并发症

**1.技术并发症**

包括液体平衡误差、置换液成分错误、置换液被污染导致致热源反应、低血流量、破膜漏血、凝血等。

**2.丢失综合征**

血液滤过或血液透析滤过在超滤大量水分清除中分子毒素的同时,也将一些分子量小但是有益的成分清除。

#### (二)护理措施

(1)在血液滤过和血液透析滤过过程中密切监视机器运转情况,以及动脉压、静脉压、跨膜压和血流量的变化。在治疗过程中需补充大量置换液,如果液体平衡有误,则会导致患者发生危及生命的容量性循环衰竭,因而特别要注意机器液体出入量的动态显示是否正常,确保患者液体出入量的平衡。所有的治疗参数与临床情况应每小时详细记录一次。

(2)严密观察患者的意识、血压、脉搏、呼吸、体温的变化。生命体征的波动与变化往往是急性并发症的先兆,护士在巡视中要密切注意患者的临床反应,如是否有恶心、呕吐、心慌、寒战和高热等症状。

(3)血液透析的所有并发症都有可能在血液滤过过程中出现,最值得警惕的有液体平衡误差、置换液成分错误、置换液被污染导致致热源反应、低血流量、破膜漏血、凝血等。护士在临床护理中要加强责任心、操作严格规范、积极预防可能出现的并发症。一旦发现治疗中的问题,必须及时处理,使治疗顺利进行。

(赵洪霞)

# 第二节 血液灌流治疗技术

### 一、概述

#### (一)血液灌流

血液灌流是指将患者的血液引出体外并经过具有光谱解毒效应的血液灌流器,通过吸附的方法来清除体内有害的代谢产物或外源性毒物,最后将净化后的血液回输患者体内的一种血液净化疗法。在临床上被广泛地用于药物和化学毒物的解毒,尿毒症、肝性脑病及某些自身免疫性疾病等的治疗。

#### (二)吸附剂

经典的吸附剂包括活性炭和树脂。

**1.活性炭**

活性炭是一种非常疏松多孔的物质,其来源相当多样,包括植物、果壳、动物骨骼、木材、石油等,经蒸馏、炭化、酸洗及高温、高压等处理后变得疏松多孔。活性炭吸附力强的主要原因就在于

多孔性,无数的微孔形成了巨大的比表面积。活性炭的特点是大面积($1\ 000\ m^2/g$以上)、高孔隙和孔径分布宽,它能吸附多种化合物,特别是极难溶于水的化合物,对肌酐、尿酸和巴比妥类药物具有良好的吸附性能。

2.树脂

树脂是一类具有网状立体结构的高分子聚合物,根据合成的单体及交联剂的不同分为不同的种类。血液净化吸附剂采用吸附树脂,吸附树脂又分为极性吸附树脂和非极性吸附树脂。XAD-4、XAD-7等对有机毒物、脂溶性毒物的吸附作用大;XAD-2树脂,对疏水集团毒素(如有机磷农药、地西泮等)的吸附力大;XAD系列树脂的解毒作用优于活性炭,其吸附的毒物分子量为$500\sim20\ 000$ D。一般认为血液灌流的吸附解毒作用优于血液透析。如对苯巴比妥钠等镇静安眠药、解热镇静药、三环类抗忧郁药、洋地黄、地高辛、茶碱、卡马地平、有机氯、百草枯等的解毒作用优于血液透析。对脂溶性高、分布容积大、易与蛋白结合的毒物解毒作用也优于血液透析。

**(三)理想的血液灌流吸附必须符合以下标准**

(1)与血液接触无毒无变态反应。

(2)在血液灌流过程中不发生任何化学反应和物理反应。

(3)具有良好的机械强度,耐磨损,不发生微粒脱落,不发生变形。

(4)具有较高的血液相容性。

(5)易消毒清洗。

## 二、血液灌流的方法、观察及护理

### (一)方法

进行血液灌流时,应将吸附罐的动脉端向下,垂直立位,位置高度相当于患者右心房水平,用5%葡萄糖溶液500 mL冲洗后,再用肝素盐水(2 500 U/L盐水)2 000 mL冲洗,将血泵速度升至$200\sim300$ mL/min冲洗灌流器,清除脱落的微粒,并使炭颗粒吸水膨胀,同时排尽气泡。冲洗过程中,可在静脉端用止血钳反复钳夹血路以增加血流阻力,使冲洗液在灌流器内分布更均匀。灌流时初始肝素量为4 000单位左右,由动脉端注入,维持量高,总肝素量为每次6 000～8 000单位,较常规血液透析量大,因活性炭可吸附肝素,要求部分凝血活酶时间、凝血酶时间及活化凝血时间达正常的$1.5\sim2.0$倍。

### (二)血管通路

应用临时血管通路。首选股静脉、颈内静脉及锁骨下静脉。也可采用桡动脉-贵要静脉,足背动脉-大隐静脉。个别情况下也可使用内瘘或外瘘。血流量以50 mL/min开始,若血压、脉搏和心率稳定可提高至$150\sim200$ mL/min。

### (三)观察

每次血液灌流2小时,足以有效地清除毒物。如果长于2小时吸附剂已被毒物饱和而失效。如果1次灌流后又出现反跳时(组织内毒物又释放入血液),可再进行第2次灌流,但1次灌流时间不能超过2小时。血液灌流如与血液透析联合治疗,则灌流器应装于透析器之前;结束时把灌流器倒过来,动脉端在上,静脉端在下,用空气回血,不能用生理盐水,以免被吸附的物质重新释放入血。

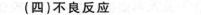

**（四）不良反应**

**1.血小板减少**

临床上较多见。另外活性炭也可吸附纤维蛋白原,这是造成出血倾向的原因之一。

**2.对氨基酸等生理性物质的影响**

血液灌流能吸附氨基酸,尤其对色氨酸、蛋氨酸等芳香族氨基酸吸附量最大,但一般机体有代偿功能,若长期使用,应引起警惕。

**3.对药物的影响**

因能清除许多药物,如抗生素、升压药等,药物治疗时应注意剂量调整。

**4.低体温**

常发生于冬天使用简易无加温装置血液灌流时。

**（五）护理措施及注意事项**

(1)密切观察患者的生命体征、神志变化、瞳孔反应等,保持呼吸道通畅。呼吸道分泌物过多的昏迷患者,应将头侧向一边,并及时减慢血流速度,去枕平卧。使用升压药,扩充血容量,如补液及输血、清蛋白、血浆等。但药物应在血路管的静脉端注入,或经另外的补液途径注入,否则药物被灌流器吸附,达不到有效浓度。若患者在灌流之前血压已很低,则可将充满预冲液的管路直接与患者的动静脉端相连接。

(2)血液灌流前大多患者由于药物影响处于昏迷状态,随着血液灌流的作用,药物被灌流器逐渐吸附,1～1.5小时后患者逐渐出现躁动、不安,需用床挡加以保护,以防坠床;四肢和胸部可用约束带进行约束,但不能强按患者的肢体,防止发生肌肉撕裂、骨折或关节脱位;背部应垫上软垫防止背部擦伤和椎骨骨折;必要时用包有纱布的压舌板垫在患者的上下齿之间,防止咬伤舌头,并注意防止舌后坠。

(3)保持体外循环通畅。导管应加以固定,对躁动不安的患者适当给予约束,必要时给予镇静药。防止因剧烈活动而使留置导管受挤压变形、折断、脱出,管道的各个接头须紧密连接,防止滑脱出血或空气进入导管引起空气栓塞。

(4)严密观察肝素抗凝情况,若发现灌流器内血色变暗、动脉和静脉壶内有血凝块,则应调整肝素剂量,必要时更换灌流器及管路。

(5)如用简易的血泵做血液灌流,没有监护装置,则必须严密观察是否有凝血、血流量不足和空气栓塞等情况。如出现动脉除泡器凹陷,则提示血流量不足,应考虑动脉穿刺针是否位置不当、动脉管道是否扭曲折叠、血压是否下降;若动脉除泡器变硬、膨胀,血液溢入除泡器的侧管,提示动脉压过高,灌流器凝血;若同时伴有静脉除泡器液面下降,则应适当增加肝素的用量;在无空气监测的情况下,一旦空气进入体内将会发生严重的空气栓塞,因此要密切注意各管道的连接,严防松脱,注意动静脉除泡器和灌流器的安全固定。

(6)维持性血液透析患者合并急性药物或毒物中毒需要联合应用血液透析和血液灌流时,灌流器应置于透析器之前,有利于血液的加温,以免经透析器脱水后血液浓缩,使血液阻力增大,导致灌流器凝血。

(7)患者有出血倾向时,应注意肝素的用法,如有需要,可遵医嘱输新鲜血或浓缩血小板。

(8)若患者在灌流1小时左右出现寒战、发热、胸闷、呼吸困难等反应,可能是灌流器生物相容性差所致,可静脉注射地塞米松,给予吸氧,但不要盲目终止灌流,以免延误抢救。

(9)观察反跳现象:血液灌流只是清除了血中的毒物,而脂肪、肌肉等组织已吸收的毒物的不断释放、肠道中残留毒物的再吸收等,都会使血中毒物浓度再次升高而再度引起昏迷,会出现昏迷-灌流-清醒-再昏迷-再灌流-再清醒的情况。因此,对脂溶性药物如有需要,应继续多次灌流,直至病情稳定为止。如有条件,应在灌流前后采血做毒物、药物浓度测定。

(10)血液灌流只能清除毒物本身,不能纠正毒物已经引起的病理生理的改变,故中毒时一定要使用特异性的解毒药。如有机磷农药中毒时,血液灌流不能恢复胆碱酯酶的活性,必须使用解磷定、阿托品治疗。

(11)应根据病情采取相应的治疗措施,如洗胃、导泻、吸氧、呼吸兴奋剂、强心、升压、纠正酸中毒、抗感染等。

(12)做好心理护理。多数药物中毒患者都是因对生活失去信心或与家庭成员、同事发生矛盾而服药,故当患者神志逐渐清楚时,护士要耐心劝解、开导、化解矛盾,使患者情绪稳定,从而积极配合治疗。

(赵洪霞)

# 第三节　血浆置换治疗技术

## 一、概述

### (一)血浆置换(PE)

PE是一种用来清除血液中大分子物质的体外血液净化疗法,指将患者的血液引出体外,经离心法或膜分离法分离血浆和细胞成分,迅速地选择性地从循环血液中去除病理血浆或血浆中的病理成分(如自身抗体、免疫复合物、副蛋白、高黏度物质和蛋白质结合的毒物等),而将细胞成分,以及补充的等量的平衡液、血浆、清蛋白溶液回输入体内,达到清除致病物质的目的。从而治疗一般疗法无效的多种疾病。

### (二)每次血浆交换量

尚未标准化。每次交换2～4 L。一般来说,若该物质仅分布于血管内,则置换第1个血浆容量可清除总量的55%,如继续置换第2个血浆容量,却只能使其浓度再下降15%。因此每次血浆置换通常仅需要置换1个血浆容量,最多不超过2个。

### (三)置换频度

要根据基础疾病和临床反应来决定。每次血浆交换后,未置换的蛋白浓度重新升高,通过从血管外返回血管内和再合成这2个途径。血浆置换后血管内外蛋白浓度达到平衡需1～2天。因此,绝大多数血浆置换疗法的频度是间隔1～2天,连续3～5次。

### (四)置换液

为了保持机体内环境的稳定,维持有效血容量和胶体渗透压。

1.置换液种类

(1)晶体液,如生理盐水、葡萄糖生理盐水、林格液,用于补充血浆中各种电解质的丢失。

(2)胶体液,如血浆代用品,主要有中分子右旋糖酐、低分子右旋糖酐、羟乙基淀粉,三者均为多糖,能短时有效的扩充和维持血容量;血浆制品,最常用的有5%清蛋白、新鲜冰冻血浆,后者是唯一含枸橼酸盐的置换液。

2.置换液的补充原则

(1)等量置换。

(2)保持血浆胶体渗透压正常。

(3)维持水、电解质平衡。

(4)适当补充凝血因子和免疫球蛋白。

(5)减少病毒污染机会。

(6)无毒性,没有组织蓄积。

## 二、血浆置换的并发症及应对

### (一)变态反应

1.原因

在血浆置换治疗过程中,由于弃去了含有致病因子的血浆,为了保持血浆渗透压稳定和防止发生威胁生命的体液平衡紊乱,在分离血浆后要补充等容量液体。新鲜冰冻血浆含有凝血因子、补体和清蛋白,其成分复杂,常可诱发变态反应。据文献报道,变态反应的发生率<12%。

2.预防

在应用血浆前静脉给予地塞米松 5~10 mg 或 10% 葡萄糖酸钙 20 mL;应用血浆时减慢置换速度,逐渐增加置换量。同时应选择合适的置换液。

3.护理措施

治疗过程中要严密观察,如出现皮肤瘙痒、皮疹、寒战、高热时,不可让患者随意搔抓皮肤,应及时给予激素、抗组胺药或钙剂,可为患者摩擦皮肤缓解瘙痒。另外,治疗前认真执行三查七对,核对血型,血浆输注速度不宜过快。

### (二)低血压

1.原因

置换与滤出速度不一,滤出过快、置换液补充过缓;体外循环血量多,有效血容量减少;疾病原因引起,如应用血制品引起变态反应;补充晶体液时,血渗透压下降。

2.预防

血浆置换术中血浆交换应等量,即血浆出量应与置换液入量保持平衡,当患者血压下降时可先置入胶体,血压稳定时再置入晶体,避免血容量的波动。其次,要维持水、电解质的平衡,保持血浆胶体渗透压稳定。

3.护理措施

密切观察患者生命体征,每 30 分钟监测生命体征一次。出现头晕、出汗、恶心、脉速、血压下降时,立即补充清蛋白,加快输液速度,减慢血浆出量,延长血浆置换时间。一般血流量应控制在50~80 mL/min,血浆流速为 25~40 mL/min,平均置换血浆 1 000~1 500 mL/h,血浆出量与输入血浆和液体量平衡。

### (三)低钙血症

1.原因

新鲜血浆含有枸橼酸钠,输入新鲜血过多、过快容易导致低钙血症,患者出现口麻、腿麻及小腿肌肉抽搐等低钙血症表现,严重时发生心律失常。

2.预防

治疗中常规静脉注射 10％葡萄糖酸钙 10 mL。

3.护理措施

严密观察患者有无低钙血症表现及血液生化改变,如出现低钙血症表现可给予热敷、按摩或补充钙剂等对症处理。

**(四)出血**

1.原因

血浆置换过程中血小板破坏、抗凝剂输入过多及疾病本身导致。

2.预防

治疗前常规检测患者的凝血功能,根据情况确定抗凝剂剂量及用法。

3.护理措施

治疗中严密观察皮肤及黏膜有无出血点;进行医疗护理操作时,动作轻柔、娴熟,熟练掌握静脉穿刺技巧,尽量避免反复穿刺;一旦发生出血,立即通知医师采取措施,治疗结束时用鱼精蛋白中和肝素,用无菌纱布加压包扎穿刺点,术后 6 小时注意观察穿刺部位有无渗血。

**(五)感染**

1.原因

置换液含有致热源;血管通路感染;疾病原因引起的感染。

2.预防

严格无菌操作。

3.护理措施

血浆置换是一种特殊的血液净化疗法,必须严格无菌操作;患者必须置于单间进行治疗,治疗室要求清洁,操作前紫外线照射 30 分钟,家属及无关人员不得进入治疗场所;操作人员必须认真洗手、戴口罩和帽子,配置置换液时需认真核对、检查、消毒,同时做到现配现用。

**(六)破膜**

血浆分离的滤器因为制作工艺而受到血流量及跨膜压的限制,如置换时血流量过大或置换量增大,往往会导致破膜,故血流量应为 100～150 mL/min,每小时分离血浆 1 000 mL 左右,跨膜压控制于 50.0 kPa(375 mmHg)。预冲分离器时注意不要用血管钳敲打排气,防止破膜的发生。

(赵洪霞)

# 第十五章

# 手术室护理

## 第一节　手术室护理人员的职责

现代科学技术的发展,对我们的护理职业提出了更高的要求。另一方面创新的许多科学仪器和新设备,扩大了手术配合工作范围同时也增加工作难度,因此手术室护士必须有热爱本职工作和广泛的知识和技术,才能高标准地完成各科日益复杂的手术配合任务。

### 一、手术室护士应具备的素质

护理人员在工作中应不断提高个人素质,加强对护理职业重要意义的认识,把护理工作看作是光荣的神圣的职业。因此,要努力做到以下几点。

#### (一)具有崇高的医德和奉献精神

一名护士的形象,通过它的精神面貌和行动表现出内在的事业品德素质,胜过一个护士的经验和业务水平所起的作用,也可能给患者带来希望、光明和再生。所以,护士要具备高尚的医德和崇高的思想,具有承受压力、吃苦耐劳、献身的精神,并有自尊、自爱、自强的思想品质。为护理科学事业的发展作出自己的贡献,无愧于白衣天使的光荣称号。

#### (二)树立全心全意为患者服务的高尚品德

手术室的工作和专业技术操作都具有独特性。要求手术室护士必须自觉的忠于职守、任劳任怨,无论工作忙闲、白班夜班都要把准备工作、无菌技术操作、贯彻各种规章制度等认真负责地做好。对患者要亲切、和蔼、诚恳,不怕脏、不怕累、不厌烦,使患者解除各种顾虑,树立信心,主动与医护人员配合,争取早日康复。

#### (三)要有熟练的技能和知识更新

随着医学科学的发展,特别是外科领域手术学的不断发展,新的仪器设备不断出现,因而护理工作范围也日益扩大,要求也越来越高。护理工作者如无广泛的有关学科的基本知识,对今天护理的工作复杂技能就不能理解和担当。所以今天作为一名有远大眼光的护士,必须熟悉各种有关护理技能的基本知识,才能达到最高的职业效果。护理学亦成为一门专业科学,因此,作为一名手术室护士,除了伦理道德修养外,还应有基础医学、临床医学和医学心理学等新知识。努力学习解剖学、生理学、微生物学、化学、物理学,以及各种疾病的诊断和治疗等知识,特别是外科学更应深入学习。此外,还要了解各种仪器的基本结构、使用方法,熟练掌握操作技能。只有这样,才能高质量完成护理任务。

## 二、手术室护士长应具备的条件

护理工作范围极广,有些工作简单、容易,有些工作却很复杂,需要有高度的判断力和精细的技术、熟练的技巧。今天的护理工作,一个人已不能独当重任,而需要即分工又协作来共同完成。因此,必须有一名护士长,把每个护理人员的思想和行为统一起来,才能使人的积极性、主动性和创造性得到充分发挥,团结互助,共同完成任务。护士长应具备的条件归纳如下。

### (一)有一定的领导能力及管理意识

有一整套工作方法和决策能力。善于出主意想办法,提出方案,作出决定,推动下级共同完成,并具有发现问题、分析问题的能力,了解存在问题的因素,掌握本质,抓住关键,分清轻重缓急,提出中肯意见。出现无法协商的问题时能当机立断,勇于负责。有创新的能力,对新事物敏感,思路开阔,能提出新的设想。要善于做思想工作。能否适时的掌握护士的心理动向,并进行针对性的思想教育,使之正确对待个人利益和整体利益的关系,不断提高思想水平,是提高积极性和加强凝聚力最根本的问题。

### (二)有一定组织能力和领导艺术

管理是一门艺术,也是一门科学。首先处理好群体间人际关系。护士长需要具有丰富的才智和领导艺术,才能胜任手术室护士护理管理任务。具体要求如下。

(1)护士长首先应把自己置身于工作人员之中,经常想到自己与护士之间只是分工的不同,而无地位高低之分。要有民主作风,虚心听取护士的意见,甚至批评意见,认真分析,不埋怨、不沮丧,不迁怒于人,有助于建立自己的威信。

(2)护士长首先想到的是人,是护士和工作人员,而不是自己,不管是关心任务完成情况,还要关心她们的生活、健康、思想活动及学习情况等。都使每个护士和工作人员亲身感到群体的温暖,对护士长产生亲切感。

(3)护士长要善于调动护士的积极性,培养集体荣誉感,善于抓典型,树标兵,运用先进榜样推动各项手术室工作,充分调动护士群体的积极性,护士长的领导作用才能得到体现。

### (三)有较高的素质修养

手术室护士长应较护士具备更高的觉悟和更多的奉献精神。科里出现的问题应主动承担责任,实事求是向上级反映,不责怪下级。凡要求护士做到的,首先自己要做到,严格要求自己,树立模范行为,才能指挥他人。要注意廉洁,不要利用工作之便谋私,更不能要患者的礼物,注意自身形象。此外,要做到知识不断更新,经常注意护理方面的学术动态,接受新事物,在这方面应较护士略高一筹,使护士感到护士长是名副其实的护理业务带头人。

## 三、手术室护士的分工和职责

### (一)洗手护士职责

(1)洗手护士必须有高度的责任心,对无菌技术有正确的概念。如有违反无菌操作要求者,应及时提出纠正。

(2)术前了解患者病情,具体手术配合,充分估计术中可能发生的意外,术中与术者密切配合,保证手术顺利完成。

(3)洗手护士应提前30分钟洗手,整理无菌器械台上所用的器械、敷料、物品是否完备,并与巡回护士共同准确清点器械、纱布脱脂棉、缝针,核对数字后登记于手术记录单上。

(4)手术开始时,传递器械要主动、敏捷、准确。器械用过后,迅速收回,擦净血迹。保持手术野、器械台的整洁、干燥。器械及用物按次序排列整齐。术中可能有污染的器械和用物,按无菌技术及时更换处理,防止污染扩散。

(5)随时注意手术进行情况,术中若发生大出血、心脏骤停等意外情况,应沉着果断及时和巡回护士联系,尽早备好抢救器械及物品。

(6)切下的病理组织标本防止丢失,术后将标本放在10%甲醛溶液中固定保存。

(7)关闭胸腹腔前,再次与巡回护士共同清点纱布及器械数,防止遗留在体腔中。

(8)手术完毕后协助擦净伤口及引流管周围的血迹,协助包扎伤口。

## (二)巡回护士职责

(1)在指定手术间配合手术,对患者的病情和手术名称应事先了解,做到心中有数,有计划的主动配合。

(2)检查手术间各种物品是否齐全、适用。根据当天手术需要落实补充、完善一切物品。

(3)患者接来后,按手术通知单核对姓名、性别、床号、年龄、住院号和所施麻醉等,特别注意对手术部位(左侧或右侧),不发生差错。

(4)安慰患者,解除思想顾虑。检查手术区皮肤准备是否合乎要求,患者的假牙、发卡和贵重物品是否取下,将患者头发包好或戴帽子。

(5)全麻及神志不清的患者或儿童,应适当束缚在手术台上或由专人看护,防止发生坠床。根据手术需要固定好体位,使手术野暴露良好。注意患者舒适,避免受压部位损伤。用电刀时,负极板要放于臀部肌肉丰富的部位,防止灼伤。

(6)帮助手术人员穿好手术衣,安排各类手术人员就位,随时调整灯光,注意患者输液是否通畅。输血和用药时,根据医嘱仔细核对,避免差错。补充室内手术缺少的各种物品。

(7)手术开始前,与洗手护士共同清点器械、纱布、缝针及线卷等,准确地登记于专用登记本上并签名。在关闭体腔或手术结束前和洗手护士共同清点上述登记物品,以防遗留体腔或组织内。

(8)手术中要坚守工作岗位,不可擅自离开手术间,随时供给手术中所需一切物品,经常注意病情变化。重大手术充分估计术中可能发生的意外,做好应急准备工作,及时配合抢救。监督手术人员无菌技术操作,如有违犯,立即纠正。随时注意手术台一切情况,以免污染。保持室内清洁、整齐、安静,注意室温调节。

(9)手术完毕后,协助术者包扎伤口,向护送人员清点患者携带物品。整理清洁手术间,一切物品归还原处,进行空气消毒,切断一切电源。

(10)若遇手术中途调换巡回护士,须做到现场详细交代,交清患者病情,医嘱执行情况,输液是否通畅,查对物品,在登记本上互相签名,必要时通知术者。

## (三)夜班护士职责

(1)要独立处理夜间一切患者的抢救手术配合工作,必须沉着、果断、敏捷、细心地配合各种手术。

(2)要坚守工作岗位,负责手术室的安全,不得随意外出和会客。大门随时加锁,出入使用电铃。

(3)白班交接班时,如有手术必须现场交接,如患者手术进行情况和各种急症器械、物品、药品等。认真写好交接班本,当面和白班值班护士互相签名。

(4)接班后认真检查门窗、水电、氧气,注意安全。

(5)严格执行急症手术工作人员更衣制度和无菌技术操作规则。

(6)督促夜班工友清洁工作,保持室内清洁整齐,包括手术间、走廊、男女更衣室、值班室和办公室。

(7)凡本班职责范围内的工作一律在本班完成,未完不宜交班,特殊情况例外。

(8)早晨下班前,巡视各手术间、辅助间的清洁、整齐、安全情况。详细写好交接班报告,当面交班后签字方可离去。

**(四)器械室护士职责**

(1)负责手术科室常规和急症手术器械准备和料理工作,包括每天各科手术通知单上手术的准备供应,准确无误。

(2)保证各种急症抢救手术器械物品的供应。

(3)定期检查各类手术器械的性能是否良好,注意器械的关节是否灵活,有无锈蚀等,随时保养、补充、更新,做好管理工作,保证顺利使用。特殊精密仪器应专人保管,损坏或丢失时,及时督促寻找,并和护士长联系。

(4)严格执行借物制度,特殊精密仪器需取得护士长同意后,两人当面核对并签名后方能外借。

(5)保持室内清洁整齐,包括器械柜内外整齐排列,各科器械柜应贴有明显的标签。定期通风消毒。

**(五)敷料室护士职责**

(1)制定专人负责管理。严格按高压蒸汽消毒操作规程使用。定期监测灭菌效果。

(2)每天上午检查敷料柜1次,补充缺少的各种敷料。

(3)负责一切布类敷料的打包,按要求保证供应。

**(六)技师职责**

(1)负责对各种仪器使用前检查,使用时巡查,使用后再次检查其运转情况,以保证各种电器、精密仪器的正常运转。

(2)定期检查各种器械台、接送患者平车的零件和车轮是否运转正常,负责各种仪器的修理或送交技工室修理。

(3)坚守工作岗位,手术过程中主动巡视各手术间,了解电器使用情况。有问题时做到随叫随到随维修,协助器械组检查维修各种医疗器械。

(4)帮助护士学习掌握电的基本知识和各种精密仪器基本性能、使用方法与注意事项等。

**(文荷花)**

# 第二节 手术前的准备

规范、严格的手术前准备是成功开展手术的基础与保障,每一名手术室护士都应加强操作练习,提高专科理论知识,以此确保和提高手术前准备质量。手术前准备主要分为三部分,分别是

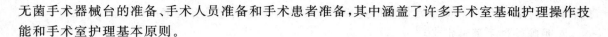

无菌手术器械台的准备、手术人员准备和手术患者准备,其中涵盖了许多手术室基础护理操作技能和手术室护理基本原则。

## 一、无菌手术器械台的准备

为保证手术全程所有手术物品的无菌状态,防止再污染,在手术开始前,洗手护士必须先建立无菌器械台,形成无菌区域。

### (一)无菌手术器械台准备的基本原则

无菌手术器械台准备的基本原则包括:①在洁净、宽敞的环境中开启无菌器械包和敷料包,操作者穿着整洁,符合要求;②建立和整理无菌器械台过程中及洗手护士和巡回护士交接一次性无菌物品时,均不可跨越已建无菌区;③无菌器械包和敷料包应在手术体位放置完成后打开;④无菌器械台应保持干燥,一旦敷料潮湿必须更换或重新覆盖无菌巾;⑤无菌手术器械台应为现用现备,若特殊情况下不能立即使用,则必须使用无菌巾覆盖,有效期为4小时。

### (二)铺无菌器械台的步骤

1.无菌包开启前检查

检查包括:①包外化学指示胶带变色情况;②包上灭菌有效期;③外包装是否破损、潮湿或污秽;④是否为所需的器械包或敷料包。

2.开启无菌包顺序

徒手打开无菌器械包或敷料包的最外层,注意手与未灭菌物品不能触及外层包布内面;内层包布应使用无菌镊子或无菌钳打开,注意顺序为先对侧,再左右两侧,最后近侧;或由洗手护士完成外科洗手,并戴上无菌手套后再打开。

3.建立无菌器械台

方法包括:①直接利用无菌器械包或敷料包的包布打开后铺置于器械台上,建立无菌器械台;②利用无菌敷料包内的无菌敷料先建立无菌台面,然后打开无菌器械包将无菌器械移至无菌台面上;③铺无菌器械台时,台面敷料铺置至少应达到4层,台面要求平整,四周边缘下垂不少于30 cm;④手术托盘一般摆放正在使用或即将使用的器械和物品,可在铺置无菌巾的过程中使用无菌双层中单和大孔巾直接铺置其上,建立无菌手术托盘,也可用双层无菌托盘套铺置。

4.整理无菌器械台

洗手护士按照相同的既定顺序整理常规手术敷料和器械。特殊手术器械及物品,可按术中使用顺序、频率分类放置,以方便洗手护士在手术配合中及时拿取所需器械及物品。

5.清点器械及物品

手术开始前洗手护士与巡回护士必须完成所有手术纱布、器械及物品的清点,巡回护士逐项记录。

## 二、手术人员准备

手术前,每一名手术团队成员必须严格按规范进行手术前自身准备,包括外科手消毒、穿无菌手术衣和戴无菌手套,通过规范、严格的手术前手术人员自身准备,建立无菌屏障,预防手术部位感染。

### (一)外科手消毒

外科手消毒是指外科手术前医务人员用肥皂(皂液)和流动水洗手,再用手外科消毒剂清除或者杀灭手部暂居菌和减少常居菌的过程。使用的手消毒剂应具有持续抗菌活性。

1.明确外科手消毒定义

外科手消毒与洗手、卫生手消毒统称为手卫生,其中洗手仅指用肥皂或皂液和流动水洗手,去除手部皮肤污垢和暂住菌的过程。而卫生手消毒是指医务人员使用速干手消毒剂揉搓双手,减少手部暂住菌的过程,两者应与外科手消毒区分。

2.外科手消毒的设施准备

洗水池应设置在手术间附近,高矮合适,防溅喷,洗水池面应光滑无死角,每天清洁。水龙头应为非手接触式,数量不少于手术间数。清洁指甲用具指定容器存放,每天清洁与消毒。手刷等搓刷用品应指定放置,一人一用一灭菌或一次性无菌使用。外科手消毒剂应符合国家相关规定,并采用非手接触式出液器,宜使用一次性包装,重复使用的容器每次用完应清洁、消毒。

3.外科手消毒的原则

先洗手后消毒;不同手术患者之间、手套破损、手被污染时,应重新进行外科手消毒;在整个外科手消毒过程中应始终保持双手位于胸前,低于肩高于腰,使水由手指远端自然流向肘部。

4.洗手方法与要求

主要包括以下几个步骤:①洗手之前正确佩戴帽子、口罩及防护眼罩(图 15-1),摘除戒指、人工指甲等手部饰物,并修剪指甲,长度应不超过指尖。②取适量的清洗剂清洗双手、前臂和上臂下 1/3,并认真揉搓。清洁双手时,可使用手刷等清洁指甲下的污垢和手部皮肤的皱褶处。③流动水冲洗双手、前臂和上臂下 1/3。④使用干手物品擦干双手、前臂和上臂下 1/3。

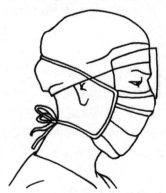

图 15-1　洗手之前戴帽子、口罩及防护眼罩

5.外科手消毒方法

主要分为以下两种方法:①冲洗手消毒法:取足量的外科手消毒剂涂抹至双手的每个部位、前臂和上臂下 1/3,并认真揉搓 2～6 分钟,用流动水冲净双手、前臂和上臂下 1/3,使用无菌毛巾或一次性无菌纸巾彻底擦干。②免冲洗手消毒法:取适量免冲洗手消毒剂涂抹至双手的每个部位、前臂和上臂下 1/3,并认真揉搓至消毒剂干燥。具体消毒剂的取液量、揉搓时间及使用方法遵循外科手消毒剂产品的使用说明。

我国卫生健康委员会关于手卫生的规范中明确规定了外科手消毒中手部揉搓的步骤,包括:(A)掌心相对揉搓;(B)手指交叉,掌心对手背揉搓;(C)手指交叉,掌心相对揉搓;(D)弯曲手指关节在掌心揉搓;(E)拇指在掌心中揉搓;(F)指尖在掌心中揉搓(图 15-2)。

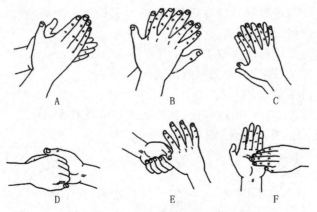

**图 15-2 外科手消毒手部揉搓步骤**

6.注意事项

冲洗手消毒法中,用无菌毛巾或一次性无菌纸巾彻底擦干是指将手、前臂和肘部依次擦干,先擦双手,然后将无菌毛巾或一次性无菌纸巾折成三角形,光边向心,搭在一侧前臂上,对侧手捏住无菌毛巾或一次性无菌纸巾的两个角,由手向肘部顺势移动,擦干水迹,不得回擦;擦对侧时,将无菌毛巾或一次性无菌纸巾翻转,方法同前。

**(二)无菌手术衣穿着**

常用的无菌手术衣有两种式样:一种是背部对开式手术衣,另一种是背部全遮式手术衣。

1.对开式无菌手术衣的穿着方法(图 15-3)

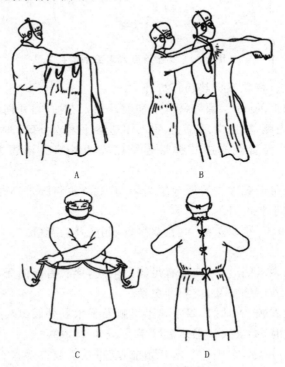

**图 15-3 对开式无菌手术衣的穿着方法**

(1)洗手后,取手术衣,提起衣领轻轻抖开,将手术衣轻掷向上的同时,顺势将双手和前臂伸入衣袖内,并向前平行伸展(A)。

(2)巡回护士在其身后协助向后拉衣(B)。

(3)洗手护士双手交叉,腰带不交叉向后传递(C)。

(4)巡回护士在身后系带。

(5)手术衣无菌区域为:肩以下、腰以上、腋前线的胸前及双手(D)。

2.全遮式无菌手术衣的穿着方法(图15-4)

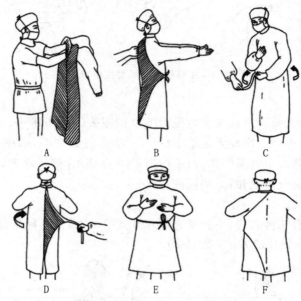

**图15-4　穿全遮蔽式无菌手术衣**

(1)洗手后,取手术衣,将衣领提起轻轻抖开(A)。

(2)将手术衣轻掷向上的同时,顺势将双手和前臂伸入衣袖内,并向前平行伸展,巡回护士在其身后将手伸直手术衣内侧,协助向后拉衣,手不得碰触手术衣外侧(B)。

(3)穿衣者戴无菌手套后将前襟的腰带递给已完成外科手消毒并戴好无菌手套的洗手护士(C)。

(4)洗手护士拉住腰带后嘱穿衣者原地缓慢转动一周,再将腰带还与穿衣者(D)。

(5)穿衣者将腰带系于胸前(E)。

(6)无菌区域为:肩以下、腰以上的胸前、双手臂、侧胸及后背(F)。

3.注意事项

(1)穿手术衣必须在手术间进行,四周有足够的空间,穿衣者面向无菌区。穿衣时,手术衣不可触及任何非无菌物品,若不慎触及,应立即更换。

(2)巡回护士向后拉衣领、衣袖时,双手均不可触及手术衣外面。

(3)穿全遮式手术衣时,穿衣人员必须戴好手套,方可接取腰带。

(4)穿好手术衣、戴好手套,在等待手术开始前,应将双手放在手术衣胸前的夹层或双手互握置于胸前。双手不可高举过肩、垂于腰下或双手交叉放于腋下。

4.连台手术更换无菌手术衣的方法

需要进行连续手术时,连台的手术人员首先应洗净手套上的血迹,然后由巡回护士松解背部系带,先脱去手术衣,后脱去手套。脱手术衣时必须保持双手不被污染,否则必须重新进行外科手消毒。脱手术衣的方法有两种:①他人协助脱衣法:自己双手向前微屈肘,巡回护士面对脱衣者,握住衣领将手术衣向肘部、手的方向顺势翻转脱下,此时手套的腕部正好翻于手上(图 15-5)。②个人脱衣法:脱衣者左手抓住右肩手术衣外面,自前拉下,使手术衣的衣袖由里向外翻转;同样方法拉下左肩并脱下手术衣,保护手臂及洗手衣裤不触及手术衣的外面,以免受到污染(图 15-6)。

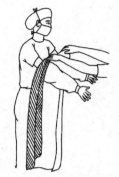

图 15-5 他人协助脱手术衣

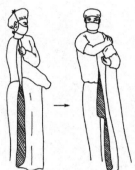

图 15-6 自行脱手术衣

**(三)戴无菌手套**

由于外科手消毒仅能去除和杀灭皮肤表面的暂居菌,对皮肤深部常驻菌无效。在手术过程中,皮肤深部的细菌会随术者汗液带到手的表面。因此,参加手术人员必须戴无菌手套。需注意的是,戴无菌手套不能取代外科手消毒。

1.开放式戴无菌手套方法

(1)穿好手术衣,右手提起手套反折部,将拇指相对(A)。

(2)先戴左手:右手持住手套反折部,对准手套五指插入左手。再戴右手:左手指插入右手手套的反折部内面托住手套,插入右手(B)。

(3)将反折部分别翻上并包住手术衣袖口(C)(图 15-7)。

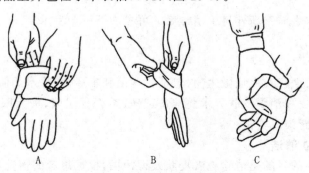

A          B          C

图 15-7 开放式戴手套

2.密闭式戴无菌手套方法

该方法与开放式戴手套法的区别是手术者的双手不直接暴露于无菌界面中,而是藏于无菌手术衣袖中,完成无菌手套的佩戴。

3.协助术者戴无菌手套方法

(1)洗手护士双手手指(拇指除外)插入手套反折口内面的两侧,手套拇指朝外上,小指朝内下,呈外八字形,四指用力稍向外拉开以扩大手套入口,有利术者戴手套。

(2)术者左手掌心朝向自己,对准手套,五指向下,护士向上提,同法戴右手。

(3)术者自行将手套反折翻转包住手术衣袖口(图15-8)。

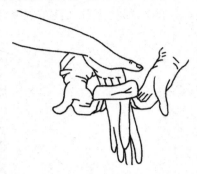

图 15-8　他人协助戴手套

4.注意事项

主要包括:①持手套时,手稍向前伸,不要紧贴手术衣;②戴开放式手套时,未戴手套的手不可触及手套外面,戴手套的手不可接触手套的内面;③戴好手套后,应将手套的反折处翻转过来包住袖口,不可将腕部裸露;翻转时,戴手套的手指不可触及皮肤;④戴有粉手套时,应用生理盐水冲净手套上的滑石粉再参与手术;⑤协助术者戴手套时,洗手护士戴好手套的手应避免触及术者皮肤。

5.连台手术的脱无菌手套法

(1)按连台手术脱手术衣法脱去手术衣,使手套边缘反折。

(2)将戴手套的右手插入左手手套外面的反折处脱去手套,然后左手拇指伸入右手手套内面的鱼际肌之间,向下脱去右手手套。

(3)注意戴手套的手不可触及双手的皮肤,脱去手套的手不可触及手套外面,以确保手不被手套外的细菌污染。

(4)脱去手套后,双手需重新外科手消毒后方可参加下一台手术。

## 三、手术患者准备

手术患者的皮肤表面存在大量微生物,包括暂住菌和常居菌,手术团队成员通过对手术患者进行清洁皮肤、有效备皮和消毒皮肤等术前准备工作,杀灭暂住菌,最大限度地杀灭或减少常居菌,以此避免手术部位感染。

### (一)手术患者皮肤清洁

手术患者皮肤清洁的目的是清除患者皮肤残留污垢,根据患者的情况不同可采用以下方法。

1.活动自如的手术患者

术前一天用含抑菌成分(氯己定、醇类)的沐浴露进行淋浴,嘱手术患者清洗手术切口四周皮肤,清理皮肤皱褶内的污垢。

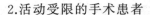

2.活动受限的手术患者

术前用含抑菌成分(氯己定、醇类)的沐浴露进行床上沐浴,条件许可的话床上沐浴最好两次以上(视患者身体状况和皮肤实际洁净度而定)。

**(二)手术患者术前备皮**

人体皮肤表面常有各种微生物,包括暂居菌群和常居菌群,特别是当术前备皮不慎损伤皮肤时,更易造成暂居菌寄居而繁殖,成为手术部位感染的因素之一。

1.备皮方法

应尽可能使用电动毛发去除器。应谨慎使用脱毛膏,使用前应严格按照生产商的说明进行操作,以及对手术患者进行相关的过敏试验;应尽量避免使用剃毛刀,防止手术患者手术区域毛囊受损,继发术后感染;如需使用,应在备皮前用温和型肥皂水对皮肤和毛发进行湿润。对于毛发稀疏的患者,不主张术前备皮,但必须做皮肤清洁。

2.备皮时间

手术当天,越接近手术时间越好。

3.备皮地点

建议在手术室的术前准备室内进行;不具备此条件的医院也可在病区治疗室内进行。

**(三)手术患者皮肤消毒**

即手术前采用皮肤消毒剂杀灭手术区域皮肤上的暂居菌,最大限度地杀灭或减少常驻菌,避免手术部位感染的方法。严格进行手术区皮肤消毒是降低手术部位感染的重要环节。

1.常用皮肤消毒剂

手术患者皮肤消毒常用的药品、用途和特点见表15-1。

表 15-1 手术患者皮肤消毒常用的药品、用途和特点

| 药品 | 主要用途 | 特点 |
|---|---|---|
| 2%~3%碘酊 | 皮肤的消毒(需乙醇脱碘)临床上使用很少 | 杀菌广谱、作用力强、能杀灭芽孢 |
| 0.2%~0.5%碘伏 | 皮肤、黏膜的消毒 | 杀菌力较碘酊弱,不能杀灭芽孢,无须脱碘 |
| 0.02%~0.05%碘伏 | 黏膜、伤口的冲洗 | 杀菌力较弱,腐蚀性小 |
| 75%乙醇 | 颜面部、取皮区皮肤的消毒;使用碘酊后脱碘 | 杀灭细菌、病毒、真菌,对芽孢无效,对乙肝等病毒无效 |
| 0.1%~0.5%氯己定 | 皮肤消毒 | 杀灭细菌,对结核杆菌、芽孢有抑制作用 |

2.注意事项

进行手术患者皮肤消毒时,应注意:①采用碘伏皮肤消毒,应涂擦2遍,作用时间3分钟。②脐、腋下、会阴等皮肤皱褶处的消毒应注意加强。③在消毒过程中,操作者双手不可触碰手术区或其他物品。④遇术前有结肠造瘘口的手术患者,皮肤消毒前应先将造瘘部位用无菌纱布覆盖,使之与手术切口及周围区域相隔离,再进行常规皮肤消毒。⑤遇烧伤、腐蚀或皮肤受创伤的手术患者,应使用0.9%的生理盐水进行术前皮肤冲洗准备。⑥皮肤消毒后,应使消毒剂与皮肤有充分时间接触后,再铺无菌巾,以使消毒剂发挥最大消毒效果。⑦实施头面部、颈后入路手术时,应在皮肤消毒前用防水眼贴(或眼保护垫)保护双眼,防止消毒液流入眼内,损伤角膜。⑧皮肤消毒时,避免消毒液流入手术患者身下、止血袖带下或电极板下,防止发生化学性烧伤或诱发压疮。消毒过程中一旦弄湿床单,应及时更换,以免术中患者皮肤长时间接触浸有消毒液的床

单,造成皮肤灼伤(婴幼儿手术尤其应注意)。⑨遇糖尿病或有皮肤溃疡的手术患者,手术医师进行皮肤消毒时,动作应尽可能轻柔。⑩用于皮肤消毒的海绵钳使用后不可再放回无菌器械台。

3.皮肤消毒的方法和范围

以目前临床上使用较多的 0.2%~0.5%碘伏为例,介绍手术区域皮肤消毒的范围如下。

(1)头部手术:头部及前额(图 15-9)。

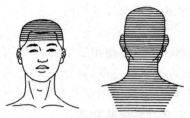

图 15-9　头部及前额消毒范围

(2)口、颊面部手术:面、唇及颈部(图 15-10)。

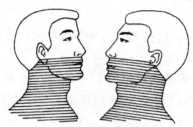

图 15-10　面、唇及颈部消毒范围

(3)耳部手术:术侧头、面颊及颈部(图 15-11)。

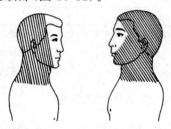

图 15-11　耳部手术消毒范围

(4)颈部手术。①颈前部手术:上至下唇,下至乳头,两侧至斜方肌前缘;②颈椎手术:上至颅顶,下至两腋窝连线(图 15-12)。

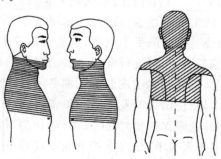

图 15-12　颈部手术消毒范围

（5）锁骨部手术：上至颈部上缘，下至上臂上 1/3 处和乳头上缘，两侧过腋中线（图 15-13）。

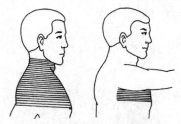

图 15-13 锁骨部手术消毒范围

（6）胸部手术。①侧卧位：前后过腋中线，上至肩及上臂上 1/3，下过肋缘，包括同侧腋窝（图 15-14）。②仰卧位：前后过腋中线，上至锁骨及上臂，下过脐平行线（图 15-15）。

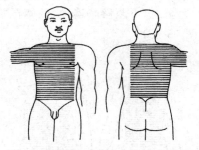

图 15-14 侧卧位胸部手术消毒范围

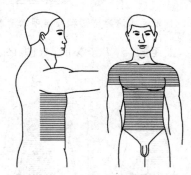

图 15-15 仰卧位胸部手术消毒范围

（7）乳癌根治手术：前至对侧锁骨中线，后至腋后线，上过锁骨及上臂，下过脐平行线（图 15-16）。

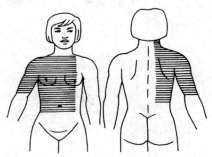

图 15-16 乳癌根治手术消毒范围

（8）腹部手术。①上腹部手术：上至乳头，下至耻骨联合，两侧至腋中线；②下腹部手术：上至剑突，下至大腿上 1/3，两侧至腋中线（图 15-17）。

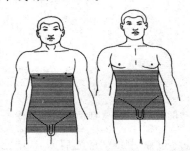

图 15-17　上腹部手术消毒范围和下腹部手术消毒范围

（9）脊柱手术。①胸椎手术：上至肩，下至髂嵴连线，两侧至腋中线；②腰椎手术：上至两腋窝连线，下过臀部，两侧至腋中线（图 15-18）。

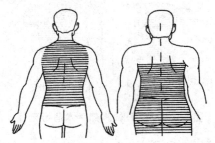

图 15-18　胸椎手术消毒范围和腰椎手术消毒范围

（10）肾脏手术：前后过腋中线，上至腋窝，下至腹股沟（图 15-19）。

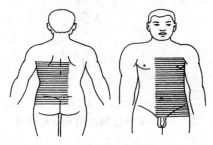

图 15-19　肾部手术消毒范围

（11）会阴部手术：耻骨联合、肛门周围及臀，大腿上 1/3 内侧（图 15-20）。

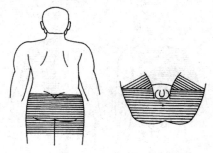

图 15-20　会阴部手术消毒范围

（12）髋部手术：前后过正中线，上至剑突，下过膝关节（图15-21）。

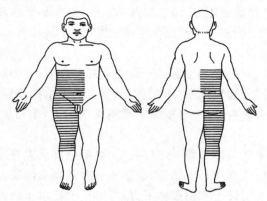

图 15-21　髋部手术消毒范围

（13）四肢手术：手术野周围消毒，上下各超过一个关节（图15-22）。

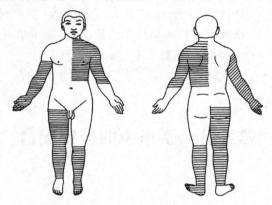

图 15-22　四肢手术消毒范围

**（四）铺无菌巾**

即在手术切口周围按照规定铺盖无菌敷料，以建立无菌手术区域，同时保证暴露充分的手术区域。

1.铺无菌巾原则

（1）洗手护士应穿戴手术衣、手套后协助手术医师完成铺无菌巾。

（2）手术医师未穿手术衣、未戴手套，直接铺第1层切口单；双手臂重新消毒，再穿手术衣、戴手套，铺余下的无菌巾单。

（3）铺无菌巾至少4层，且距离切口2～3 cm，悬垂至床缘下30 cm，无菌巾一旦放下，不得移动。必须移动时，只能由内向外，不得由外向内。

（4）铺无菌巾顺序：先下后上，先对侧后同侧（未穿手术衣）；先同侧后对侧（已穿手术衣）。

2.常见手术铺无菌巾方法

（1）腹部手术：①洗手护士递第1～3块治疗巾，折边开口向医师，铺切口的下方、对方、上方，第4块治疗巾，折边开口对向自己，铺切口同侧，布巾钳固定；②铺大单2块，分别遮盖上身及头架、遮盖下身及托盘，铺单时翻转保护双手不被污染；③铺大洞巾1块遮盖全身，对折中单铺托盘；④若肝、脾、胰、髂窝、肾移植等手术时，宜先在术侧身体下方铺对折中单1块。

（2）甲状腺手术：①对折中单铺于头、肩下方，巡回护士协助患者抬头，上托盘架；②中单1块横铺于胸前；③将治疗巾2块揉成团形，填塞颈部两侧空隙；④切口四周铺巾方法同腹部手术。

（3）胸部（侧卧位）、脊椎（胸段以上）、腰部手术：①对折2块中单，分别铺盖切口两侧身体的下方；②切口铺巾，同腹部手术。

（4）乳腺癌根治手术：①对折中单4层铺于胸壁下方及肩下；②中单1块包裹前臂，绷带包扎固定；③治疗巾5块，交叉铺盖切口周围，巾钳固定；④1块大单铺于腋下及上肢；另一块铺身体上部、头架；⑤铺大洞巾覆盖全身；⑥中单横铺于术侧头架一方，巾钳固定于头架或输液架上，形成无菌障帘。

（5）会阴部手术：①中单四层铺于臀下，巡回护士协助抬高患者臀部；②治疗巾4块铺切口周围，大单铺上身至耻骨联合；③双腿套上腿套，注意不能触及脚套内层。

（6）四肢手术：①大单四层铺于术侧肢体下方；②对折治疗巾1块，由下至上围绕上臂或大腿根部及止血带，巾钳固定；③中单包术侧肢体末端，无菌绷带包扎，用大单铺身体及头架；④术侧肢体从大洞巾孔中穿出。

（7）髋关节手术：①对折中单铺于术侧髋部下方；②大单铺于术侧肢体下方；③治疗巾：第1块铺于患者会阴部，第2～5块铺于切口四周用布巾钳固定；④中单对折包裹术侧肢体末端，铺大单于上身及头架；⑤铺大洞巾方法同"四肢手术"。

（文荷花）

# 第三节　手术中的护理配合

## 一、洗手护士配合

### （一）洗手护士工作流程

洗手护士工作流程主要包括以下几个步骤：①准备术中所需物品；②外科手消毒；③准备无菌器械台；④清点物品；⑤协助铺手术巾；⑥传递器械物品配合手术；⑦清点物品；⑧关闭伤口；⑨清点物品；⑩手术结束器械送消毒供应中心处理。

### （二）洗手护士职责

1.手术前准备职责

洗手护士应工作严谨、责任心强，严格落实查对制度和无菌技术操作规程；术前了解手术步骤、配合要点和特殊准备，熟练配合手术；按不同手术准备术中所需的手术器械，力求齐全。

2.手术中配合职责

洗手护士应提前15分钟洗手，进行准备。具体工作分器械准备、术中无菌管理和物品清点几个部分。

（1）器械准备包括：①整理器械台，物品定位放置；②检查器械零件是否齐全，关节性能是否良好；③正确、主动、迅速地传递所需器械和物品；④及时收回用过的器械，擦净血迹，保持器械干净。

（2）术中无菌管理包括：①协助医师铺无菌巾；②术中严格遵守无菌操作原则，保持无菌器械台及手术区整洁、干燥,无菌巾如有潮湿,应及时更换或重新加盖无菌巾。

(3)物品清点包括:①与巡回护士清点术中所需所有物品,术后确认并在物品清点单上签名;②术中病理标本要及时交予巡回护士管理,防止遗失;③关闭切口前与巡回护士共同核对术中所用的所有物品,正确无误后,告知主刀医师,才能缝合切口,关闭切口及缝合皮肤后再次清点所有物品。

**3.手术后处置职责**

术后擦净手术患者身上的血迹,协助包扎伤口;术后器械确认数量无误后,用多酶溶液浸泡15分钟,初步处理后送消毒供应中心按器械处理原则集中处理,不能正常使用的器械做好标识并通知及时更换。

## 二、巡回护士配合

### (一)巡回护士工作流程

巡回护士工作流程主要包括以下几个步骤:①术前访视手术患者;②核对(患者身份、所带物品、手术部位);③检查(设备仪器、器械物品);④麻醉前实施安全核查(Time-Out);⑤放置体位;⑥开启无菌包,清点物品;⑦协助术者上台;⑧配合使用设备仪器,供应术中物品,加强术中巡视观察;⑨手术结束前清点物品,保管标本;⑩手术结束后与病房交接。

### (二)巡回护士工作职责

**1.术前准备职责**

(1)术前实施术前访视,了解患者病情、身体、心理状况及静脉充盈情况,必要时简单介绍手术流程,给予心理支持;了解患者手术名称、手术部位、术中要求及特殊准备等。

(2)术前了解器械、物品的要求并准备齐全;检查所需设备及手术室环境,处于备用状态。

(3)认真核对患者姓名、床号、住院号、手术名称、手术部位、血型、皮试、皮肤准备情况;按物品交接单核对所带物品;用药时认真做到"三查七对"。

(4)根据不同手术和医师要求放置体位,手术野暴露良好,使患者安全舒适。

**2.术中配合职责**

(1)与洗手护士共同清点所有物品,及时准确地填写物品清点单,并签全名。

(2)协助手术者上台,术中严格执行无菌操作,督查手术人员的无菌操作。

(3)严密观察病情变化,重大手术做好应急准备。

(4)严格执行清点查对制度,包括各种手术物品、输血和标本等,及时增添所需各种用物。

(5)保持手术间安静、有序。

**3.手术后处置职责**

(1)手术结束,协助医师包扎伤口。

(2)注意保暖,保护患者隐私。

(3)患者需带回病房的物品应详细登记,并与工勤人员共同清点。

(4)整理手术室内一切物品,物归原处,并保证所有仪器设备完好,呈备用状态。

(5)若为特殊感染手术,按有关要求处理。

## 三、预防术中低体温

低体温是手术过程中最常见的一种并发症,60%~90%的手术患者可发生术中低体温,而术中低体温可导致诸多并发症,由此增加的住院天数和诊疗措施,会导致额外医疗经费的支出。因此手术室护士应采取有效的护理措施来维持手术患者的正常体温,预防低体温的发生。

**(一)低体温的定义和特点**

通常当手术患者的核心体温低于 36 ℃时,将其定义为低体温。在手术过程中发生的低体温呈现出三个与麻醉时间相关的变化阶段:即重新分布期、直线下降期和体温平台期。重新分布期,指发生在麻醉诱导后的 1 小时内,核心温度迅速向周围散布,可导致核心温度下降大约1.6 ℃;直线下降期,指发生在麻醉后的数个小时内,在这一时期,手术患者热量的流失超过新陈代谢所产热量。在这一时期给予患者升温能有效限制热量的流失;体温平台期,指在之后一段手术期间内,手术患者体温维持不变。

**(二)与低体温相关的不良后果和并发症**

手术过程中出现的低体温,除了给手术患者带来不适、寒冷的感觉外,在术中及术后可能导致一系列不良后果和并发症,包括术中出血增加,导致外源性输血、术后伤口感染率增加、术后复苏时间延长、麻醉复苏时颤抖、心肌缺血、心血管并发症、药物代谢功能受损、凝血功能障碍、创伤手术患者的死亡率增加、免疫功能受损、深静脉血栓发生率增加。

**(三)与低体温发生相关的风险因素**

1.新生儿和婴幼儿

由于新生儿和婴幼儿体积较小,体表面积相对较大,从而导致热量快速地通过皮肤流失;同时新生儿和婴幼儿的体温中枢不完善且体温调节能力较弱,容易受环境温度的影响,当手术房间室温过低时,其体温会急剧下降。

2.外伤性或创伤性手术患者

由于失血、休克、快速低温补液、急救被脱去衣服等多因素导致外伤性或创伤性手术患者极易在手术过程中发生低体温,而且研究显示术中低体温会增加创伤性手术患者的死亡率。

3.烧伤手术患者

被烧伤的组织引起的热辐射、暴露的组织与空气进行对流传导及皮肤保护功能的损伤,都使烧伤手术患者成为发生低体温的高危人群。

4.麻醉

全麻和半身麻醉(包括硬膜外麻醉和脊髓麻醉)过程中使用的麻醉药物尤其是抑制血管收缩类药物,使手术患者血管扩张,导致核心温度向患者体表散布。因此当麻醉过程长于 1 小时,患者发生低体温的风险增加。

5.年龄

老年手术患者在生理上不可避免地出现生命器官功能减退,如脂肪肌肉组织的减少、新陈代谢率降低、对温度敏感性减弱等,以及对麻醉和手术的耐受性和代偿功能明显下降,因此更容易导致低体温。

6.其他与低体温发生相关的因素

主要包括体重(消瘦患者)、代谢障碍(甲状腺功能减退、垂体功能减退)、抗精神病和抗抑郁症药物治疗的慢性疾病、使用电动空气止血仪、手术室室温过低、低温补液及血液制品输注、手术过程中开放的腔隙等。

**(四)围术期体温监测**

1.围术期体温监测的重要性

围术期常规监测体温,能够为手术室护士制订护理计划提供建议;将体温监测结果与风险因

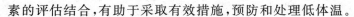

素的评估结合,有助于采取有效措施,预防和处理低体温。

2.体温监测方式

能准确监测核心体温的四种体温监测方式是鼓膜监测法、食管末梢监测法、鼻咽监测法和肺动脉监测法,其中尤以前三种在围术期可行性较高。此外常用的体温监测部位还包括肛门、腋窝、膀胱、口腔和体表等。

**(五)围术期预防低体温的护理干预措施**

1.术前预热手术患者

进行麻醉诱导前对手术患者进行至少15分钟的预热,能有效缩小患者核心温度和体表温度的温度梯度,同时能减小麻醉药物引起的血管扩张作用,预防低体温的发生,尤其是低体温发生第一阶段时核心温度的下降。

2.使用主动升温装置

(1)热空气加温保暖装置:临床循证学已证明热空气动力加温保暖装置能安全有效预防术中低体温,对新生儿、婴幼儿、病态肥胖患者均有效果。

(2)循环水毯:将循环水毯铺于手术患者身下能有效将热量通过接触传导传递给患者,维持正常体温。

3.加温术中输液或输血

术中当手术患者需要大量输液或输血时,尤其当成年手术患者每小时的输液量大于 2 L 时,应该考虑使用加温器将补液或血液加温至 37 ℃,防止因过量低温补液输入引起的低体温。同时有研究表明热空气动力加温保暖装置与术中静脉补液加温联合使用,预防低体温的效果更佳。

4.加温术中灌洗液

在进行开放性手术的过程中,当需要进行腹腔、胸腔、盆腔灌洗时,手术室护士可加温灌洗液至37 ℃左右或用事先放于恒温箱中的灌洗液进行术中灌洗。

5.控制手术房间温度

巡回护士应有效控制手术间温度,避免室温过低。在手术患者进手术间前 15 分钟开启空调,使手术间的室温在手术患者到达时已达到 22~24 ℃。

6.减少手术患者暴露

将大小适宜的棉上衣盖在非手术部位,保证非手术区域的四肢与肩部不裸露,起到保暖的作用。在运送手术患者至复苏室或病房的过程中,选用相应厚薄盖被,避免手术患者肢体或肩部裸露在外。

7.维持手术患者皮肤干燥

术前进行皮肤消毒时,须严格控制消毒液剂量,避免过剩的消毒液流至手术患者身下;术中洗手护士应及时协助手术医师维持手术区域的干燥,及时将血液、体液和冲洗液用吸引装置吸尽;手术结束时,应及时擦净擦干皮肤,更换床单保持干燥。

8.湿化加温麻醉气体

对麻醉吸入气体进行湿化加温这种护理预防措施对预防新生儿和儿童发生低体温尤其有效。

### 四、外科冲洗和术中用血、用药

#### (一)外科冲洗

即在外科手术过程中采用无菌液体或药液冲洗手术切口、腔隙及相关手术区域,达到减少感染、辅助治疗的目的。常用于以下两种情况。

**1.肿瘤手术患者**

常采用 42 ℃低渗灭菌水 1 000～1 500 mL 冲洗腹腔,或化疗药物稀释液冲洗手术区域,并保留 3～5 分钟,可以有效防止肿瘤脱落细胞的种植。

**2.感染手术患者**

常采用 0.9％生理盐水 2 000～3 000 mL 冲洗,或低浓度消毒液体冲洗感染区域,尤其对于消化道穿孔的手术患者可以有效降低术后感染率。

#### (二)术中用血

**1.术中用血的方式**

根据患者的病情,可采用以下几种方式:①静脉输血:经外周静脉、颈内静脉、锁骨下静脉进行输血;②动脉输血:经左手桡动脉穿刺或切开置入导管,是抢救严重出血性休克的有效措施之一,该法不常用,可迅速补充血容量,并使输入的血液首先注入心脏冠状动脉,保证大脑和心脏的供血;③自体血回输:使用自体血回输装置,将术中患者流出的血进行回收,经抗凝、过滤、离心后,将分离沉淀所得的红细胞加晶体液即可回输给患者。

**2.术中用血的注意事项**

手术中用血具有一定的特殊性,应注意以下几个方面:①巡回护士应将领血单、领取血量、手术房间号等交接清楚;输血前巡回护士应与麻醉医师实施双人核对;核对无误,双方签名后方可使用,以防输错血。②避免快速、大量地输入温度过低的血液,以防患者体温过低而加重休克症状。③输血过程中应做好记录,及时计算出血量和输血量,结合生命体征,为手术医师提供信息以准确判断病情。④手术结束而输血没有结束,血制品必须与病房护士当面交班,以防出错。⑤谨防输血并发症及变态反应,特别是在全麻状态下,许多症状可能不典型,必须严密观察。

#### (三)术中用药

手术室的药品除了常规管理外,还必须注意以下几点:①手术室应严格区分静脉用药与外用药品,统一贴上醒目标签,以防紧急情况下拿错;②麻醉药必须专柜上锁管理,对人体有损害的药品应妥善保管;建立严格的领取制度,使用须凭专用处方领取;③生物制品、血制品及需要低温储存的药品应置于冰箱内保存,定期清点。

### 五、手术物品清点

手术过程中物品的清点和记录非常重要,应遵循以下原则:①清点遵循"二人四遍清点法"原则,即洗手护士和巡回护士两人,在手术开始前、关闭腔隙前、关闭腔隙后、缝合皮肤后分别进行清点;②在清点过程中,洗手护士必须说出物品的名称、数量和总数,清点后由巡回护士唱读并记录;③清点过程必须"清点一项、记录一项";④如果在清点手术用物时,发现清点有误,巡回护士必须立即通知手术医师,停止关闭腔隙或缝合皮肤,共同寻找物品去向,直至物品清点无误后再继续操作。物品清点单作为病史的组成部分具有法律效应,不可随意涂改。

## 六、手术室护理文书记录

护理文书是护理工作以书面记录保存的档案,是整个医疗文件的重要组成部分,护理文书与医疗记录均属于具有法律效力的证明文件。规范的手术室文书记录对提高手术室护理质量、确保手术安全、提高患者满意度起到了重要的辅助作用。

### (一)手术室护理文书记录意义

手术护理文书指手术室护士记录手术患者接受专科护理治疗的情况,能客观反映事实。部分手术护理文书需保存在病历内,并且具有法律效力。特别是《医疗事故处理条例》引入了"举证责任倒置"这一处理原则,护理文书书写的规范及质量显得更为重要。手术室护士,应本着对手术患者负责、对自己负责的认真态度,根据卫生健康委员会2010年3月1日印发的《病历书写规范》要求及手术室护理相关规范制度,如实、准确地书写各类护理文书。

### (二)手术室护理文书记录的主要内容

手术室护理文书一般包含四大部分:手术患者交接、手术安全核查、术中护理及手术患者情况和手术物品清点情况。

1.手术患者交接记录

记录的护理表单是《手术患者转运交接记录单》。手术患者入手术室后,巡回护士与病区护士进行交接,对手术患者的神志、皮肤情况、导管情况、带入手术室药物及其他物品等内容交接记录并签名;手术结束后,巡回护士对手术患者的神志、皮肤情况、导管情况、带回病区或监护室药物及其他物品等内容进行记录并签名。

2.手术安全核查

记录的护理表单是《手术安全核查表》。手术室巡回护士与手术医师、麻醉师应分别在麻醉实施前、手术划皮前和患者离开手术室前进行手术安全核查,核查步骤必须按照手术安全核查制度的内容和流程进行,每核对一项内容,并确保正确无误后,巡回护士依次在《手术安全核查表》相应核对内容前打钩表示核对通过。核对完毕无误后,三方在《手术安全核查表》上签名确认。巡回护士应负责督查手术团队成员正确执行手术安全核查制度和签名确认,不得提前填写《手术安全核查表》或提前签名。

3.术中护理及患者情况

记录的护理表单是《手术室护理记录单》。护理记录内容主要包括手术体位放置、消毒液使用、电外科设备及负压吸引使用、手术标本管理、术前及术中用药、术中止血带使用和植入物管理等内容。

4.物品清点情况

记录的护理表单是《器械、纱布、缝针等手术用品清点单》。手术室护士应记录手术中所使用的器械、纱布、缝针等手术用品名称和数目,确保所有物品不遗落在手术患者体腔或切口内。手术过程中如需增加用物,应及时清点并添加记录。手术结束,巡回护士与洗手护士应确认物品清点情况后,签名确认。

### (三)手术室护理文书的书写要求

根据《病历书写基本规范》,填写手术护理记录单时,应符合以下的要求:①使用蓝黑墨水或碳素墨水填写各种记录单,要求各栏目齐全、卷面整洁,符合要求,并使用中文和医学术语,时间应具体到分钟,采用24小时制计时。②书写应当文字工整、字迹清晰、表述准确、语句通顺、标点正确;出现错字时用双划线在错字上,不得采用刮、粘、涂等方法掩盖或去除原来的字迹。③内容应客观、真实、准确、及时、完整,重点突出,简明扼要,并由注册护理人员签名;实习医务人员、试用期医务人员书写的病历应当经过本医疗机构合法执业的医务人员审阅、修改并签名。④护士长、高年资护士有审查修改下级护士书写的护理文件的责任。修改时,应当使用同色笔,必须注明修改日期、签名,并保持原记录清楚、可辨。⑤抢救患者必须在抢救结束后6小时内据实补记,并加以注明。

## 七、手术标本处理

### (一)标本处理流程

#### 1.病理标本

由手术医师在术中取下标本交给洗手护士,由洗手护士交予巡回护士;巡回护士将标本放入容器,并贴上标签,写明标本名称;术后与医师核对后,加入标本固定液,登记签名,交给专职人员送病理科,并由接受方核对签收。

#### 2.术中冰冻标本

由手术医师在术中取下标本,交给洗手护士,由洗手护士交给巡回护士;巡回护士将标本放入容器,并贴上标签,写明标本名称,立即与手术医师核对,无误后登记签名,交给专职人员送病理科,并由接受方核对签收;病理科完成检查后电话通知手术室护士,同时传真书面报告;巡回护士接到检查结果后立即通知手术医师。

### (二)注意事项

(1)术中取下的标本应及时交予巡回护士,装入标本容器,及时贴上标签,分类放置。

(2)术中标本应集中放置在既醒目又不易触及的地方妥善保管;传送的容器应密闭,以确保标本不易打翻。

(3)术后手术医师与巡回护士共同核对,确认无误后加入标本固定液,登记签名后将标本置于标本室的指定处。

(4)专职工勤人员清点标本总数,准确无误后送病理室,病理室核对无误后签收。

**(文荷花)**

# 第四节　手术后的处置

## 一、保温、转运和交接患者

### (一)手术患者离开手术室的保温与转运

#### 1.转运前准备

确认患者生命体征平稳,适合转运;各管路的通畅和妥善固定;麻醉师、手术医师、护士及工勤人员准备妥善;确认转运车处于功能状态。

#### 2.转运中护理

在搬运患者时,应确认转运床位处于固定状态。在转运中,应注意以下几个问题。

(1)手术患者的保温：麻醉削弱中枢体温调节功能，在全麻药物或区域阻滞麻醉下，肌肉震颤受抑制，不能产生热量。同时，血管收缩反应由于挥发性麻醉剂的舒张血管作用而减弱，致使体热丢失，导致低体温。同时周围环境温度，尤其是冬天，可能会加剧这种低温状态。

(2)手术患者的呼吸：麻醉师陪同转运，注意观察呼吸的频率和深度，必要时携带监护仪器。转运过程中注意氧气供给，并保证手术患者转运过程中头部位置在没有特殊禁忌下偏向一侧。若置有气道导管的手术患者，确保气囊充盈，防止麻醉后反应及搬运引起的恶心呕吐，造成误吸。

(3)手术患者的意识改变：评估患者的意识，如出现苏醒恢复期的躁动，可以遵医嘱适当使用镇静药物；如患者意识清醒但不能配合各项治疗措施，可以遵医嘱给予保护性约束，但要注意观察使用约束带处皮肤的情况；同时做好各类导管的固定，并尽量固定在患者不能接触的范围内；正确使用固定床栏。

**（二）麻醉复苏室中手术患者的交接**

麻醉复苏室亦称麻醉后监测治疗室（post-anesthetic care unit，PACU），用于为所有麻醉和镇静患者的苏醒提供密切的监测和良好的处理。人员配备包括麻醉医师和护士，物品配备除了常规处理装置（氧气、吸引装置、监测系统等）外，还需要高级生命支持设备（呼吸机、压力换能器、输液泵、心肺复苏抢救车等）及各种药物（血管活性药、呼吸兴奋药、各种麻醉药和肌肉松弛药的拮抗药、抗心律失常药、强心药等）。PACU 应有层流系统，环境安静、清洁、光线充足，温度保持在 $20\sim25\ ℃$ ，湿度为 $50\%\sim60\%$ 。复苏室的床位数与手术台数的比有医院采用为 $1:(1.5\sim2)$ ；护士与一般复苏患者之比约为 $1:3$ ，高危患者为 $1:1$ 。复苏室应紧邻手术室或手术室管辖区域，以便麻醉医师了解病情、处理患者，或患者出现紧急情况时能及时送回手术室进一步处理。手术结束后，患者需要转入 PACU，手术巡回护士应当先电话与 PACU 护士联系，告知患者到达的时间和所需准备的设备。当手术患者进入 PACU 后，手术医师、麻醉医师和手术护士应分别与 PACU 医师和护士进行交接班。

1.手术室护士交接的内容

手术患者姓名，性别，年龄，术前术后的诊断，手术方式，术后是否有引流管，引流管是否通畅，手术过程中是否存在植入物放置，手术中的体位和患者皮肤受压的情况等。

2.麻醉医师应交接的内容

麻醉方式，麻醉药的剂量，术前术中抗生素的使用，出入量，引流量等。

3.手术医师应交接的内容

术后立即执行的医嘱与特别体位，伤口处理情况等。

## 二、麻醉复苏患者的评估

当手术患者进入 PACU 后应立即吸氧或辅助呼吸，以对抗可能发生的通气不足、弥散性缺氧和缺氧性通气驱动降低，并同时监测和记录生命体征。麻醉医师应向 PACU 工作人员提供完整的记录单，并等到 PACU 工作人员完全接管患者后才能离开。

**（一）基本评估**

1.手术患者一般资料

姓名、性别、诊断、母语和生理缺陷（如聋、盲）。

2.手术

主要包括手术方式、手术者和手术可能的并发症。

3.麻醉

主要包括麻醉方法、麻醉药、剂量、药物拮抗、并发症、估计意识恢复的时间或者区域麻醉恢复的时间。

4.相关病史

主要包括术前和术中的特殊治疗、当前维持治疗药物、药物过敏史、过去疾病和住院史。

5.生命体征及其他

主要包括基本的生命体征，以及液体的平衡（输液量和种类、尿量和失血量）、电解质和酸碱平衡情况等。

**（二）监测内容**

手术患者进入 PACU 后，应常规每隔至少 5 分钟监测一次生命体征，包括血压、脉搏、呼吸频率等，持续 15 分钟或至患者情况稳定；此后每隔 15 分钟监测一次。全身麻醉的患者应持续监测 ECG 和脉搏血氧饱和度直至患者意识恢复，监测尿量及尿液的性状、水电解质平衡情况等。还应监测患者体温情况，及时保暖，有助于患者尽快复苏。

对于神经系统和意识的监测是麻醉复苏室的特殊监测项目，可应用神经刺激器监测肌肉功能的逆转情况；及采用新一代的麻醉深度监测仪（双频谱指数-BIS），直接测定麻醉药和镇静药对脑部的影响，该仪器可提供一个从 0（无脑皮质活动）到 100（患者完全清醒）的可读指数，能客观地描述镇静、意识丧失和恢复的程度，对术后患者意识水平恢复的评估有参考价值。

除了以上标准监测内容，对于一些血流动力学不稳定、需要用血管活性药和采取血样的患者，应放置动脉导管进行有创监测血压，必要时使用中心静脉和肺动脉导管监测 CVP 和 PCWP。如果需要加强监测和处理，应送至 ICU 继续治疗。

## 三、麻醉后并发症的护理

手术麻醉结束后，大多数患者都会在麻醉复苏室经历一个相对平稳的麻醉苏醒期，但术后突发的且危及生命的并发症随时可能发生，尤其在术后 24 小时内。其中循环系统和呼吸系统的并发症是麻醉后最为常见的。如手术后患者能得到适当的观察和监测，可以有效预防大多数手术后患者的死亡。

**（一）循环系统并发症**

在术后早期，低血压、心肌缺血、心律失常是最常见的并发症。

1.低血压

手术后进行性出血、补液量不足、渗透性多尿、液体在体内转移而造成患者低血容量是出现麻醉后低血压最为常见的原因，其他还包括静脉回流受阻、心功能不全引起的心排血量下降、椎管内麻醉及残留的麻醉药物等都可导致低血压的发生。临床处理及护理措施包括准确评估患者术中及术后出血情况，监测出入量，积极采用对症治疗措施，给予吸氧，如患者需使用血管收缩药物，应严密监测血流动力学改变。

2.高血压

高血压指患者术后血压比手术前高 20%～30%。手术前原有高血压又未经系统药物治疗的患者，其术后发生高血压的概率大大增加。其他如颈内动脉手术、胸腔内手术、疼痛、血管收缩药物使用等诱因都可以导致高血压的发生。临床处理及护理措施包括止痛，给予吸氧，给予抗高血压药物，必要时可给予血管扩张剂。

**3.心肌缺血及心律失常**

常见诱因包括低氧血症、电解质或酸碱失衡、交感神经兴奋、术中及术后低体温、特殊药物使用(一些麻醉药如阿片类药物和抗胆碱酯酶药)和恶性高热等,而术前原有循环系统疾病的患者,更容易在术后诱发心肌缺血或心律失常。对于患者出现的循环系统并发症,一定要在手术后密切观察病情,记录生命体征变化,按病因进行诊断和处理。

**(二)呼吸系统并发症**

呼吸系统并发症在 PACU 患者中的发生率为 2.2%,主要包括低氧血症、通气不足、上呼吸道梗阻、喉痉挛和误吸等。

**1.低氧血症**

术后常见的低氧原因包括肺不张、肺水肿、肺栓塞、误吸、支气管痉挛及低通气。临床表现为呼吸困难、发绀、意识障碍、躁动、迟钝、心动过速、高血压和心律失常。

**2.通气不足**

由于肌肉松弛药的残余作用或麻醉性镇痛剂的使用、伤口疼痛、胸腹部手术的术后加压包扎、术前存在的呼吸系统疾病及气胸都是术后导致通气不足的原因。

**3.上呼吸道梗阻**

原因包括舌后坠、喉痉挛、气道水肿、手术切口血肿、声带麻痹。临床表现为打鼾、吸气困难,可看见胸骨上、肋间由于肌肉收缩而凹陷,患者通常呈深睡状态,血氧饱和度明显降低。

术后出现上述并发症时,都应首先给予面罩吸氧,人工辅助通气,必要时可置入喉罩或重新气管内插管,根据病因对症处理。

**(三)神经系统并发症**

主要包括苏醒延迟、谵妄、神经系统损伤、外周神经损伤。苏醒延迟最常见的原因是麻醉或镇静的残余作用;谵妄可发生于任何患者,更常见于老年患者,围术期应用的许多药物都可诱发谵妄。颅内手术、颈动脉内膜切除术和多发性外伤可能导致神经系统的损伤;而外周神经的损伤多和手术直接损伤和术中体位安置不当有关;最常见的损伤位置是腓外侧神经、肘部(尺神经)、腕部(正中神经和尺神经)、臂内侧(桡神经)、腋窝(臂丛)。因此,手术中应仔细操作,避免误伤;同时维持患者合理正确的体位并加强巡查。

**(四)疼痛**

手术本身是一种组织损伤,术后疼痛会引起机体一系列的复杂的生理、病理的反应。患者表现为不愉快的感觉和情绪体验。临床常用的方法有 BCS(Bruggrmann Comfort Scale)舒适评分。具体方法为:0 分为持续疼痛;1 分为安静时无痛,深呼吸或咳嗽时疼痛严重;2 分为平卧安静时无痛,深呼吸或咳嗽时轻微疼痛;3 分为深呼吸时亦无痛;4 分为咳嗽时亦无痛。

阿片类药物是术后止痛的主要方法;目前临床应用范围较广的自控镇痛(patient controlled analgesia,PCA)得到了患者的满意和认可。PCA 是一种由手术患者自己调节的镇痛泵,当手术患者意识到疼痛时,通过控制器将镇痛药注入体内,从而达到止痛的目的。PCA 事先由医护人员根据手术患者的疼痛程度和身体状况,对镇痛泵进行编程,预先设置镇痛药物和剂量,实现个性化给药。PCA 也是一种安全的术后疼痛治疗手段,通过医护人员设定最小给药时间间隔和单位时间内药物最大剂量,可以避免用药过量。

其他镇痛方法如非甾体抗炎药的使用、区域神经阻滞、局部镇痛及非药物性的干扰措施。具体包括舒适的体位、冷热刺激、按摩、经皮神经电刺激、放松技术、想象等,但非药物治疗只能作为药物治疗的辅助,而不能替代药物有效镇痛。

#### (五)肾脏并发症

由于局麻药或阿片类药物的干扰,可导致括约肌松弛、尿潴留。常见的并发症有少尿、多尿致电解质紊乱。术后处理的方法为保证导尿管通畅;正确测量和记录尿量,至少每小时记录一次,为医师提供参考;监测电解质变化,及时纠正电解质的紊乱。

#### (六)术后恶心呕吐

手术后恶心呕吐的发生率为 14%～82%,小儿的发生率是成人的两倍,女性比男性发生率高,肥胖比消瘦发生率高。恶心和呕吐主要由手术和麻醉本身引起,一些药物如麻醉性镇痛药、氯胺酮等也被认为可增加术后恶心呕吐的发生。临床处理方法为,评估恶心呕吐的原因,对症处理;防止呕吐物吸入而引起吸入性肺炎。对易出现术后恶心呕吐的患者,要进行预防性处理,如在术前或术中使用抗呕吐药。

#### (七)体温变化

在麻醉状态下体温调节中枢受到麻醉药物的干扰,当环境温度降低时,核心温度(指内脏温度、直肠温度或食管温度)可降低 6 ℃或更低,小儿尤其如此。低温会导致心肌抑制、心律失常、心肌缺血、心排量降低,使组织供氧不足。低温重在预防,和护理工作息息相关。临床处理方法为,术中适当升高环境温度,暴露的体腔应该用棉垫加以覆盖;使用加热毯,静脉输液使用温热仪。术后患者应常规测量体温,必要时采取保温复温措施。术后高温则与感染、输液反应、恶性高热有关,可使用药物和降温毯进行对症处理。

### 四、医疗废弃物的处置

#### (一)手术室医疗废弃物的分类

1.医疗废弃物的概念

指医疗卫生机构在医疗、预防、保健及其他相关活动中产生的具有直接或者间接感染性、毒性及其他危害性的废物。

2.医疗废弃物的分类

医疗废弃物可以分为感染性废物、病理性废物、损伤性废物、药物性废物和化学性废物,共五类。

#### (二)医疗废弃物管理的基本原则

在 2003 年 6 月 4 日国务院总理温家宝亲自签署了《医疗废弃物管理条例》,从 2003 年 6 月 16 日起执行。基本原则:为了维护人的健康和安全,保护环境和自然资源对医疗废弃物管理实行全程控制。

#### (三)医疗废弃物收集包装袋及锐器容器警示标识和警示说明

按 2003 年 10 月 15 日开始施行的卫生健康委员会第 36 号令《医疗卫生机构医疗废物管理办法》,医疗废物应放于专用的黄色医疗废弃物包装袋(以下简称包装袋)及锐器容器内,其外包装上应有明显的警示标识和警示说明(图 15-23)。

#### (四)手术室医疗废弃物处理的安全管理措施

手术室是医疗废弃物处置的特殊场所,必须做好以下几个方面的工作。

(1)不得将医疗废弃物混入生活垃圾中;应根据《医疗废物分类目录》五类要求,对医疗废弃物实施分类收集。

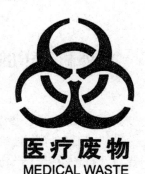

图 15-23　警示标识图

（2）医疗废物收集后，应当放置于有明显警示标识和警示说明的黄色袋内，损伤性废弃物放入专用锐器容器内；放入专用黄色袋内或者锐气容器内的废弃物不得取出；病理性废弃物由专职人员送医院规定的地方焚烧。

（3）盛装医疗废弃物的包装袋及专用锐器容器应密闭，无破损、渗漏及其他缺陷；盛装的废弃物不得超过整个容积的 3/4；使用后贴上标签，注明医疗废弃物产生的科室、日期、类别及特殊说明。专人定时回收，注意在手术室存放时间不得超过 24 小时。

（4）特殊感染（如气性坏疽、朊毒体、突发原因不明的传染性疾病）患者产生的医疗废弃物应使用双层包装袋并及时封口，尽量缩短在科室内存放时间。

（5）废弃物运输车及存放场所应按照规定用 2 000 mg/L 含氯消毒剂擦拭、喷洒消毒。

**（五）一次性物品的使用和管理**

一次性物品可以分为一次性使用卫生用品、一次性使用医疗用品、一次性医疗器械共三类。本节涉及的一次性物品指的是一次性使用医疗用品和一次性器械。一次性物品处置的原则为，先毁形，再处理。所有使用后的一次性使用医疗用品及一次性医疗器械视为感染性废弃物，必须应先毁形，后按手术室医疗废弃物处理的安全管理措施处置。

## 五、术后手术环境的处理

**（一）各类物品的处理**

洗手护士收回手术台上各类物品，初步整理后，放在包布内或密闭容器内。其中污染的布类敷料放入污敷料车内，送洗衣房消毒处理后清洗；一次性辅料装入黄色垃圾袋作为医疗垃圾处理，封口扎紧，并在外包装作明显标记；金属手术器械密封后，送消毒供应中心清洗灭菌；术中切取下的病理标本，按照病理标本处理原则和流程处理。

**（二）环境的处理**

用 500 mg/L 的有效氯消毒液擦拭手术室物品表面，如有血渍污渍的地方用 2 000 mg/L 的有效氯消毒液擦拭；更换吸引装置、污物桶、并用 2 000 mg/L 的有效氯消毒液擦拭地面；及时更换手术床面敷料，为接台手术做准备；整理室内一切物品，物归原处；开启手术室层流或空气洁净设备，关闭手术室，以达到空气自净目的，并为下一台手术做好准备。

（文荷花）

# 第五节  普外科手术的护理

　　普外科是外科领域中历史最长、发展较全面的学科。该学科内容广泛,是外科其他各专业学科的基础;其范围较大,除了各个专业学科,如颅脑外科、骨科、整形外科,泌尿外科等之外,其余未能包括在专科范围内的内容均属于普通外科的范畴。普外科手术以腹部外科为基础,还包括了甲状腺疾病、乳腺疾病,周围血管疾病等。在实际工作中,普外科又可分出一些学科,如胃肠外科、肛肠外科、肝胆外科、胰腺外科、周围血管外科等。下面以几个经典的普外科手术为例,介绍手术的护理配合。

## 一、急性肠梗阻手术的护理配合

　　小肠分为十二指肠、空肠和回肠三部分,十二指肠起自胃幽门,与空肠交接处为十二指肠悬韧带(Treitz 韧带)所固定。回肠末端连接盲肠,并具回盲瓣。空肠和回肠全部位于腹腔内,仅通过小肠系膜附着于腹后壁。肠梗阻是指肠内容物不能正常运行、顺利通过肠道,是外科常见急腹症之一常为物理性或功能性阻塞,发病部位主要为小肠。小肠梗阻是指小肠肠腔发生机械性阻塞或小肠正常生理位置发生不可逆变化,如肠套叠、肠嵌闭和肠扭转等。绝大多数机械性肠梗阻需作外科手术治疗,缺血性肠梗阻和绞窄性肠梗阻更需及时急诊手术处理。

### (一)主要手术步骤及护理配合

1.手术前准备

　　手术患者取仰卧位,行全身麻醉。切口周围皮肤消毒范围为:上至剑突、下至大腿上 1/3,两侧至腋中线。按照腹部正中切口手术铺巾法建立无菌区域。

2.主要手术步骤

　　(1)经腹正中切口开腹:22 号大圆刀切开皮肤,电刀切开皮下组织、腹白线、腹膜,探查腹腔。

　　(2)分离:切开相应肠系膜,分离、切断肠系膜血管,传递血管钳 2 把钳夹血管,解剖剪剪断,慕丝线结扎或缝扎。

　　(3)分别切断肠管近远端:传递肠钳钳夹肠管,15 号小圆刀于两肠钳间切断,移除标本,传递碘伏棉球擦拭残端(图 15-24)。

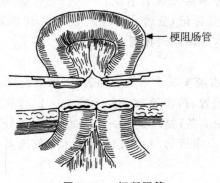

图 15-24  切断肠管

（4）行肠肠吻合：对拢肠两断端，传递圆针慕丝线连续缝合或传递管型吻合器吻合（图 15-25）。

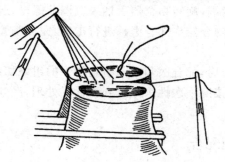

**图 15-25 肠肠吻合**

（5）关闭肠系膜裂隙：传递圆针慕丝线或可吸收缝线间断缝合（图 15-26）。

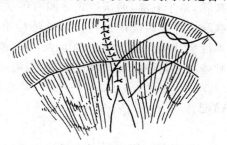

**图 15-26 关闭肠系膜裂隙**

（6）关闭腹腔：传递温生理盐水冲洗腹腔；放置引流管，三角针慕丝线固定；传递可吸收缝线或圆针慕丝线关腹。

**（二）围术期特殊情况及处理**

1.急诊手术，病情危急

手术室值班护士接到急诊手术通知单，立即安排手术间，联系相关病房做好术前准备，安排人员转运患者（病情危重的手术患者必须由手术医师陪同送至手术室）。

手术室护士按照手术要求，备齐手术器械及仪器等设备，如高频电刀、超声刀、负压吸引装置，检查仪器功能，并调试至备用状态。同时应预计可能出现的突发事件和可能需要的物品，以备不时之需。如这位患者为剖腹探查手术，除了肠道切除和吻合外，可能存在肠道破裂、腹腔污染的可能，因此必须备齐大量冲洗液体。

同时应通知手术医师及麻醉师及时到位，三方进行手术患者手术安全核查，保证在最短时间内开始手术。

2.肠道吻合的护理配合

肠道吻合器是临床常用的外科吻合装置之一，在手术使用时，主要做好以下护理配合。

（1）型号选择：应按照医师要求，根据肠腔直径和吻合位置，目测或利用测量器，选择不同型号的吻合器，目前常用的肠道吻合器型号有 25～34 号，并分直线和弯型吻合器。

（2）严格核对：手术医师要求使用 32 号直线型管型吻合器吻合肠腔，由于吻合器价格较高，为一次性高值耗材，巡回护士在打开吻合器外包装之前必须再次与手术医师认真确认吻合器的型号、规格，检查有效期及外包装完整性，均符合要求方可打开使用。

（3）配合使用：洗手护士将抵钉座组件取下交予手术医师，手术医师将抵钉座与吻合器头部分别放入将欲吻合的消化管两端，旋转吻合器手柄末端调节螺母，通过弹簧管及吻合器头部伸出的芯轴，将抵钉座连接固定于吻合器头部。医师进行击发，完成肠管钉合并切除消化管腔内多余的组织。

（4）使用后处置：吻合完成后，配合医师共同检查切下的组织切缘是否完整成环，以保证不出现吻合口瘘。吻合器使用后，按照一次性医疗废弃物标准处理，严禁任何人员将使用过的吻合器带出手术室。

## 二、甲状腺手术的护理配合

甲状腺是人体最大的内分泌腺体，位于甲状软骨下方，紧贴于气管两旁，由中央的峡部和左右两个侧叶构成。甲状腺由两层被膜包裹，内层被膜称甲状腺固有被膜，紧贴腺体并伸入到腺实质内；外层被膜称甲状腺外科被膜，易于剥离，两层被膜之间有甲状腺动、静脉、淋巴结、神经和甲状旁腺等，因此手术时分离甲状腺应在此两膜间进行。当单纯性甲状腺肿压迫气管、食道、喉返神经等引起临床症状，或巨大单纯甲状腺肿物影响患者生活工作，或结节性甲状腺肿有甲状腺功能亢进或恶变，或甲状腺良性肿瘤都应行甲状腺大部或部分（腺瘤小）切除，其中甲状腺腺瘤是最常见的甲状腺良性肿瘤。

### （一）主要手术步骤及护理配合

1.手术前准备

手术患者取垂头仰卧位，行全身麻醉。切口周围皮肤消毒范围为：上至下唇，下至乳头连线，两侧至斜方肌前缘。

2.主要手术步骤

（1）切开皮肤、皮下组织及肌肉：传递 22 号大圆刀在胸骨切迹上两横指处切开皮下组织及颈阔肌。

（2）分离皮瓣：传递纱布，缝合在上下皮瓣处，牵引和保护皮肤；传递组织钳提起皮肤，电刀游离上、下皮瓣。

（3）暴露甲状腺：纵向打开颈白线，传递甲状腺拉钩牵开两侧颈前带状肌群，暴露甲状腺。

（4）处理甲状腺血管：传递圆针慕丝线缝扎甲状腺上动脉和上静脉、甲状腺下动脉和下静脉。

（5）处理峡部：传递血管钳或直角钳分离并钳夹峡部，传递 15 号小圆刀或解剖剪切除峡部。

（6）切下甲状腺组织：传递血管钳或蚊氏钳，沿预定切线依次钳夹，传递 15 号小圆刀切除，取下标本，切除时避免损伤喉返神经。传递慕丝线结扎残留甲状腺腺体，传递圆针慕丝线间断缝合甲状腺被膜。

（7）冲洗切口，置引流管，关切口：生理盐水冲洗，传递吸引器吸尽冲洗液并检查有无活动性出血；放置负压引流管置于甲状腺床，传递三角针慕丝线固定；传递圆针慕丝线依次缝合颈阔肌、皮下组织，三角针慕丝线缝合皮肤，或使用无损伤缝线进行皮内缝合，或使用专用皮肤吻合皮钉吻合皮肤。

### （二）围术期特殊情况及处理

1.甲状腺次全切除术患者体位

甲状腺次全切除术的手术患者应放置垂头仰卧位，该体位适用于头面部及颈部手术。在手术患者全麻后，巡回护士与手术医师、麻醉师一同放置体位。放置垂头仰卧位时除了遵循体位放置一般原则外,还需注意:①在仰卧位的基础上,双肩下垫一肩垫平肩峰,抬高肩部20°,使头后仰颈部向前突出,充分暴露手术野。②颈下垫颈枕,防止颈部悬空。③头下垫头圈,头两侧置小沙袋,固定头部,避免术中移动。④双手平放于身体两侧并使用中单将其保护、固定。⑤双膝用约束带固定。

**2.甲状腺手术术中发生电刀故障**

术中发生高频电刀报警,电刀无法正常工作使用,巡回护士应先检查连接线各部分完整性及电刀连接线与电刀主机、电极板连接线与电刀主机的连接处,避免连接线折断或连接部位接触不紧密的情况发生;查看电极板与手术患者身体部位贴合是否紧密,是否放置在合适部位,当进行以上处理后问题仍未解决,应更换电刀头,如仍无法正常使用,更换高频电刀主机,及时联系厂家维修。此外,当手术医师反映电刀输出功率不够,要求加大功率时,巡回护士不可盲目加大功率,造成手术患者发生电灼伤隐患;应积极寻找原因,检查电刀各连接线连接是否紧密的同时,提醒洗手护士及时清除电刀头端的焦痂,保持良好传导性能。

**3.手术并发症**

手术患者在拔管后突然自觉呛咳、胸闷、心悸、呼吸困难、血氧饱和度下降等情况,说明很可能由于手术止血不彻底,形成了切口内血肿。应立即通知手术医师及麻醉师进行抢救,并查看手术患者情况:若伤口敷料有渗血、颈部肿胀、负压引流内有大量新鲜血液,则可初步判断为切口内出血所致,应立即备好手术器械,准备二次手术止血。手术室护士首先应配合麻醉师再次气管插管,保持呼吸道通畅;传递线剪或拆钉器,协助手术医师打开切口,清除血肿,解除对气管的压迫,寻找并结扎出血的血管或组织,如手术患者情况仍无改善,则立即行气管切开。

### 三、肝移植手术的护理配合

移植术是指将一个体的细胞、组织或器官用手术或其他方法,移植到自体或另一个体的某一部位。人体移植学科的发展是20世纪医学最杰出的成就之一。从最早开展的输全血,到肾、肝、心、胰腺和胰岛、肺、甲状旁腺等器官组织的移植,一直发展到心肺、心肝、胰肾联合移植和腹内多器官联合移植,移植手术的操作技术和移植效果都取得了巨大成就。

近年来,伴随外科技术、器官保存水平、免疫抑制剂运用等各医疗领域技术发展,作为移植手术中难度较高的肝移植也取得了飞速发展,成为治疗末期肝病的首选方法。目前,全世界肝移植中心已超过30个,每年平均以8 000例次为基数持续上升。标准的肝移植术式为原位肝移植,近年来创新多种术式,包括减体积性肝移植、活体部分肝移植、劈离式肝移植、背驮式原位肝移植(图15-27)等,其中活体肝移植是指从健康捐肝人体上切取部分肝脏作为供肝移植给患者的手术方式,其已成为众多先天性胆道闭锁患儿治疗的唯一选择。

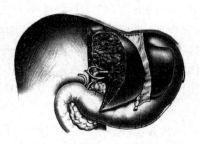

**图15-27 背驮式肝移植**

**（一）主要手术步骤及护理配合**

1.手术前准备

（1）物品准备：准备肝移植器械、肝移植双支点自动拉钩、肝移植显微器械及常用敷料包。准备高频电刀、负压吸引装置、氩气刀、变温毯、保温箱、DSA-C 臂机、各种止血物品。

（2）患者准备：患者放置仰卧位，行全身麻醉。手术医师进行切口周围皮肤消毒，范围为上至颈，下至大腿中上 1/3，包括会阴部，两侧至腋中线。

（3）核对：手术划皮前巡回护士、手术医师和麻醉师三方进行 Time Out 核对患者身份、手术方式、术前备血情况等。

2.供体手术主要手术步骤

活体肝移植包括供体手术和受体手术两部分，供体手术通常为左半肝切除，具体操作如下。

（1）上腹部 L 形切口进腹：传递 22 号大圆刀划开皮肤；传递两把有齿镊、高频电刀配合常规进腹。

（2）安装肝移植悬吊拉钩：传递大纱布保护切口，按顺序安装悬吊拉钩。

（3）切除胆囊，进行胆道造影：传递小分离钳、无损伤镊、解剖剪游离胆囊和胆囊管，丝线结扎。传递硅胶管和抽有造影剂的 20 mL 针筒配合术中造影。

（4）解剖第一肝门：传递小分离钳、解剖剪进行游离；传递橡皮悬吊带牵引左肝动脉、门静脉左支。

（5）阻断左肝动脉、门静脉左支：传递无损伤镊、血管阻断夹进行阻断。

（6）切除肝脏实质：传递氩气刀或 CUSA 刀配合，遇到所有肝内管道结构，传递小分离钳、无损伤镊、解剖剪进行游离、钳夹、剪断，传递丝线进行结扎、缝扎或钛夹夹闭。

（7）处理左肝管：传递小分离钳进行游离；传递橡皮悬吊带牵引左肝管，穿刺造影确认左肝管位置后，传递解剖剪剪断并缝扎。

（8）游离左肝静脉：传递小分离钳、解剖剪，游离左肝静脉；传递橡皮悬吊带牵引。

（9）供肝血管离断、切除供肝：传递小分离钳、解剖剪剪断左肝动脉；传递 2 把门静脉阻断钳、解剖剪断门静脉左支；传递肝静脉阻断钳、解剖剪剪断左肝静脉。

（10）止血、关腹：传递无损伤缝针关闭血管及胆道残端；传递引流管；传递圆针慕丝线缝合肌肉和皮下组织，三角针慕丝线缝皮。

3.受体手术主要手术步骤

（1）上腹部 Mercede 切口（Mercede 切口又称"人字形"切口，先在肋缘下 2 横指做弧形切口，再做一纵形切口向上至剑突下）进腹：传递 22 号大圆刀划开皮肤；传递两把有齿镊、电刀配合常规进腹。

（2）肝周韧带及第一肝门、第二肝门的游离解剖：传递小分离钳、解剖剪、电刀进行游离解剖；遇血管分支准备结扎、缝扎或钛夹传递；传递橡皮悬吊带对肝动脉、门静脉、肝静脉进行牵引。

（3）切除病肝、准备供肝植入：传递阻断钳和血管阻断夹进行血管阻断。

（4）依次行供受体肝静脉、门静脉、肝动脉及胆道的吻合：传递无损伤镊、笔式持针器和无损伤缝针进行配合；在吻合肝动脉时，巡回护士须及时准备术中用显微镜；洗手护士传递显微镊、显微剪刀配合动脉吻合。

（5）止血，放置引流管，关腹：准备各类止血用物，传递引流管进行放置；传递碘伏与生理盐水 1∶10 配制的冲洗溶液及大量灭菌注射用水进行腹腔及伤口冲洗；传递圆针慕丝线关腹。

4.术后处置

巡回护士协助麻醉师妥善固定气管导管;连接腹腔引流管与集尿袋,并妥善固定,观察引流液色、质、量。仔细检查手术患者皮肤状况,尤其是骶尾部、足跟、肩胛骨、手臂肘部和枕部。监测手术患者体温,控制室温,做好保暖措施,预防术后低体温发生。巡回护士与麻醉师、手术医师一同送患者入 ICU。若手术患者为肝炎病毒携带者,则术后按一般感染手术术后处理原则进行用物和环境处理。

**(二)围术期特殊情况及处理**

1.肝移植手术过程中变温毯操作

(1)变温毯(以"Blanketrol Ⅱ型变温毯"为例)操作步骤如下。①手术前:检查蓄水池内水量及水位→安装耦合接头,阴阳相接→确认连接管已接好→放平水毯。②手术时:插入电源插头→打开总电源,开关处于"On"→机器自检,控制面板显示"CK STEPT"→按下"TEMPSET"开关→按上下箭头调节所需水温→按下"Manual Control"启动变温毯。

(2)使用"Blanketrol Ⅱ型变温毯"的注意事项:①蓄水池内只能使用蒸馏水,禁止使用去离子水,大部分的去离子水不是 pH 等于 7 的中性水。如果去离子水是酸性,它将导致电池效应,铜质制冷机将开始腐蚀,最终导致制冷机系统泄漏。②禁止使用酒精,因为酒精会腐蚀变温毯。③蓄水池应每月更换蒸馏水,保护蓄水池不受细菌污染。④变温毯禁止在无水条件下操作,避免该情况引起对内部组件的破坏。⑤禁止蓄水池内过分充水,当变温毯里的水流回进处于关闭状态的系统当中,过分充水可能导致溢出。⑥禁止在患者和变温毯之间放置额外的加热设备,引起皮肤损伤。⑦患者和变温毯之间的区域应该保持干燥以避免患者意外受伤。⑧使用变温毯每隔20分钟,或者在医师的指导下,巡回护士应检查患者的体温和与变温毯接触区域的皮肤状况,同时检查变温毯里的水温,对小儿患者、温度敏感者、血管疾病患者必须更为频繁地进行检查。⑨关闭变温毯电源开关时,应待水毯内的水回流到蓄水器内(让管子和变温毯连接10分钟以上)再拔出电源线。

2.手术过程中使用氩气刀的注意事项

每次使用前,先检查钢瓶内氩气余量。操作时一定要先开氩气再开机,先关氩气再关机。术中使用时将电刀头缩回并打开氩气,将氩气喷头对准渗血部位,按下电凝开关。注意提醒手术医师氩气刀适当的工作距离,氩气刀刀头与创面最佳工作距离一般为 1~1.5 cm,禁止将氩气刀刀头直接接触创面工作。使用时注意观察氩气刀喷射时氩弧颜色:正常为蓝色,出现发红则说明工作距离太近。选择合适喷射角度使氩气喷头与受损组织呈 45°~60°最佳。每次使用完毕后,检查钢瓶内氩气余量,当余量不足时应充足备用。

**(文荷花)**

# 参 考 文 献

[1] 刘爱杰,张芙蓉,景莉,等.实用常见疾病护理[M].青岛:中国海洋大学出版社,2021.

[2] 邹国涛.儿科常见疾病临床诊疗实践[M].北京:中国纺织出版社,2022.

[3] 万霞.现代专科护理及护理实践[M].开封:河南大学出版社,2020.

[4] 王婷,王美灵,董红岩,等.实用临床护理技术与护理管理[M].北京:科学技术文献出版社,2020.

[5] 蔡华娟,马小琴.护理基本技能[M].杭州:浙江大学出版社,2020.

[6] 林杰.新编实用临床护理学[M].青岛:中国海洋大学出版社,2019.

[7] 程娟.临床专科护理理论与实践[M].开封:河南大学出版社,2020.

[8] 时元梅,巩晓雪,孔晓梅.基础护理学[M].汕头:汕头大学出版社,2019.

[9] 姜雪.基础护理技术操作[M].西安:西北大学出版社,2021.

[10] 张书霞.临床护理常规与护理管理[M].天津:天津科学技术出版社,2020.

[11] 李玫.精编护理学基础与临床[M].长春:吉林科学技术出版社,2019.

[12] 任潇勤.临床实用护理技术与常见病护理[M].昆明:云南科技出版社,2020.

[13] 王小萍.精编护理学基础与临床[M].长春:吉林科学技术出版社,2019.

[14] 尹玉梅.实用临床常见疾病护理常规[M].青岛:中国海洋大学出版社,2020.

[15] 张苹蓉,卢东英.护理基本技能[M].西安:陕西科学技术出版社,2020.

[16] 靳蓉晖,石丽,张艳.实用护理学[M].长春:吉林科学技术出版社,2019.

[17] 吴欣娟.临床护理常规[M].北京:中国医药科技出版社,2020.

[18] 赵安芝.新编临床护理理论与实践[M].北京:中国纺织出版社,2020.

[19] 谭燕青.实用临床内科护理学[M].长春:吉林科学技术出版社,2019.

[20] 窦超.临床护理规范与护理管理[M].北京:科学技术文献出版社,2020.

[21] 初钰华,刘慧松,徐振彦.妇产科护理[M].济南:山东人民出版社有限公司,2021.

[22] 曾广会.临床疾病护理与护理管理[M].北京:科学技术文献出版社,2020.

[23] 李鑫,李春芳,张书丽.护理学[M].南昌:江西科学技术出版社,2019.

[24] 高正春.护理综合技术[M].武汉:华中科学技术大学出版社,2021.

[25] 于翠翠.实用护理学基础与各科护理实践[M].北京:中国纺织出版社,2022.

[26] 孙丽博.现代临床护理精要[M].北京:中国纺织出版社,2020.

[27] 陈荣珠,朱荣荣.妇产科手术护理常规[M].合肥:中国科学技术大学出版社,2020.

[28] 姜鸿.现代外科常见病临床护理学[M].汕头:汕头大学出版社,2019.

[29] 安旭姝,曲晓菊,郑秋华.实用护理理论与实践[M].北京:化学工业出版社,2022.

[30] 王丽.护理学[M].长春:吉林大学出版社,2019.

[31] 任丽,孙守艳,薛丽.常见疾病护理技术与实践研究[M].西安:陕西科学技术出版社有限责任公司,2022.

[32] 王艳.常见病护理实践与操作常规[M].长春:吉林科学技术出版社,2020.

[33] 孔幕贤,徐妍.当代临床护理学[M].汕头:汕头大学出版社,2019.

[34] 周香凤,叶茂,黄珊珊.护理学导论[M].北京:中国协和医科大学出版社,2019.

[35] 王林霞.临床常见病的防治与护理[M].北京:中国纺织出版社,2020.

[36] 张双,孔洁.产科护理纠纷的防范措施[J].世界最新医学信息文摘,2021,21(39):137-138.

[37] 李丽娜,黄立萍.规范化健康教育在神经内科护理中的应用效果观察[J].现代诊断与治疗,2022,33(6):926-928.

[38] 李银鹏.外科护理的护理风险及护理措施[J].中文科技期刊数据库(引文版)医药卫生2022,(6):221-224.

[39] 王思婷,秦明芳,韦丽华.内科护理学临床带教的德育渗透[J].当代医学,2020,26(12):173-175.

[40] 孙红丽,金杨.神经外科护理风险分析及防范对策[J].中国社区医师,2022,38(23):106-108.